르네상스 다이어트 2.0

지방 감량, 근육 증량, 수행능력 향상을 위한
과학적 가이드북

르네상스 다이어트 2.0

RENAISSANCE DIET 2.0

마이크 이즈라텔, 멀리사 데이비스,
젠 케이스, 제임스 호프먼 지음

박현진 옮김

대성의학사

Contents

PART III. 특별 주제

역자 서문

대체 살은 어떻게 빼야 하나요? 진료실이나 웨이트 룸에서 사람들을 만나다 보면 매번 비슷한 질문을 받는다. '다이어트'가 '체중 감량'과 동의어로 쓰이는 작금의 현실에서, 비만은 인류가 근대 이후로 맞이한 최대의 난관처럼 보이곤 한다. 인류가 진화해 온 환경이 현대와 맞지 않아서 생긴 비만 문제를 부정할 생각은 없다. 그러나 과연, 당신은 비만 환자여서 살을 빼야만 하는 것인가? 질문을 바꾸어 보자. 지금까지 병원과 체육관에서 만나 온 수많은 사람 중에는 살이 찌지 않아서 고민인 이들도 있었다. 질병이 없는데도 살이 붙지 않아서 고민인 이들은, 과연 병적인 무언가가 있어서 살을 찌워야만 하는 것일까?

냉정히 말해 비만 때문에 의학적으로 적극적인 치료를 받아야 하는 사람은, 적어도 한국에서라면 그리 많지 않다. 그런 사람이라면 애초에 이 책을 펴 보지 않았을 것이다. 이미 병원에 갔거나 현실에서 도망치기 바빠 다이어트에 관한 정보는 거들떠보지도 않을 테니까. 같은 맥락에서 육체적 · 정신적 문제가 없는데 살을 꼭 찌워야만 하는 사람 또한 많지 않다. 즉, '빼야만/찌워야만 할' 필요는 어디에도 없다. 감량과 증량에 대한 욕망은 이 책을 펴든 당신이 그러하듯 다분히 타인의 시선을 투영한 자기만족적 욕망에 가깝고, 그마저도 대부분은 체중계에 찍힌 숫자에 국한된다. 그러다 보니 살을 빼려는 이들은 대회를 앞둔 무에타이 선수도 아닌데 수분과 염분을 극도로 줄인 채 0.1kg에 세상 모든 고통과 희열을 맛보고, 살을 붙이려는 이들은 탄수화물 가득한 게이너만 퍼먹으며 신을 향해 엎드리는 성직자처럼 살이 찌기를 기도한다. 웨이트 트레이닝이 생소했던 2000년대 초반이었다면 먹혔을 죽은 전략들도 유령처럼 인터넷을 떠돌다 SNS 피드 위에 부활하여 당신의 삶을 좀먹고 있다. 그래서, 그 방법으로 살은 좀 빼셨는가?

피트니스의 저변이 확장된 지금, '다이어트'는 '체중 감량' 이상의 의미로 다가와야 한다. '잘 먹고 운동하면 건강한 돼지가 된다'는 말은 한때 다이어트의 금과옥조로 여겨졌고, 운동을 하는 사람들은 적게 먹는 것이 미덕인 시절도 있었으나, 죽어라 유산소만 하는 시대가 지나 웨이트 트레이닝을 시골에서도 쉽게 접할 수 있게 된 지금, 우리가 진정으로 추구해야 할 다이어트는 이제 체중계의 숫자를 넘어 '눈바디'와 수행능력의 개선을 향해 나아가야 하지 않을까.

이 책을 정말 오해하기 쉽게(?) 요약하자면, '겨울 한 철 살을 찌울 수 있는 용기가 있는 사람이야말로 장기적으로 더 나은 몸매와 수행능력을 달성할 수 있다'일 테다. 잠깐 살이 찌는 꼴을 보느니 차라리 굶겠다는 사람도 있겠지만, 인터넷에 떠도는 근거 없는 낭설을 믿으며 무턱대고 굶기만 해서 시간을 허비하다 이른 나이부터 처진 살과 푸석한 피부와 약해진 뼈를 움켜쥐고 살기보다는, 지금부터라도 더 건강하고 예쁘고 날렵한 몸을 향해 나아가는 편이 나을 것이다.

응급의학과 의사로 살면서, 스스로를 돌보지 않아 더 이상 돌이킬 수 없게 된 노인의 육신을 너무 많이 보아 왔다. 그들이 젊었던 시절에는 오늘날과 같은 지식과 환경이 없었기에 어쩔 수 없었겠지만, 우리는 아니지 않은가. 지금까지 밝혀진 지식을 활용하여 효율적으로 몸을 다듬어나갈 수 있다면, 우리의 가장 아름다운 시절은 더 길어지지 않을까. 식단과 체성분과 수행능력에 관한 최신 연구 결과를 집대성한 이 책을 통해 당신의 가장 눈부신 시기를 조금이나마 더 연장할 수 있다면, 번역을 맡은 사람으로서 더 바랄 것이 없겠다.

봄은 겨울이 지나야 온다. 지금까지 몇 년 동안 서릿발 날리는 겨울 같은 다이어트에 시달려 온 당신에게, 이 책이 봄을 가져다주기를.

박현진

추천사

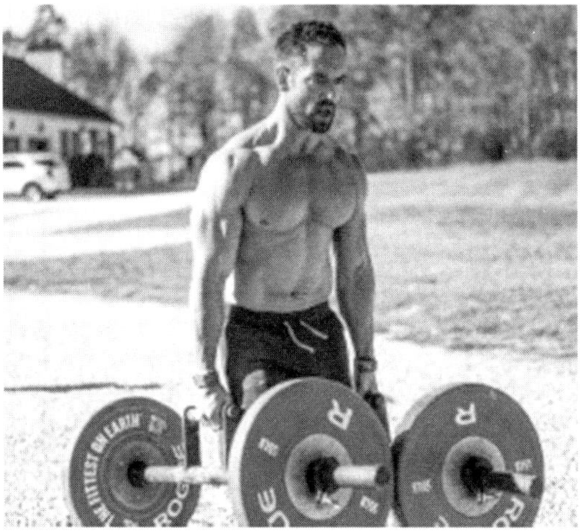

새롭고 산뜻하게 세상에 나온 『르네상스 다이어트 2.0』을 펼친 여러분, 환영합니다. 지난 9년 동안 피트니스 스포츠에서 선수로 활약해 온 리치 프로닝Rich Froning입니다. 저는 그동안 크로스핏 게임즈CrossFit Games에서 개인전 4회 우승과 단체전 3회 우승을 차지했고, 각 종목에서 준우승도 그에 못지않게 해 왔습니다. 수행능력과 회복과 체성분 변화를 위한 영양 섭취는 제가 거둔 성취의 필수요소였죠. 크로스핏 게임즈에 출전하는 게 목적이건, 그저 지방을 좀 걷어내고 근육을 좀 키워 외모와 건강을 개선하려는 게 목적이건, 아니면 그 사이 어디쯤에 있건 간에 당신은 피트니스를 향한 여정에 어떤 도구를 써먹을 수 있는지 알고 싶었을 겁니다. 그러한 도구의 관점에서, 올바른 다이어트는 가장 강력한 수단이죠.

스포츠 세계에서 보낸 지난 수년 동안 저는 영양에 관한 시류와 유행과 오해를 수없이도 마주쳐 왔습니다. 그중에는 잠깐 나왔다 사라진 것들도 있고, 수십 년 동안 이어져 온 것들도 있고, 몇 년에 한 번씩 반복적으로 튀어나오는 것들도 있습니다. 불행히도 그중 대다수는 장기적 관점에서 봤을 때 외모와 수행능력을 확연하고 지속적으로 바꿔주지 못합니다. 선의와 동기로 무장했음에도 한때 유행하는 다이어트법에 투자한 탓에 지갑만 털리고 결과는 얻지 못하는 분들을 저는 너무나도 많이 보아왔습니다.

르네상스 주기화(RP, Renaissance Periodization)는 다릅니다. 이제 곧 읽게 될 테지만, 우선 'RP 다이어트법' 같은 것은 사실 없어요. RP는 당신 같은 고객의 식단에 적용할 세부 지침을 만들 수 있도록 과학적 연구를 근거로 하는 영양의 원칙을 모두 합쳐놓은 것에 불과합니다.

이 책은 지방 감량과 근육 증량과 수행능력 상승을 유도하는 다이어트의 과학과 실천법에 관해, 시중에서 구할 수 있는 가장 최신의 포괄적인 내용을 담고 있습니다. 이러한 다이어트의 원칙이 작동하는 원인과 방식을 세세한 부분까지 알고자 하는 분들이 지식의 외연을 확장할 수 있도록 교수, 박사, 코치, 의사, 선수, 영양사로 구성된 RP 팀이 방대한 참고 문헌을 후반부에 함께 수록해 두었습니다. 각 장의 끝부분에는 전체 과정을 이해하기 위해 알아야만 하는 내용을 요약해 두었으며, 몇몇 장은 목표에 따른 다이어트를 단계별로 설계하고 실행하는 데 특히나 도움이 되는 내용으로 구성되어 있습니다.

부디 즐겁게 읽으시기를.

리치 프로닝

크로스핏 게임즈 4회 우승자

저자 서문

『르네상스 다이어트』 초판은 영양학의 최신 자료와 수백 명의 고객 경험을 바탕으로 우리의 다이어트법을 집대성한 최초의 책이었다. 초판은 체성분과 수행능력을 위한 영양학의 최신 연구를 종합하여 이를 질서정연하고 논리적이며 이해하기 쉬운 방식으로 내놓은 최초의 책 중 하나였다. 이 초판에서는 성공적인 식단 관리에 있어 가장 중요한 요소가 무엇인지, 이를 어떻게 실전에 적용할 수 있는지를 처음으로 밝혀 놓기도 했다.

초판이 출간된 지 수년이 지난 지금, 크게 두 가지가 바뀌었다. 하나는 그간 늘어난 과학적 연구 성과 덕분에 지방을 줄이고 근육을 늘리고 수행능력을 높일 수 있는 우리의 지식이 한층 정제되었다는 점이다. 다른 하나는 일대일 코칭과 디지털 제품의 결합 덕분에 우리 팀이 지금까지 수십만 명의 다이어트를 돕게 되었다는 점이다. 처음으로 몸매를 다듬으려는 분부터 세계 챔피언까지 다양한 사람들이 우리를 거쳐 갔다. 이러한 집단 코칭 경험을 통해 우리는 우리가 지닌 모든 과학적 지식의 적용 측면에서 전략과 전술을 가다듬을 수 있었다. 그 모든 자료와 경험이 지금 당신이 들고 있는 책 안에 녹아 있다.

새롭게 선보이는 이번 『르네상스 다이어트』는 그저 내용을 추가하고 가다듬은 정도에 그치지 않는 확장 버전이기도 하다. 특수 상황에서의 다이어트, 여성 맞춤형 다이어트에 관한 이슈, 장 건강에 관한 정보와 함께 오늘날 만연한 유행성 다이어트와 그 오류의 민낯을 드러내는 섹션을 크게 덧붙였다. 당신의 목표가 무엇이든 간에 이 책을 통해 더 크고, 멋지고, 빠르고, 강하고, 늘씬한 몸을 가질 수 있도록 우리 저자들은 크나큰 노력을 기울여 이 책의 양과 질을 모두 끌어올렸다.

이렇게까지 한 것은 우리가 가짜 과학과 사기꾼과 돌팔이를 혐오하기 때문이었고, 우리의 독자이자 고객이자 벗인 여러분이 자신의 몸과 수행능력과 건강을 지금보다 나은 곳으로 이끌 수 있도록 과학적이고도 가장 훌륭한 최신 정보를 선사하고 싶었기 때문이었다.

이 책을 즐겁게 읽고 여기에서 얻은 지식을 통해 당신이 꿈꾸는 목표를 달성할 수 있기를.

마이크 이즈라텔
멀리사 데이비스
젠 케이스
제임스 호프먼

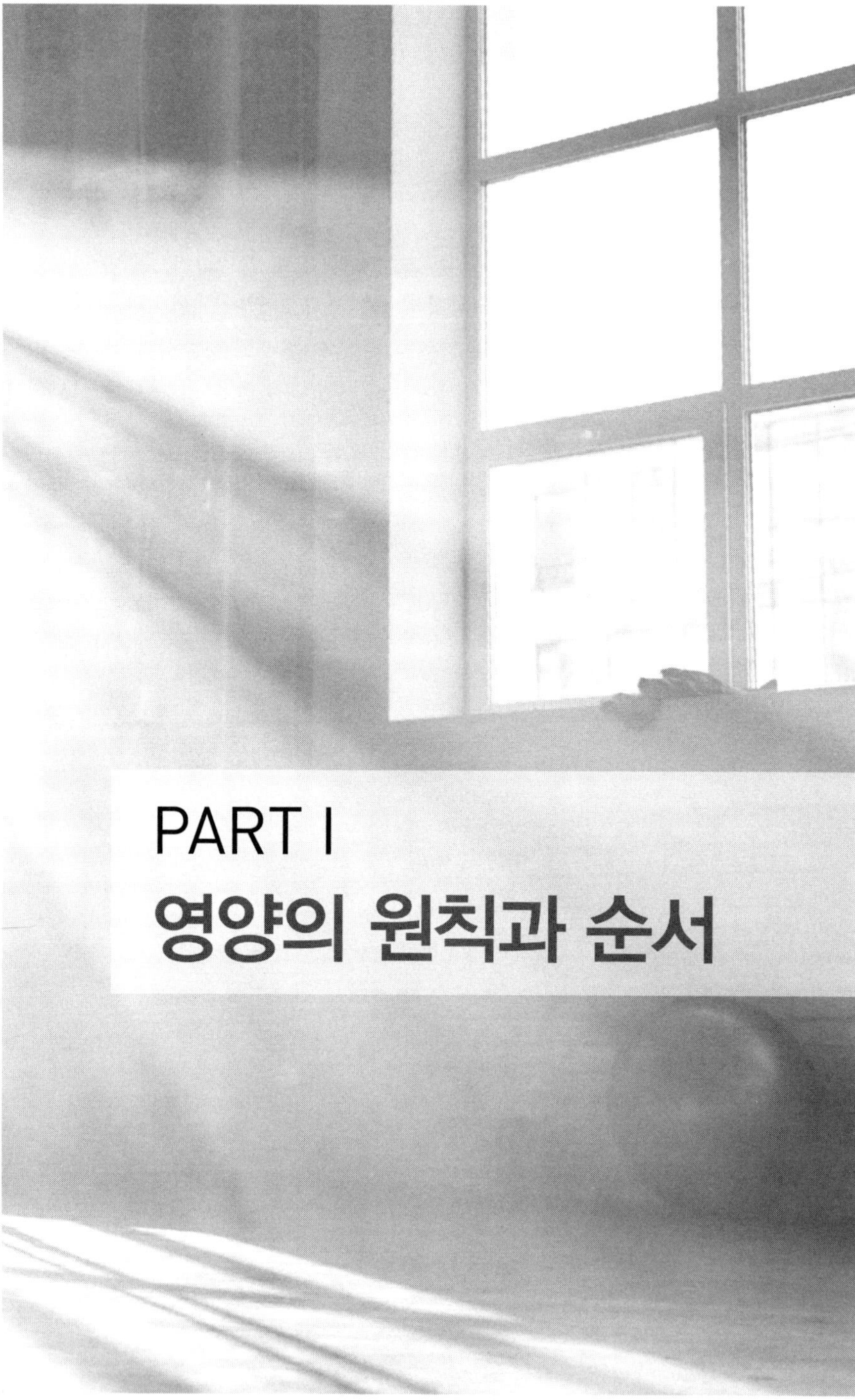

PART I
영양의 원칙과 순서

CHAPTER 1

다이어트와 우선순위

온갖 다이어트법이 셀 수 없이 쏟아지는 세상이다. '지방 빼는 다이어트'를 검색창에 쳐보기만 해도 알 수 있을 정도이다. 지방을 줄이고 근육을 늘리고 수행능력을 높인다고 보장하는 다이어트법이 온라인에 거의 매일같이 새롭게 출몰하고 있다. 개중에는 모든 종류의 음식을 배제하는 다이어트법도 있고, 특정 종류의 음식만 먹어야 하는 다이어트법도 있다. 그러나 다이어트의 과학은 식품군의 단순한 통제보다 복잡하다. 삼대영양소나 총 칼로리 섭취량이나 식사 타이밍 같은 개념을 당신도 들어본 적이 있지 않은가. 우리가 접할 수 있는 수많은 다이어트법의 뼈대를 이루는 과학적 근거와 추론은 명확하지 않을 때가 많다. 다이어트법마다 상반되는 내용도 많은 탓에, 어떻게 다이어트를 해야 할지 결정하는 것마저도 당혹감 들어찬 절망적 몸부림이 될 수 있다.

하지만 다행히도 아래에서 볼 다섯 가지 원칙만 꾸준히 지킨다면 어떤 다이어트에서도 효과를 볼 수 있다. 이들 원칙을 어떻게 준수하는가의 차이가 여러 가지 다이어트와 그 결과의 차이를 가른다. 수많은 다이어트법의 포장만 보고 있노라면 갈피를 잡기 어려울 수도 있다. 어떤 다이어트에서는 식단에서 탄수화물을 아예 빼라고도 하고, 어떤 다이어트에서는 단식을 하라고도 한다. 이들 다이어트법에서 의도하는 결과는 일반적으로 체중 감량이다, 탄수화물 금지나 단식 기간 따위가 눈에 띌 수는 있지만 이는 피상적인 측면에 불과하며, 체중 감량이라는 동일한 목표를 달성하도록 식단을 바꾸는 것에 불과하다. 체중 감량은 탄수화물이나 끼니를 걸러서가 아니라 칼로리가 모자라서 생긴다.

칼로리 균형은 다이어트에서 지켜야 할 가장 우선적이고도 중요한 원칙으로, 효과가 확실한 다이어트법이라면 직접적으로든 간접적으로든 칼로리를 건드릴 수밖에 없다. 나머지 네 가지 원칙 또한 다이어트의 표면적 특성을 다르게 만들 수 있다. 표면적으로 드러나는 이들 특성 너머에 깔린 다이어트의 다섯 가지 기본 원칙을 확인하는 법을 배우고 나면, 특정 다이어트에서 각각의 원칙이 어떤 역할을 하는지 평가할 수 있을 뿐만 아니라 그 다이어트의 효과가 어떻게 될지 예측할 수 있다.

여러 다이어트의 차이는 다음 다섯 가지 원칙 중 하나 이상의 수량적 차이에서 나온다.

1. **칼로리 균형:** 하루 동안 섭취한 칼로리를 기준으로 얼마나 많은 칼로리를 섭취하는가?
2. **삼대영양소 섭취량:** 하루 동안 단백질, 탄수화물, 지방을 각각 얼마나 섭취하는가?
3. **섭취 타이밍:** 하루 동안의 음식 섭취 타이밍을 언제로 어떻게 나누는가?
4. **음식의 구성:** 어떤 음식으로 삼대영양소를 섭취하는가?
5. **보충제와 수분 섭취:** 수분은 어느 정도로 섭취하고 있는가? 식이 보충제는 (섭취하고 있다면) 무엇을 얼마나 섭취하고 있는가?

이들 요소는 모두 체중 증감의 속도에 영향을 미치며, 운동 수행능력에서도 차이를 만든다. 곧 배울 테지만, 각각의 원칙이 다이어트의 결과에 영향을 미치는 정도는 서로 다르다.

지속성은 다이어트를 설계할 때 넣고 뺄 수 있는 녀석은 아니지만, 그 중요성은 매우 크다. 다이어트가 경주용 자동차라면 지속성은 드라이버이다. 드라이버가 없다면 차는 움직이지 않는다. 우수한 드라이버는 어떤 차를 타도 최고의 주행 실력을 선보일 수 있지만, 형편없는 드라이버는 최고의 차로도 사고를 낸다. 요컨대 아무리 좋은 다이어트법이 있어도, 안 하면 무용지물이다.

수 년 전 이 책의 초판을 쓸 때 우리는 피트니스 관점에서의 다이어트에 관한 연구를 집중적으로 살펴보았었다. 당시 우리는 특정 변수가 달라질 때 결과가 얼마나 달라지는지를 나타내는 값인 효과 크기effect size를 평가했는데, 칼로리 균형만을 변수로 둔 연구들에서 효과가 가장 극명하게 나타났고, (칼로리 균형은 같게 하고) 삼대영양소 섭취량을 변수로 둔 연구들은 체성분 변화 측면에서 이보다 상대적으로 낮기는 했지만 그래도 상당한 효과를 보였다. (칼로리 균형이나 삼대영양소 섭취량은 그대로 두고) 섭취 타이밍만 변수로 둔 연구에서는 결과의 차이가 매우 적었다. 음식의 구성이나 보충제 사용은 대부분의 연구에서 결과에 미미한 수준의 영향만 미쳤다. 피험자들이 시설에 갇혀 연구원들이 제공하는 음식만 먹어야 하는 상황의 특성상 완벽에 가까운 지속성을 유지할 수 있는 입원형 대사 연구metabolic ward study가 영양학 분야의 연구에서 최적 기준gold standard으로 쓰이는 것은 지속성이 다이어트 성공의 전제라는 사실을 뒷받침해준다.

우리는 이들 연구에서 나온 자료를 질적으로 통합한 다음, 다섯 가지 다이어트의 원칙에 따른 상대적 효과 크기의 추정치를 다음과 같이 산출했다.

칼로리 균형: 약 50%
삼대영양소: 약 30%
섭취 타이밍: 약 10%
음식의 구성: 약 5%
보충제와 수분: 약 5%

다시 이야기하지만, 이 수치는 해당 다이어트의 지속적 유지를 전제로 하고 있다. 칼로리 균형을 아무리 완벽하게 계획해도 다이어터dieter가 이 계획을 따르지 않으면 원하는 효과를 낼 수 없다.

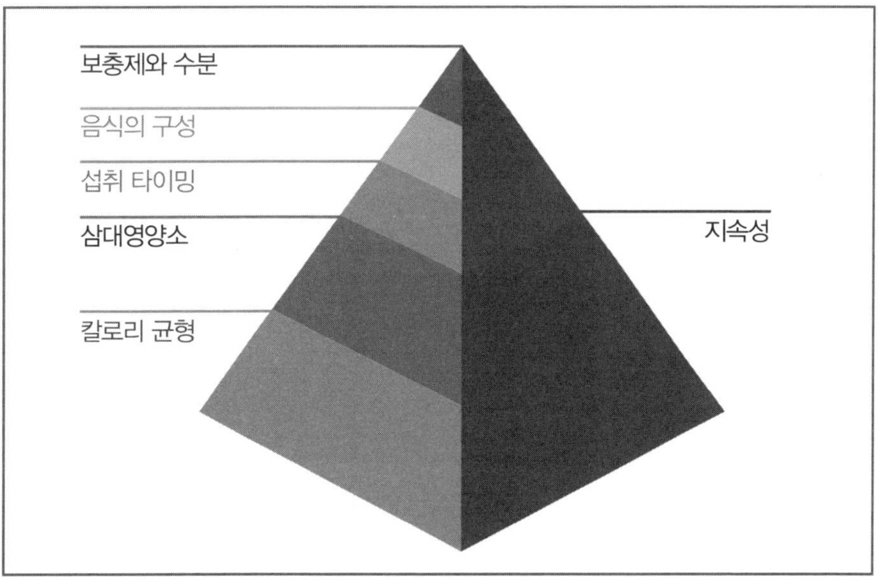

그림 1.1 다이어트의 원칙은 체성분과 수행능력에 대한 상대적 중요성에 따라 그림과 같은 우선순위 피라미드 형태로 나타낼 수 있다.

칼로리 균형에만 집중하는 다이어트를 실시할 경우, 이상적인 다이어트가 체성분과 수행능력에 미칠 수 있는 잠재적 효과의 50% 정도를 얻을 것으로 기대할 수 있다. 반면 칼로리 균형과 삼대영양소의 올바른 섭취에 기반을 둔 다이어트를 실시한다면 잠재적 효과의 80% 정도를 얻을 수 있다. 보충제도 알맞게 먹고 건강한 음식도 골라서 먹었지만 삼대영양소와 타이밍과 칼로리를 신경 쓰지 않았다면 잠재적 효과의 10% 이상은 얻기 어렵다. 이러한 분석이 건강이 아니라 체성분과 수행능력에 대한 것임을 분명히 짚고 넘어가고 싶다. 우리의 다른 책 『Understanding Healthy Eating』에 자세히 설명해 놓았듯, (온종일 건강한 음식만 찾아다니는 식으로) 음식의 구성에 신경을 쓰는 일은 몸매나 수행능력에 큰 영향을 미치지 않지만, 건강에는 크나큰 영향을 미친다.

함정을 피해 현명하게 활용하는 다이어트의 원칙

다이어트의 원칙마다 보이는 효과의 차이는 특정 결과를 목적으로 다이어트를 설계할 때 유용한 지침이 된다. (섭취 타이밍과 보충제 등) 덜 강력한 원칙을 중시하고 (칼로리 균형이나 삼대영양소 섭취량 등) 더 강력한 원칙을 간과하는 실수는 흔한 편이다. 시간에 맞춰 식사를 하고 크레아틴과 유청단백질 보충제를 먹지만 칼로리와 삼대영양소의 섭취량이 날마다 달라진다면 제대로 된 결과를 얻을 수 없다. 매주 새로운 지방 감량 다이어트나 근육 증량 다이어트를 시작하는 사람은 수천 명이지만, 그중 대다수는 우선순위가 높지 않은 원칙에 치중한 다이어트를 선택한 탓에 최소한의 결과만을 얻는다.

가장 흔하게 무시당하는 다이어트의 원칙은 아마 칼로리 균형일 테다. 특정 음식을 섭취하려고 다양한 종류의 음식을 제한하는 사람들이 많은데, 이들은 다이어트의 원칙 가운데 중요성이 상대적으로 낮은 음식의 구성에 자신도 모르게 우선권을 넘기고 있는 셈이다. 보충제는 과대평가가 가장 심한 원칙이다. 대단한 결과를 기대하며 알약과 파우더를 수없이 사서 종교적으로 섭취하던 이들 다이어터 중 대다수는 좋았던 의도와 달리 이처럼 중요치 않은 원칙에 시간과 에너지를 쏟은 나머지 정작 중요한 원칙에는 투자할 의지가 남아 있지 않게 된다. 이는 지방 감량을 하는 단계에 (매우 건강한) 음식을 너무 많이 먹어서 칼로리 결핍을 만들지 못하는 상황을 만들어 내기도 하고, 근육 증량을 하는 단계에서 극도로 건강하지만 섬유질이 많고 식욕이 돋지 않는 음식들만 먹어서 체중 증가에 필요한 칼로리 과잉을 유도하지 못하는 상황을 만들어내기도 한다. 이들 두 가지 실패는 음식의 구성을 적절히 잡고 식사 타이밍을 잘 계획하고 보충제를 올바르게 섭취하는 상황에서도 종종 발생한다.

이러한 실수에 들어가는 노력은 불행히도 훌륭한 다이어트에 들어가는 노력만큼이나 크다. 다이어트에 들인 자신의 노력이 미미한 결과로 이어지면 '안 빠지는 체질'이라느니 '태생적으로 근육이 안 붙는다'느니 하면서 자신에게 문제가 있다고 여기는 이들이 매년 수없이 나온다. 그러나 진정 근본적인 문제는 다이어트 원칙의 잘못된 관리에 있을 뿐이다.

다이어트 원칙의 우선순위를 알면 우리의 노력이 효과적으로 쓰이고 있는지 확인할 수 있다. 다이어트 원칙 각각에 대한 내용을 읽을 때는 이러한 우선순위의 구조를 염두하기 바란다. 그래야 당신만의 다이어트를 설계할 때 이들 요소의 분포를 효과적으로 관리하여 목표를 달성할 수 있다.

핵심 개념과 정의

이하에 나열한 내용은 책 전반에 걸쳐 등장할 주요 개념과 정의이다. 이 중 많은 부분이 다음 장에서 다시 나올 텐데, 읽는 동안 필요하다면 복습하러 돌아오기 바란다.

설정점Set Point

성인의 설정점은 자연스럽게 유지되려는 체중을 가리킨다. 설정점이 높은 사람은 내키는 대로 먹고 운동한다면 비만이 된다. 자신의 욕구에 맞게 행동할 때 최상의 건강 유지에 필요한 체중을 유지하기 어려운 사람들도 있다. 설정점은 유전적 소인이지만, 우리 몸이 선호하는 체중은 바뀔 수 있다.

정착점Settling Point

정착점은 현재와 과거의 식이와 활동 습관을 감안하여 우리 몸이 유지하려는 체중을 가리킨다. 정착점은 유전적으로 타고난 설정점과 크게 다를 수 있다. 지방이나 근육을 몸에 붙인 상태를 수개월에서 수년간 유지하면 정착점은 유전적으로 타고난 설정점 이상으로 영구히 높아질 수 있다. 반면 체중이 줄었을 때 정착점이 유전적 설정점 이하로 영구히 떨어진다는 설득력 있는 근거는 이 책을 쓰는 동안 찾을 수 없었다. 과체중인 이들은 유전적 설정점이 매우 높게 잡혀 있지만, 이런 분들은 다행히 정착점을 유전적 설정점보다 훨씬 높은 지점까지 밀어올리는 경우가 많다.

식이나 훈련과 상관없이 자연스레 근육이 붙는 사람들이 있듯, 근육량muscle mass은 별개의 설정점과 정착점을 지니는데, 전체적인 체중과 달리 근육의 설정점과 정착점은 쉽게 달라지지 않는다. 근육량을 늘리고 이를 1년 이상 유지하면, 나중에 근육량이 줄었을 때 이를 원상복구 하는 데 필요한 노력은 처음 들였던 노력의 일부에 불과하다. 또한 근육은 만들 때보다 유지할 때 들어가는 노력이 훨씬 적은데, 영양 주기화의 구성 과정에서 이를 활용할 수 있다.

지방 감량 단계Fat-Loss Phase

체지방 감량을 목적으로 하는 다이어트 기간. 이 단계에서는 근손실을 가능한 최소로 줄이는 것이 2차 목표일 때가 많다.

근육 증량 단계Muscle-Gain Phase

근육량 증가를 목적으로 하는 다이어트 기간. 이 단계에서는 지방량 증가를 가능한 최소로 줄이는 것이 2차 목표일 때가 많다.

다이어트 후 유지 단계Post-Diet Maintenance Phase

'다이어트 회복 구간'이라고도 하는 이 기간은 지방 감량 단계나 근육 증량 단계 이후의 기간으로, 그 목적은 앞선 다이어트 중에 만들어낸 체성분 변화를 유지하는 것이다. 이 기간에는 이전 단계에서 생겨난 칼로리의 결핍이나 과잉 상태에서 천천히 벗어나 평범한 식단으로 돌아가는 과정이 포함되어 있다. 이 단계에는 또한 새로운 체중에 맞추어 대사적 · 심리적 항상성을 재설정하고 새로운 정착점을 확보한다는 목적도 있다. 다이어트 후 유지 단계는 지방 감량 다이어트나 근육 증량 다이어트가 끝날 때 시작되며, 그 지속 기간은 이전 단계에서 체중과 대사가 얼마나 변모되었는지에 따라 달라진다. 다이어트 후 유지 단계가 끝난 후에는 체중 변화 프로그램을 새롭게 시작할 수도 있고, 현재 체중에 대한 장기 유지 단계로 들어설 수도 있다.

장기 유지/균형 단계Long-Term Maintenance/Balance Phase

이 단계를 거치며 우리의 생리와 심리는 신체의 현재 상태에 적응해 간다. 이 단계는 보통 다이어트 후 유지 단계 이후에 시작되며, 다이어트를 통해 얻은 결과를 유지하면서 건강하고 활동적이고 균형 잡힌 삶을 살고자 한다면 언제까지고 이어질 수 있다.

고볼륨 근비대 훈련High-Volume Hypertrophy Training

지방 감량 다이어트를 하면서 근육량을 유지할 때나 근육 증량 다이어트에서 근육량을 늘릴 때는 고볼륨 근비대 훈련이 필요하다. 고볼륨 근비대 훈련은 세트당 6~30회 반복수 범위의 여러 가지 운동을 (주당 부위별로 8~20세트 이상의) 여러 세트로 실시하는 저항 훈련으로 이루어져 있다. 이때 쓰이는 저항 훈련은 스쿼트, 벤치프레스, 로우 등 여러 관절에 걸쳐 전신의 근육군을 동원하는 복합 기본 운동으로 구성하는 것이 이상적이다. 더 상세한 내용은 홈페이지 renaissanceperiodization.com이나 책 『Scientific Principle of Strength Training』에서 찾아보기 바란다.

저볼륨 스트렝스 훈련Low-Volume Strength Training

저볼륨 스트렝스 훈련은 근육 크기의 변화 없이 스트렝스(근력)와 파워(순발력)를 높인다. 저볼륨 스트렝스 훈련은 대개 (주당 부위별로 5~15세트씩) 세트당 1~8회 반복수 범위로 이루어져 있다. 이러한 유형의 훈련은 (다이어트 후 유지 단계나 장기 유지 단계처럼) 칼로리 평형 기간(다이어트 후 또는 장기 유지 단계) 동안의 근육 유지에 좋고, 다음 번 지방 감량이나 근육 증량 다이어트에서 실시할 고볼륨 근비대 훈련의 근성장 효과에 우리 몸의 근육들이 더 민감해지게 하는 효능도 있다.

메조사이클Mesocycle

메조사이클(중주기)은 월 단위로 짜인 훈련을 설명할 때 쓰는 용어로, 보통 4주에서 8주 정도에 해당한다. 메조사이클은 여러 개의 마이크로사이클(소주기)microcycle 또는 주 단위로 짠 훈련이 모여 이루어진다. 이러한 메조사이클 여러 개를 이으면 장기간에 걸쳐 특정 목표를 향해 나아가는 매크로사이클(대주기)macrocycle이 된다. 현장에서는 (목표를 같게 설정한) 여러 개의 메조사이클을 묶어 블록block이나 단계phase라고 한다.

근성장과 분획합성율(FSRFractional Synthetic Rate)

FSR은 일반적으로 식이 단백질에서 온 일정량의 아미노산이 골격근으로 합성되는 속도를 가리킨다. 요컨대 우리가 먹는 단백질이 얼마나 많이, 얼마나 빠르게 근성장에 쓰이느냐를 뜻한다.

근성장과 분획분해율(FBRFractional Breakdown Rate)

FBR은 일반적으로 일정량의 골격근 단백질이 몸에서 쓰이기 위해 분해되는 속도를 가리킨다. 요컨대 훈련이 모자라거나 에너지가 모자라거나 순환 아미노산이 모자랄 때 근육 조직이 얼마나 많이, 얼마나 빠르게 소실되느냐를 뜻한다.

파티셔닝 비(P-ratioPartitioning Ratio)

파티셔닝 비는 다이어트를 하면서 얻거나 잃는 지방 대 근육의 비ratio를 가리킨다. 근육 증량 단계에서의 바람직한 파티셔닝 비는 근육을 많이 얻고 지방을 아주 조금 얻는 것이 될 테다. 근육 증량을 위해 다이어트를 주기화하는 이유 중 하나는 각각의 증량 단계마다 파티셔닝 비를 극대화함으로써 장기적으로 지방보다 많은 양의 근육을 얻기 위함이다.

초보자, 중급자, 상급자Beginnner, Intermediate, and Advanced Lifters

이 책에서 우리는 구조적 리프팅structured lifting을 기준으로 초보자를 약 0~3년, 중급자를 약 3~6년, 상급자를 6년 이상의 경험을 가진 자로 정의한다. 이 연한은 명확한 경계선이 아니라 리프팅 경험의 정도를 분류하려는 대강의 지침에 가깝다. 일반적으로 초보자는 중급자나 상급자 리프터보다 근육을 쉽게 늘리고 지방을 쉽게 줄인다. 상급자는 근육을 조금이나마 더 얻기 위해 초보자나 중급자에 비해 더 많은 양의 훈련을 해야만 한다. 유전을 비롯한 여러 요인이 근성장 반응에 큰 역할을 하기는 하나, 경험 수준에 따른 상대적 차이는 일관되게 나타난다. 다시 말해 유전적으로 축복받지 못한 초보자보다 근육량을 많이 늘리는 평균 이상의 상급자가 있을 수는 있지만, 리프팅을 시작한 사람의 훈련에 대한 반응은 평균적으로 경험 많은 사람의 반응보다 좋게 마련이다.

챕터 요약

- 수행능력과 체성분 개선을 위한 다이어트는 칼로리 균형, 삼대영양소 섭취량, 섭취 타이밍, 음식의 구성, 보충제와 수분 섭취를 어떻게 다루는지에 따라 평가할 수 있다.
- 다이어트의 원칙은 성공 기여도가 같지 않으며, 덜 강력한 요인을 우선시하는 다이어트는 효과가 떨어지거나 실패로 치닫는다.
- 지속성이 높을수록 다이어트의 효과는 높아진다. 지속성이야말로 성공의 필수 요소이다.

CHAPTER 2

칼로리 균형

방법이 어떻든 간에 칼로리 결핍이 있으면 체중은 줄어들고, 칼로리 과잉이 있으면 체중은 늘어난다. 체중 변화가 체성분의 개선으로 이어질지 말지는 앞으로 살펴볼 삼대영양소 균형을 비롯한 여러 가지 요인에 따라 달라진다. 칼로리 균형은 다른 다이어트 원칙과 관계없이 혼자만으로도 체중을 움직일 수 있다는 점에서 다이어트 피라미드에서 가장 우선순위가 높다.

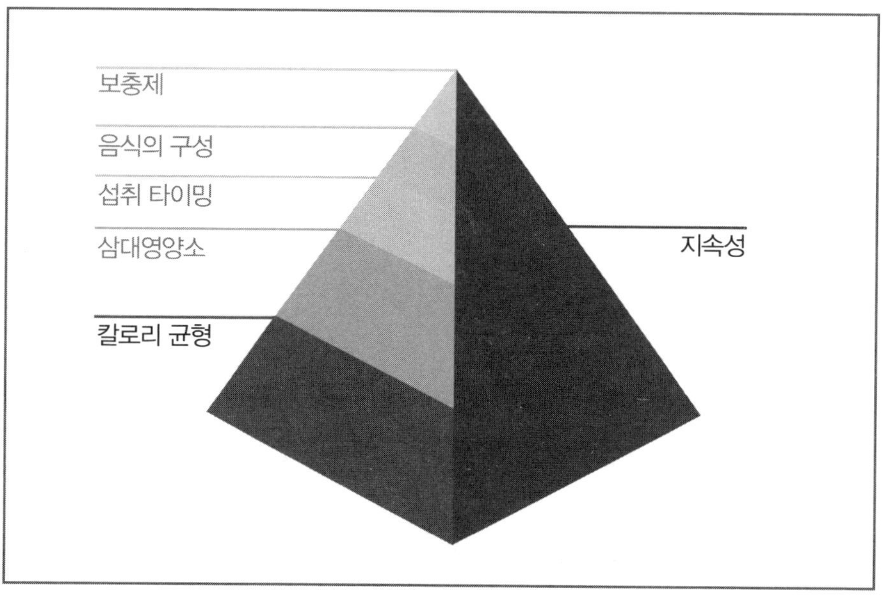

칼로리

'칼로리'는 간단히 말해 에너지를 측정하는 단위이다. 구체적으로는 물 1kg의 온도를 섭씨 1도 올리는 데 필요한 열량을 뜻한다(이 경우 실제로는 1kcal를 가리킨다). 재미난 지식이기는 하지만, 자리에 앉아 뭘 먹을지 결정할 때 그리 도움이 되는 정보는 아니다.

영양학에서의 칼로리는 우리 몸에서 사용하거나 저장하기 위해 음식을 통해 얻는 에너지의 측정 단위이다. 이렇게 얻은 칼로리는 점프, 달리기, 두뇌 활동, 고된 훈련에서의 회복, 망가진 구조물의 수복, 정상 신체 기능에 필요한 에너지 요구량의 뒷받침 등에 쓰일 수 있다. 전화를 받으려고 걸어가는 행위부터 이 책을 읽기 위해 뇌의 뉴런이 발화하는 행위에 이르는 거의 모든 행동을 포함한 에너지 요구량을 충족하기 위해 어떤 사람이 쓰는 에너지가 하루에 2,000kcal라고 가정해 보자.

하루에 2,000kcal가 필요한 이 사람이 1,700kcal만 섭취한다고 해서 숨이 멎거나 걷지 못하거나 생각하는 능력을 잃지는 않는다. 우리 몸에는 칼로리 부족을 대비한 예비 계획이 있다. 우리 선조들에게는 마트나 냉장고가 없었기 때문에, 우리 몸은 건강이나 기능에 심각한 손상을 받지 않고도 칼로리 결핍을 일정 기간 버틸 수 있도록 적응했다. 앞선 사례에서 신체는 자기 조직(대부분의 경우 지방)의 일부를 분해해 저장된 에너지를 방출함으로써 신체 유지에 필요했으나 모자랐던 300kcal를 채울 수 있다. 우리 몸의 지방 조직에는 엄청난 양의 에너지가 저장되어 있다. 음식이 충분하지 않을 때 우리 몸은 지방을 연료로 쓰기도 하지만, 그밖에 근육을 이루고 있는 단백질 같은 구조물을 분해할 수도 있다. 신체의 어떤 조직이 얼마만큼 분해되어 에너지로 쓰일지 결정하는 요소는 다양하지만, 구조물을 건드릴지 말지를 가장 먼저 결정하는 요소는 전적으로 칼로리 균형이다. 우리가 우리 몸의 일일 에너지 요구량에 맞는 음식을 충분히 섭취하고 있을 때 이를 등(等)칼로리isocaloric 또는 유칼로리(정상 칼로리)eucaloric 상태라고 한다. 등칼로리 상태는 체중을 유지시킨다. 즉, 시간이 지나도 체중이 변하지 않게 한다.

섭취하는 칼로리가 신체의 일일 에너지 요구량에 미치지 못할 경우, 우리 몸은 모자라는 에너지를 보충하기 위해 필연적으로 자기 조직 일부를 분해해야 한다. 이를 저칼로리(칼로리 부족)hypocaloric 상태라 하며, 이는 체중 감소로 이어진다. 에너지 요구량보다 에너지 섭취량이 많으면 우리 몸은 남는 에너지의 대부분을 탄수화물, 단백질, 지방 분자로 저장하며, 그중 지방으로 저장되는 양이 가장 많다. 이를 고칼로리(칼로리 과잉)hypercaloric 상태라 하며, 짐작했겠지만 이는 체중 증가로 이어진다.

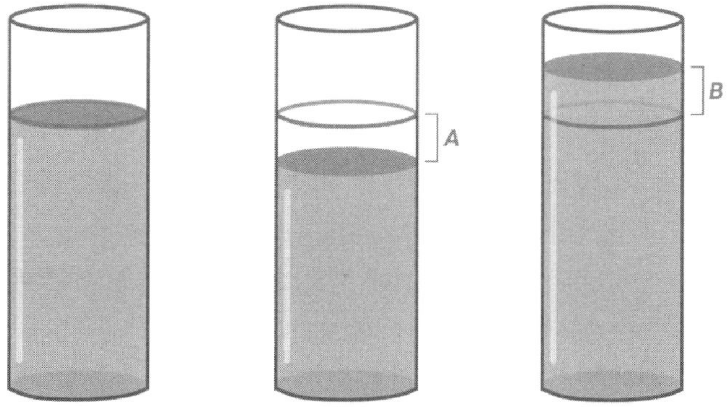

그림 2.1 등칼로리 다이어트에서는 칼로리 섭취가 신체의 칼로리 요구량과 일치한다. 저칼로리 다이어트에서는 신체의 일일 칼로리 요구량보다 적은 칼로리를 섭취한다(그림의 A 부분). 고칼로리 다이어트에서는 칼로리 섭취량이 요구량보다 많다(그림의 B 부분).

칼로리와 수행능력

칼로리 균형은 체성분 변화와 스포츠 수행능력 모두에 가장 중요한 원칙이다. 칼로리 섭취는 사용할 수 있는 에너지의 양을 조율하고 회복을 촉진하며 (수행능력에 간접적으로 영향을 주는) 체성분에 영향력을 행사함으로써 스포츠 수행능력에 영향을 미친다.

운동이 시작된 직후에 우리 몸은 여러 가지 연료를 고를 수 있다. 최근에 섭취한 음식에서 온 혈당blood glucose은 바로 써먹을 수 있는 연료이지만 (신경계에 포도당 공급을 유지하고 몸이 제대로 굴러가게 해야 하므로) 빡빡하게 조절된다. 운동이 지속되면 (근육에 글리코겐glycogen으로 저장된 탄수화물처럼) 조직을 분해하지 않고 얻을 수 있는 에너지원이 운동 수행능력 유지에 필요한 연료를 충분한 속도로 계속 공급할 수 있다. 간에 저장된 글리코겐은 혈당 조절 역할도 겸한다. 간 글리코겐이 고갈되면 혈당이 떨어져 저혈당증hypoglycemia에 빠질 수 있는데, 당연히 스포츠 수행능력에 좋을 리가 없다. 칼로리를 섭취하고 시간이 흐르면 근육과 간의 글리코겐이 충전된다. 만일 운동선수가 일주일 이상 소식을 하면 높은 수준의 운동 수행능력을 발휘하는 능력이 크게 저하되며, 이는 에너지를 비교적 적게 쓰는 활동에서도 마찬가지이다.

혈당과 글리코겐은 모두 몸의 조직을 분해하는 것보다 빠르고 간편하게 에너지를 제공한다. 저장된 지방도 운동에 필요한 에너지를 제공할 수 있지만, 이 경우 에너지 방출 속도가 훨씬 느리므로 대다수 스포츠의 에너지 요구량을 따라가지 못한다. 게다가 지방조직의 분해는 운동 세션이 시작된 지 2시간 정도가 되지 않으면 최고 속도에 다다르지도 않는다. 설령 최고 속도에 다다른다 해도 스포츠 수행에 연료를 공급한다는 측면에서는 혈당이나 글리코겐만큼 효율적이지 않으므로 바람직한 옵션이라고 보기 상당히 어렵다. 요컨대 칼로리 섭취를 줄이고 지방을 주 에너지원으로 활용한다면 수행능력은 거의 항상 떨어진다.

칼로리는 신체 활동을 위한 에너지도 제공하지만, 훈련에서의 회복을 위한 에너지도 제공한다. 스포츠 훈련 과정은 최소한 부분적으로라도 조직을 파괴하여 더 강한 조직을 만드는 일이다. 근육량과 스트렝스 향상은 모두 조직 손상이 있어야 하는데, 조건이 잘 맞으면 이러한 손상은 회복뿐만 아니라 더 크고 강한 상태로의 적응으로 이어진다.

심지어 스포츠에서 현재 필요한 것이 완전히 기술적인 부분인 경우에도, 집중적인 연습과 반복으로 인해 피로와 조직 손상이 생겨날 수 있다. 미식축구와 럭비와 격투기를 비롯한 수많은 스포츠에 수반되는 몸싸움에서도 조직의 손상이나 경미한 부상이 일어난다. 이들 손상은 모두 수복되어야 하며, 이 과정에는 에너지가 필요하다. 칼로리 섭취는 이처럼 구조물 수복을 위한 에너지를 제공하기도 하나, 글리코겐이 얼마나 재충전될지에도 영향을 미친다. 저칼로리 상태에서 우리 몸이 쓸 수 있는 에너지는 대부분 신체의 기본적인 기능 유지에 쓰인다. 수리와 회복 과정에도 에너지를 약간 할당하긴 하지만, 할당되는 자원이 제한적이라 과정은 느려지고 회복은 불완전해진다. (심각한 저칼로리 상태에 있다면 조직 재건이 아예 안 될 수도 있다.) 고칼로리 상태에서는 남는 에너지 덕분에 최적의 수리와 회복이 가능해진다. (회복에 대해서는 우리 책 『Recovering from Training』에 더 상세한 내용을 수록해 두었다.)

몸의 크기는 칼로리 섭취에 직접적인 영향을 받고 수행능력에 영향을 미친다. 즉, 칼로리는 우리 몸의 크기에 영향을 미침으로써 수행능력에 간접적인 영향을 미친다. 스포츠마다 그 범위는 달라지겠지만, 최상의 수행능력을 선보이려면 몸의 크기가 특정 범위 내에 있어야 한다. 가령 당신이 50kg에서 최상의 경기력을 선보이는 기계체조 선수인데 칼로리 섭취량이 체중 35kg을 유지할 정도에 불과하다면, 이 식단은 최상의 기계체조 경기력을 뒷받침할 수 없을 것이다. 경기력을 최상으로 끌어올릴 만큼 근육을 크게 키울 에너지나 원자재가 없기 때문이다. 체중 대비 파워 비

power-to-weight ratio가 몸무게 65kg일 때 가장 좋은 러너가 85kg를 너끈히 유지할 만큼의 칼로리를 섭취하고 있다면 20kg을 더 끌고 다녀야 하는 셈이니 완주 시간은 필연적으로 늦어진다.

칼로리와 체성분

체성분은 근육과 지방이 우리 몸의 얼마만큼을 차지하고 있는가를 가리킨다. 체성분이 좋아진다는 말은 보통 날씬해지거나 근육이 붙는 것을 뜻한다. 반대로 체성분이 나빠진다는 말은 근육량이 줄거나 바람직하지 않은 잉여 체지방이 쌓이는 것을 뜻한다. 예상했을 테지만, 대다수의 다이어트는 체성분의 개선을 목표로 한다. 칼로리 균형은 체성분 변화를 일으키는 요인 중 단일 항목으로는 가장 중요하다.

생물학자들의 연구에 따르면 인간(과 동물)은 아주 오랫동안 기근을 경험해 왔는데, 우리 몸은 수백만 년의 진화를 통해 다가올 굶주림에 대비한 채비를 갖추어 놓았다. 수백만 년에 걸쳐 이어진 자연 선택은 식량이 부족한 시기에 대비할 수 있도록 우리 몸이 최대한 많은 에너지를 저장하게 만들었다. 우리 몸은 고열량 상태에 놓이면 남는 에너지 대부분을 체지방으로 저장한다. 우리 조상들이 살았던 환경에서 풍요의 시기 뒤에는 필연적으로 결핍의 시기가 뒤따랐기에, 풍요의 시기에 남는 칼로리를 지방으로 저장하는 것이 결핍의 시기에 문자 그대로 생명을 구했다는 점에서 이 현상은 논리적이다. 현 시대에 이르러서도 운동선수나 다이어터가 고칼로리 다이어트를 하고 있다면, 그들의 몸이 지방 축적 경로보다 지방 연소 경로를 활성화할 가능성은 매우 낮다. 남는 칼로리가 있다면 보통은 지방이 늘어난다.

근육의 증가 속도는 지방의 증가 속도보다 훨씬 느리다. 이 또한 우리 진화의 부작용이다. 대사적 측면에서 근육에는 비용이 많이 든다. 즉, 만들고 유지할 때 드는 에너지가 지방보다 많다. 그러므로 대부분의 상황에서 우리 몸은 근육을 더 붙이는 일을 생존에 불리한 것으로 간주한다. (점차 힘들어지는 중량 부하 작업 등의) 절박한 필요와 꾸준한 고열량 상태가 있어야만 근육량이 상당히 증가하고, 그마저도 지방량의 증가보다는 덜하다. 저칼로리 조건에서 3개월 동안 지방을 7kg 빼기는 어렵지 않으나, 고칼로리 조건에서 같은 기간 동안 근육량을 7kg 얻기란 사실상 불가능하다. 사실 근육량 7kg 증량은 훈련 첫해라 해도 굉장히 많이 얻은 것이다.

근육이 성장하려면 두 가지 기본적인 요건을 충족해야 한다. 먼저 근육량 증가에 쓰일 에너지와 (근육이라는 집을 짓는 벽돌로 쓰일, 단백질을 이루는 아미노산 같은) 원자재가 있어야 한다. 식비와 세금을 내고도 돈이 많이 남아야 집에 새 선반을 들이는 검소한 가족처럼, 우리 몸은 잉여 칼로리와 풍부한 단백질이 들어오기 전까지 근성장 경로를 크게 활성화하지 않는다. 다음으로 적절한 과부하 훈련을 통해 근성장을 자극해야 한다. 우리 몸에게 대사적으로 비용이 많이 드는 근육을 늘려야겠다는 확신을 주려면, 점진적으로 힘들어지는 저항 훈련의 형태로 근육량에 대한 지속적인 필요성을 제시해야 한다.

체성분의 동시적 재구성concurrent recomposition, 즉 지방 감량과 근육 증량이 동시에 일어나는 것은 따로따로 일어나는 것보다 확실히 가능성이 낮다. 지방 감량과 근육 증량을 위한 최강의 방법이 상극에 있기 때문이다. 지방 감량이 최고 속도로 일어나려면 저칼로리 상태가 필요하다. 저칼로리 상태를 감지한 우리 몸은 다가올 결핍에 맞서기 위해 지방을 연소시킬 준비를 한다. 근육 증량이 최고 속도로 일어나려면 이와 반대로 고칼로리 상태와 체중 증가가 필요하다. 잉여 에너지가 들어오면 우리 몸이 지방으로 에너지를 저장하는 과정에서 대사적으로 적잖은 비용이 드는 근육의 성장이 덜 억제된다. 등칼로리 다이어트는 이러한 칼로리 균형 패러다임의 두 가지 원칙 중간 지점에 있는 것으로, 지방 감량이나 근육 증량 어느 쪽에도 강력한 자극이 되지 못한다. 각각에 쓰이는 최상의 도구는 문자 그대로 반대편 극단에 있기 때문에, 이 둘을 섞어 놓으면 두 가지 목표 모두 달성할 수 없다. 요컨대 근육 증량이 목표라면 고칼로리 상태를, 지방 감량이 목표라면 저칼로리 상태를 만들어야 한다.

드물고 제한적이긴 하지만, 특정 상황에서 동시적 재구성이 일어나기도 한다. 이들 사례를 읽는 동안 예전에 SNS에서 보았던 극적인 몸매 변화를 떠올려 보고, 아래의 상황 중 하나 이상이 그러한 변화에서 어떻게 작용했을지 생각해 보자. 아울러 당신이 스스로의 다이어트를 설계할 때 동시적 재구성을 목표로 삼는 것이 멍청한 짓임을, 적어도 효율이 나쁜 계획임을 깨닫고 있어야 한다.

사례 1 : 다이어트가 처음인 경우

수 년 동안 제대로 챙겨 먹지 않던 사람이 어느 날 갑자기 칼로리와 영양소와 타이밍과 음식 구성을 조절하기 시작한다면, 이렇게 새롭게 시작한 것들의 효과가 한데 뭉쳤을 때의 힘은 때로 등칼로리 상태에서도 근육을 붙이고 지방을 태울 만큼 굉장히 커질 수 있다. 제대로 된 다이어트를 처음 시작하는 사람이라면, 고칼로리 다이어트에서는 지방을 감량하면서도 체중을 늘릴 수 있고, 저칼로리 다이어트에서는 빠르게 지방을 줄이면서 근육과 근력을 얻을 수도 있다. 이러한 인상적인 변화는 제대로 된 다이어트를 처음 실시하기 때문에 가능한 것으로, 수개월 뒤 체성분의 변화가 느리게 일어나는 상태에 우리 몸이 적응하고 나면 이 효과는 사라진다.

사례 2: 훈련이 처음인 경우

훈련을 시작한 직후 몇 달 동안, 특히 저항 훈련과 심혈관계 훈련 프로그램을 고볼륨으로 짠 경우 근성장에 필요한 영양소와 에너지가 매우 높아질 수 있으며, 이 수요를 맞추기 위해 저장된 지방이 대량으로 연소될 수 있다. 훈련이라는 것을 처음 해보는 사람들은 급격한 근육 증량과 지방 감량이 동시에 이뤄진다는 측면에서 다이어트를 처음 해보는 사람들과 매우 비슷한 결과를 얻을 수 있다. 어떤 사람이 훈련과 다이어트를 난생처음 제대로 시작한다면, 초반 몇 달 동안은 우리가 알고 있는 생리학적 지식과 모순되게 보일 정도의 동시적 재구성을 이뤄낼 수 있다. 이러한 능력은 훈련을 시작하고 몇 달 뒤면 점차 사라진다. 여기서 앞으로 더 나아가려면, 고칼로리 시기와 저칼로리 시기를 따로 나누어야 지방 감량과 근육 증량의 효율을 높일 수 있다.

사례 3: 약물 사용

아나볼릭 스테로이드와 성장호르몬을 비롯한 여러 가지 강력한 약물은 근육 형성과 지방 연소를 동시에 촉진할 수 있다. 이들 약물은 건강에 특정한 위험을 일으키며 상당수가 불법이지만, 그렇다고 해서 당신이 온라인에서 보았을 인상적인 몸매 변화와 무관하다는 뜻은 아니다. 이러한 유형의 약물을 사용한 사람은 일반적으로 동시적 재구성을 빠르게 성취할 테지만, 다이어트나 훈련을 처음 시작했을 때와 마찬가지로 우리 몸은 결국 '새로운 기준'을 설정할 것이고, 약물 사용을 통한 동시적 재구성 효과 또한 사라지게 마련이다. 동시적 재구성을 계속해서 유도하려면 (건강상의 위험을 그만큼 더 감수하면서) 약물 사용량을 늘리거나 약물의 강도를 높여야 한다.

동시적 재구성은 이와 같은 시나리오가 아니라면 상대적으로 현실성이 떨어지는 목표이다. 동시적 재구성이 얼핏 매력적으로 보일 수는 있겠지만, 근육 증량과 지방 감량 각각에 전념하는 기간을 나누어 놓는 것은 훨씬 더 효율적이고 믿음직스럽게 우리의 체성분을 바꾸는 방법이다. 이러한 다이어트의 순서를 어떻게 짤지에 대해서는 9장에서 다룰 예정인데, 일단 지금은 '비포 & 애프터'의 차이가 극명한 사진을 보면 위에 나열한 세 가지 예외 중 하나 이상이 개입되었을 가능성에 유의하는 정도까지만 하자. 사진이 광고하는 식단이나 훈련이 당신을 비롯한 누군가에게 진짜로 효과가 있을 것이라고 넘겨짚어서는 안 된다.

칼로리 요구량의 결정 요인

사람마다 필요한 칼로리의 양에는 큰 차이가 날 수 있다. 수많은 요인이 일일 칼로리 요구량의 개인차를 결정한다. 이들 요인 중 일부는 다음과 같다.

덩치: 덩치가 큰 사람일수록 세포 수도 많고 세포 하나하나의 크기도 크므로 몸을 움직이는 데 더 많은 에너지가 필요하다.

NEAT: NEAT non-exercise activity thermogenesis(운동 이외 활동에 의한 열생산)는 일을 하거나, 공부를 하거나, 마트에 걸어가거나, 대화를 나누며 손짓을 하거나, 심심해서 펜을 돌리는 것을 포함한 일상생활에 소모하는 칼로리를 가리킨다. NEAT 활동에 의한 칼로리 소비는 아주 작을 수도 있고 아주 클 수도 있는데, 대부분의 경우 일일 칼로리 소비량 가운데 시간을 빼서 하는 운동보다 비중이 크다.

운동/훈련: 운동에는 형태와 상관없이 에너지가 필요하며, 운동을 많이 할수록 더 많은 에너지가 필요하다.

키와 비율: 몸무게가 같은 경우 일반적으로 키가 큰 사람들이 작은 사람들보다 체표면적 body surface area이 넓다. 환경에 노출되는 표면적이 많으면 체온을 안정적으로 유지하기 위해 칼로리를 더 들여야 한다. 같은 맥락에서, 체표면적을 증가시키는 다른 신체적 특성 또한 대사를 높일 수 있다.

스트레스: 세간의 통념과 달리, 스트레스는 실제로 싸움-도망 경로를 낮은 단계에서 지속적으로 활성화함으로써 칼로리 소비를 늘린다. 만성적으로 스트레스를 받을 때 체중이 증가하는 것은 전혀 드문 일이 아니지만, 이 현상은 일반적으로 스트레스로 인한 과식이나 스트레스 호르몬으로 인한 수분 저류 때문에 생긴다. 스트레스 자체는 일반적으로 체중 감소에 기여한다.

회복: 고된 훈련은 칼로리를 직접적으로 태우기도 하지만 근육 조직에 (의도적인) 손상을 일으키고 저장된 에너지를 고갈시킨다. 시야를 넓게 잡고 보면 우리 몸이 회복되기 위해 추가적인 칼로리가 필요하다는 뜻이 된다.

유전과 대사: 대사 효율이 매우 높은 사람들의 경우 섭취하는 음식에서 뽑아낸 에너지를 다른 형태로 더 많이 전환한다. 대사 활동에 평균적으로 큰 차이가 있지는 않으

나, 이토록 작은 차이가 오랫동안 쌓이면 살이 잘 빠지는 다이어터와 그렇지 않은 다이어터를 가르는 요인이 되기도 한다.

체지방률: 지방은 단열재이기도 하고, 유지에 드는 에너지는 근육보다 다소 적다. 따라서 지방이 적은 이들은 체중이 같고 몸매가 비슷한데 지방이 많고 근육이 적은 사람보다 칼로리를 조금이나마 더 많이 태워야 한다. 반면 지방이 군살로 붙으면 움직임의 효율이 낮아지므로 에너지 소비가 커질 수 있다. 이러한 군살은 더울 때 체온 조절을 어렵게 만들어서 에너지를 추가로 쓰게 만들 수 있다.

약물 섭취: 카페인 등의 각성제는 대사율을 약간 높이고 칼로리를 조금이나마 더 태우게 한다.

성별: 남성은 여성보다 칼로리를 더 많이 태우는데, 덩치, 근육량, 호르몬 차이가 그 주된 원인이다. 덩치와 근육량 차이를 보정하면 나머지 차이는 매우 작아지지만, 그래도 차이는 난다.

챕터 요약

- 칼로리는 체중, 체성분, 수행능력에 영향을 미치는 영양학적 단일 변수 중 가장 강력하다.
- 근육 증량과 지방 감량은 일반적으로 상반되는 목표이며, 별개의 다이어트 단계에서 별도로 추구해야 한다.
- 근육 증량 과정은 고칼로리 상태에서 가장 잘 일어나고, 지방 감량 과정은 저칼로리 상태에서 가장 잘 일어난다.
- 일일 칼로리 요구량은 사람마다 큰 차이가 날 수도 있고, 한 사람에게서도 상황에 따라 크게 달라질 수 있다.

CHAPTER 3

삼대영양소

앞서 칼로리에 관해서 알아보았으니, 체성분과 수행능력 향상에 그 다음으로 중요한 다이어트 원칙인 삼대영양소의 비율에 대해 알아볼 차례이다. 삼대영양소는 끼니에서 대부분의 칼로리를 제공하는 세 가지 영양소를 가리킨다. 이들 영양소는 상대적으로 많은 양(다량)을 섭취하기 때문에, 삼대영양소는 다량영양소macronutrient라고도 불린다. 이 삼대영양소에 들어가는 것이 바로 단백질, 탄수화물, 지방이다. 알코올과 당알코올에도 칼로리가 있기는 하나, 건강과 수행능력을 생각한다면 이들 알코올의 섭취량은 총 칼로리 섭취량 중 극히 일부로만 국한되어야 한다.

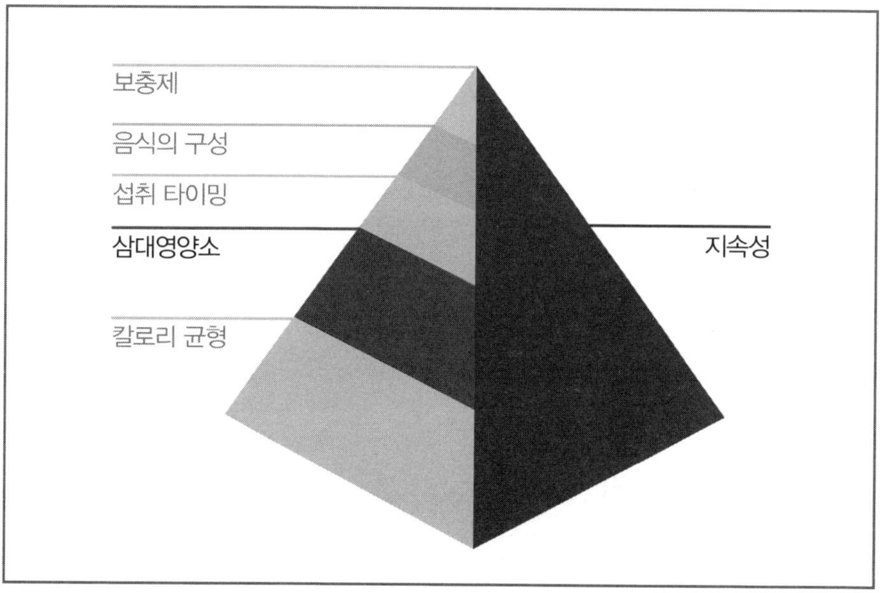

삼대영양소는 일반적으로 우리 몸의 기능에 필요한 칼로리를 제공한다. 삼대영양소는 모두 칼로리를 지니고 있지만, 그 특성과 효과는 저마다 다르다. 삼대영양소 중 무엇을 얼마나 먹을지 결정하려면, 반드시 다이어터의 칼로리 요구량과 함께 각 삼대영양소가 체성분 및 수행능력에 미치는 고유의 효과를 모두 고려해야만 한다. 일일 총 칼로리 섭취량을 채우는 삼대영양소 간의 비율은 체성분과 수행능력에 크나큰 영향을 미친다. 삼대영양소의 비율은 고칼로리 다이어트 동안 얻는 근육의 비중, 저칼로리 다이어트 동안 유지되는 근육량, 훈련과 경기 도중에 쓸 수 있는 에너지의 양, 그 밖에도 호르몬 기능과 건강의 기준점 같은 여러 가지 요인에서 중요한 역할을 할 수 있다.

삼대영양소는 칼로리 균형 문제를 해결하고 나서 고려해야 한다. 지방 감량 다이어트에서 칼로리 결핍이 없다면 근손실 예방을 위한 삼대영양소의 완벽한 비율 따위는 무의미하다. 비슷한 맥락에서 삼대영양소 비율을 통해 근육 증량의 속도를 조절할 수는 있겠지만, (알맞은 훈련을 제대로 하고 있다는 전제하에) 근육 증량을 좌우하는 것은 주로 잉여 칼로리이다.

다이어트에서 칼로리와 삼대영양소 비율을 적절하게 활용하기만 한다면, 다이어트가 체성분과 수행능력에 미칠 수 있는 잠재 효과의 80%까지 얻을 수 있다. 사실, 칼로리와 삼대영양소를 조절한다는 것은 '큰 부분만 맞추면 된다'는 IIFYMif it fits your macro 방식의 다이어트나 다를 바 없다. IIFYM에서는 '칼로리와 삼대영양소만 제대로 잡혀 있다면 다이어트를 통해 잠재적으로 얻을 수 있는 수행능력과 몸매의 상당 부분을 얻을 수 있다'고 가르친다. 다이어트가 처음인 사람이라면 특히나 좋은 출발점인 셈이다.

이 장을 통틀어 모든 삼대영양소의 권장량은 (체지방 30% 이하의) 상대적으로 늘씬한 사람을 상정하여 체중 1파운드 기준으로 제공될 것이다. 이 책의 후반부에 나올 계산식은 체중보다는 LBMlean body mass(제지방량)으로 계산할 때 더 정확하지만, 제아무리 정교한 장비라도 정확한 LBM을 구하기 어려우므로, 상대적으로 늘씬한 체형이라면 체중을 대신 써도 좋다. 만일 체지방이 30%를 넘는다면 LBM 추정치와 체중 사이의 값을 사용하는 것이 더 나을 수도 있다.

삼대영양소와 칼로리

영양학에서 칼로리와 삼대영양소는 별개의 변수가 아니다. 지난 장에서 설명했듯 칼로리는 에너지의 단위이다. 삼대영양소는 모두 에너지를 공급하며, 따라서 칼로리가 들어 있다. 각 삼대영양소의 1g당 칼로리는 다음과 같다.

- 단백질: 1g당 4kcal
- 탄수화물: 1g당 4kcal
- 지방: 1g당 9kcal

보다시피 단백질과 탄수화물은 둘 다 1g에 4kcal가 들어 있지만, 지방에는 1g당 그 두 배가 넘는 9kcal가 들어 있다. 이 정보는 다이어트를 설계하고 제한된 칼로리 범위 안에서 삼대영양소를 분배할 때 중요한 역할을 할 것이다.

칼로리 제약 이론

삼대영양소를 칼로리 없이 먹을 수는 없고, 다이어트 설계에서의 최우선 고려사항이 칼로리이기 때문에, 삼대영양소는 미리 정해둔 칼로리 제한량이나 요구량에 맞게 다 같이 조율해야 한다. 이 개념을 가리켜 CCH$_{\text{caloric constraint hypothesis}}$(칼로리 제약 이론)이라고 한다. 다이어트 설계의 시작은 총 칼로리 결정에서 출발하며, 식단에 들어갈 삼대영양소의 비중은 이 총 칼로리의 굴레에 묶인다. 특정 삼대영양소의 양을 늘

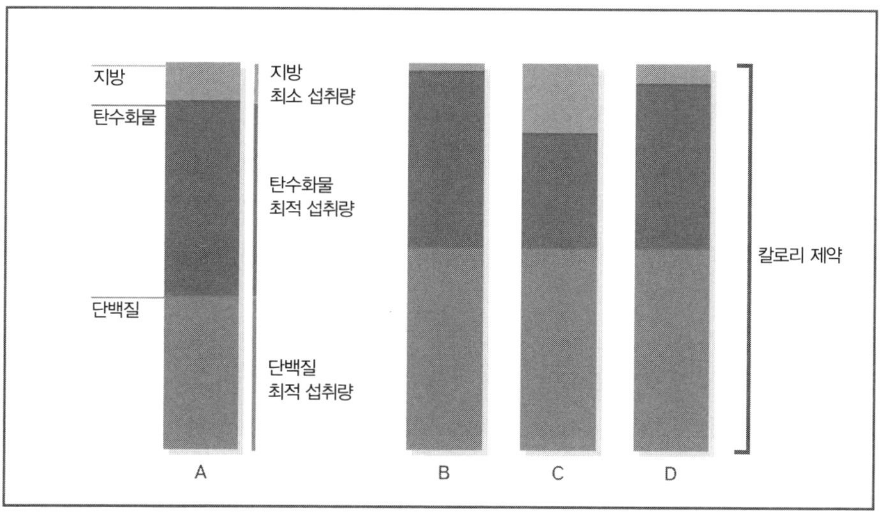

그림 3.1 A는 단백질 섭취량을 최적으로 만들었을 때 단백질, 탄수화물, 지방의 비율이다. B, C, D는 주어진 칼로리 제한 내에서 단백질을 과잉 섭취했을 때 발생할 수 있는 탄수화물과 지방의 상대적 결핍을 나타낸다.

리거나 줄이면 다른 삼대영양소의 양을 조절해야만 칼로리 총량이 같아진다. 삼대영양소 모두 다이어트의 결과에 영향을 미치기 때문에, 탄수화물과 지방 섭취에 미칠 영향에 대한 고려 없이 대충 "근육을 붙이려면 단백질을 더 드세요"라고 말하는 것은 옳지 않다. 따라서 삼대영양소의 총량을 결정할 때는 필요한 총 칼로리 목표값을 정하고, 삼대영양소 총량의 최적 범위를 정하고, 그런 다음에 이들 삼대영양소를 최소값에도 맞고 칼로리 제약 범위에도 맞게 조정해야 한다. 아마 원하는 결과나 선호도에 따라 칼로리 제약과 삼대영양소의 범위를 몇 가지 방법으로 절충할 수 있을 것이다. 제한된 칼로리 안에서 삼대영양소의 비율을 결정하고 계산하는 방법에 대해서는 10장에서 상세히 알아볼 것이다.

단백질

단백질은 아미노산amino acid이라고 하는 작은 분자로 이루어진 큰 분자이다. 단백질은 인체의 많은 조직을 이루고 있으며, 반응을 조절하고 우리 몸의 기능 대부분을 일정 수준으로 유지하는 효소의 구성 요소이기도 하다. 인간의 단백질은 20개의 아미노산으로 구성되어 있으며, 우리 몸은 자체적으로 그중 11개의 아미노산을 만들어낼 수 있다. 나머지 9개의 아미노산은 식품을 통해 섭취해야 한다.

체내에는 단백질 분해와 단백질 합성이 균형을 이루고 있는데, 이를 가리켜 단백질 대사회전protein turnover이라 한다. 단백질이 분해될 때 유리(遊離)되는 아미노산 중 일부는 소변와 땀을 비롯한 체액을 통해 손실된다. 단백질 가득한 세포는 피부와 털과 장 내벽에서 끊임없이 소실된다. 탄수화물과 지방이 즉각적인 에너지 수요를 감당할 만큼 많지 않은 경우라면 에너지 생산을 위해 아미노산이 연소되기도 한다. 이와 같은 순손실을 해결하려면 단백질을 먹음으로써 아미노산을 정기적으로 섭취해야 한다.

단백질은 생존과 건강에도 중요하지만, 수행능력과 체성분에도 중요한 역할을 한다. 근육은 주로 단백질로 이루어져 있다. 액틴actin, 미오신myosin, 티틴titin, 네뷸린nebulin 등 여러 단백질이 근수축에 동원된다. 식사를 통해 섭취한 단백질은 분해되어 우리 몸의 다른 주요 기능을 보충하듯 골격근을 보충하며, 그 덕분에 시간이 지나도 근육은 줄어들지 않는다. 즉, 단백질 섭취는 그 자체로 근육 조직의 평형 유지를 돕는다는 측면에서 이화 억제anti-catabolic 작용을 한다. 근성장이 목표라면 아미노

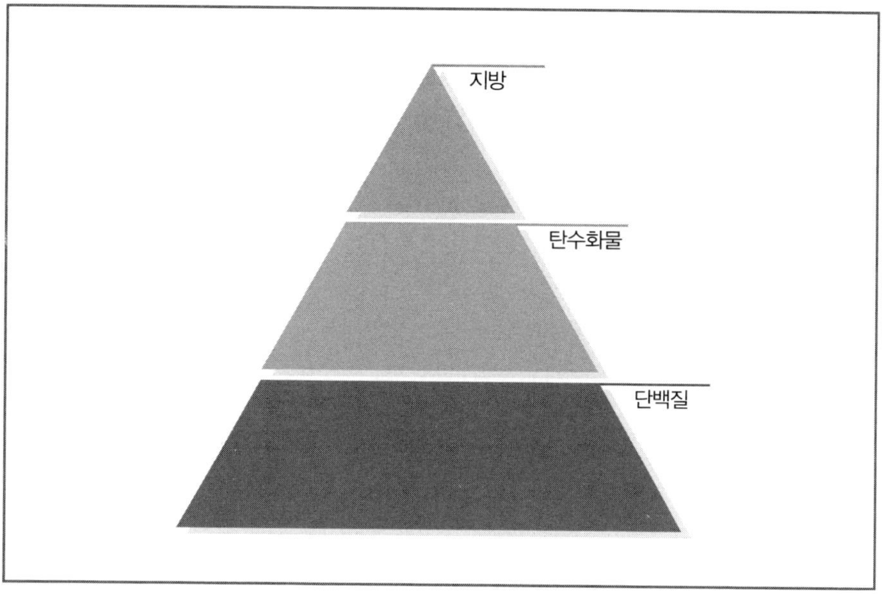

그림 3.2 단백질은 삼대영양소 중 체성분과 수행능력에 가장 큰 영향을 미치므로, 구조화된 식단에서 높은 우선순위를 차지한다.

산의 순 손익은 흑자로 기울어 있어야 한다. 새로운 조직을 만드는 것을 가리켜 동화anabolism라고 하는데, 흑자로 기운 아미노산을 가지고 새로운 근육을 만드는 것 또한 동화 과정의 한 예이다.

수행능력 관점에서 보면, (단백질로 이루어진) 효소는 우리 몸속에서 벌어지는 에너지 방출과 움직임 생성 활동을 전부 매개한다. 단백질은 또한 힘줄, 인대, 뼈 등의 결합 조직에서 막대한 비중을 차지한다. 단백질을 적게 섭취하면 수행능력을 높이는 근육이 쪼그라들 뿐만 아니라, 지구력의 핵심인 (혈액에서 근육으로 피를 실어나르는) 헤모글로빈의 양이 줄어들고, 관절과 뼈가 약해지고, 수행능력의 바탕이 되는 건강의 유지 기능이 떨어진다.

아미노산은 문자 그대로 우리 몸을 이루는 기능적 · 구조적 장치의 기본 부품이고, 새로운 아미노산은 대부분 식사를 통해 유입되기 때문에, 단백질은 체성분과 건강에 가장 중요한 삼대영양소이다. 수행능력과 체성분에 관한 연구에 따르면 지방과 탄수화물 섭취량의 편차가 결과에 큰 영향을 미치는 것은 맞지만, 단백질 섭취량의 편차는 그보다 훨씬 큰 영향을 미친다.

단백질 섭취량: 최소량, 최대량, 일일권장량

최대 단백질 섭취량을 정하는 방식에는 두 가지가 있다. 첫째는 독성을 보일 수 있는 식이 단백질의 양을 확인하는 방식이다. 단백질은 단백질을 이루고 있는 분자로 분해되어야 하며, 그 과정에서 발생한 부산물 중 상당량이 신장(콩팥)에서 처리된다. 중요하게 고려해 보아야 할 내용이기는 하나, (신장에 무리가 될 만큼의 단백질이 얼마만큼인가 하는) 이론적 추정으로나 세심하게 통제된 연구에서 직접적으로 얻은 근거로나 '현실적으로 사람이 섭취했을 때 위험한 수준의 단백질 섭취량은 존재하지 않는다'라는 결론이 나온다(당연한 말일 테지만, 신장 질환이 있는 사람을 비롯해 단백질 섭취량의 제한이 필요한 사람은 예외로 한다). 최근의 연구에서는 체중 1파운드*당 일일 최대 2.0g까지 섭취하는 실험을 시행했으나 결과에서 건강에 해로운 효과는 나타나지 않았다. 이 정도 양이면 삼대영양소가 고려된 식단에서 사람들이 현실적으로 먹는 양보다 많은 만큼, 최대 단백질 섭취량으로 알맞다 하기 어렵다.

단백질 섭취량의 상한선을 정하는 둘째 방법은 칼로리 제약과 다른 삼대영양소의 최소 섭취 요구량에서 출발한다. 실제로 써먹을 수 있는 최대 단백질 섭취량은 CCH를 바탕으로 나온다. 아주 간단히 말해 일일 섭취 칼로리를 전부 단백질로 채우면 지방이나 탄수화물을 충분히 섭취할 수 없으며, 따라서 건강과 스포츠 수행능력과 회복력이 저하된다. 최대 단백질 섭취량은 건강을 위해 칼로리 제약 범위 안에서 최소한의 지방과 탄수화물 섭취량을 유지하면서 섭취할 수 있는 최대치의 단백질이다.

최적의 섭취 범위는 이러한 최대치와 필요한 최소치 사이 어딘가에 있을 것이다. 어떤 상황에나 통하는 단백질 최소 섭취량이 있으면 참 좋을 테지만, 안타깝게도 건강 유지를 위한 최소한의 단백질 양과 근성장 등을 위한 최소한의 단백질 양은 다르다. 적절한 범위를 계산하려면 (건강과 다양한 스포츠 등) 여러 가지 목적에 필요한 최소 단백질 양에 대한 평가가 선행되어야 한다.

전반적인 건강을 위한 단백질 요구량

건강을 위한 일일 최소 단백질 섭취량은 체중 1파운드당 약 0.3g이다. 이 값은 몸집이나 수행능력 향상을 위한 것이 아니라, 단순한 건강에 필요한 최소값이다.

---

* 역주: 원서는 파운드(lbs)를 기본 단위로 하고 있으나, 한국은 킬로그램(kg)을 기본 단위로 삼고 있다. 1kg은 2.2lbs로, 이후 등장하는 본문의 파운드 단위를 킬로그램으로 계산할 때는 2.2로 나누면 된다. 가령 220lbs는 2.2로 나누어 100kg로 환산할 수 있다. **1파운드당 섭취량을 계산할 때는 2.2를 곱하면 된다.** 가령 체중 1파운드당 단백질 1g은 체중 1킬로그램당 2.2g에 해당한다. 계산이 복잡한 경우 2를 곱해도 큰 무리는 없을 것이다.

현재까지의 연구에서 최고의 건강을 위한 단백질 섭취량이 얼마인지는 확정할 수 없다. 저단백 식단을 통해 건강을 개선할 수 있다고 주장하는 연구도 있지만, 이러한 결론은 아마 자료를 제대로 해석하지 못했기 때문에 나왔을 가능성이 크다. 포화지방이나 과도한 가공식품 섭취 등의 변수를 문헌 검토에 포함시킬 경우, 고단백 비가공식품을 주로 섭취하는 이들은 저단백 식단을 섭취하는 이들만큼 건강하다(체형은 더 나을 가능성이 크다). 최소한 운동을 하지 않는 사람이나 활동량이 비교적 낮은 사람에 한정한다면 매일 체중 1kg당 단백질을 최소 0.6g 섭취함으로써 건강을 유지할 수 있는 것으로 보인다.

반면 단백질을 많이 섭취할수록 근육량이 증가하는데, 이는 활동 수준을 높이고 부상에 대한 저항력을 높이며 장기적인 건강을 향상시킬 수 있다. 단백질을 많이 섭취했을 때의 포만감(배부른 느낌)은 같은 칼로리의 탄수화물이나 지방을 섭취했을 때보다 오래 유지되는 것으로 알려져 있다. 비만은 당뇨병이나 심혈관질환에 나쁜 영향을 미치며, 비만과 연관된 질환은 체중 감량으로 예방하거나 개선할 수 있다. 즉, 단백질 섭취를 늘리면 식이요법이 더 쉬워지고 비만인의 체중 감량을 원활하게 하므로 건강이 간접적으로 개선될 수 있다. 단백질을 많이 먹으면 노년기의 제지방량 또한 늘어날 수 있는데, 이는 장수, 노년기의 운동 능력, 노년기의 부상 저항력과 비례한다. 사실 이 모든 것이 장기적인 건강과 연관되어 있기도 하다.

이와 같은 간접적 효과는 매우 높은 가치를 지니고 있으므로 건강이라는 큰 그림에서 꼭 고려해야 한다. 상황에 따라 저단백 식단을 일시적으로 실시할 수도 있겠지만, 체중 1kg당 0.6g 이상의 단백질을 섭취하면 장기적인 건강에 도움이 될 가능성이 크다.

현시점에서 취합할 수 있는 자료에 따르면 건강에 가장 좋은 일일 단백질 섭취량은 체중 1파운드당 0.3~2.0g이다. 다만 우리는 이 범위의 최하치로 섭취하는 것이 노년기의 장기적 건강이나 생활의 독립성 유지에 그리 이상적이지 않으리라 본다. 운동선수는 스포츠 수행능력을 위한 제지방량 유지 차원에서 일일 단백질 섭취량을 체중 1파운드당 0.8~2.0g 범위로 잡아야 한다.

수행능력과 체성분 향상을 위한 단백질 섭취

단백질은 앞에서도 이야기했듯 근육의 기본 부품이며, 격렬한 스포츠에서는 일상적인 활동에서보다 근육량이 더 많이 필요하다. 또한 스포츠 훈련과 경쟁 과정에서는 힘쓰기나 몸싸움으로 인해 근육이 파괴되므로, 이 많은 근육은 그만큼의 유지 관리를 요구한다. 미적으로 늘씬하게 빠진 체성분이 목표인 경우에도 운동선수처럼 탄탄

한 몸매를 갖추려면 근육량과 훈련이 추가적으로 필요하다. 평범한 사람들이야 앞선 권장량인 체중 1kg당 최소 0.6g의 단백질로 살아갈 수 있을 테지만, 이 정도 단백질로는 선수다운 몸매나 최상의 스포츠 수행능력을 뒷받침하지 못할 것이다. 이제부터 여러 유형의 스포츠와 식이 환경에 필요한 다양한 범위의 단백질에 대해 알아볼 것이다.

지구력 스포츠와 단백질

지구력 종목에서의 최적의 일일 단백질 섭취량은 체중 1파운드당 약 0.5~1.0g 정도일 것이며, 최저 범위에 해당하는 1파운드당 0.5g 언저리의 섭취량은 특수한 상황일 때만 허용된다.

마라톤이나 트라이애슬론(철인 3종 경기) 등의 지구력 스포츠에는 근육량이 크게 필요하지 않으나, 이들 스포츠는 볼륨이 극도로 높고 에너지 요구량도 극도로 많아서 즉각적으로 활용할 수 있는 탄수화물과 지방 저장량을 종종 넘어선다. 단백질은 훈련에 쓰이는 에너지의 일부가 되기 위해 연소되어야 하며, 시간이 흐름에 따라 이렇게 야금야금 연소된 단백질의 양이 많아지기 때문에 근육량을 평형 상태로 만들

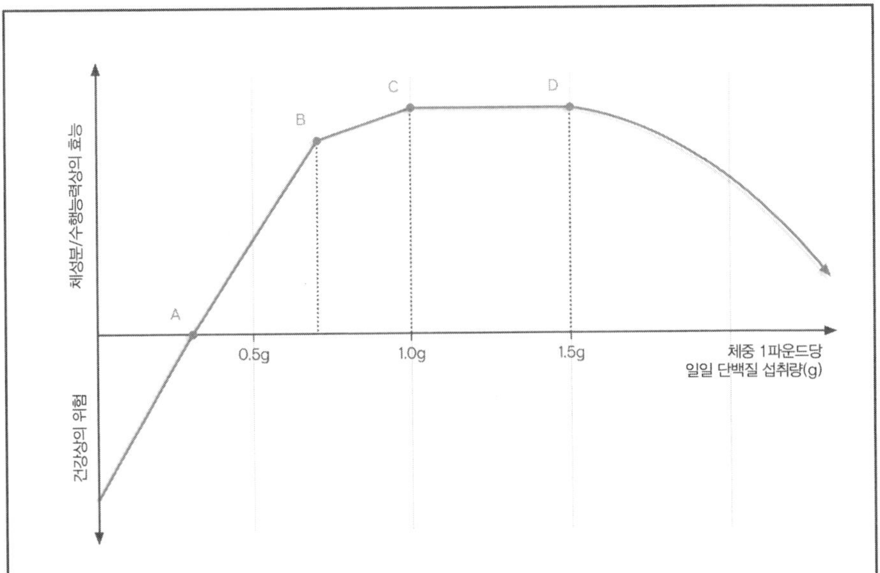

그림 3.3 (건강에 필요한 최소 섭취량인) A지점부터 (CCH 제약 내에서 다른 삼대영양소의 양을 줄일 수밖에 없는 섭취량인) D 지점까지 단백질 섭취량에 따른 상대적 효능을 그래프로 확인할 수 있다.

려면 단백질을 더 많이 섭취해야 한다. 이러한 고볼륨 훈련은 근섬유에 장기간에 걸쳐 잦은 스트레스를 주기 때문에 단백질 대사회전율이 높아지는데, 이 말은 곧 이를 보상하려면 훨씬 더 많은 단백질을 섭취해야 한다는 뜻이 된다. 지구력 종목의 선수는 훈련 성과와 회복력 향상을 위해 상대적으로 탄수화물 섭취를 높일 수밖에 없는데, CCH는 이때 단백질 섭취량 결정에 핵심적인 역할을 한다.

지구력 종목 선수를 위한 일일 최소 단백질 섭취량(체중 1파운드당 약 0.5g)은 탄수화물 섭취를 최대로 끌어올려야 하는 고볼륨 훈련 단계, 그러니까 (몇 주 정도의) 아주 짧은 기간에만 쓰는 것이 좋다. 훈련 볼륨이 낮고 탄수화물 섭취량이 적은 기간에는 단백질 섭취량을 높게 가져가면 근육 유지에 도움이 될 수 있다.

CCH에서는 지구력 종목 선수가 훈련을 받아낼 수 있을 만큼 적절한 양의 탄수화물을 섭취할 수 있도록 일일 단백질 섭취량의 상한선을 체중 1파운드당 약 1g으로 제한한다. 우리는 지구력 선수가 훈련 볼륨이 과중하여 탄수화물 섭취를 늘려야 하는 기간에는 체중 1파운드당 0.5g으로 단백질 섭취량을 잠시 낮추었다가 훈련 볼륨이 줄어들면 잠시 1.0g으로 높이는 식으로, 매일 체중 1파운드당 평균 약 0.7g의 단백질을 섭취하는 것이 가장 좋다고 본다. 이렇게 하면 그토록 중요한 탄수화물이 일일 칼로리 할당량에서 차지하는 비중을 너무 많이 갉아먹지 않으면서도, 에너지 요구와 손상 처리를 위한 추가 단백질을 몸에 투입할 수 있다.

팀 스포츠와 단백질

팀 스포츠 선수의 일일 단백질 필요량은 체중 1파운드당 약 0.8g이며, 체중 1파운드당 최소 0.6g, 최대 1.5g이다. 축구나 농구나 럭비 같은 팀 스포츠의 경우, 연습과 경기에서 에너지 사용량이 많으므로 근육의 총 손실 방지를 위해 필요한 단백질 섭취량이 늘어난다. 지구력 스포츠와 달리 대다수 팀 스포츠에서는 최적의 수행능력을 위해 근육의 크기를 키워야 하며, 총 에너지 요구량은 지구력 스포츠에서보다 낮다. 팀 스포츠 선수는 지구력 종목 선수보다 탄수화물 요구량이 훨씬 낮고 단백질을 더 먹었을 때의 이득이 더 크므로, 최적의 단백질 범위는 지구력 종목 선수보다 높다.

스트렝스 · 파워 스포츠와 단백질

스트렝스 · 파워 스포츠 선수의 일일 평균 단백질 필요량은 체중 1파운드당 약 1.0g이다. 스트렝스 · 파워 스포츠에는 역도, 파워리프팅, 피트니스 스포츠, 미식축구, 단거리 스프린트, 높이뛰기, 멀리뛰기, 던지기, 스트롱맨 등이 있으며, 이들 스포츠의 단백질 제약 조건과 요구량은 다른 스포츠와 상당히 다르다. 이들 종목의 선수는 높은 수행능력과 고빈도 웨이트 트레이닝 때문에라도 필요한 근육량이 훨씬 많다. 스트렝스 · 파워 종목의 선수의 단백질 섭취는 연구가 잘 되어 있으며, 일일 최소 권장량은 체중 1파운드당 0.7g이다. 이 최소 권장량은 등칼로리 식단을 유지할 때 규칙적인 고강도 훈련에서 근손실이 거의 없게 만들 수 있는 양이며, 이 정도면 동화 작용에서의 기질 역할을 충분히 해낼 수 있는 양이기도 하다.

스트렝스 · 파워 종목의 선수는 지구력 스포츠나 팀 스포츠 선수보다 일일 평균 에너지 요구량이 낮기 때문에 탄수화물 요구량이 낮으며, CCH를 기반으로 한 단백질 최대치는 더 높다. 훈련 단계에 따라 다를 수 있지만, 스트렝스 · 파워 종목 선수는 지방이나 탄수화물 섭취량을 너무 낮추지 않고도 하루 체중 1파운드당 최대 약 2.0g의 단백질을 섭취할 수 있다.

스트렝스 · 파워 종목 선수의 일일 최적 단백질 섭취 권장량은 평균적으로 체중 1파운드당 약 0.9g이다. 1파운드당 1g으로 반올림하면 계산도 쉬워질뿐더러 최대 단백질 섭취량에도 미치지 않으므로 CCH 기준으로 탄수화물이나 지방을 최소 수준으로 줄이는 위험을 감수하지 않아도 될 것이다.

저칼로리 식단과 단백질

저칼로리 상태에서는 이화catabolism의 비율이 더 크므로 단백질 요구량이 늘어난다. 저칼로리 조건에서 필요한 일일 단백질 섭취량은 체중 1파운드당 최소 약 0.8g이다. 장기적이고 엄격한 지방 감량 다이어트에서는 오랜 기간에 걸친 공격적 저칼로리 단계로 인해 근손실 경향이 증가하므로 단백질 최소 섭취량을 늘려야 한다는 주장이 나올 수 있다.

많은 경우 저칼로리 식단에서 탄수화물의 영역을 침범하지 않으면서도 이화를 예방할 수 있는 최적의 일일 단백질 섭취량은 체중 1파운드당 1g이다. 그러나 단백질은 전반적으로 공복감 저하에 매우 효과적이기 때문에 단백질 섭취를 약간 늘리면 다이어트의 결과가 개선될 수 있다. 약물을 사용하지 않는 늘씬한 보디빌더들을 대상으로 한 연구에서는 체중 1파운드당 최대 1.2g의 단백질 섭취를 통한 이화 억제 작용의 가능성을 확인한 바 있다. 이는 앞에서 제시한 것보다 더 극단적인 양으로, 몸이 늘씬한 사람이 최적의 결과를 얻으려면 필요한 일일 단백질 섭취량이 체중 1파운드당 1g을 약간 웃돌 수도 있음을 시사한다. 단백질은 또한 포만감이 매우 커서 지속성 유지에 도움을 줄 수 있으므로, 그 효과는 작을지언정 간접적으로나마 지방 감량 다이어트에 도움이 될 수 있다. 반면, 단백질 섭취량이 너무 많아지면 이화 억제 작용을 할 뿐만 아니라 근손실 예방에 도움을 주는 고볼륨 · 고강도 훈련의 연료로도 쓰이는 탄수화물에 할당된 칼로리를 침범할 수 있다. 저칼로리 식단에서 CCH를 기반으로 한 탄수화물 섭취량의 과도한 저하를 막으려면, 보통은 일일 단백질 섭취량을 체중 1파운드당 약 1.5g 이하로 제한해야 한다. 단백질 섭취량을 이보다 늘리면 탄수화물 섭취량을 크게 줄여야 하므로 훈련 볼륨과 강도를 희생해야 하며, 따라서 근손실의 위험이 커질 것이다.

우리가 권장하는 저칼로리 식단에서의 일일 단백질 섭취량은 체중 1파운드당 1g이며, 더 극단적인 다이어트나 포만감 효과를 원한다면 체중 1파운드당 약 1.5g까지 섭취량을 늘릴 수 있다.

고칼로리 식단과 단백질

고칼로리 식단에서는 이화 억제를 위한 단백질 섭취의 필요성이 낮아진다. 이 효과는 매우 강력하여, 고칼로리 식단에서 동화$_{\text{anabolism}}$를 위한 일일 최소 단백질 섭취량은 체중 1파운드당 약 0.7g으로 저칼로리 식단에서의 최소 섭취량보다 실제로 약간 낮다. 이 정도 섭취량이면 충분할 수는 있겠지만 최적의 근육 증량으로까지 이어지지는 않는다.

단백질만 놓고 보면 최적의 섭취량을 넘겼을 때 (근육량 증가라는 점에서) 딱히 특별한 이점이 없을 공산이 크지만, 탄수화물은 분비를 유도하는 인슐린은 저항 훈련을 곁들였을 때 시간 경과에 따른 동화 효과가 크므로, 근육 증량이라는 관점에서는 칼로리 제약 범위 내에서 최대한 많은 양의 탄수화물을 섭취하는 것이 타당하다. 탄수화물은 근육 증량에 매우 중요하므로, 고칼로리 식단에서 탄수화물의 섭취량을 높게 할당하려면 일일 최대 단백질 섭취 권장량은 체중 1파운드당 약 1.5g 이하로 제한해야 한다.

자료를 살피다 보면 일일 단백질 섭취량을 체중 1파운드당 약 0.9g 이상으로 올려도 근육량 증가를 촉진하지 않는다는 일관된 결과를 얻을 수 있다. 탄수화물이 지닌 동화 효과의 상한선은 그리 낮지 않은데, 단백질을 더 섭취하려면 정해진 칼로리 안에서 탄수화물의 자리를 빼앗아야 하므로 합산 동화 효과가 낮아질 수 있다. 따라서 최적의 근성장을 위한 일일 단백질 권장 섭취량은 체중 1파운드당 약 1.0g이다.

탄수화물

탄수화물은 크기가 큰 분자로, 다음 몇 가지 큰 카테고리로 분류된다.

- 단당류monosaccharide: 단일 분자로 이루어진 탄수화물. 포도당glucose, 과당fructose, 갈락토스galactose가 여기 들어간다.
- 이당류disaccharide: 단당류 분자 두 개가 결합하여 형성된 탄수화물. (포도당과 과당이 결합된) 수크로스(자당)sucrose, (포도당과 갈락토오스가 결합된) 락토스(유당)lactose, (두 개의 포도당이 결합된) 말토스(맥아당)maltose이 여기 들어간다.
- 다당류polysaccharide: 단당류 여러 개가 사슬 형태로 길게 연결된 탄수화물. (여러 개의 포도당이 소화 가능한 형태로 연결된) 전분(녹말)starch, (포도당 분자로 이루어져 있지만 인간이 대부분 소화할 수 없는 섬유질 형태의) 셀룰로스cellulose, (근육 조직과 간에 저장된 가장 일반적인 형태의 탄수화물로, 포도당 분자가 불규칙적인 배열을 이루고 있는) 글리코겐glycogen이 여기 들어간다.

위에 나열한 탄수화물들은 (섬유질을 제외하면) 모두 포도당으로 전환될 수 있으며, 대개 다음과 같은 우선순위에 따라 쓰인다.

- 세포로 운반되어 즉각적인 에너지로 쓰일 수 있도록 분해됨.
- 신경 세포처럼 세포 내에 저장된 연료가 많지 않으면서 포도당을 선호하는 세포의 요구에 부응하여 포도당을 공급할 수 있도록 혈액으로 운반됨.
- 간 글리코겐 충전을 위해 간으로 운반됨. 간 글리코겐은 혈당이 너무 낮을 때 분해되어 혈액으로 포도당을 방출할 수 있음.
- 근 글리코겐 충전을 위해 골격근으로 운반됨. 골격근이 (조깅 이상으로 힘든) 고강도의 운동에 쓰일 때, 근육은 이렇게 저장된 글리코겐에 수축에 필요한 에너지를 크게 의존함.

에너지 요구량이 높은 세포는 유입되는 포도당을 최우선적으로 차지한다. 거의 모든 세포의 에너지가 충만해지기 전까지는 탄수화물 섭취가 혈당을 높이지 않는다. 혈당이 적절한 수준에 이르면 그 다음 우선순위는 간 글리코겐 합성이 차지한다. 근 글리코겐은 이 모든 탄수화물 수요가 충족된 다음에야 의미 있는 양으로 합성되기 시작한다.

원래 '단순' 탄수화물은 단당류와 이당류를, '복합' 탄수화물은 다당류를 의미했다. 한때 단순 탄수화물은 빨리 소화되고, 달고, 중독성이 강하고, 건강에 더 나쁘다 여겨졌으며 복합 탄수화물은 모든 측면에서 반대인 것으로 여겨졌다. 그러나 이러한 탄수화물 모델에는 불행히도 근본적인 결함이 있었다. 예컨대 과당은 단순 탄수화물이지만 소화 속도가 엄청나게 느리다. 반면 순수한 형태의 전분은 복합 탄수화물이지만 포도당보다 훨씬 빨리 소화되고 흡수된다. 게다가 단순 탄수화물은 전분보다 중독성이 낮다. 단순당은 적절하게 섭취한다면 전분보다 건강에 해롭지 않으며, 훈련 관점에서 보면 타이밍과 연관된 몇 가지 또렷한 이점을 지닌다. 분자의 복잡성만 놓고 탄수화물에 '좋은'이나 '나쁜'이라는 접두사를 붙일 필요는 없다.

당신도 이미 알고 있을 테지만, 인간의 식단에서 탄수화물의 핵심 역할은 에너지원으로의 활용이다. 단백질은 주로 조직의 기본 구성요소로 쓰이며, (탄수화물과 지방이 모자란) 예외적인 경우에만 에너지로 쓰인다. 탄수화물은 에너지 대사의 원자재로, 인체의 구조물을 이루는 용도로는 제한적으로밖에 쓰이지 않는다. 요컨대 우리 몸에서 탄수화물의 핵심 용도는 세포에 에너지를 공급하는 것이며, 근육 세포의 작동과 수축에 에너지를 제공한다는 측면에서 특히 중요하다. 에너지의 기질substrate이라는 점에서 탄수화물은 격이 다르다. 특히나 신경계의 세포나 근육 세포처럼 에너지를 많이 쓰는 세포에게 탄수화물은 쉽고 빠르게 에너지를 공급하는 역할을 한다.

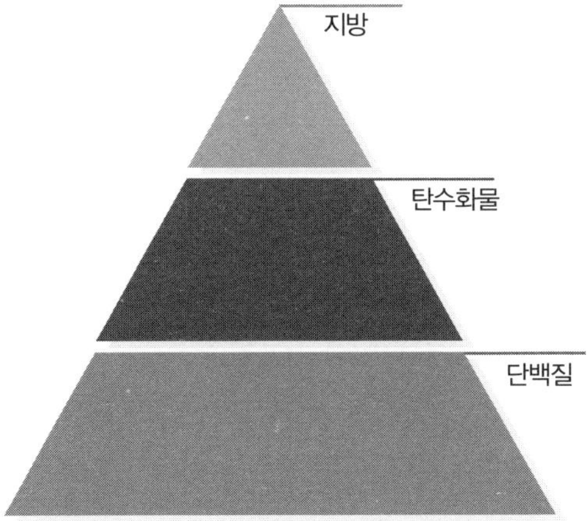

그림 3.4 탄수화물은 삼대영양소 중 체성분과 수행능력에 두 번째로 큰 영향을 미치므로, 구조화된 식단에서 단백질 다음으로 높은 우선순위를 차지한다.

탄수화물 섭취량: 최소량, 최대량, 일일권장량

효율이 낮기는 하지만 포도당은 다른 삼대영양소에서 얻을 수 있다. 원초적인 생존과 건강을 위한 식단이라는 관점에서만 보면, 인간의 몸은 실제로 탄수화물을 필요로 하지 않는다. 따라서 탄수화물 최소 섭취량은 0으로 설정할 수 있다. 그러나 우리 몸에 필요한 비타민, 미네랄, 피토케미컬, 섬유질 등의 가장 풍부한 원천은 채소와 과일과 통곡물이며, 이들은 모두 탄수화물을 함유하고 있다. 이러한 미량영양소 micronutrient는 대부분 보충제를 통해 섭취할 수 있지만, 보통은 가공되지 않은 식품을 통해 섭취할 때 더 효율적으로 흡수된다. 따라서 탄수화물을 완전히 배제하는 것은 건강에 약간의 위험을 얹는 일이기도 하다.

건강을 위한 미량영양소 요구량을 충족하려면 얼마나 많은 식물성 식품을 섭취해야 할까? 이는 어떤 식품을 섭취하는지에 달려 있다. 다양한 색상의 채소와 과일을 정기적으로 섭취한다면, 탄수화물 섭취량을 상대적으로 낮게 가져가면서도 여기에 포함된 미량영양소로 건강에 필요한 양을 채울 수 있다. 반면에 가공된 곡물을 주로 섭취하는 편이라면, 탄수화물이 풍부한 음식을 훨씬 더 많이 먹어야 필요한 미량영양소 섭취량을 달성할 수 있다.

탄수화물 섭취량의 상한선은 CCH를 기반으로 하여 단백질과 지방의 최소 섭취량을 먼저 잡은 다음에 탄수화물 양을 결정하는 방식이 가장 좋다. 이러한 제약 안에서라면 탄수화물 섭취량이 매우 많아도 확연한 단점이 나타나지 않는다. 이와 같은 권고안이 꽤나 애매할 테니, 지금부터 탄수화물 섭취에 대한 몇 가지 구체적 지침을 간략히 살펴보자.

건강과 탄수화물

우리 추정에 따르면, 식단의 주된 탄수화물 공급원이 채소와 과일일 경우 필요한 비타민과 미량영양소 섭취를 위한 일일 탄수화물 섭취량은 체중 1파운드당 최소 약 0.3g이다. 케토제닉 다이어트는 지금이야 인기가 있지만 건강 면에서 이상적이지 않다.

케토제닉 다이어트의 이점에 관한 결과들은 체중 감량을 어떤 방식으로 하든간에 건강이 개선되는 비만 피험자를 대상으로 한 연구에서 도출되었다. 저탄수화물 식이의 장단점에 대해 온전히 평가하려면 건강하지만 활동량이 거의 없는 이들에 관한 양질의 연구가 필요하다. 케토제닉 다이어트를 (수개월 정도로) 단기간만 시행한다면 안전할지도 모르겠지만, (수년 정도로) 장기간 시행하는 것은 건강 측면에서 권고되지 않는다. 물론, 널리 연구되고 있는 주제인 의학적인 사유로 케토제닉 식단을 유지하는 사람들에게 하는 말은 아니다.

비건vegan 또는 채식 비중이 매우 높은 식단을 유지하는 사람들에 대한 수십 년간의 직접적인 연구와 검토를 종합해 보면, 상대적으로 높은 탄수화물 섭취가 그 자체로 건강에 부정적인 영향을 미치지는 않는다. 그러나 우리는 CCH라는 렌즈를 통해 이 모든 결과를 바라보아야 한다. 만일 탄수화물을 너무 많이 섭취하여 칼로리 제약을 넘어서고 지방이 과도하게 붙으면 건강에 부정적인 영향은 거의 확실히 따라온다. 그렇다고 지방이나 단백질에 할당된 칼로리를 탄수화물에 너무 많이 내줘도 건강에 부정적인 영향이 올 가능성이 크다. CCH를 바탕으로 한 제약 안에서라면 탄수화물 섭취량을 최대치까지 끌어올려도 건강에 문제가 되지 않는다. 가령 비건들은 칼로리의 80% 이상을 탄수화물로 섭취하는데, 이들을 그룹으로 묶어서 보면 지금까지 연구되어 온 다른 그룹과 비슷하게 건강한 경향을 보인다.

물론 당뇨병, 갑상선 질환, 다낭성 난소 증후군(PCOS), 만성 소화기 질환, 각종 대사 장애 등으로 혈당 조절이 필요한 사람은 예외이다. 이런 분들은 식단에 변화를 주기 전에 의사나 임상 영양사(미국의 경우 RD)와 반드시 상의해야 한다.

채소와 과일과 통곡물 섭취는 건강을 최적으로 끌어올리는 데 굉장한 도움을 주므로, 우리는 대부분의 사람에게 장기적으로 일일 탄수화물 섭취량을 체중 1파운드당 0.5g 미만으로 설정하는 것을 권장하지 않는다. 가공하지 않은 과일과 채소로만 탄수화물을 섭취하는 경우, 이 하한선을 체중 1파운드당 0.3g으로 낮추어도 최상의 건강을 위한 미량영양소를 얻을 수 있다. 건강만 놓고 보면 이처럼 상대적으로 요구량이 낮지만, 이 정도 양으로는 스포츠 수행능력이나 근육 유지가 적절히 이루어지지 않는다. 건강health이 아니라 피트니스fitness의 수준을 높이려면 탄수화물 섭취량은 이보다 많아야 한다.

수행능력과 체성분 향상을 위한 탄수화물 섭취

혈당이 급격히 떨어지면 뇌 기능 부전과 사망까지 초래할 수 있을 정도로 신경계는 포도당에 크게 의존한다. 신경계도 탄수화물 섭취량이 적을 때 지방과 단백질에서 생성되는 케톤 등의 다른 에너지원을 사용할 수 있지만, 이는 우리 몸의 '비상사태 전용' 예비 수단일 뿐이다.

또렷한 정신, 힘 생산, 피로 예방은 혈당이 정상치일 때 유지된다. 뇌세포는 혈액에서 포도당을 쉽게 이용할 수 있을 때 이를 먹이로 삼아 빠릿빠릿하게 반응한다. 즉, 반응 시간이 빨라지고 의사 결정이 명확해지며 동기 수준이 높아진다.

혈당이 너무 낮으면 신경계가 불안정하게 작동하므로 (하나의 신경에 연결된 근

섬유 집합인) 운동 단위가 줄어 근육 수축에 영향을 미친다. 이로 인해 수축력이 줄고 결국은 근력, 속도, 순발력, 지구력의 저하가 이어진다.

혈당치의 저하는 피로 수준의 상승과 상관관계가 있다는 결론이 일관되게 나타난다. 힘든 경기는 원래 정신적 · 육체적 피로로 이어지지만, 저혈당은 이러한 피로를 가속한다. 따라서 스포츠 훈련이나 경기 중에 탄수화물을 섭취하여 혈당치를 유지하면 피로의 시발점을 뒤로 미룰 수 있다.

포도당은 고강도 · 고볼륨 신체 활동에 선호되는 연료이기도 하다. 최대 근수축력의 30% 이상으로 실시하는 반복적 활동은 주로 탄수화물, 그중에서도 근 글리코겐에 의존한다. 높은 수준의 힘 생산은 거의 모든 스포츠에 필요하다. 부분적으로 저강도라는 특성을 지닌 스포츠가 많기는 하나, 긍정적인 수행능력을 결정하는 것은 고강도 성분의 비중인 경우가 많다. 이는 특히나 웨이트 트레이닝에서 스타일과 관계없이 적용된다. (세트당 반복수가 1회인) 싱글 세트에서는 탄수화물이 그다지 필요없다는 주장이 있는데, 급성기만 놓고 보면 이 주장은 사실이다. 싱글 세트나 더블 세트에서 쓰는 에너지원은 저장된 ATP와 크레아틴인산이다. 그러나 이들 세트에서도 근수축은 여전히 신경계에 의해 시작된다. 따라서 탄수화물 섭취는 저장된 글리코겐이 딱히 쓸모가 없는 상황에서도 도움이 된다. 게다가 각 세트를 마치고 나서 ATP와 크레아틴인산을 충전하는 과정은 탄수화물에 의존한다. 이와 별개로 세트당 반복수 3회 이상으로 여러 세트를 실시하는 경우 필요한 에너지의 상당량은 글리코겐에서 온다. 그러므로 대다수의 스포츠는 물론이거니와 거의 모든 스타일의 웨이트 트레이닝에서 수행능력을 최대로 끌어올리려면 탄수화물이 필요하다.

탄수화물 섭취는 근손실을 예방하는 매우 강력한 수단이다. 탄수화물은 에너지원으로 쓰이면서 조직이 연료로 쓰이기 위해 분해되는 것을 막는다. 또한 동화는 글리코겐 매개 경로와 인슐린 매개 경로 양쪽으로 이루어지는데, 두 경로 모두 탄수화물 섭취에 직접적인 영향을 받는다. 탄수화물 섭취로 인한 혈당 상승은 강력한 동화 호르몬인 인슐린insulin의 분비로 이어진다. 인슐린은 근육 조직과 지방 조직에 모두 동화 작용을 일으키지만, 저항 훈련을 하는 늘씬한 사람에게서 인슐린의 합산 효과는 지방 조직보다 근육 조직의 형성 쪽으로 치우친다. 인슐린은 (말하자면 테스토스테론, 성장호르몬, 에스트로겐 등의) 다른 호르몬과 마찬가지로 농도가 만성적으로 올라가 있을 때 최대의 힘을 발휘한다. 인슐린 수치가 운동 직후 한 시간 동안만 높아져 있고 나머지 시간에는 매우 낮다면, 근육이 인슐린에 노출되는 총 시간은 상대적으로 미미하다. 만일 인슐린을 하루 중 많은 시간 동안 올려놓을 수 있다면, 그 동화 효과와 이화 억제 효과가 합산되어 (수개월 단위의) 오랜 기간에 걸쳐 근육량에 크나큰 차이를 만들 수 있다.

단백질은 인슐린을 어느 정도 상승시키고, 지방은 인슐린을 (거의) 상승시키지 않는다. 그러나 탄수화물 섭취는 혈중 인슐린 수치에 예측 가능하고 일관된 영향을 미친다. 근성장을 위한 인슐린 수치 상승이 목표라면, 가장 쉽고 효과적인 방법은 바로 탄수화물 섭취이다.

글리코겐을 매개로 한 동화는 아마도 근육량 증가와 유지에 훨씬 더 중요할 테다. 탄수화물 섭취를 통해 우리는 더 높은 강도와 볼륨으로 훈련할 수 있으며, 이는 근육을 더 많이 성장시키는 동시에 더 많은 칼로리를 근육 회복과 유지 용도로 향하게 한다. 저칼로리 식단에서 이렇게 하면 모자란 칼로리 섭취 때문에 촉발되는 이화가 억제될 수 있다. 또한 (탄수화물을 적게 섭취한 탓에) 글리코겐이 적은 조건에서 훈련하면 글리코겐이 많은 조건에서 훈련하는 것보다 근손실이 더 많이 일어난다는 결론이 연구에서 반복적으로 나타나기도 했다. 이들 효과에 관해서는 분자 단위의 여러 가지 경로가 밝혀져 있기에 그 효과와 기전에 관한 연구 또한 충분히 이루어져 있다. 요컨대 탄수화물을 만성적으로 적게 섭취하면 고칼로리 식단에서는 근육을 더 적게 얻을 것이고, 저칼로리 식단에서는 단계에서 근육을 더 많이 잃을 것이다.

지구력 스포츠와 탄수화물

전통적인 지구력 훈련에서 수행능력을 높이려면 탄수화물 섭취가 필요하다. 에너지 생산과 신경계의 요구와 지구력 훈련에서의 회복은 모두 탄수화물 섭취를 통해 가장 잘 해결된다. 수행능력과 회복을 위한 일일 최소 탄수화물 섭취 권장량은 체중 1파운드당 약 1.5g이다. 1파운드당 1.5g은 대부분 볼륨이나 강도가 낮은 날에나 어울린다. 즉, 지구력 스포츠에서 처음부터 저탄수화물 식단을 시작하는 것은 비교적 좋지 않은 선택이다.

지구력 훈련에서 탄수화물의 이점이 많기에, 최대치로 섭취해도 단점이 없기에, 지방 섭취를 최소 섭취량보다 늘려도 딱히 효과가 없기에, 지구력 종목의 선수는 CCH 안에서 탄수화물 섭취량을 최대로 끌어올림으로써 최적의 결과를 얻을 수 있을 것이다. 이를 뒤집어 말하면, 일일 탄수화물 섭취량이 체중 1파운드당 약 3.0g을 넘겨봐야 보통은 훈련에 추가적인 이득이 없다는 뜻이다. 지구력 종목의 선수라면 이 수치에 맞추어 탄수화물 섭취량을 먼저 설정한 다음, 나머지 칼로리를 지방과 단백질에 할당하는 방식이 좋다. 훈련 볼륨이 극도로 높은 날에는 일시적으로 탄수화물 섭취량을 늘리는 것이 괜찮을 수 있다. 가령 사이클 선수가 12시간 동안 자전거를 탔다거나 울트라 러너가 50마일 경주를 뛰었다거나 하면, 그날만큼은 탄수화물 섭취량을 체중 1파운드당 5.0g 이상으로 높여도 득을 볼 수 있다. 에너지 소모가 그만큼 극심한 날에는 칼로리 소모량이 너무 높아지므로, 탄수화물 섭취량을 저만큼 늘려도 등칼로리 식단의 CCH 범위를 넘기지 않을 가능성이 클 뿐만 아니라 수행능력과 회복력도 높아질 것이기 때문이다.

팀 스포츠와 탄수화물

팀 스포츠에서는 종목을 막론하고 일일 탄수화물 섭취량을 체중 1파운드당 약 1.5g 정도로 두는 것이 합당하다. 팀 스포츠에서 활동량이 적다거나 스포츠 외에는 거의 앉아만 있다시피 하는 선수라면 이보다 탄수화물 섭취량이 적어도 괜찮다. 반면 팀 스포츠에서 활동량이 높거나 스포츠 외에도 활동적으로 사는 선수라면 탄수화물 섭취량을 이보다 다소 높여야 할 수도 있다.

대부분의 팀 스포츠에서 최적의 일일 탄수화물 섭취량은 체중 1파운드당 1.5~3.0g이다. 혹독한 경기나 훈련이 있는 날에는 지구력 종목에서 권고했던 것과 마찬가지로 잠깐이나마 이 범위의 상한선보다 탄수화물 섭취량을 늘림으로써 수행능력과 회복력을 높일 수 있다.

정확히 얼마만큼의 탄수화물을 섭취할 것인가 결정할 때는 자신이 여가를 즐기려는 것인지 우승을 향해 정진하는 것인지를 구분해야 한다. 대회 출전이 아니라 여가 선용이 목적이라면 (CCH에 여유가 나게끔) 식단에 탄수화물을 적게 넣어도 되고, 그러면 아마 식단 설계가 한결 편해질 것이다. 대회 출전을 위해 탄수화물을 많이 할당하면 식단을 설계할 때 지방을 희생하는 수밖에 없다.

스트렝스 · 파워 스포츠와 탄수화물

고볼륨 근비대 훈련이나 운동 능력(작업 능력work capacity) 훈련 기간에는 일일 탄수화물 요구량이 체중 1파운드당 최대 2.5g까지 늘어날 수 있다. 반면 스트렝스나 파워나 스피드 훈련 기간에는 일일 탄수화물 섭취량을 체중 1파운드당 약 1.0g 정도만 가져가도 대다수 선수의 최소 필요량을 충족할 수 있다. 평균적인 스포츠 식단과 평균적인 서구식 식단의 맥락으로 보면 상당히 낮은 값이지만, 이 정도면 수많은 스트렝스 · 파워 스포츠에 적합하다.

일일 탄수화물 섭취량은 훈련 볼륨과 일상 활동의 정도에 따라 크게 달라지지만, 평균적으로 체중 1파운드당 1.5g 정도면 스트렝스나 파워 종목 선수의 출발점으로 그럭저럭 알맞다. 이를 기본값으로 하되, 활동 정도와 훈련 유형에 따라 체중 1파운드당 1.0~2.5g 범위에서 섭취량을 조절할 수 있다.

저칼로리 식단과 탄수화물

탄수화물에는 강력한 이화 억제 작용이 있기 때문에 지방 감량 다이어트에서 탄수화물 섭취량을 매우 낮게 잡으면 근손실이 유발될 수 있다. 어떤 형태로든 근손실을 억제하는 스포츠 훈련이나 유산소 운동과 함께 근비대 훈련을 하는 다이어터의 경우, 우리가 권장하는 일일 탄수화물 섭취량은 최소한 체중 1파운드당 약 1.0g이다. 이보다 적은 양을 섭취한다면 대다수 주요 근육에서의 글리코겐 고갈, 만성 저혈당, 근육 크기 유지에 필요한 화학적 환경의 악화, 근육량 유지에 기여하는 고볼륨 · 고강도 훈련의 저해 등으로 이어질 수 있다. 저탄수화물 식단은 (운동을 쉬는 날처럼) 짧은 기간에만 실시해야 한다. 글리코겐이 심하게 고갈되면 이를 채워넣어야 근손실을 방지할 수 있다.

지방 감량 다이어트를 할 때는 칼로리가 줄어드는 만큼 CCH의 중요성이 더더욱 커진다. 전체 칼로리가 적어지면 삼대영양소의 비중을 다양하게 두기 어려워진다. 즉, 빡빡한 지방 감량 다이어트가 끝날 때까지 탄수화물과 단백질과 지방은 전부 최소 섭취량 언저리에 있어야 할 수도 있다.

따라서 CCH의 범위에서 단백질과 지방의 최소 섭취량을 먼저 설정한 다음 남는 칼로리를 탄수화물로 최대한 채웠을 때의 값이 지방 감량 다이어트에서 권장되는 최적의 탄수화물 섭취량이다.

고칼로리 식단과 탄수화물

고칼로리 식단에서는 근육 증량을 위해 일일 탄수화물 섭취량을 체중 1파운드당 최소 1.0g 이상으로 잡는 것이 바람직하다. 탄수화물 섭취량이 이보다 낮아지면 인슐린 분비가 줄어들고 지방과 단백질 섭취량을 늘려야 하는데, 그렇게 하면 근육 증량은 훨씬 어려워지고 그 효과도 훨씬 떨어진다. 탄수화물 섭취량이 적다고 근육을 못 얻는다는 법은 없지만, 가능성은 떨어진다. 앞서 이야기했듯 탄수화물은 글리코겐과 인슐린을 매개로 하여 동화를 촉진하고 수행능력을 높이는 만큼, 고칼로리 식단에서는 근성장을 최적화할 수 있도록 (CCH 범위 안에서) 탄수화물을 최대치로 섭취하는 것이 권장된다.

지방

식이 지방은 크게 네 가지 부류로 나눌 수 있다.

- 단일불포화지방monounsaturated fat: 지방산 사슬에 이중 결합이 하나만 있는 지방산. 시스cis형이나 트랜스trans형으로 존재할 수 있는데, 후자는 네 번째 부류이다.
- 다가불포화지방polysaturated fat: 지방산 사슬에 탄소-탄소 이중 결합이 여러 개 있는 지방산. 다가불포화지방 또한 시스형이나 트랜스형으로 존재할 수 있다.
- 포화지방saturated fat: 탄소 사이에 이중 결합이 존재하지 않아 수소 결합이 최대치로 존재하는, 즉 분자가 수소로 '포화'된 지방산.
- 트랜스지방trans fat: '트랜스'는 불포화지방의 배열을 가리킨다. 불포화지방에는 탄소 사이에 이중 결합이 존재하여 수소의 결합을 차단하므로 수소가 '포화'되지 않는다. 이때 이중 결합을 기준으로 탄소 사슬은 두 가지 방향만 가질 수 있는데, 탄소가 같은 쪽에 붙어 있으면 시스, 반대쪽에 붙어 있으면 트랜스이다.

필수지방은 필수아미노산이 그러하듯 생존과 건강에 중요하지만 체내에서 생성되지 않아 반드시 섭취해야만 하는 지방을 가리킨다. 인류의 식단에서 필수지방은

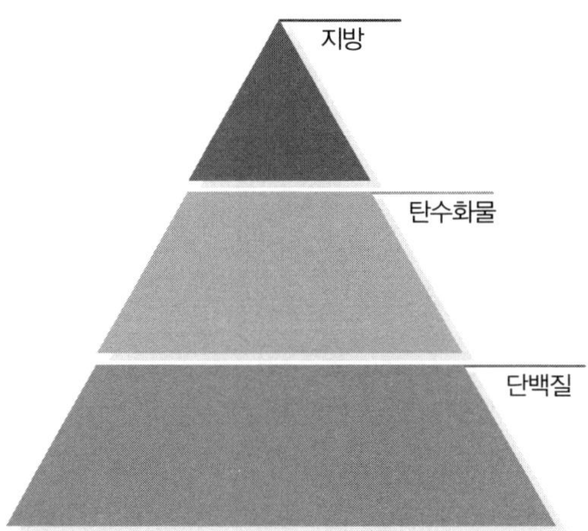

그림 3.5 지방은 다른 삼대영양소에 비해 체성분과 수행능력에 미치는 영향이 작다.

다가불포화지방산에 해당하는 오메가-6와 오메가-3이다. 둘 모두 여러 가지 식품에 들어 있으며, 보충제로도 섭취할 수 있다. 지방 함량이 매우 낮은 식단은 결핍으로 이어질 수 있는데, 특히 오메가-3가 그렇다. 또한 일부 비타민은 지방이 없으면 위장관에서 흡수될 수 없으므로, 극도의 저지방 식단에서는 비타민 결핍의 위험도 감수해야 한다. 지방은 호르몬 생산의 원자재로도 쓰이는데, 이 때문에 지방을 적게 섭취하면 호르몬 조절 장애를 앓을 수도 있다.

지방 섭취량: 최소량, 최대량, 일일권장량

건강과 지방

지방의 최소 섭취량은 활동 수준과 관계없이 일정하며, 건강과 스포츠에서의 성과에 영향을 미친다. 지방의 일일 최소 섭취 권장량은 체중 1파운드당 약 0.3g이다. 이 정도 양이면 우리 몸에 필요한 최소한의 필수지방산(오메가-3와 오메가-6)을 충분히 섭취할 가능성이 매우 크다. 이 최소 섭취량은 또한 테스토스테론, 에스트로겐, 프로스타글란딘이 체성분과 수행능력을 최고조로 끌어올리기에 충분한 양으로 생산되게끔 할 만한 양이다. 다른 영양소와 마찬가지로 이 값에는 개인차가 있지만, 체중 1파운드당 0.3g이면 대부분의 상황에 맞을 것이다. 현재까지 밝혀진 바에 따르면, 지방 최대 섭취량의 경우 CCH 내에서 탄수화물과 단백질과 칼로리 제한을 침범하지 않는 한 그 안에서 섭취하는 양은 건강한 것으로 간주할 수 있다. 지방이 차지하는 칼로리의 비중을 일일 총 칼로리의 40% 미만으로 유지하는 것이 장 건강과 체성분에 더 좋을 수 있다는 근거도 더러 있는데, 이 정도면 칼로리 제약 안에서 최대치로 삼기에 타당하다. 어떤 지방을 어떤 비율로 섭취했는가에 따라 건강과 체성분에 미치는 영향은 달라질 수 있다(5장 참조).

단, 혈액 검사 결과상 지방 섭취량을 이보다 줄여야 하는 사람도 있고 늘려야 하는 사람도 있음에 유의해야 한다. 건강이 우선이라면 지방 섭취량을 다양하게 조절해 보며 병원에 가서 혈액 검사를 받고 의사에게 건강을 평가받는 것도 좋다. 이를 뒤집어 말하면, 탄수화물과 단백질과 미량영양소의 최소 요구량을 충족한 상태에서 지방을 비교적 많이 섭취하면서도 여전히 매우 건강한 식단을 누릴 수 있는 사람들이 있다는 뜻이기도 하다. 이러한 식단에서는 식자재에 질에 관한 전제가 몇 가지 있기는 하나, 어쨌든 가능은 하다. 다만 이러한 식단은 수행능력이나 체성분 변화에 최적이라고 할 수 없다.

수행능력과 체성분 향상을 위한 지방 섭취

테스토스테론과 에스트로겐의 생산은 부분적으로 지방 섭취에 의존하는데, 이 두 호르몬은 근육량의 증가와 유지뿐만 아니라 수행능력에서 일어나는 거의 모든 적응에 매우 중요하다. 또한 지방 섭취는 생리학적으로 특히 염증 과정의 매개를 통해 근육의 성장과 회복의 조절이라는 핵심 역할을 맡는 활성 지질 화합물의 생산에 쓰이는 필수 지방산을 공급한다.

최근 울트라 마라톤 등 고도의 지구력이 필요한 종목에서 그러하듯, 일각에서는 운동 수행능력의 주요 에너지원으로 지방의 중요도가 높다는 주장을 한다. 이런 주장을 하는 사람들은 거의 몇 주 동안 탄수화물을 멀리하여 '지방에 적응한' 상태에 이르면 그 효과를 진정으로 실감할 수 있다고들 한다. 그러나 이 책을 비롯한 다른 책에서도 지방이 수행능력에 좋은 연료라는 증거는 거의 없고, 탄수화물이 수행능력에 더 좋은 연료라는 근거는 차고 넘친다. 지방은 중요한 영양소이지만 수행능력 관점에서 최고의 연료는 아니므로, 스포츠에서의 지방 섭취 권장량 범위는 전반적인 건강을 위한 권장량과 거의 같다. 스포츠 기반 CCH에서의 권장량이나 특정 다이어트 단계에서의 지속성을 위한 권장량은 다소 달라지는데, 지금부터 이를 살펴보겠다.

지구력 스포츠, 팀 스포츠, 스트렝스 · 파워 스포츠와 지방

지구력 종목 선수의 일일 지방 권장 섭취량은 탄수화물 필요량과 CCH의 제약으로 인해 그 최소치인 체중 1파운드당 0.3g에 매우 가깝다. 팀 스포츠나 스트렝스 · 파워 스포츠에서 지방 권장 섭취량의 범위는 단백질과 탄수화물을 이미 적절한 양으로 섭취한다고 가정할 때, 최소 섭취량과 CCH상 최대 섭취량 사이에 있을 것이다. 여기서 차이가 하나 있다면, 팀 스포츠나 스트렝스 · 파워 종목의 선수는 탄수화물 섭취를 줄일 수 있는 기간이 있으므로 특별한 문제 없이 지방 섭취량을 늘릴 수 있는 여유가 생긴다는 것이다.

저칼로리 다이어트와 지방

저칼로리 식단에서 지방 섭취량을 높게 유지하는 것은 어떻게 보면 음식 선택이 더 유연해질 수 있음을 의미하기도 한다. 그 결과 지속성이 좋아져 성공적인 다이어트가 될 수 있다. 반면 식단에서 칼로리 '한도'가 낮으면 낮을수록 이화 방지와 훈련 에너지 공급용으로 쓰이는 탄수화물 필요량이 늘어나므로, 칼로리를 줄이려면 우선적으로 지방을 줄이는 것이 합당하다. 이 경우 지방 섭취량을 건강에 필요한 최소 필요량까지 낮춤으로써 칼로리 감소를 달성할 수 있다.

고칼로리 다이어트와 지방

근육 증량을 목적으로 한 식단에서는 탄수화물 섭취를 최대로 끌어올리는 것이 최적이다. 이렇게만 보면 탄수화물의 비중을 늘려야 하는 만큼 지방을 최소한으로만 섭취하는 것이 유리하지만, 실질적으로 보면 근육 증량에 있어 삼대영양소의 양 자체보다 고칼로리 식단에서의 칼로리 흑자가 더 중요하다는 사실을 우리는 알고 있다. 다이어터가 칼로리를 흑자로 유지하려는 상황에서 지방은 확실하고도 실질적인 이점을 지닌다. 지방은 맛도 있고 음식에 넣기도 편하므로 많은 음식을 더 쉽고 즐겁게 먹을 수 있게 한다. 또한 지방은 위장의 공간을 덜 차지하므로 지방을 통한 칼로리 섭취가 많아질수록 고칼로리 다이어트는 편해질 수 있다. 초보자와 중급자의 경우 단백질과 탄수화물의 권장량을 맞춘 다음이라면 삼대영양소 중 무엇으로든 칼로리 흑자를 만들어내는 것이 좋다. 체중을 불릴 만큼의 음식을 먹기가 힘든 사람은 지방을 늘리면 증량이 한결 편해질 것이다. 상급자 또는 음식 섭취에 문제가 없는 사람은

삼대영양소 권장 섭취량
(체중 1파운드당 일일 섭취량)

	단백질	탄수화물	지방
건강 증진	0.3g(운동선수는 0.8g) ~ 2.0g(또는 CCH 최대치)	0.3~5.0g	0.3g ~ 일일 칼로리의 40%
지구력 스포츠	0.5~1.0g	1.5~5.0g	0.3g~CCH 최대치
팀 스포츠	0.6~1.5g	1.5~3.0g	0.3g~CCH 최대치
스트렝스 · 파워 스포츠	0.7~2.0g	1.0~2.5g	0.3g~CCH 최대치
저칼로리 다이어트	1.0~1.5g	1.0g(쉬는 날은 0.3g) ~ CCH 최대치	0.3g~CCH 최대치
고칼로리 다이어트	~1.0g	1.0~5.0g	0.3g~CCH 최대치

그림 3.6 다양한 스포츠와 식이 환경에서의 체성분과 수행능력을 위한 삼대영양소 권장 섭취 범위.

지방을 최소치(체중 1파운드당 0.3g)에 가깝게 유지하고 탄수화물로 고칼로리 상태를 달성하는 것이 가장 좋다.

특정 스포츠 훈련이 진행되는 와중에 저칼로리 다이어트나 고칼로리 다이어트가 진행된다면 다이어트 때문에 수행능력이 떨어지거나 수행능력 향상을 위해 다이어트의 진행을 늦춰야 할 수 있는 만큼, 목표의 우선순위에 맞추어 적절한 범위를 선택할 수 있어야 한다. 최적의 삼대영양소 섭취량은 같은 스포츠에서도 훈련 단계에 따라 달라질 수 있다. 가령 지구력 스포츠에서는 훈련이나 대회 기간의 탄수화물 섭취량이 권장량의 최대치까지 치닫기도 하고, 팀 스포츠와 스트렝스 · 파워 스포츠에서는 저볼륨 훈련 단계의 탄수화물 섭취량이 권장량의 최소치까지 주저앉기도 한다.

삼대영양소의 우선순위

단백질 > 탄수화물

대부분은 근육의 증량과 유지가 가장 중요한 목표이다. 이런 관점에서 단백질은 탄수화물보다 중요하다. 탄수화물은 이화를 억제하고 동화를 촉진하지만, 단백질은 말 그대로 근육의 원자재이기 때문이다. 즉, 탄수화물은 아무리 효과가 좋아도 보조 역할밖에는 못 한다. 일반적인 상황에서는 칼로리를 설정한 다음 단백질을 최우선 순위로 두어야 한다. 물론 탄수화물이 일시적으로 식단에서 단백질 이상으로 중요해지는 예외 상황도 있다.

예외상황: 탄수화물 > 단백질

탄수화물 섭취가 단백질 섭취보다 중요하다고 단언할 수 있는 사례로는 지구력 종목을 꼽을 수 있다. 고볼륨 지구력 훈련을 하는 동안 글리코겐과 혈당은 빠르게 완전히 고갈되므로, 여기 발맞추어 탄수화물을 충분히 섭취하는 것은 그 자체로 고난의 행군이다. 단백질을 적게 섭취했을 때의 부정적인 효과는 대부분 근육량 감소와 함께 몇 주나 몇 달 뒤에 나타난다. 그러나 탄수화물이 부족하면 훈련의 질과 수행능력에 부정적인 효과가 즉각적으로 나타난다. 지구력 종목에서 뛰는 사람은 장기간에 걸쳐 평균적인 최소 권장량보다 높은 단백질 섭취량이 신경 쓰이겠지만, 힘든 훈련과 경주 기간에는 탄수화물 섭취량을 일시적으로 높이는 것이 최적의 수행능력에 도움이 될 수 있다. 또한 팀 스포츠 등에서도 대회 시즌처럼 치열한 경기나 훈련 세션에서 회복이 가장 중요할 때 탄수화물이 단백질보다 우선이 될 수 있다.

탄수화물 〉 지방

지방은 고강도 운동 수행의 연료로 쓰이기에는 매우 저열하다. 지방은 걷기나 느린 조깅과 같은 매우 낮은 강도의 운동에서 연료로 쓰일 수 있으며, 이는 케토제닉 (저탄수화물) 다이어트가 왜 하필 다른 수많은 스포츠가 아니라 초지구력 스포츠에서 더 나은 결과를 보이는지를 설명하는 근거가 된다. 그러나 이와 같은 극한의 지구력 경기에서도 수행능력은 여전히 몸 안에 저장된 탄수화물의 양에 크게 의존하며 고탄수화물 식단의 은총을 누릴 수 있다. 대부분의 스포츠 활동은 탄수화물을 에너지로 쓸 때 가장 잘 굴러가므로 탄수화물 섭취는 (훈련 측면에서나 경기 측면에서나) 수행능력에 더 결정적이라 할 수 있고, 따라서 지방보다 우선순위가 앞선다. 또한 탄수화물은 스포츠 수행의 정신적 측면을 관장하는 신경계에 더 좋은 연료로 쓰인다. 탄수화물이 우리 몸에 미치는 이로운 영향이 지방보다 많으므로 삼대영양소 우선순위에서 지방보다는 탄수화물의 순위가 높은 것이다.

챕터 요약

- 일일 칼로리의 대부분을 차지하는 삼대영양소는 단백질, 탄수화물, 지방으로 이루어져 있다.
- 살아남으려면 삼대영양소를 매일 다량 섭취해야 한다.
- 단백질은 체성분 변화와 수행능력에 있어 삼대영양소 중 가장 중요하며, 탄수화물과 지방이 나란히 뒤를 잇는다.
- 단백질은 근성장과 회복의 원자재로 쓰이며, 거의 모든 생리적 시스템에 필수이다.
- 일일 단백질 권장 섭취량은 체중 1파운드당 0.5~1.5g이며, 1파운드당 평균 1.0g 정도로, 이 정도면 상당히 많은 상황을 커버할 수 있다.
- 탄수화물은 모든 운동과 스포츠 활동의 주요 에너지원일 뿐만 아니라 신경계가 선호하는 에너지원이기도 하다.
- 탄수화물은 수행능력의 향상과 동화 촉진에 필수이다.
- 탄수화물 섭취량은 훈련의 정도와 정비례하며, 일일 섭취량의 범위는 거의 0에서부터 체중 1파운드당 5.0g을 넘기는 선까지 벌어질 수 있다.
- 활동량이 매우 적거나 매우 많은 날을 제외하면, 대부분의 운동에서 일일 탄수화물 섭취량은 체중 1파운드당 1.0~3.0g 범위에서 결정될 것이다.

- 지방은 건강에 필수적이지만 체성분과 스포츠 수행능력 향상에 큰 역할을 하지 않는다.
- 일일 지방 섭취량은 체중 1파운드당 최소 0.3g으로, 이 양 밑으로만 내려가지 않는다면 개인의 필요나 기호에 따라 CCH 안에서 그 양을 여유롭게 늘리거나 줄일 수 있다.

CHAPTER 4

섭취 타이밍

영양 섭취 타이밍은 몸매와 수행능력에 작지만 중요한 영향을 미친다. 10%라고 하면 중요치 않은 것처럼 보일 수 있지만, 최상위권 선수들간의 차이가 10%도 나지 않는다는 사실을 기억해야 한다. 올림픽에서 메달의 색깔을 결정하는 것은 1%도 안 되는 수행능력의 차이이지 않은가. 아마추어 스포츠 경기라 해도 시상대에 오른 선수들 간에 수행능력의 차이가 큰 경우는 드물다. 다이어트의 단계마다 10%씩의 차이가 누적되면 장기적인 결과에는 훨씬 큰 영향을 미칠 수 있는 법이다. 프로 선수와 피트니스 마니아, 특히 훈련과 다이어트 경험이 많은 사람들에게 섭취 타이밍은 다이어트의 최적화에 중요한 역할을 한다. 이 장에서는 이 원칙의 이론적 측면을 다룰 것이며, 실제 적용법은 10장에서 다룰 것이다.

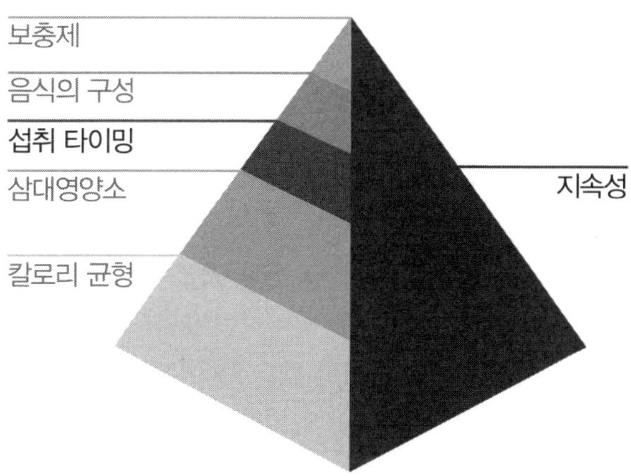

섭취 타이밍에는 다음과 같은 여섯 가지 요소가 있다.

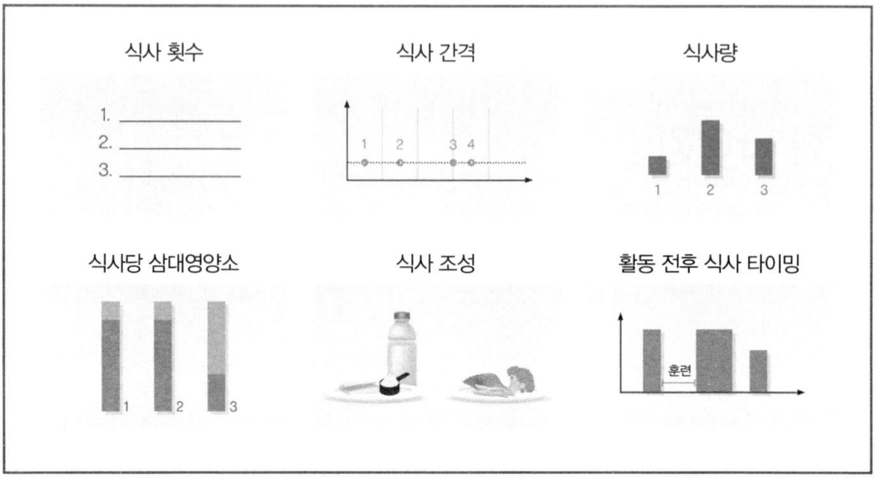

식사 횟수meal number는 하루에 식사를 몇 끼나 하는지를 가리킨다. 한 끼는 음식의 양과 상관없이 한 번에 섭취하는 음식으로 정의한다. 만일 오후 1시에 샌드위치를 몇 개 먹고 오후 1시 반에 몇 개를 더 집어먹으면 스포츠 영양학의 기준상 두 끼를 먹은 것이다.

식사 간격meal spacing은 끼니와 끼니 사이의 시간차를 가리킨다. 적절한 식사 간격은 소화에 걸리는 시간과 우리 몸이 시간당 얼마만큼의 음식을 필요로 하는지에 따라 달라질 수 있다. 이때 똑같은 양의 음식을 6끼로 균등하게 나누어 같은 시간 간격으로 먹는 것과 3끼로 균등하게 나누어 같은 시간 간격으로 먹는 것은 다르다. 셋째 요소인 식사량이 달라지기 때문이다.

식사량meal size은 끼니당 섭취한 음식의 양이며, 끼니당 칼로리로 계산할 수 있다.

식사당 삼대영양소meal macro는 삼대영양소가 식사에 얼마나 포함되어 있는지를 가리키는데, 각 끼니의 칼로리가 같아도 삼대영양소는 달라질 수 있다. 가령 500kcal짜리 식사를 두 번 했다고 칠 때, 첫째 끼니는 단백질 50g, 탄수화물 25g, 지방 22g으로 이루어지고 둘째 끼니는 단백질 25g, 탄수화물 50g, 지방 22g으로 이루어질 수 있다. 식사량은 같지만 식사당 삼대영양소는 달라지는 것이다.

식사 조성meal food composition은 각 끼니의 칼로리와 삼대영양소를 만드는 식품이 어떤 종류인가를 가리킨다. 식사에 들어가는 음식은 소화율, 흡수율, 식사로 인한 포만감, 식사로 인한 위장 장애 여부를 비롯한 여러 가지 요소에 영향을 줄 수 있다. 칼로리와 삼대영양소의 양이 같아도 다른 음식과 비교했을 때 유리하거나 불리한 음식이 있을 수 있다. 가령 단백질 30g은 닭가슴살로 먹든 유청단백질whey protein로 먹든 똑같이 30g이지만, 언제 먹느냐에 따라 유불리가 달라질 수 있다. 유청단백질은 소화가 매우 빠르고 위장의 공간을 많이 차지하지 않으므로 배가 안 고프지만 체중 증량을 원할 때 좋을 수 있다. 반면 닭가슴살은 느리게 소화되고 부피가 크기 때문에 배가 고픈 상황에서 포만감을 더 오래 느끼고 싶을 때 더 좋은 선택지가 될 수 있다.

활동 전후 식사 타이밍meal timing around activity은 섭취 타이밍을 이루는 마지막 요소이지만, 그렇다고 중요도가 낮지는 않다. 이 요소는 체형과 수행능력의 최적화를 위해 훈련 시간을 기준으로 끼니와 삼대영양소를 어떻게 설계하는지를 가리킨다. 우리의 관심사는 그중에서도 훈련 전, 훈련 중, 훈련 직후의 식사이다.

섭취 타이밍과 효과

섭취 타이밍을 이루는 요소를 잘 손보면 식단 설계에 있어 연구를 통해 잘 밝혀진 최적의 섭취 타이밍 구조가 나온다. 이제 그 내용을 살펴볼 것이다. 다만, 섭취 타이밍을 이루는 여러 가지 요소는 굉장히 얽히고설켜 있으며, 하나를 손보면 다른 요소에 영향을 미치는 일이 많다. 일단은 각 요소의 효과를 다룬 다음, 권장 사항은 결과 부분에서 요약할 것이다.

포만감과 지속성을 위한 식사 타이밍과 식사량

다이어트 원칙의 우선순위에 따르면 섭취 타이밍을 잘못 설계할 경우 수행능력과 체성분에서의 결과를 10% 손해볼 수 있다. 잘못 잡은 식사 타이밍은 다이어트 지속성 문제로 이어져 결과까지 망가뜨릴 수 있다. 가령 근육 증량 다이어트에 일일 4,000kcal 이상이 필요한데 하루에 두 끼를 먹기로 결정했다면 끼니당 2,000kcal를 먹어야 한다. 지방 감량 단계의 끝자락에야 이 칼로리의 숫자만 봐도 신이 나겠지만, 칼로리 흑자를 위해 이 정도로 많은 양의 끼니를 몇 주 동안 쑤셔넣고 나면 식사 자체가 극한의 고역으로 바뀔 것이다. 따라서 같은 칼로리를 한 끼에 800~1,000kcal씩 4~5끼로 쪼개는 것이 지속성 측면에서 훨씬 유리하다. 한편 저칼로리 다이어트에서 공복감은 우리를 그림자처럼 쫓아다닌다. 장기간의 공복감은 (치팅을 유발하는 등) 지속성을 깨는 위험을 차치하고서라도, 스트레스와 피로 수준을 높여 수행능력에 영향을 미치고 근육량을 줄일 수 있다. 지방 감량 다이어트에서 불필요하게 공복감을 높

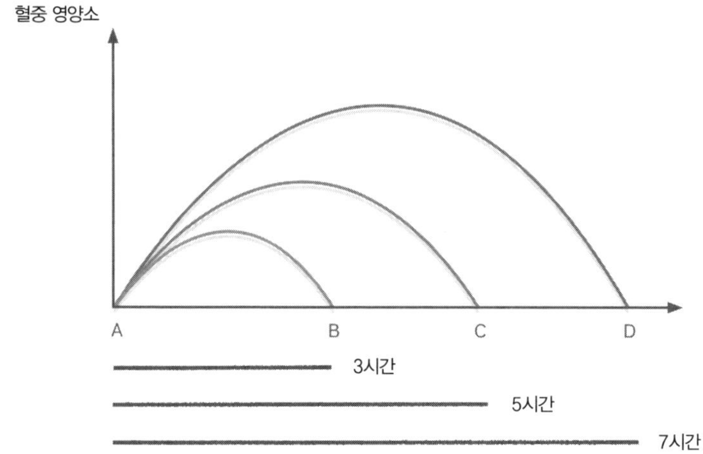

그림 4.1 A 지점은 아침 첫 식사, B~D 지점은 각기 두 번째 식사 시점을 가리킨다. B 지점은 첫 식사를 적게 (3시간 안에 흡수되는 양으로) 먹었을 때, C 지점은 중간 정도로 (5시간 안에 흡수되는 양으로) 먹었을 때, D 지점은 매우 많이 (7시간 안에 흡수되는 양으로) 먹었을 때에 해당한다. 첫 끼니의 양이 적절했기 때문에 식사와 식사 사이에는 영양소가 일정하게 전달된다.

이는 극단적인 섭취 타이밍은 두 가지이다. 첫째는 거의 온종일 굶다가 한꺼번에 왕창 먹는 식으로 식사 빈도를 매우 낮게 가져가는 방식이다. 음식으로 유발되는 쾌감의 진폭은 음식에 대한 갈망을 유발할 뿐만 아니라 음식과 건강하지 못한 관계를 형성하게 하는데, 이는 다이어트 기간이 끝난 다음에도 지속될 수 있다. 반면에 (적은 끼니를 10회 이상 하는 식으로) 빈도를 매우 높이는 경우, 제대로 된 음식을 먹었다는 느낌이 전혀 들지 않기 때문에 간식의 유혹에 빠질 가능성이 커진다.

공복감과 포만 사이에서 균형을 잡는 최선의 방법은 일일 할당 칼로리를 균등하게 4~8끼로 나누고 식사 간격도 균등하게 배치한 다음, 이 선을 넘는 음식을 피하는 것이다. 일정상의 이유로 식사 간격을 균등하게 배치할 수 없다면, 식사 간격에 맞게 식사량을 약간 다르게 가져가는 것도 좋다(그림 4.1). 이 권고안은 단백질 섭취 빈도 및 비율의 권고안과 편리하게 들어맞는데, 이에 대해서는 잠시 후에 이야기할 것이다.

소화율과 식사 타이밍

음식의 양이 많으면 위장관에서 소화하는 데 걸리는 시간도 늘어나지만, 그것도 한도가 있다. 하루 4끼를 권장 빈도의 최소값으로 둔 몇 가지 이유 중 하나이기도 하다. 저칼로리 다이어트에서는 식사 빈도를 하루 3끼 이하로 낮추는 것이 지방 감량에 맞는 것처럼 보일 수 있다. 이 식사 구조에서는 음식이 완전히 흡수된 다음에도 다음 끼니까지 시간이 한참 남는데, 그때까지 새로운 영양소가 들어오지 않는다는 문제가 있다. 근육 유지가 위협받는 것이다. 이전 식사의 단백질을 다 써버리고 그 다음 식사에서 섭취한 단백질을 소화하기 전까지 시간이 붕 뜨면, 우리 몸은 그 사이에 근육 조직을 분해해 아미노산을 만들어낼 것이다. 식사를 같은 칼로리의 6끼로 고르게 나누면 (저칼로리라는 측면에서) 지방은 계속 줄어들지만, 아미노산이 지속적으로 유입되므로 근육은 보존된다.

식사 조성의 차이는 소화에 걸리는 시간의 차이로 이어지므로 식사 타이밍 선정에 중요한 역할을 한다. 단백질과 탄수화물은 어느 음식에 들어 있는가에 따라 그 소화 흡수 속도가 달라진다. 가령 유청단백질을 단독으로 소량 섭취하면 소화와 흡수에 1시간도 안 걸리는 반면, 같은 양의 단백질이 들어 있는 닭가슴살은 흡수에 2~4시간이 걸릴 수 있다. 카제인 단백질은 완전히 흡수되기까지 7시간 이상이 걸리기도 한다. 이와 비슷하게 덱스트로스 분말(100% 포도당) 등의 탄수화물은 몇 분 안에 흡수되지만, 통곡물 빵은 흡수에 몇 시간이 걸리고, 몇몇 과일은 그보다 더 오래 걸린다.

지방은 다른 영양소가 소화되는 속도와 근육으로 전달되는 속도를 늦춘다. 만일 지방이 많은데 단백질이 거의 없는 식사를 한다면, 단백질은 근육으로 늦게 전달된다. 소화와 흡수 시간이 지연되는 동안 시간당 아미노산 가용량을 충분하게 만들려면, 고지방 식사에서는 단백질의 양을 늘리는 것이 바람직하다.

영양 공급원은 자신의 일정에 맞게 선택할 수도 있다. 하루 네 끼를 먹는다면 식사와 식사 사이에 뜨는 시간 동안 영양소가 지속적으로 혈류에 방출될 수 있게끔 비교적 느리게 소화되는 단백질과 탄수화물을 골라야 한다(그림 4.2). 지방이 들어가면 모든 영양소의 소화 속도가 느려지기 때문에 이러한 차이가 무의미해질 수 있겠지만, 저지방 다이어트를 하는 사람이라면 이와 같은 식사 조성에 좀 더 신경써야 한다.

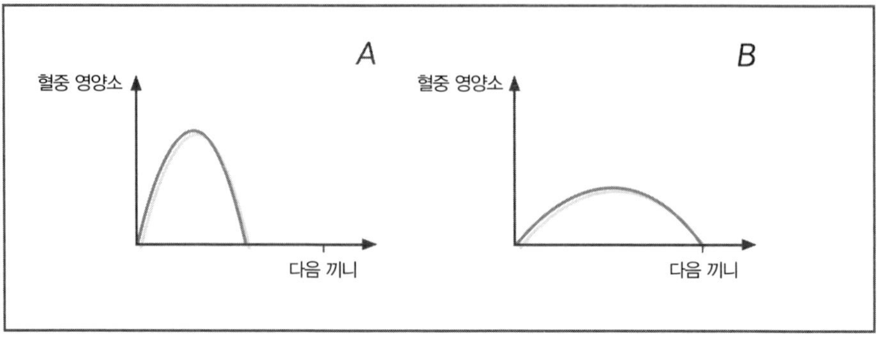

그림 4.2 그래프 A는 다음 식사 시간이 다가오기도 전에 빠르게 소화 흡수되는 탄수화물과 단백질을 섭취했을 때의 소화 시간으로, 나쁜 타이밍 전략에 해당한다. 그래프 B는 그래프 A에서와 삼대영양소 함량은 같지만 다음 식사 전까지 영양을 공급할 만큼 느리게 소화 흡수되는 탄수화물과 단백질을 섭취했을 때의 소화 시간으로, 좋은 타이밍 전략을 해당한다.

단백질 섭취 타이밍과 분배: 동화 촉진과 이화 억제를 중심으로

우리 몸은 구조와 기능을 담당하는 단백질을 끊임없이 분해하고 재건하므로, 단백질 섭취는 항상성 유지의 바탕이 된다. 이러한 대사 회전에 필요한 단백질은 음식에서 오기도 하고, 음식 섭취가 충분치 않으면 근육 조직에서 오기도 한다. 충분한 단백질 섭취는 일반적으로 고칼로리 조건에서는 근육 증량을 돕고, 등칼로리나 저칼로리 조건에서는 근손실 예방을 돕는다.

재미난 사실은, 인체가 근육을 만들고 유지할 때 쓰이는 단백질의 양에 한도가 있다는 점이다. 연구에 따르면, 일일 단백질 요구량의 1/4에 해당하는 끼니를 하루 네 번 대강 균등한 간격을 두고 섭취했을 때 우리 몸에 충분한 단백질을 알맞은 속도로 제공할 수 있다. 요컨대 하루에 단백질이 200g 정도 필요한 체중 200파운드(약 90kg)의 선수가 단백질 활용을 최대치로 끌어올리려면 한 번에 50g 이하의 단백질만 섭취해야 한다는 뜻이다. 이 선을 넘는 단백질은 그저 에너지로 소모될 뿐이다. 끼니에 단백질을 더 섭취한다고 해서 직접적인 단점이 생기는 것은 아니지만, 칼로리 제한이 있는 지방 감량 다이어트에서 한 끼에 일일 단백질의 1/4 이상을 섭취하면 다음 끼니에는 단백질을 적게 섭취해야 한다. 이 내용은 단백질이 한 끼의 특정 임계값을 넘기면 소화되지 않는다거나 전혀 쓰이지 않는다는 뜻으로 종종 곡해되는데, 이 상한선은 골격근 단백질 합성에만 해당된다. 하루에 필요한 단백질을 한 끼에 몰아서 먹어도 이 단백질은 그대로 소화되어 우리 몸의 다양한 기능에 쓰일 테지만, 골격근의 성장이나 유지에 사용되는 것은 여전히 1/4 정도에 불과하다.

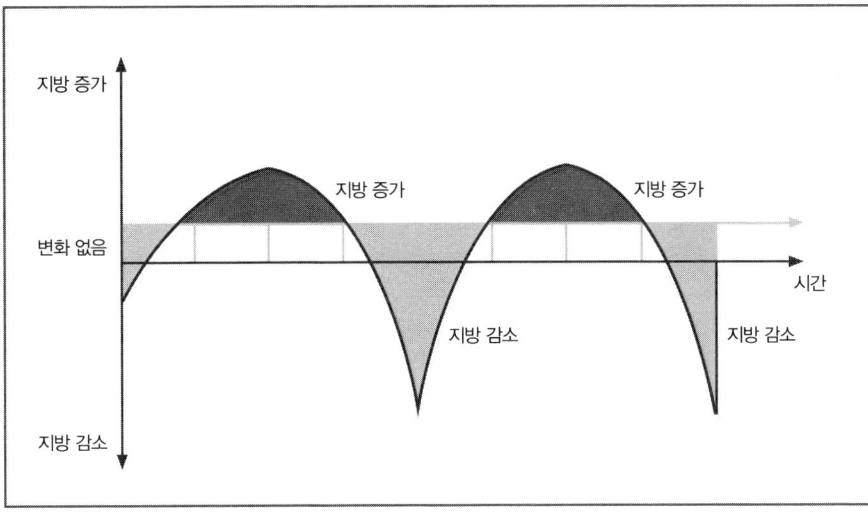

그림 4.3 이 그래프에서 식단이 등칼로리로 이루어져 있을 경우 순 지방 증감이 왜 없는지 이론적으로 확인할 수 있다. 즉, 지방은 식사 자체만으로도 어느 정도 증가하고(짙은 회색), 식사 사이의 간격을 통해 감소하므로(밝은 회색) 둘을 합치면 0이 된다.

끼니당 단백질 분포를 고르지 않게 가져가면 최적의 결과를 얻을 수 없다고 예상하는 데에는 몇 가지 기계론적인 이유가 있다. 연구를 통해 확실한 값이 정해진 것은 아니지만, 끼니당 일일 단백질 권장 섭취량의 1/8 정도면 근육 유지를 위한 최소값으로 삼기 안전하다. 즉 일일 단백질 권장 섭취량이 200g인 식단의 경우, 끼니당 단백질이 25g 미만이면 부족하고 50g 이상이면 다음 끼니에 단백질을 제대로 못 먹을 수도 있다. 따라서 끼니당 권장량은 일일 섭취량의 1/8에서 1/4 사이에 두는 것이 권고된다. 이러면 약간의 융통성이 허용된다. 만일 한 끼는 단백질을 조금 적게 먹었다면 다음 한 끼에 좀 더 먹음으로써 이를 보상하는 것이다. 물론 그 허용 폭이 넓지는 않다. 특정 끼니에 단백질을 너무 많이 먹었다거나, 끼니까지 오래 기다린 상황에서 단백질을 조금만 섭취한다거나 하면 근손실의 위험이 있다.

저칼로리 다이어트 동안에는 섭취한 단백질이 대부분 에너지로 연소되고 일부만 근육과 연관된 기능에 쓰이기 때문에, 이 시기에는 충분한 양의 단백질을 적절한 간격으로 공급하는 것이 특히 중요하다. 사실, 대개 에너지 흑자 상태인 고칼로리 다이어트에서의 일일 단백질 요구량은 (근손실 예방을 위해 체중 1파운드당 최고 1.2g까지 치솟는) 저칼로리 다이어트에서보다 (체중 1파운드당 0.7g까지 내려갈 정도로) 낮다. FSR 그래프가 근성장에 맞게 그려지려면 아미노산이 지속적으로 공급되어야 하므

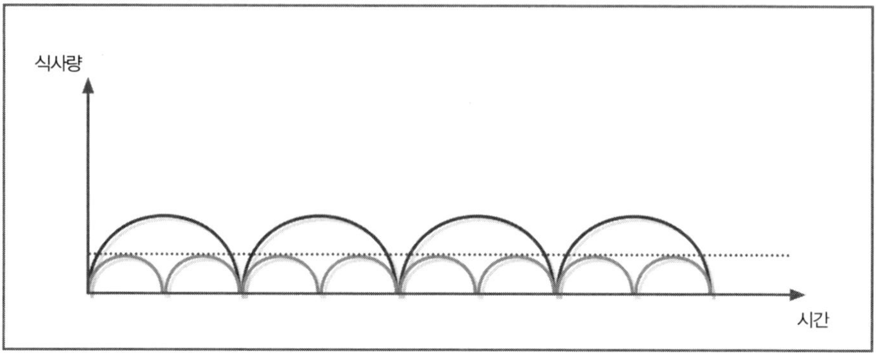

그림 4.4 8끼로 작게 나누어서 실시한 식사(점선 아래 작은 반원)에서는 혈액으로의 영양소 운반 속도가 빠르게 치솟았다가 빠르게 떨어진다. 4끼로 크게 나누어서 실시한 식사(점선 위 큰 반원)에서는 혈액으로의 영양소 운반 속도가 느리게 올라갔다가 느리게 떨어진다. 점선은 혈중 평균 영양소 양을 가리킨다.

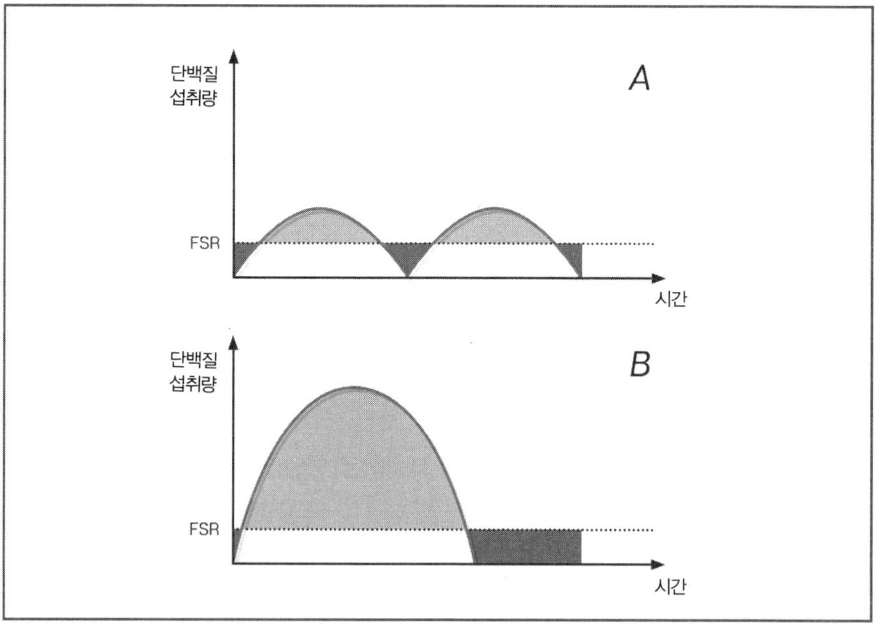

그림 4.5 단백질 섭취 곡선이 FSR 역치(점선)를 넘어서면 혈류를 타고 흐르는 아미노산은 최대 근성장을 위해 쓰일 수 있다. 아미노산이 충분치 않은 기간은 점선 아래쪽의 음영에 해당한다. A는 소량의 단백질을 자주 섭취하여 주어진 시간 내내 아미노산을 공급함으로써 FSR을 최대치에 가깝게 유지하는 것을 가리킨다. B는 다량의 단백질을 한 번에 섭취한 다음 오랫동안 섭취하지 않는 것을 가리킨다. FSR은 제한되어 있으므로, A와 B의 단백질 총 섭취량이 같다 해도 (한 번에 다량의 단백질을 섭취하는) B에서의 근성장이 더 적게 일어난다.

로, 고칼로리 다이어트에서도 식사 타이밍 선정은 여전히 중요하다(그림 4.5).

지루하고 쓸모없는 일일 수도 있겠지만, 시간당 단백질 요구량을 확인해 보는 방법도 있다. 근성장의 실제 과정은 근육 조직의 FSR로 측정할 수 있다. 웨이트 트레이닝 직후에는 최대 24시간까지 이 속도가 높아진다. FSR이 최대치에 다다르면 처음의 속도로 떨어지기까지 며칠이 걸릴 수 있다. 따라서 '운동 직후 기회의 창'은 사실상 훈련 후 1일에서 3일 사이이다. 보통은 훈련을 일주일에 몇 번씩 하기 때문에, 워크아웃을 마치고 FSR이 저점으로 떨어지기 전에 다음번 워크아웃이 이를 끌어올리는 만큼 FSR의 지탱을 위한 아미노산의 요구량은 크게 달라지지 않는다(그림 4.6). 즉, 우리가 운동을 하든 잠을 자든 뭘 하든 간에 관계없이 우리 몸에는 시간당 일정량의 단백질이 필요하다. 이와 같은 시간당 단백질 필요량에 맞추기 위해 일일 단백질 섭취량을 24시간으로 쪼갤 수는 있겠지만, 이런 방식이 사고 실험에는 적합할지언정 실용성 측면에서까지 좋다고 하기는 어렵다.

예를 들어 체중이 240파운드(약 110kg)인 선수의 일일 단백질 섭취량은 24시

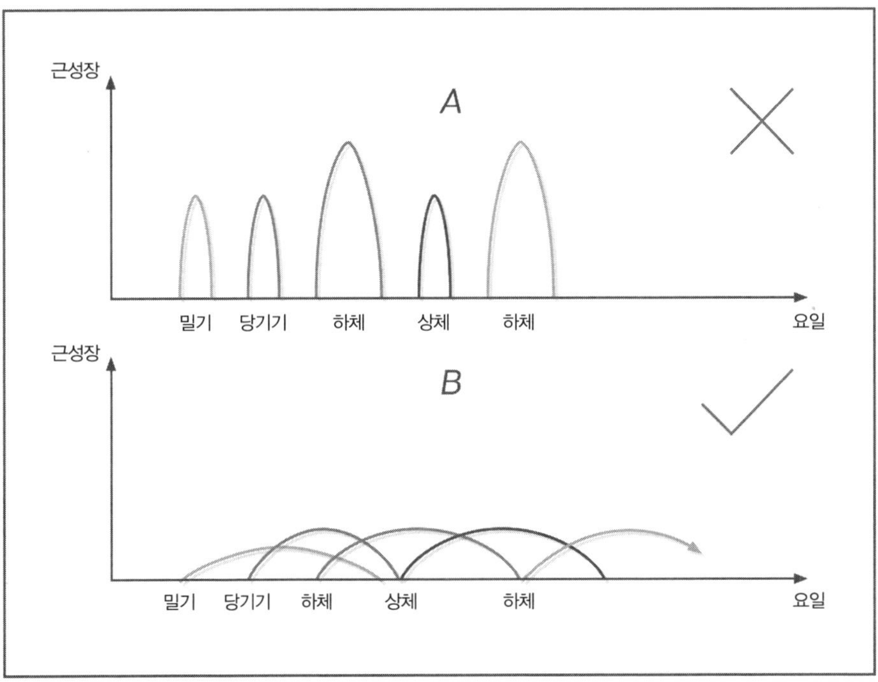

그림 4.6 A는 리프팅 세션 이후의 FSR 곡선을 잘못 이해하고 그린 그래프이다. 리프팅 세션 이후의 FSR 곡선을 정확히 그리면 B와 같은 모양이 나온다. FSR은 몇 시간에 걸쳐 천천히 상승하며, 상승 상태가 며칠은 간다.

간 동안 240g이므로 시간당 10g이 필요하다. 이 선수가 3시간 간격으로 두 끼를 먹고자 한다면 식사 간격인 3시간 동안 필요한 아미노산 공급을 위해 끼니당 약 30g의 단백질을 섭취해야 한다. 식사 간격이 5시간이라면 5시간 동안 필요한 아미노산 공급을 위해 끼니당 약 50g의 단백질을 섭취해야 한다. 이렇게 하면 수면 시간이 문제가 된다. 이 240파운드짜리 선수가 16시간 동안 깨어 있는 경우, 시간당 단백질 요구량에 맞추려면 깨어 있는 동안 섭취하는 단백질은 고작 160g일 것이다. 이러면 잠들기 전에 80g을 더 먹어야 하는데, 이는 일일 단백질 섭취량의 1/4 이상으로 우리 몸이 한 번의 식사를 통해 근육 생성에 쓸 수 있는 양보다 많다. 현실적으로 볼 때 끼니를 4~8회로 나누어 일일 총 단백질 요구량의 1/4~1/8을 섭취하는 것이 더 정확하고 실용적이다. 24시간 교대 근무나 장시간 잠을 자면 안 되는 특수한 업무에 종사하는 사람이라면 시간 단위의 계산법이 유용할 수 있다.

이화 억제가 목적이라면 단백질 공급을 고르게 분포하는 것만으로도 충분하다. 동화까지 놓고 보면 상황이 다소 복잡해질 수 있겠지만, 이 주제와 관련된 의견은 아직 하나로 모아지지 않고 있다. 분자생물학 연구를 살펴보면 근성장 조절과 활성화의 중추는 대다수 식품의 단백질에 들어 있는 류신leucine인 것으로 보인다. 식단의 류신 함량이 일정량 미만이면 근육의 대사는 이화 억제를 중심으로 굴러간다. 동화에 관한 이론상의 역치를 '류신 역치' '동화 역치'라고 한다.

이 가설은 끼니 빈도가 (5회 이하로) 낮은 상황에서라도 끼니당 섭취하는 단백질의 양을 늘리는 것이 근육 증량에 효과적일 수 있음을 시사한다. 아직까지는 장기

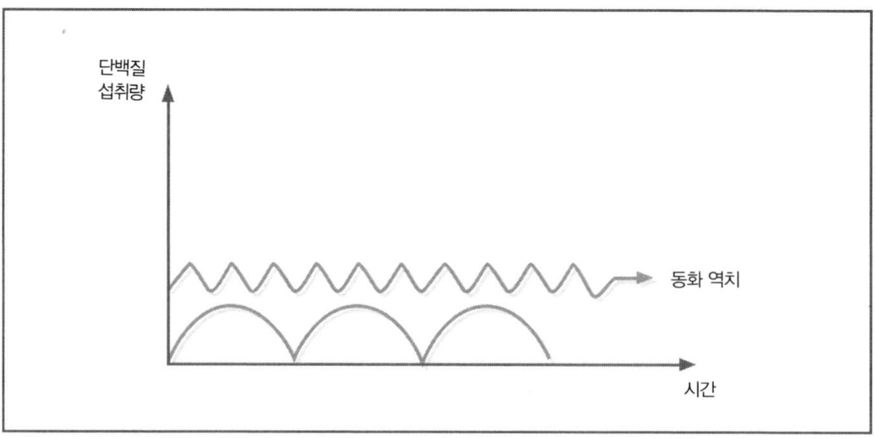

그림 4.7 동화 역치(위쪽 지그재그)에 못 미칠 만큼 적은 양의 단백질을 먹었을 때의 아미노산 농도(아래쪽 반원).

인체 연구를 통해 이 역치의 효과를 검증하는 근거가 나오지 않았지만, 분자 단위의 근거는 눈여겨볼 만하다. 근육량을 늘리려 할 때는 끼니당 단백질 섭취량을 일일 단백질 섭취량의 1/6 이상으로 두는 것이 안전하다(그림 4.7).

탄수화물: 타이밍과 분배

탄수화물은 즉각적인 에너지 요구와 글리코겐 합성에 최대 속도로 응한다. (즉각적인 에너지 요구량과 글리코겐 합성량을 넘기는 잉여 탄수화물은 지방 조직으로 전환된다.) 실험에서는 시간당 체중 1파운드당 글리코겐 합성량(g/lb/hr)이 최대 0.8g이었으나, 현실에서는 이 정도로 빠르지 않을 것으로 보인다. 섭취량이 0.4g/lb/hr을 넘기면 소화기관에서 흡수되는 속도를 초과한다. 현실적으로 인간의 글리코겐 충전 속도는 0.3g/lb/hr이 최대일 것이다. 이 말은 곧 체중 150파운드(약 70kg)짜리 선수가 아무리 힘든 훈련을 하는 상황에서도 시간당 탄수화물 섭취량이 50g을 넘기면 안 된다는 뜻이다. 이 사람이 4시간마다 식사를 하는 경우, 끼니당 탄수화물 섭취량의 절대 상한선은 200g일 것이다. 이 정도 양이면 대부분의 사람들이 한 끼에 섭취할 수 있는 양을 훌쩍 넘어서기 때문에 유의미한 제한이라고 볼 수는 없지만, 극단적인 타이밍이 필요한 상황에서는 통할 수 있다. 가령 간헐적 단식 중 어떤 스타일에서는 그날 필요한 탄수화물을 한 끼에 전부 섭취할 수도 있기 때문이다.

체중이 150파운드이고 일일 탄수화물 할당량이 500g인 사람이 한 끼만 먹는다면 탄수화물은 최대 300g까지 지방으로 저장될 수 있으므로 글리코겐 최대 합성 속도를 고려해야 한다.

탄수화물은 이화를 큰 폭으로 억제하기 때문에, 근손실을 예방을 위해 대부분의 식사에서는 탄수화물 섭취가 권고된다(그림 4.8). 저칼로리 식단일수록 그러한데, 가뜩이나 적은 식사가 단백질로만 이루어져 있다면 대부분은 에너지로 연소되므로 근육 유지에 쓰일 재료가 남지 않는다. 탄수화물은 단백질 보존을 위한 이상적인 에너지원으로, 실제로 단백질과 탄수화물을 함께 섭취하면 우리 몸은 탄수화물을 먼저 사용하는 경향을 보인다.

그러나 탄수화물 섭취량은 이화 억제 효과와 정비례하지 않으며, 0.1g/lb/hr 정도를 넘기면 효과가 줄어들 것이다. 이 말은 곧 앞의 150파운드짜리 선수가 4시간마다 식사를 한다고 쳤을 때 끼니당 60g 이상의 탄수화물을 섭취하지 말아야 한다는 뜻이다. 단백질과 달리 탄수화물은 앞선 끼니에서 적게 섭취하면 근육 조직의 민감도가 높아져 다음 끼니에 더 많은 양의 탄수화물을 흡수하게 하므로, 특정 끼니에서 탄수화물을 적게 섭취하면 다음 끼니에서는 탄수화물을 큰 폭으로 과잉 섭취하는 식

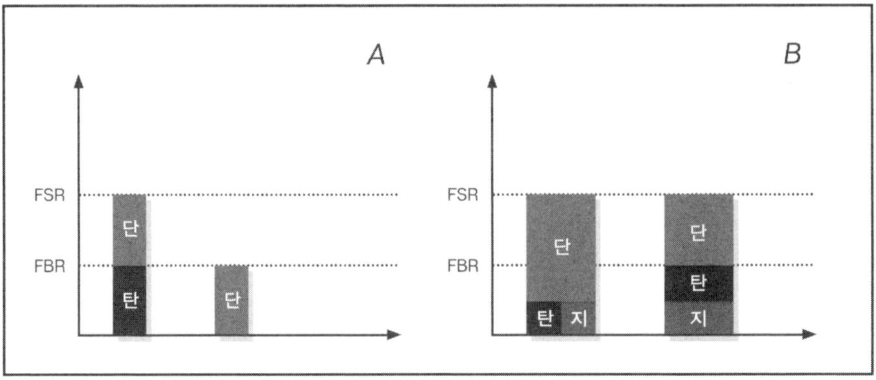

그림 4.8 (A) 주어진 식사에서 단백질을 필요량만 섭취하면 (FBR 역치에는 도달하므로) 이화를 예방할 수 있지만, 이 정도로는 (FSR 역치에 도달하지 못해) 동화가 충분히 일어나지 않는다. 여기에 탄수화물을 추가하면 단백질과 총 칼로리 섭취량은 FSR 역치에 도달하게끔 할 수 있다. (B) FSR 역치에 도달할 수 있도록 단백질 외에 다양한 비율의 삼대영양소를 섭취할 수 있다.

의 보상이 이루어질 수 있다. 따라서 최대 탄수화물 권장 섭취량은 0.1~0.2g/lb/hr이며, 이는 체중 1파운드당 약 3.0~5.0g으로 변환할 수 있다. 이 정도 양이면 대다수 사람이 혹독한 훈련 조건에서 흡수할 수 있는 최대 탄수화물에 해당한다. 평범한 훈련을 하는 날이나 훈련이 없는 날의 일일 권장량은 이보다 훨씬 적다.

탄수화물의 적절한 배분에 관한 세부 내용은 10장에서 상세히 다룰 것이다.

신체 활동을 중심으로 한 식사 구성

섭취 타이밍의 주요 구성 요소인 활동 전후 식사 타이밍에서도 탄수화물은 매우 중요한 역할을 한다. 과거와 현재와 미래의 신체 활동에 따라 우리 몸에 필요한 영양은 달라진다. 고유한 영양 요구 조건에 따라 이 타이밍은 다음과 같은 여섯 가지로 크게 나눌 수 있다.

1. 훈련 직전pre-training window
2. 훈련 중intra-training window
3. 훈련 직후post-training window

4. 고활동 비훈련 기간high-activity, non-training periods
5. 저활동 기간low-activity periods
6. 취침 전bedtime

훈련 직전

'훈련 직전'은 훈련 시작 30분~4시간 전을 뜻한다. 이 시기에 탄수화물은 근 글리코겐 충전과 훈련의 높은 에너지 요구에 대비한 혈당치 조절에 필요하다. 근 글리코겐이 완전히 충전된 상태에는 두 가지 흥미로운 이점이 있다. 이중 고강도 근육 활동을 에너지 차원에서 지원하는 것은 비교적 잘 알려져 있다. 이보다 덜 알려진 사실이 하나 있는데, 그것은 글리코겐 완충 상태가 근육에 더더욱 동화 상태가 되라는 직접적인 신호를 보내 (칼로리 섭취량에 따라) 근육의 유지와 성장을 촉진시킨다는 것이다.

훈련 직전에는 식사량 자체도 제한해야 하고, 훈련이 임박해 있을 때는 소화가 느린 음식도 피해야 한다. 신체 활동량이 높아지면 혈액은 대부분 위장관을 벗어나 근육과 심장과 폐로 향한다. 영양분을 끌어낼 혈액이 없으면 소화되지 않은 음식이 위장관에 머물러 체한 느낌이나 구역질, 심지어는 구토까지 유발할 수 있다. 식사를 너무 많이 한 나머지 배가 불러서 몸을 쓰기 어려운 수준까지 오면 훈련을 망치므로 끝내는 훈련 직전 식사의 목적 달성에 실패하고 말 것이다. 비슷한 맥락에서 오전 내내 굶어서 훈련에 필요한 에너지가 충분치 않은 경우에도 훈련을 망치는 것은 똑같다.

훈련 직전의 식사량과 그 소화 시간은 해당 식사와 훈련 사이의 시간에 맞게 조정해야 한다(그림 4.9). 훈련 3~4시간 전에 훈련 직전 식사를 한다면 느리게 소화되

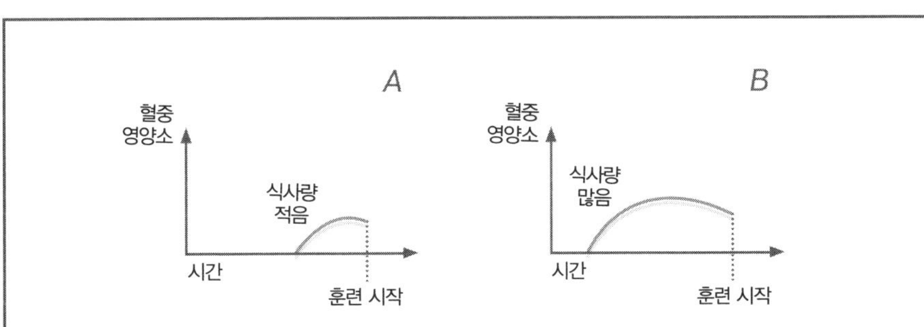

그림 4.9 (A) 훈련 시간이 임박했을 때는 적은 양만 먹어도 훈련에 쓰일 영양소를 충분히 공급할 수 있다. (B) 훈련 시간이 한참 뒤일 때는 많은 양을 먹어야 훈련에 쓰일 영양소를 충분히 공급할 수 있다.

는 음식을 많이 먹는 것도 가능하다. 반면 훈련을 30분 정도 앞두고 식사를 해야 한다면, (지방과 섬유질은 최소한으로 줄이고) 빠르게 소화되는 단백질과 탄수화물을 아주 소량 섭취해야 한다. 후자의 경우, 흡수가 빠른 탄수화물이 훈련 중 빠르게 소진되는 탓에 혈당에 급격한 변화가 생길 수 있으므로, 이를 방지하기 위해 운동 중 탄수화물 섭취가 권장될 수 있다. 최상의 수행능력을 원한다면 혈당은 안정적으로 유지하는 것이 좋다.

훈련 중

대부분의 운동, 특히 1시간 미만의 운동은 저장된 글리코겐과 운동 직전 섭취한 영양소에 거의 전적으로 의존한다. 운동 중 영양 섭취는 (60분 이상의) 비교적 긴 운동에 더 유용하다. 소화가 빠른 탄수화물을 소화가 빠른 단백질 소량과 섞어서 섭취하면 운동 중인 근육에 이화 억제 효과를 일으킬 수 있다. 빠르게 소화되는 탄수화물은 또한 운동 중 혈당 유지에 도움이 될 수 있는데, 이는 이화를 억제하고 수행능력을 높인다. 훈련 중 영양 섭취의 상한선은 일일 시간당 단백질 섭취량의 5~10% 정도이며, 탄수화물은 운동의 종류에 따라 최대치까지 끌어올려야 할 수도 있다. 대부분의 경우 단백질 섭취량은 이 정도면 합리적이며, 지구력 사이클링 같은 초 고볼륨 운동이 아니라면 탄수화물 섭취량은 대다수 운동에서 최대치까지 올리면 안 된다.

훈련 직후

훈련 이후에 영양을 섭취하여 동화를 우세하게 만들지 않으면 호르몬과 세포 내 상태는 일정 시간 동안 이화 상태에 놓인다. 또한 방금 훈련을 끝낸 근육은 탄수화물 섭취에 매우 민감해진 상태로, 훈련 직후 타이밍에 글리코겐을 보충할 준비를 마친다. 이 효과는 훈련 후 3~6시간 동안 서서히 줄어든다. 따라서 탄수화물을 훈련 직후 6시간 안에 섭취하는 것이 가장 큰 동화 효과를 나타낸다. 이 시기에는 글리코겐 저장을 위한 근육으로의 탄수화물 흡수량이 매우 많고 지방으로 전환되는 양은 훨씬 적으니 두 배로 좋다. 또한 지방 세포는 훈련 직후 시기의 영양 섭취에 덜 민감하여 운동 직후 영양 섭취 효과가 훨씬 증폭되는 것으로 나타났다. 연구에 따르면 체중 150파운드짜리 평범한 사람의 경우 운동 직후 시간당 30~60g을 섭취했을 때 근 글리코겐 재합성이 큰 폭으로 이루어진다. 글리코겐 재합성은 시간당 약 84g을 섭취했을 때 최대치를 보였지만, 대부분의 훈련 환경에서 대다수 사람에게 이 정도 섭취량은 불필요할 가능성이 크다.

하루에 훈련을 2회 이상 해야 하는 상황이라면, 운동 직후의 글리코겐 보충은

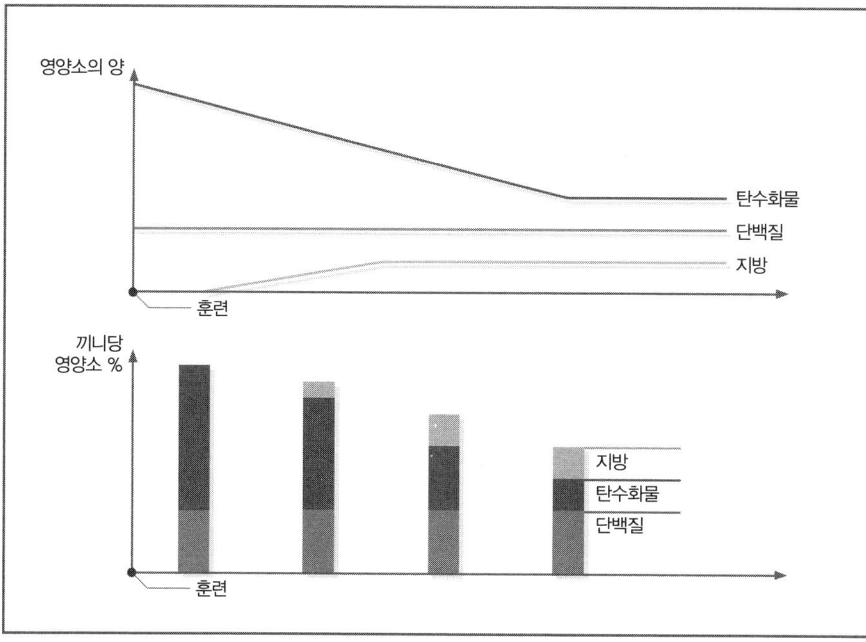

그림 4.10 삼대영양소 권장량은 훈련 후 시간 경과에 따라 달라진다. (위) 운동 후 몇 시간 동안 탄수화물 필요량은 줄어들고 지방 허용량은 늘어난다. 단백질 필요량은 안정적이고 부드러운 FSR 곡선의 특성상 상대적으로 변화가 적다. (아래) 훈련 후 식사의 삼대영양소 비율이 시간 경과에 따라 어떻게 달라지는지 확인할 수 있다.

그날 있을 모든 훈련 세션에서의 글리코겐 수준 유지에 매우 중요하다.

단백질의 경우, 운동 직후에 시간당 단백질 섭취량을 적절히 유지하는 것 말고는 딱히 할 일이 없다. 지방은 탄수화물의 소화를 늦추므로 운동 직후 첫 식사에서는 최소한만 섭취해야 한다(그림 4.10). 훈련 직후 식사는 음식을 편히 넘길 수 있는 느낌이 들면 즉시 섭취해야 한다. 운동 직후 식사에서 소화가 빠른 단백질과 탄수화물을 주로 섭취하면 글리코겐 충전과 동화에 필요한 탄수화물을 빠르게 공급할 수 있고, 위장 장애의 위험도 줄어든다.

고활동 비훈련 기간

'고활동 비훈련'의 예시로는 취미로 나가는 하이킹, 아이들과 온종일 뛰어다니며 하는 쇼핑, 건설노동자나 전문 무용수처럼 육체적으로 강도가 높은 직업 활동 등을 들 수 있다. 이러한 활동에는 쉬는 날 책상에 앉아 있거나 소파에서 빈둥거리는 것보다 에너지가 많이 요구된다. 이 경우 에너지 소비율의 상승분을 감안하여 저활동 기간보다 탄수화물 섭취를 늘려야 한다.

저활동 기간

가만히 앉아만 있을 때는 꾸준한 단백질 섭취 말고는 특별한 영양 섭취가 필요치 않다. 이 경우 즉각적인 에너지 요구량이 적기 때문에 잠재적인 단백질 연소를 상쇄하는 데 필요한 탄수화물과 지방의 양도 더 적다.

취침 전

취침 전 식사의 제약 조건은 바로 앞의 저활동 기간의 식사와 매우 비슷하지만, 이 식사에만 특징적으로 고려해야 할 사항이 몇 가지 있다. 아미노산의 농도를 밤새 최대치로 끌어올리려면 이상적인 취침 전 식사는 잠들기 직전에 해치워야 한다. 그러나 자기 직전에 너무 많이 먹으면 위장 장애를 일으킬 수도 있고, 수면의 질이 떨어진다는 사람도 더러 있다. 비슷한 맥락에서 지방은 단백질 흡수를 늦추기 때문에 동화를 촉진하고 이화를 억제하는 환경을 한밤중 넘어까지 오래 유지시켜 주지만, 취침 전 다량의 지방 섭취가 수면을 방해한다는 연구 결과도 분명 있다. 요컨대 취침 전 식사는 가급적 잠들기 전에 지방을 추가하여 섭취하는 것이 유리하지만, 수면의

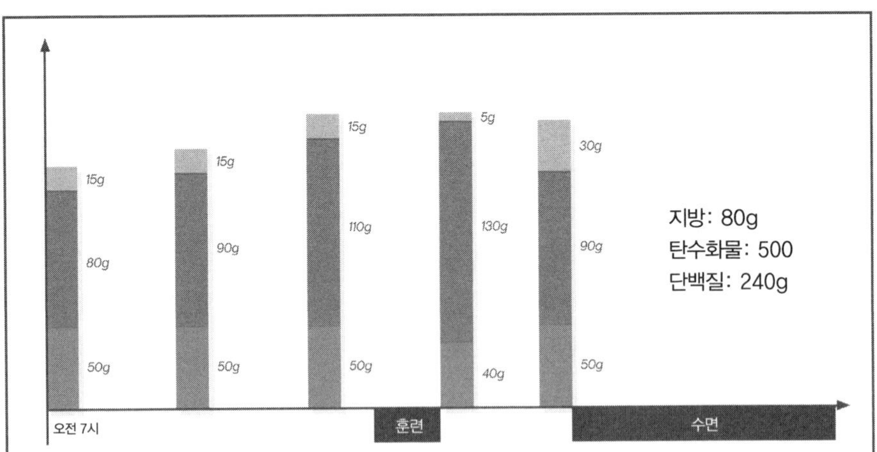

그림 4.11 240파운드짜리 선수가 훈련을 하는 날의 식단 샘플. 일일 삼대영양소는 5끼로 쪼개진다. 단백질은 끼니간 차이가 없으며, 탄수화물은 운동 전후에 많이, 지방은 운동 전후에 적게 섭취한다.

질이 떨어지는 사람도 있을 수 있는 만큼 언제 얼마만큼 먹을지는 개개인이 실험해 보아야 한다.

근손실 위험을 최소한으로 줄인답시고 밤에 일어나 식사를 해야 한다는 사람들도 있다. 그러나 수면의 질이 떨어지면 회복과 근성장에 악영향을 미치기 때문에 이런 행위의 이점은 무의미해질 공산이 크다. 최고의 장 건강을 위해 영양 섭취를 하지 않는 시간이 필요하다는 근거도 있다. 수면 중 영양소를 섭취하지 않아서 영양소에 대한 민감도가 높아질 가능성이야 있지만, 수면 시간보다 더 오래 굶어야 한다는 뜻은 아닐 테다.

현실에서의 적용에 관하여

식사 횟수(하루 4~8회 정도)와 식사 간격(식사 간 약 3~6시간)에는 범위가 주어져 있다. 훈련 직전(30분~4시간)과 훈련 직후(즉시~약 1시간 후) 최선의 식사 시간에도 유연성이 있다. 한 끼를 다소 적게 먹었다면 다음 끼니를 많이 먹어서 상쇄할 수 있다. 무슨 말인가 하면, 좋은 식사 타이밍의 노예가 되어 종교적으로 집착할 필요가 없다는 뜻이다. 식사 일정이 지겨워지면 다이어트의 지속성이 떨어지고 삶이 스트레스로 채워지기 쉽다. 섭취 타이밍은 범위와 유연성을 통해 다이어트를 좋게 만들라고 있는 것이지, 원칙에 과몰입하라고 있는 것이 아니다. 이 원칙을 식단 설계에 적용하기 위한 정확하고 실용적인 세부 사항은 10장에서 다룰 것이다.

챕터 요약

- 섭취 타이밍은 칼로리와 삼대영양소를 하루 중 언제 섭취할지를 가리킨다. 섭취 타이밍을 이루는 요소에는 식사 횟수, 식사 간격, 식사량, 식사당 삼대영양소, 식사 조성, 활동 전후 식사 시간이 있다.
- 섭취 타이밍의 효과는 칼로리나 삼대영양소의 효과만큼 강력하지는 않지만, 체성분과 수행능력 향상이라는 측면에서는 여전히 분명하고 실용적인 이점을 지닌다.
- 단백질을 섭취할 때는 일일 단백질 섭취량을 1/4~1/8로 쪼개어 하루 4~8끼에 걸쳐 섭취해야 한다.

- 다음 식사까지 걸리는 시간이 길수록 소화가 느린 음식을 많이 섭취해야 하지만, 극단적으로 많거나 적은 양의 식사는 피해야 한다.
- 일일 탄수화물 섭취량은 활동 기간을 중심으로 몰아야 하며, 일반적으로 훈련 직전, 훈련 중, 훈련 직후에 그 양이 가장 많다.
- 일일 지방 섭취량은 활동 기간을 피해서, 취침 시간이나 근무 시간처럼 오랫동안 때맞춰 식사하지 못할 때를 중심으로 몰아야 한다.
- 소화가 느린 단백질은 취침 시간 식사의 핵심이다.
- 칼로리나 삼대영양소나 수면의 질을 희생하는 극단적인 식사 타이밍 설정은 하지 말아야 한다. 특히 수면의 질은 체형과 수행능력에 더 큰 영향을 미친다.

CHAPTER 5

음식의 구성

음식의 구성은 음식의 질을 가리킨다. 우리가 원하는 삼대영양소가 어떤 영양소와 함께 들어오는지, 그 음식이 어떻게 소화되어 몸에서 어떻게 활용되는지도 달려 있다. 음식의 구성은 소화율, 소화 시간, 비타민, 미네랄, 피토케미컬, 섬유질 함량 등으로 측정된다. 음식의 구성은 체성분과 수행능력에 5% 정도의 기여도만 보일 정도로 우선순위가 낮다. 건강 측면에서는 음식의 구성이 이보다 더 큰 역할을 하므로 이 원칙을 염두에 두면 피트니스에 즉각적으로 미치는 영향이 낮다 해도 장기적으로는 성과를 얻을 수 있다.

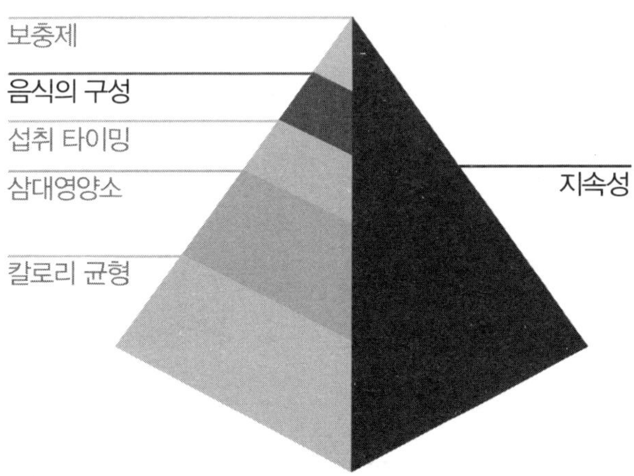

단백질

단백질 공급원은 음식의 구성을 이루는 요소 중 소화율, 단백질 품질, 기타 미량영양소라는 측면에서 다양한 양상을 보인다.

단백질 식품의 소화율

단백질 공급원은 소화율에 따라 등급을 매길 수 있다. 소화율은 섭취한 단백질이 체내에서 얼마나 흡수되고 활용되는지를 가리킨다. 동물성 단백질은 대체로 소화율이 높다. 유제품, 계란, 분리 단백질 분말은 가장 완벽하게 소화되는 단백질에 들어간다. 육류와 콩 제품이 근소하게 그 뒤를 따른다.

식물성 단백질은 대개 인간의 장에서 분해할 수 없는 식물 세포벽의 구성 요소인 셀룰로스cellulose 때문에 소화 효율이 훨씬 낮다. 이 때문에 가공된 식물성 단백질은 가공되지 않은 통짜 식물보다 건강에 더 좋을 수 있다. 식물성 단백질을 가공하면서 셀룰로스가 분해되어 아미노산 섭취가 원활해지기 때문이다. 여기서 (곰팡이·버섯류에서 추출한 단백질인) 진균단백질mycoprotein과 영양 효모는 예외에 해당한다. 진균과 효모에는 셀룰로스가 들어 있지 않기 때문에 소화와 흡수가 훨씬 잘 이루어진다.

단백질 품질

아미노산의 유형과 비율에 따라 단백질의 등급을 매길 수도 있다. 모든 필수아미노산이 들어 있는 단백질을 완전 단백질complete protein이라고 한다. 비건의 경우가 특히 그러한데, 모든 필수아미노산을 적절한 양으로 섭취하기 위해 두 가지 이상의 단백질 식품이 필요한 경우도 있다. 여러 단백질 공급원을 섞어서 필수아미노산 세트를 완성할 경우, 이를 보완 단백질complementary protein이라고 한다. 동물성 단백질은 모두 완전 단백질이지만, 식물성 단백질은 대부분 불완전 단백질이다. 필요한 아미노산을 매일 적정량 섭취한다면 매 끼니마다 완전 단백질을 섭취하는 것이 건강에 큰 영향을 미치지는 않을 것이다. 그러나 건강이 아니라 체성분과 수행능력 관점에서 보면 끼니마다 모든 필수아미노산을 충분히 섭취하는 것이 중요하며, 근육의 성장과 유지를 최적화하기 위해서도 권장된다.

PDCAASProtein Digestibility-Corrected Amino Acid Score(단백질 소화율 보정 아미노산 점수)는 단백질 공급원의 품질을 평가하는 업계 표준 척도이다. 여기에는 필수아미노산 함량과 단백질의 소화율이 모두 반영된다. 최고점은 1로, 단백질 공급원이 모든

PDCAAS: 단백질 소화율 보정 아미노산 점수	
우유 단백질(카제인, 유청)	1.00
계란 단백질	1.00
대두 분리 단백질	0.99
진균 단백질(곰팡이류 추출 식물성 단백질)	0.99
쇠고기	0.92
병아리콩	0.78
검정콩	0.75
땅콩	0.52
쌀	0.50
통밀	0.42
밀 글루텐	0.25

표 5.1 단백질 공급원과 PDCAAS.

필수아미노산을 포함하고 있으며 해당 음식을 먹었을 때 완전히 소화되어 모든 아미노산이 흡수됨을 의미한다. 단백질의 품질은 PDCAAS가 0에 가까울수록 낮다. 0점짜리 식품에는 필수아미노산이 없다. 몇 가지 단백질 공급원과 그 PDCAAS를 표 5.1에 수록해 두었다.

단백질 식품의 미량영양소 함량

비타민과 미네랄과 섬유질은 우리 몸에 필요하기 때문에 미량영양소로 알려져 있지만, 체성분과 수행능력과 건강 측면에서 볼 때 (대개 그램 단위로 재는) 삼대영양소에 비해 (대개 밀리그램 단위로) 필요한 양이 매우 적다. 피토케미컬은 식물에서 발견되는 생물학적 활성 화합물로 건강이나 수행능력에 필수는 아니지만, 그 중 일부는 소량으로 건강과 수행능력을 모두 개선할 수 있다는 근거가 있다. 동물성 식품은 고품질 단백질을 제공하기도 하지만, 식물에는 없거나 훨씬 적은 양만 들어 있는 비타민과 미네랄이 풍부하게 들어 있기도 하다. 일부 비타민 B(특히 B12)와 철분이 여기 해당한다. 이와 반대로 식물성 식품의 단백질은 저품질일 때가 많고 소화하기도 더 까다롭지만, 대체로 섬유질과 피토케미컬이 더 많고 건강에 나쁜 지방이 적은 편이다.

탄수화물

탄수화물은 소화 시간과 영양소 밀도로 그 품질이 결정된다.

탄수화물 식품의 소화 시간과 당지수

당지수GI, glycemic index는 식품에 들어 있는 탄수화물이 얼마나 빨리 소화되어 혈류로 흡수되는지 측정하는 지수이다. 당지수는 피험자에게 특정 탄수화물 공급원을 먹인 후 몇 시간 동안 혈당을 측정하는 실험실 환경에서 결정되며, 0(가장 낮음)에서 100(가장 높음) 사이의 값을 가진다. 빠르게 소화되는 탄수화물 공급원은 혈당을 급격히 올리므로 당지수가 높다. 느리게 소화되는 탄수화물 공급원은 혈당을 더 점진적이고 지속적으로 상승시키므로 당지수가 낮다. 몇 가지 식품의 당지수 값을 표 5.2에 정리해 두었다.

식품은 가공 과정에서 잘게 분해되어 더 빠르고 쉽게 소화되므로, 가공된 탄수화물 공급원은 비가공식품보다 당지수가 높을 때가 많다. 반면에 소화를 늦추는 지방이나 단백질이나 섬유질이 있으면 당지수 값이 낮아질 수 있다. 그런 관계로 병아리콩에 지방을 더한 가공식품인 후무스는 병아리콩보다 당지수가 낮다. 특정 탄수화물 공급원과 다른 공급원을 함께 섭취하면 소화를 늦추어 당지수를 효과적으로 조절할 수 있다는 것도 중요하게 기억해 둘 만한 사실이다. 이제 당지수가 체성분과 수행능력을 위한 영양 권장량에 어떠한 영향을 미치는지 살펴볼 차례이다.

훈련 전 식사

훈련이나 경기 전의 식사가 위장 장애를 예방하고 활동을 보조하려면 근 글리코겐을 제때 재충전할 수 있을 만큼 빠르게 소화되어야 한다. 또한, 훈련이나 경기 전의 식사는 활동 전반에 걸쳐 안정적인 혈당 흐름을 제공해야 한다. 훈련 전 식사용으로 이상적인 탄수화물 공급원은 식사 시간에 따라 달라진다. 훈련 시작 시각을 기준으로 식사 시간이 멀리 떨어져 있을수록 당지수는 낮아져야 한다. 가당 스포츠음료의 경우 당지수가 매우 높고 지방이나 섬유질이 없으며 액체의 일관된 조성 덕분에 소화가 빨라 훈련 30분 전에 섭취하면 훌륭한 훈련 전 식사가 될 수 있다. 식사를 이보다 한참 일찍 한다면 통곡물빵으로 만든 칠면조 샌드위치처럼 소화가 느린 비가공식품을 고르는 것이 더 낫다. 훈련 전 식사에는 항상 훈련에 쓰일 탄수화물만이 아니라 기본적인 기능에 쓰일 탄수화물까지 넉넉하게 들어 있어야 한다. 훈련에도 에너지가 쓰이지만 훈련을 하기 전에도 몸의 기본 기능을 유지하려면 에너지가 필요하므로,

당지수 값	
순수 포도당 분말	100
게토레이	90
감자(조리방식별 평균값)	85
초코맛 시리얼	75
베이글	70
흰쌀밥	65
고구마	60
퀴노아	55
오트밀	55
통밀빵	50
현미밥	50
올브랜 시리얼	45
파스타(오래 끓일수록 GI값 높아짐)	30~50
오렌지, 복숭아, 배, 사과, 당근	40
강낭콩	35
저지방우유, 저지방요거트	30
자몽	25
콩	15
후무스 딥스	5
순수 불용성 식이섬유	0

표 5.2 여러 가지 탄수화물 공급원과 당지수 값.

훈련을 한참 앞두고 하는 식사에서는 훈련을 코앞에 두고 하는 식사 때보다 총 탄수화물 섭취량을 늘려야 한다.

훈련 중 식사

훈련 중 식사는 운동 중에 즉시 쓰일 수 있는 에너지를 제공해야 한다. 당지수가 낮은 탄수화물 공급원은 위장 장애의 확률을 높일 뿐만 아니라, 근육이 아닌 위장관으로 혈액이 쏠리게 하므로 무조건 피해야 한다. 훈련 중에는 고체보다 소화가 빠른 액체가 섭취하기 쉬우므로, 운동 중 가장 좋은 탄수화물 공급원은 가당 스포츠음료처럼 당지수가 높은 액체이다.

훈련 후 식사

훈련 직후 몇 시간 동안 우리 몸은 섭취한 탄수화물을 통한 글리코겐 재합성 효율이 크게 올라간다. 이는 하루에 훈련을 한 번만 할 때는 물론이거니와 훈련 세션이 여러 번일 때 특히 중요하다. 글리코겐 재합성이 후속 운동 수행능력의 속도 결정 단계rate-limiting step가 될 수 있기 때문이다. 따라서 훈련 후에는 섬유질과 지방을 최소화하고 당지수가 높은 탄수화물을 섭취하는 것이 유리하다. 어린이용 시리얼을 유청단백질 쉐이크나 무지방 우유에 말아 먹는 것도 이 순간만큼은 훌륭한 방법이다. 운동이 끝난 뒤에 우리 몸은 훈련 자극 덕분에 글리코겐을 재충전하기 위해 더 짧은 시간에 더 많은 탄수화물을 활용할 수 있다. 이런 상황에서는 하루 종일 소파에 드러누워서 첵스나 코코볼을 퍼먹을 때처럼 지방 축적을 걱정할 필요가 거의 없다. 운동이 끝나고 시간이 흐르면 탄수화물에 대한 근육의 민감도는 낮아지고, 앞서 했던 식사로 글리코겐 또한 이미 많이 충전되었을 것이다. 그 상황에서 글리코겐 충전 속도는 시급한 문제가 아니다. 따라서 훈련이 끝나고 시간이 많이 지난 후에는 당지수가 낮고 섬유질과 지방이 많은 식품을 섭취해야 한다.

식사 간격은 어떻게 정하나

당지수가 낮은 식품을 섭취하거나 섬유질, 단백질, 지방 섭취량을 늘리면 소화가 느려지므로 식사 사이의 간격이 길어져도 에너지를 더 잘 공급할 수 있다. 식사 사이의 간격이 5시간이고 업무에 몰두해야 하는 상황에서 닭고기, 채소, 통곡물빵, 땅콩버터로 만든 샌드위치를 먹으면 다음 식사 전까지 필요한 에너지가 꾸준히 공급되겠지만, 꼬마곰 젤리와 유청단백질 쉐이크만 먹으면 두 시간도 안 돼서 저혈당에 빠질 것이다. 음식의 구성을 바꾸어 소화를 늦추는 것은 지속적인 에너지 방출 시스템을 만드는 것인 만큼, 식사 간격이 일정하지 않은 상황에서 식사를 설계할 때는 이를 고려해야 한다.

당지수와 현실의 차이

세간에는 당지수가 높은 음식이 인슐린을 과도하게 분비하여 살이 찌게 만든다는 통념이 있다. 이 주장에 진실이 약간 섞여 있기는 하지만 전부 사실이라고 보기는 어렵고, 매번 원치 않는 지방 축적이 일어나는 것도 아니다. 어떤 음식은 당지수가 낮음에도 인슐린의 다량 분비를 유발한다. 탈지유와 저지방 요구르트가 아주 전형적인 사례이다. 이러한 식품은 상당한 인슐린 분비를 유도하지만, 이들 제품의 섭취량은 비만과 반비례한다. 이 말은 곧 저지방 유제품을 먹는 사람들의 비만 가능성이 적다는 뜻이다. 다른 사례로 당근이 있다. 당근의 당지수는 상대적으로 높지만, 당근의 섭취량은 일반적으로 비만과 무관하다. 당지수가 높은 식품은 더 먹고 싶은 마음이 들게 할 수 있지만, 음식에 대한 갈망은 실제로 당지수와 관계없이 음식이 얼마나 포만감을 주는가에 더 많이 달려 있다. 흰 감자의 당지수는 매우 높지만 포만감 또한 매우 크기에 대체로 갈망을 키우지 않는다. 당지수 자체는 주어진 식품이 얼마나 건강한지 측정하는 척도가 아니다. 탄수화물 공급원은 일반적으로 식탁 위의 다른 음식과 함께 섭취된다. 섞여 있는 음식의 당지수 추정은 매우 어렵고, 이렇게 섞여 있는 음식의 당지수는 그 음식을 이루고 있는 개별 식재료의 당지수보다 낮을 것이다. 이 책의 저자 마이크 이즈라텔의 중학교 시절 체육 선생님은 학생들에게 스포츠 경기 전에 사탕을 먹지 말라고 지시했다. 당분이 경기 도중에 '빨리 연소되어 선수들을 고꾸라지게 만들 것'이기 때문이었다. 실제로 스니커즈를 비롯한 초콜릿 바의 당지수는 통곡물 비슷한 50 정도이다. 고과당 옥수수 시럽에 들어 있는 과당은 소화가 매우 느리고, 이러한 간식류의 높은 지방 함량은 당지수를 훨씬 더 낮춘다. 사람들이 현실에서 먹는 실제 식단에 단백질과 지방과 섬유질이 들어 있으면, 삼대영양소와 칼로리와 실제 소화 시간이 지배적인 역할을 하는 방정식에서 당지수는 아주 작은 변수에 불과해진다. 이를 뒤집어 말하면, 소화를 늦출 만한 다른 식품 없이 당지수가 높은 탄수화물을 섭취하는 것은 훈련 중과 훈련 후의 식사로 유리하며, 그러한 맥락에서 건강과 피트니스에 좋은 결과를 야기한다.

탄수화물 식품의 미량영양소 함량

탄수화물 공급원에 들어 있는 미량영양소의 밀도는 소화 시간과 함께 탄수화물의 질적 측면을 정의한다. 탄수화물 공급원에 들어 있는 영양소와 피토케미컬의 범위는 그 폭이 매우 크다. 가령 덱스트로스 분말은 우리에게 필요한 탄수화물을 전부 제공할 수 있지만, 비타민과 미네랄과 피토케미컬과 섬유질은 없다. (케토제닉 다이어트처럼) 장기간에 걸쳐 탄수화물을 매우 적게 줄이는 극단적 식단은 영양 결핍 위험을 높일 수 있다. 다양한 채소, 과일, 통곡물에서 탄수화물을 섭취하되 필요에 따라 영양소 밀도가 낮은 식품을 선택하면 필요한 탄수화물을 전부 얻을 수 있을 뿐만 아니라, 영양소의 결핍 없이 소화 속도에 알맞은 탄수화물을 섭취할 수 있다.

지방

지방 공급원의 품질은 지방의 유형에 따라 결정된다. 네 가지 서로 다른 식이 지방은 체성분과 수행능력과 장기적인 건강 전반에 고유한 영향을 미친다.

단일불포화지방

단일불포화지방은 올리브유, 카놀라유, 아보카도, 견과류 등 특정 식물성 식품에 들어 있다. 이 유형의 지방은 다른 지방보다 건강 증진에도 도움이 되고, 지방 감량과 체형 개선에도 좋은 영향을 미친다. 건강, 수행능력, 체성분에 초점을 맞춘 다이어트라면 단일불포화지방이 들어 있는 식품을 지방 공급원의 중추로 삼아야 한다.

다가불포화지방

다가불포화지방은 카놀라유, 홍화씨유, 호두, 지방질 씨앗류 등의 특정 식물성 식품에도 들어 있고, 지방이 많은 생선이나 풀을 먹여 키운 동물의 고기 같은 일부 동물성 식품에도 들어 있다. 그중 영양학적 관점에서 가장 의미가 있는 것은 필수 지방인 오메가-6와 오메가-3 지방산이다. 대부분의 현대식 상차림에 오메가-6는 충분한 양이 들어 있지만, 오메가-3는 적게 들어 있는 경우가 많다. 이 말은 곧 높은 수준의 피트니스를 향해 훈련하는 사람들의 경우 오메가-3의 공급을 위해 식단을 손보거나 보충제를 섭취해야 할 수도 있음을 의미한다. 다가불포화지방이 상대적으로 많이 들어 있는 식단은 수행능력을 높이지만, 전반적인 건강에는 대체로 좋거나 나쁘지 않고 중립적이다.

포화지방

포화지방은 주로 유제품, 계란, 육류를 비롯한 동물성 식품과 코코넛오일에 들어 있다. 1970년대에는 마라톤 전에 스테이크와 계란을 섭취하라는 의견이, 1980년대와 90년대에는 악마와 똑같다는 목소리가, 2000년대에는 저탄수화물 고지방 다이어트에의 과도한 찬양이 대세였을 만큼 포화지방에 대한 의견은 찬반을 크게 넘나들었다. 오늘날 포화지방과 건강에 관한 자료를 보면 과도한 포화지방이 건강에 부정적인 영향을 줄 수 있다는 결론을 얻을 수 있다. 그러나 몸매와 스포츠 수행능력에 관심이 있는 사람들에게 포화지방은 동화 호르몬 수치에 긍정적인 영향을 줄 수도 있다. 체형과 관련해 얼마만큼의 이점이 있는지는 자료가 더 쌓여야 알 수 있겠지만, 현재로서는 건강 관점에서 포화지방의 섭취가 건강에 해로울 수 있으므로 섭취를 제한해야 한다는 것이 중론이다.

트랜스지방

3장에서 간략히 설명했듯 트랜스지방은 불포화지방산이다. 트랜스나 시스는 지방 분자의 작용기가 어떻게 배열되었는가를 나타낸다. 배열이 다르면 생물학적 · 화학적 특성도 달라지게 마련이다. 트랜스지방은 자연에서 얻은 지방을 화학적으로 조작하여 생성되는 것이 대부분으로, 자연 상태에서는 드물게 소량만 생겨난다. 이러한 화학적 조작은 식품 생산과 유통에서 확실한 이점을 얻기 위해 이루어진다. 분자 구조를 이렇게 바꾸면 상온에서 액체 상태인 몇몇 지방을 고체 상태로 만들 수 있다. 따라서 상온에서 보관해야 하는 조리용 기름이나 제빵 · 튀김용 지방으로 알맞은 것처럼 보였다.

게다가 트랜스 지방은 고유의 화학적 성질로 인해 세균의 먹이가 되거나 산패될 가능성이 거의 없어 안전성도 높아지고 제품의 유통 기한도 길어진다. 이는 곧 식품을 더 멀리 운송하고 더 오래 보관할 수 있다는 뜻이며, 냉장고가 없거나 식품 접근성이 떨어지는 장소와 응급 상황에서 이는 매우 중요한 사안이었다.

트랜스지방은 식품 보존성과 식품 매개 질병 감소에 큰 도움이 되었지만, 그만큼 심대한 단점도 있었다. 대부분의 연구에서는 높은 수준의 트랜스지방 섭취가 심혈관질환을 위시한 전신 질환의 발병률을 높이는 등, 건강에 부정적인 영향을 미칠 가능성이 크다는 결론을 내리고 있다. 영장류를 대상으로 한 연구에 따르면 트랜스지방이 많이 함유된 식단은 근육량을 줄이고 지방량을 높여 체성분을 변화시킬 가능성이 있는 것으로 나타났다. 따라서 트랜스지방을 가급적 피하는 것이 건강과 피트니스 관점에서는 최선일 것이다. 물론 건강한 식단을 유지하다 아주 가끔씩 맛이나 보는 정도라면 심각한 악영향을 미칠 것 같지는 않아 보인다.

지방 식품의 미량영양소 함량

지방 공급원에는 다른 영양소가 들어 있지 않은 식품이 많으므로, 미량영양소 밀도는 탄수화물 식품이나 단백질 식품에서와 달리 지방 식품의 질에 미치는 영향이 적다. 지용성 비타민은 지방을 통해서만 섭취할 수 있으나, 이들 비타민은 대부분 다른 식품으로 섭취할 수 있으며, 지방 섭취를 늘린다고 무조건 더 많이 들어오지도 않는다. 결국 어떠한 유형의 지방이 어떻게 소화되고 어떻게 저장되는지가 지방의 차이를 만든다.

표 5.3에 우리가 분석한 지방 유형별 일일 권장 섭취량의 추정 백분율을 제시해

지방 권장 섭취량	
지방 종류	**일일 지방 섭취량 대비 권장 비율**
단일불포화지방	45~60%
다가불포화지방	35~50%
포화지방	5~20%
트랜스지방	<1%

표 5.3 4가지 식이 지방의 일일 총 지방 섭취량 대비 권장 섭취량 범위.

두었다. 이 표에 제시된 값은 추정치일 뿐 매일 꼭 먹어야 하는 정확한 값이 아님을 분명히 짚고 넘어가겠다. 크게 보았을 때 일일 지방 섭취량의 대부분은 단일불포화지방으로 섭취하고, 오메가-3는 충분히 섭취하고, 포화지방은 적당량 섭취하고, 평소 식단에서는 트랜스지방을 최대한 피해야 한다.

미량영양소

비타민

비타민은 여러 가지 미량영양소 중 하나로, 비타민 C, A, D, E, K와 비타민 B군으로 구성되어 있다. 비타민 C와 비타민 B군은 (물에 녹는) 수용성 비타민으로, 해산물, 육류, 유제품, 계란에 들어 있는 B12를 제외하면 대다수 과일이나 채소, 일부 곡물에 들어 있다. 비타민 A, D, E, K는 (기름에 녹는) 지용성 비타민으로, 식물성 기름과 유제품에 들어 있다. 대다수 비타민은 혈류에 들어갈 때 활성형으로 바뀌며, 시력과 에너지 대사와 뼈 형성에 이르는 수많은 신체 과정을 조절한다.

수용성 비타민은 위장관의 물 분자와 결합하여 혈류로 자유롭게 이동한다. 반면 지용성 비타민은 흡수되어 사용되려면 위장관에서 식이 지방과 결합해야 한다. 저지방 식단을 오랫동안 유지하면 지용성 비타민 결핍이 유발될 수 있다.

드물긴 하지만, 균형 잡힌 식단을 섭취하는 경우에도 비타민 결핍이 일어날 수 있다. 매일 다량의 과일이나 채소와 함께 곡물, 단백질, 유제품, 건강한 지방을 적정량 섭취하면 이러한 결핍의 발생 가능성을 줄일 수 있다. 과일과 채소와 곡물에는 제각기 다른 양의 비타민이 들어 있으므로, 일주일 동안 식단을 다양하게 짜는 것도 도움이 될 수 있다. 건강과 피트니스를 최상으로 유지하고 싶다면 음식을 고를 때 비타민이 적절히 들어 있는지 확인해야 한다. 비타민 보충제는 효과가 좋지만, 비타민 섭취를 오랫동안 보충제에만 의존하게끔 식단을 짜지는 말아야 한다. 저칼로리 다이어트를 할 때는 전반적으로 건강한 음식을 고르는 것만큼 좋은 방식도 없긴 하나, 보험 삼아 하루 한 번 종합 비타민제를 먹는 것도 괜찮다.

미네랄

식이 미네랄은 자연에 존재하는 화학 원소로, 인체의 기본적인 기능과 건강을 위해 필요하다. 필수 미네랄에는 칼슘, 인, 마그네슘, 철 등이 있다. (극소량 필요하며 다량 섭취시 독성을 보일 수 있는) 미량 미네랄에는 아연, 구리, 망간, 요오드, 셀레늄, 몰리브덴, 크롬 등이 있다.

건강 차원에서는 모든 필수 미네랄이 필요할 테지만, 체성분과 수행능력을 고려하면 미네랄의 하위 분류 중 전해질electrolyte이 아마 가장 중요할 것이다. 나트륨, 칼륨, 염소, 칼슘, 철, 마그네슘 등의 전해질은 양전하나 음전하를 띤다. 이 전하는 세포막 투과도를 변화시킴으로써 세포의 기능에 영향을 줄 수 있다. 이러한 변화는 중추신경계에서 신경의 발화나 심장근과 평활근과 골격근 조직의 근수축과 연관되어 있다. 전해질 균형은 우리 몸의 수분 함량과 혈액의 pH도 조절하지만, 혈액의 pH는 매우 타이트하게 조절되므로 이러한 교란은 전해질 불균형이 매우 심한 상황에서만 일어날 수 있다.

활동 중에는 전해질과 수분의 보충이 중요한데, 고강도 활동을 하거나 활동 시간이 길거나 덥고 습한 환경에서 활동을 하는 등 땀을 많이 흘리는 상황에서는 더더욱 중요하다. 이러한 활동을 할 때나 끝난 다음에 보충한 전해질은 우리 몸의 항상성 회복에 도움이 될 수 있다. 따라서 저런 훈련을 할 때는 도중에 전해질 음료를 추가로 마시는 것이 좋다.

쉬는 날이나 가벼운 훈련을 하는 날의 일일 전해질 요구량은 대개 정상적인 음식 섭취로 충족할 수 있다. 나트륨과 염소는 소금뿐만 아니라 여러 가지 음식과 조미료에도 들어 있기 때문에, 이 두 미네랄의 일일 요구량을 충족하는 것은 쉬운 편이다.

마그네슘은 시금치, 콩, 조개류, 우유 등 다양한 식품에 들어 있다. 칼슘의 주요 공급원은 일반적으로 유제품이지만, 아몬드, 두유, 녹색 잎채소에도 소량 들어 있다. 칼륨은 대부분의 과일과 채소에 들어 있는데, 그중에도 흰 감자와 바나나에 들어있는 양이 가장 많다. 철분의 식이 공급원은 헴철heme iron과 비헴철non-heme iron이라는 두 가지 범주로 나뉜다. 비헴철은 산화된 형태로 존재하며, 흡수되려면 환원되어야 한다. 헴철은 환원이 필요하지 않기 때문에 비헴철보다 훨씬 빠르게 흡수된다. 헴철은 주로 육류, 생선, 가금류에 들어 있고, 비헴철은 통밀이나 녹색 채소 등의 식물에 들어있다.

대다수 인구는 철분을 충분히 섭취하지 않는다. 비건을 위시한 채식주의자나 월경 출혈량이 많은 가임기 여성이 특히 그렇다. 운동선수라면 이 부분이 특히 문제가 될 수 있다. 철분 섭취량이나 흡수량이 만성적으로 떨어진 상태에 놓이면, 산소를 운반하는 건강한 적혈구 수가 줄어드는 철 결핍성 빈혈iron-deficiency anemia이 생긴다. 운동에 쓰이는 조직은 근수축을 위해 에너지를 생산해야 하는데, 빈혈이 생기면 이들 조직으로 혈액이 산소를 운반하는 능력이 떨어진다. 빈혈은 고볼륨 웨이트 트레이닝과 유산소 운동을 방해할 뿐만 아니라, 신체 활동에서의 회복도 방해할 수 있다. 동물성 제품의 섭취를 제한하거나 기피하는 사람, 어떤 이유로든 헴철을 모자라게 섭취하는 사람, 철 결핍 경향이 있는 사람이라면 철분 보충제를 복용해야 할 수도 있다.

섬유질

식이 섬유는 우리 몸에서 소화되지 않지만, 일부 섬유질은 장내 미생물에 의해 발효되기도 한다. 섬유질 결핍이 영양 결핍을 초래하지 않기 때문에 섬유질은 엄격한 의미에서 필수영양소라고 볼 수는 없지만, 건강한 식단이라는 측면에서 중요한 부분을 차지하고 있으며, 건강과 피트니스와 다이어트에 관련된 여러 이점도 지니고 있다. 섬유질은 심장 건강과 장 운동의 규칙성을 증진시킬 뿐만 아니라 포만감도 높여 주는데, 이는 지방 감량 다이어트에서 유용하게 쓰일 수 있다.

섬유질은 또한 소화를 느리게 하여 소화가 빠른 탄수화물의 당지수를 낮춤으로써 활동량이 낮은 기간에도 안정적인 혈당 유지에 도움을 준다.

피토케미컬

피토케미컬은 식물에 들어있는 화학물질이다. 피토케미컬 중에 필수영양소는 없지만, 개중에는 건강과 피트니스에 잠재적인 효과를 지니는 것들도 있다. 어떤 피토케미컬이 어떤 효과를 지니고 있는가에 관한 연구는 아직 활발히 진행되고 있는데, 많은 피토케미컬이 암과 심장 질환의 발병률 저하에 기여한다는 강력한 근거도 있고, 일각에서는 신체의 전반적인 기능 개선을 촉진할 수 있다는 결과를 내기도 했다. 권장 섭취량에 관한 의견의 일치는 아직 이루어지지 않았지만, 과일과 채소를 (한 번에 익힌 것으로 1컵이나 날것으로 2컵씩) 하루에 여러 번 섭취하는 방식으로 유익한 피토케미컬을 얻을 수 있다. 색깔이 밝은 것들과 잎이 많은 것들로 다양한 종류의 과일과 채소를 섭취하면 여러 종류의 피토케미컬이 잠재적인 건강 향상에 분명 도움을 줄 것이다.

다이어트 원칙에 맞는 음식 구성법

음식의 구성은 피트니스 관점에서 전체 결과에 미치는 영향이 5%에 불과하다. 이 말은 곧 한 가지 삼대영양소 공급원의 선택을 통한 변화가 고작 1~2%의 차이로만 이어진다는 뜻이다. 끔찍한 탄수화물을 버리고 완벽한 탄수화물로 갈아타 봐야 때로는 몇 달이 지나도록 체형이나 수행능력에 딱히 변화가 없어 보일 수 있다. 이 말을 뒤집어 보면, 이러한 변화가 장기적으로 건강에 미치는 영향이 더 크다는 뜻이다. 높은 수준의 피트니스를 추구하여 정진하는 장기적 능력은 전반적인 건강의 기초 위에 세워진다. 좋은 음식의 선택이 체형과 수행능력에 미치는 간접적 영향을 일평생 단위로 환산하면 5%를 훌쩍 넘을 수 있다. 요컨대 탄수화물 섭취를 팝 타르트와 감자 칩으로 하면서 몸매를 만들 수도 있겠지만, 수십 년 동안 멋진 몸매를 유지하고 싶다면 채소와 과일과 통곡물로 식단을 바꾸는 것이 전략적 측면에서 더 나을 것이다.

대부분의 경우, 삼대영양소 섭취량의 3/4 이상을 바람직한 식품으로 섭취한다면 음식의 구성을 좋게 했을 때 얻을 수 있는 최대의 효과를 누릴 수 있다. 나머지 1/4은 가공된 정크 푸드로 섭취해도 훈련이나 체형의 목표를 (거의) 방해하지 않을 것이다. 좋은 음식 구성의 가치는 특정 영양소의 충분한 섭취에 있기 때문이다.

이러한 영양소를 필수 섭취량만큼 충족한 이후에는 영양소를 더 섭취한다 해도 추가적인 이득이 주어지지 않는다. 가령 주로 단일불포화지방산으로 지방을 섭취하고 필수 지방 요구량을 규칙적으로 충족하는 경우, 포화지방을 조금 더 먹는다거나 정크 푸드로 트랜스지방을 가끔 더 먹는 것이 건강이나 수행능력이나 체성분에 부정적인 영향을 미친다는 근거는 아직 나오지 않았다. 건강에 좋은 미량영양소가 부족하다는 것이 정크 푸드의 단점인 만큼, 이러한 미량영양소의 최소 섭취량을 충족할 수만 있다면 정크 푸드를 적당히 조절할 수 있는 선에서 더 먹는 것 정도는 큰 문제가 되지 않는다. 다이어트 프로그램에 너그러운 여유를 가지면 다이어트의 압박에서 오는 스트레스를 줄이고 지속성을 높일 수 있다.

마지막으로, 음식의 구성이라는 관점에서 다이어트 프로그램을 검토할 때는 삼대영양소의 양이 극단으로 치달았을 때 신경을 바짝 곤두세워야 한다. 지방이 최소 섭취량까지 내려가는 지방 감량 다이어트의 막바지에서처럼 삼대영양소 전체가 매우 낮게 잡혀 있는 경우, 지방 공급원의 종류는 그 중요성이 엄청나게 커지기 시작한다. 이 시점에서는 필수 지방의 최소 섭취량을 확실히 맞출 수 있도록 오메가-3 지방산 보충제를 섭취하는 것이 현명하다. 저칼로리 다이어트 막바지 단계에 다다라 지방 섭취량을 최소로 밀어붙인 상태로 탄수화물을 줄여 지방 감량을 지속하려는 상황처럼 더 극단적인 경우에는, 미량영양소 섭취량을 건강한 수준으로 유지할 수 있도록 운동용 탄수화물 쉐이크와 흰쌀밥 대신 채소와 과일을 먹어야 할 수도 있다. 이 시점에서는 비타민 보충제가 필요해질 수도 있다.

챕터 요약

- 음식의 구성은 소화율, 소화 속도, 미량영양소 함량, 섬유질 함량 측면에서 바라본 음식의 질을 가리킨다.
- 단백질의 품질은 크게 필수아미노산 함량과 소화율로 결정되며, 미량영양소 함량도 작게나마 영향을 미친다.
- 탄수화물의 품질은 주로 탄수화물이 혈류로 흡수되는 속도인 소화 속도, 미량영양소 함량, 섬유질 함량으로 결정된다.
- 지방의 품질은 주로 지방의 종류에 따라 결정되며, 식단에서의 우선순위는 일반적으로 단일불포화지방, 다가불포화지방, 포화지방 순이며, 트랜스지방 섭취는 최소한으로 줄여야 한다.
- 균형 잡힌 식단은 일반적으로 미량영양소의 일일 요구량을 모두 충족하지만, 저칼로리 다이어트를 비롯해 특정 삼대영양소 섭취량을 줄여야 하는 기간에는 미량영양소 섭취량 확보를 위해 비타민 보충제를 섭취하는 것도 좋다.

CHAPTER 6

보충제와 수분 섭취

보충제와 수분 섭취는 다이어트의 최종 결과에서 5%를 차지한다. 생명 유지에 꼭 필요한 수분 섭취가 우선순위에서 왜 그렇게 낮은 순위에 있는지 궁금해하는 분도 있을 테다. 다행스럽게도 최상의 수행능력과 체성분에 필요한 수분은 건강에 필요한 수준과 거의 비슷하며, 대다수 사람들은 이 필요에 본능적으로 대응한다. 즉, 목이 마를 때 물을 마시는 것은 건강을 위해서나 피트니스를 위해서나 적절한 수분 섭취를 하게끔 한다. 다이어트를 통해 얻을 수 있는 근육 증량이나 지방 감량의 정도는 (극한 상황을 제외하면) 수분 섭취량과 거의 무관하다. 수행능력은 부적절한 수분 공급에 영향을 받을 수 있지만, 그 효과는 수분의 과잉이나 부족이 극단적으로 오래 지속될

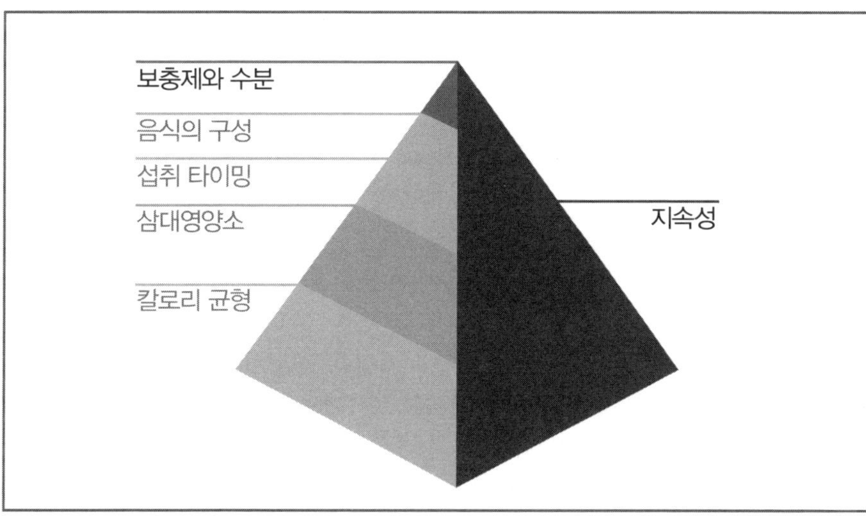

때만 확연히 나타난다.

보충제도 마찬가지로 피트니스의 결과에 작은 영향을 미치기 때문에 5%의 개선 폭을 수분과 함께 나눈다. 시중에서 구할 수 있는 수많은 보충제는 전혀 효과가 없으며, 가장 효과적인 보충제마저도 수행능력과 체성분에 극히 작은 영향을 미치는 것으로 나타났다. 검증된 보충제를 적절히 복용할 경우 (다이어트의 각 단계에서 1% 미만으로 이루어지는 개선마저도 10년이 쌓이면 눈에 띄는 차이로 벌어질 수 있다는 점에서) 장기적으로는 상당한 차이가 날 수 있다. 그러나 효과의 크기가 작기 때문에 보충제는 영향력이 큰 다이어트의 원칙을 철저히 이행한 후에 한해, 또한 보충제의 추가적인 사용이 스트레스를 주거나 지속성을 떨어뜨리지 않는 경우에만 고려해야 한다.

수분 섭취

수분 섭취의 정도를 평가한다는 것은 우리 몸의 여러 부위에 물이 얼마나 공급되었는가를 평가하는 것과 같다. 탈수dehydration(수분이 부족한 상태), 정상 수분euhydration(수분이 정상인 상태), 수분 과잉hyperhydration(수분이 과도한 상태)은 각각 우리 몸의 여러 부위에 수분이 너무 적은 것, 정상인 것, 너무 많은 것을 가리킨다. 트레이너와 영양사 중에는 수분 공급을 쓸데없이 최우선 순위로 강조하는 자들이 많다. 선수가 경기를 앞두고 수분을 끊어서 탈수에 빠진다거나 매우 더운 환경에서 극도로 힘든 운동을 하기 전에 물을 못 마셨다면야 수행능력에 매우 부정적인 영향을 미칠 수 있다. 그러나 통상적인 조건에서 수행능력에 부정적인 영향을 미치려면 수분 섭취에서 뭔가 한참 잘못되어 있어야 하며, 체성분에 영향을 미치려면 그보다도 심한 잘못이 있어야 한다. 앞서 이야기했듯 대다수 사람들은 갈증이 날 때 물을 마시는 것만으로도 거의 정상 수분에 다다르기 때문이다.

탈수 예방

평범한 사람이 물병을 가지고 다니며 시간과 양을 딱딱 맞춰서 (화장실까지 1시간마다 꼬박꼬박 가면서) 물을 마시고 있다면 시간과 집중력을 헛된 곳에 쓰는 것이나 다름없다. 칼로리와 삼대영양소와 타이밍의 원칙을 제대로 지킨 상태에서 목이 마를 때만 물을 마신다면 수분 섭취량을 아무리 세심히 조절해도 체성분에는 큰 차이가 나지 않는다. 하지만 스포츠 경기나 훈련처럼 땀으로 다량의 수분을 잃는 상황에서라면 수분 공급에 좀 더 신경을 쓰는 것이 바람직하다. 갈증을 느낄 때쯤에는 이미 탈수에 살짝 발을 담근 상태이기 때문이다. 즉, 고강도 훈련 세션을 돌리고 있다거나 더운 날에 경기를 치르는 것처럼 수분을 오랜 시간에 걸쳐 잃어야 하는 상황에서는 목이 마를 때만 물을 마시면 수분 공급이 늦어질 수 있다. 실험실에서 요 비중urinary specific gravity 검사를 통해 수분 공급 상태를 정확히 파악할 수는 있지만, 책상에 요 비중 검사 기구가 굴러다니는 사람이 과연 몇이나 있겠나. 평범한 사람이 훈련 과정에서 땀으로 상당량의 수분을 잃는 경우, 다음의 방식을 통해 자신의 수분 공급 정도를 평가하고 정상 수분을 유지할 수 있다.

1칼로리당 물 1.5ml

확실히 짚고 넘어간다. 이 방법은 보편적이지 않으며, 아마도 고된 훈련이나 경기에서의 수행능력을 위해 수분 섭취를 완벽하게 해야 하는 사람에게만 필요한 방법일 가능성이 크다. 이 권고안을 그대로 따를 경우, 일일 2,000kcal를 섭취하는 사람은 하루에 3,000ml(3리터)의 물을 섭취해야 한다. 미국식으로 하면 100kcal당 물 5온스에 해당하는 양이다. 이 수치는 등칼로리 조건에서 힘든 훈련에 임하는 사람을 대상으로 한 평균값이다. 칼로리를 줄여야 하는 상황이나 극도로 더운 환경에서 힘든 훈련을 하고 있다면 더 많은 수분이 필요할 수도 있다. 자신만의 값을 찾으려면 체중의 변화와 소변 색깔의 변화를 평가하는 것이 도움이 된다.

소변 색깔 관찰

정상 수분 상태에서 소변은 레모네이드처럼 옅은 노란색이어야 한다. 다량의 물을 빠르게 마셨다거나 술을 마셨다거나 하는 등의 특정 상황에서는 소변 색깔이 수분 공급 상태를 제대로 반영하지 못하기도 한다. 소변 색깔로 수분 공급 상태를 평가할 때는 몇 시간 또는 며칠간의 평균적인 색깔을 검토해 보는 방식이 가장 좋다. 소변 색깔이 계속 짙은 노란색을 띤다면 매일 물을 더 마셔야 한다. 이와 반대로 소변이 계속 투명하게 나온다면 물을 너무 많이 마시고 있을 가능성이 크다.

체중 관찰

등칼로리 상태이고 꼬박꼬박 체중계에 오르는 사람이라면, 체중은 수분 공급 정도의 평가에 특히 유용한 도구가 될 수 있다. 하루 중 체중 변화가 대부분 수분 균형에서 비롯되기 때문이다. 즉, 볼륨이 굉장히 큰 훈련을 해야 하는 날이라면 훈련 전후로 체중을 재서 수분 손실을 평가하고 그에 맞게 수분을 보충할 수 있다.

탈수 정도 파악

탈수는 수분 손실로 체중의 몇 퍼센트가 줄어들었는가를 기준으로 그 정도를 나눈다. 탈수가 심해질수록 수행능력은 줄어들고 건강상의 위험은 커진다.

1~2%: 경증 탈수
2~4%: 중등증 탈수
5~6%: 중증 탈수
7% 이상: 심한 중증 탈수

탈수의 정도에 따른 증상과 영향은 다음과 같다.

경증 탈수

- 갈증
- 집중력 저하
- 가벼운 피로
- 근력과 수행능력의 가벼운 저하

중등증 탈수

- 집중력의 분명한 저하
- 근력과 수행능력의 분명한 저하
- 체열 과잉의 위험성 증가
- 땀의 양 감소

중증 탈수

- 경련
- 호흡수 증가
- 심박출량 감소
- 오한
- 빠른 맥박
- 열탈진heat exhaustion 가능성(위약감, 구역, 어지럼증)

심한 중증 탈수

- 어지럼증
- 근육 경련
- 균형감각 상실
- 실신
- 환각
- 열사병heat stroke 가능성
- 극단적인 체온 상승
- 의식 상실 가능성
- 쇼크 및 혼수 가능성
- 사망 가능성

MMA를 비롯해 체급이 있는 여러 스포츠에서 선수들이 '수분 커팅water weight cut'의 한계를 시험한다는 말을 들어본 적이 있을 텐데, 중증 탈수의 위험이 있는 만큼 우리는 수분 커팅을 총 체중의 5% 이내로 제한할 것을 권한다. 수분 커팅으로 체중의 10% 이상을 걷어내면 정말로 죽을 수 있다. 계체량이 없는 스포츠에서 뛰는 분이나 기타 실용적인 이유로 다이어트를 하는 분들은 수분 커팅에 쓰이는 기술이나 보충제를 피해야 한다.

체중의 5%까지 걷어내는 안전한 수분 커팅법은 15장에서 살펴볼 것이다.

수분 섭취 프로토콜

훈련 전 수분 섭취

평범한 사람은 위장관이 시간당 흡수하는 수분의 약 2배를 땀으로 배출할 수 있으므로, 고강도 활동에서 어느 정도의 탈수는 사실상 불가피하다. 살짝 탈수된 상태로 혹독한 훈련이나 경기에 임한다면 이미 패배한 것이나 다름없다. 훈련이나 경기를 앞두고 있다면 수분을 꼬박꼬박 섭취하고 체중과 소변 색깔을 관찰하면서 수분 공급이 원활히 되게끔 해야 한다. 지방 감량이나 근육 증량 중이라 체중이 날마다 변하고 있는 상황이라면, 소변 색깔은 훈련 전 수분 공급 상황을 확인하는 가장 훌륭한 도구가 될 것이다.

훈련 중 수분 섭취

훈련이나 경기 중의 수분 섭취 기본 권장량은 힘든 활동 20분당 물 5온스(약 150ml) 정도이다. 선선한 곳에서 덜 힘들게 훈련할 때는 이보다 적게, 더운 곳에서 더 힘들게 훈련할 대는 이보다 많이 마셔야 할 수 있다. 이때 수분과 전해질을 같이 섭취하는 것이 매우 강력히 권고된다. 스포츠 음료를 마시는 방법도 있고, 전해질 알약이나 분말을 물과 함께 섭취하는 방법도 있다.

훈련 후 수분 섭취

앞서 언급했듯 위장관 안으로 들어오는 수분이 전부 몸 안으로 흡수되는 것은 아니다. 약 1/3은 소변으로 배출된다. 이 말은 곧 훈련 세션 중에 땀으로 2kg을 잃었다면 훈련 후 완전한 수분 보충을 위해 실제로 3kg의 수분을 섭취해야 한다는 뜻이다. 불편함 없는 최상의 수분 흡수를 위해 수분 보충은 비교적 점진적으로 이루어져야 한다. 보통은 필요한 양을 채울 때까지 훈련 후 15분마다 약 8온스(약 250ml)의 물을 섭취하는 것을 기준으로 삼는다. 액체에 전해질이 있거나 음식과 함께 섭취할 경우, 전해질이 수분 흡수를 촉진하므로 정상 수분 상태에 더 빨리 도달할 수 있다. 특히 짧은 시간에 전해질 없이 다량의 물을 마시면 저나트륨혈증이라고 하는 위험한 전해질 결핍증이 유발될 수 있다.

저나트륨혈증의 예방

전해질이 들어있는 액체로 수분을 과잉 공급할 경우 복부 팽만감과 과도한 소변 생성이 뒤따르지만, 이는 불편한 일일 뿐 위험하지도 않고 대개는 수행능력에 극단적인 영향을 미치지도 않는다. (순수한 물처럼) 전해질이 (거의) 전혀 없는 액체를 과도하게 섭취하면 소변으로 전해질이 유실되므로 잠재적으로 생명을 위협할 수 있는 상태인 저나트륨혈증을 유발할 수 있다. 이 경우 수분 공급용으로 마시는 액체에 들어있는 전해질이 잦은 소변 배출로 유실되는 양에 미치지 못하기 때문에, 몸속 전해질 농도가 너무 낮아질 수 있다. 이렇게 되면 골격근, 심장, 신경계의 기본 기능에 문제가 생기고 심한 경우 사망까지 일으키기도 한다.

(땀을 많이 흘려 전해질이 유실되는) 고된 훈련 중이나 후에 물로만 수분 공급을 하는 것은 스포츠나 운동 현장에서 발생하는 저나트륨혈증의 가장 흔한 원인이다. (한 번에 3~4리터씩) 물을 빠르게 마실수록 저나트륨혈증 발생 가능성은 커진다. 저칼로리 다이어트에서는 적은 음식 섭취량으로 인해 전해질 섭취량이 더 적어지므로 저나트륨혈증의 위험이 더 커진다. 염분 민감성 고혈압이 있거나 염분 섭취를 제한

해야 하는 질환을 앓는 사람이 아니라면 이 문제는 저염식으로 더 나빠질 수 있으므로, 저칼로리 다이어트에서는 염분 제한의 이점이 없을 것이다. 게다가 저나트륨혈증의 초기 증상은 다른 많은 상태와 유사하기까지 하다.

구역감과 구토 등이 흔하고, 무력감, 정신적 피로, 두통, 근력 약화, 쥐, 경련도 비교적 흔하며, 의식 저하나 사망도 발생할 수 있다. 저나트륨혈증을 예방하는 최고의 방법은 힘든 훈련과 경기 도중이나 이후에 전해질이 들어간 음료를 마시는 것이다. 훈련 후에 맹물을 마셔야 한다면, 한 번에 마시는 양은 1리터 미만으로 천천히 음식과 함께 섭취해야 한다.

보충제

효과적인 보충제 찾기

보충제는 식단에서 꼬박꼬박 먹는 음식 외에 섭취하는 추가적인 물질을 가리킨다. 이러한 보충제는 보통 음식으로 할 수 있는 것보다 체성분이나 수행능력이나 건강을 증진시키려는 명확한 의도를 가지고 섭취된다. 그러나 오늘날 우리가 섭취하는 대다수 보충제는 수행능력이나 체성분 개선에 아무런 도움이 되지 않는다. 수많은 보충제가 체성분과 수행능력을 개선한다고 주장하지만, 여기에는 그럴싸한 생물학적 기전마저도 없다. 요컨대 보충제의 화학적 구조와 인간의 생리적 측면을 고려할 때, 의도한 효과를 정확히 맞출 수 있는 이론적 수단이 없다는 뜻이다. 물론 이들 보충제가 아직 알려지지 않은 기전을 통해 작용할 가능성도 있는 만큼, 기전을 이해하지 못한 상태에서도 어떤 결과가 나오는지는 시험해 보아야 한다. 무작위 대조 연구randomized controlled trial를 하면 보충제의 실제 효과 여부를 확인할 수 있다. 시중에 나와 있는 보충제(특히 허브와 자연물 계열) 중 다수는 이러한 방식으로 검증된 적이 없고, 따라서 주장에 대한 근거가 없다. 테스트를 거친 수백 가지 보충제 중에도 수행능력과 체성분에 영향을 미치는 것은 극히 일부에 불과하다. 근거도 없이 수행능력과 건강에 효능이 있다는 주장 덕분에 다이어터들은 불필요한 제품에 돈을 써댄다. 포장지에 '이 문구는 FDA에서 검증된 바 없음'이라는 면책 조항을 함께 쓰기만 하면, (적어도 미국에서만큼은) 업체들의 이러한 근거 없는 주장이 법적으로 허용되어 있다.

효과가 아예 없는 보충제는 거의 없으므로, 검증된 보충제를 고를 줄 아는 것이 중요하다. 보충제를 고를 때는 보충제에 얽힌 연구의 결론과 역사와 연구량을 함께 알아야 한다. 보충제의 효과를 긍정하는 연구가 많을수록 우연이나 오류로 결론을 내렸을 가능성이 줄어든다. 보충제에 관한 자료를 요약하여 명쾌한 결론을 내린 리뷰 논문이 있다는 것도 좋은 신호이다. 특정 보충제가 노인 인구에서 더 큰 영향을 미친다거나 남성에게는 이러한 영향을 미치고 여성에게는 다른 영향을 미친다거나 하는 등, 반복된 연구 건수가 많으면 다양한 인구집단에서 어떠한 반응이 나타나는지 알아보기 좋다. 서로 무관한 여러 연구실에서 보충제를 테스트하고 그 효과에 긍정적일수록 더 나은 보충제로 볼 수 있다. 종단 연구longitudinal study나 장기 연구 또한 결과의 신뢰도를 높인다. 보충제는 출시 초기보다 한참의 시간이 흐른 뒤에야 더 정밀한 검증을 받는 경우가 많으며, 후기의 연구는 초반의 희망적인 결과보다 더 조심스럽고 비판적일 수 있다. 연구 이력은 5년 이상인 것이 좋고, 역사가 깊을수록 더 좋다. 연구에서 보이는 공통의 내용도 중요하다. 다만 보충제에 관한 연구가 오랜 세월 이어지며 여러 차례 동일한 효과가 나왔다 해도, 설계가 잘 된 일부 연구에서는 앞선 연구의 결론에 의문을 제기할 만한 반대의 결과가 나오기도 한다.

보충제 선택에 영향을 미치는 또 다른 요소는 실사용자의 피드백이다. 보충제의 효과 확인이라는 측면에서는 실험실 테스트도 매우 중요하지만, 현실에서 해당 보충제를 오랫동안 써 온 사람 또한 보충제에 실질적인 효과가 있는지에 대해 중요한 정보를 제공할 수 있다. 가령 중탄산나트륨의 경우 실험실에서는 검증되었지만, 실제 선수들은 경기력 향상에 필요한 양을 섭취하면 매우 높은 확률로 폭풍 같은 설사를 했던 탓에 이를 멀리했다. 보충제에 효과가 있다고 판단하려면 자료가 충분한지, 연구의 역사가 긴지, 해당 연구들에서 공통된 의견이 나오는지, 실사용자의 긍정적 피드백이 있는지 등의 네 가지 기준을 만족해야 한다.

효과가 있는 보충제

이 책을 쓰는 지금 이 순간, 시중에 나와 있는 보충제 중에서 앞선 네 가지 기준을 모두 만족하는 보충제는 아래 일곱 가지이다.

- 카페인
- 유청단백질
- 카제인 단백질
- 크레아틴
- 탄수화물 보충제
- 종합 비타민 · 미네랄 보충제
- 오메가-3 보충제

카페인

카페인은 교감신경 활성제로, (싸움-도망 반응에 연관된) 교감신경 신경계를 활성화하며, 예측할 수 있는 효과는 다음과 같다.

- 주의 · 집중력 향상
- 통증 내성 증가
- 고반복 수행능력 및 지구력 향상
- 동기 수준 향상
- 공복감 감소

카페인은 각성제의 일종으로, 각성제들은 대개 그 생리적 효과가 거의 같다. 시중에는 카페인 이외의 각성 성분이 들어있는 식품이나 보충제도 있지만, 확연한 효과를 보일 만큼의 함량은 아니다. 게다가 카페인 이외의 각성제는 상당수가 규제를 받는 물질이다. 카페인은 쉽게 수할 수 있고, 세월을 통해 검증되었으며, FDA 승인도 받았다. 카페인은 일반적으로 주어진 세션에서 더 힘든 훈련을 소화할 수 있게 하며, 특히 고되거나 세션 시간이 긴 워크아웃, 또는 피곤한 상태나 저칼로리 상태일 때 해야 하는 워크아웃에서 유용하다.

유청단백질

유청단백질(웨이 프로틴whey protein)은 자연 유래 단백질 중 하나로, 우유에 들어 있다. 유청단백질은 우리가 섭취할 수 있는 단백질 식품 중 소화 속도가 가장 빠른 녀석 중 하나이자, 동시에 지금까지의 연구에 따르면 가장 품질이 높은 단백질 중 하나이기도 하다. 사실 이전의 단백질 품질 척도에서는 계란을 100점으로 하여 '최고 품질의 단백질'의 기준으로 삼았는데, 분리 유청단백질은 100점 이상을 기록했다. 유청은 소화 속도가 빨라 훌륭한 훈련 중 단백질 공급원으로 쓰인다. 시중에 판매되는 유청단백질은 크게 (최저 순도의) WPCwhey protein concentrate(농축 유청 단백), (중간 순도의) WPIwhey protein isolate(분리 유청 단백), (최고 순도의) WPHwhey protein hydrolysate(가수분해 유청 단백)의 세 가지 범주로 나뉜다. WPC는 어쨌거나 값이 가장 싸고 여전히 매우 효과적이므로, 위장이 예민한 분이나 돈이 썩어나는 분이 아니라면 최고의 선택이다. WPI는 위장 장애를 일으키는 경우가 거의 없고 순도가 매우 높지만, WPC보다는 비싸다. 유제품에 매우 민감한 분이라면 WPH를 쓸 수 있지만, 가격이 사악한 제품이 많다는 점은 알아두어야 한다.

카제인 단백질

카제인casein은 (유청단백질과 함께) 우유에 들어있는 단백질 중 하나이다. 소화 시간 측면에서 카제인은 유청단백질과 정반대이다. 카제인이 완전히 소화되어 흡수되려면 다른 음식을 같이 먹지 않은 상황에서도 최대 7시간이 걸린다. 이는 곧 카제인을 섭취한 뒤 아미노산이 혈액으로 오랜 시간 점진적이고 일정하게 운반된다는 뜻이므로, 취침 전이나 장시간 식사를 할 수 없을 때는 카제인이 훌륭한 단백질 공급원 역할을 할 수 있다.

탄수화물 보충제

덱스트로스, 게토레이, 파워에이드 등의 액상형 탄수화물 식품은 가공이 되어 있으므로 더 빠르고 쉽게 소화된다. 물론 왁시메이즈Waximaize처럼 매우 느리게 소화되는 탄수화물 분말도 있다. 탄수화물 분말에는 일반적으로 다른 영양소가 매우 적게 들어있기 때문에, 일일 탄수화물 할당량에서 차지하는 비중이 높으면 안 된다. 하지만 소화가 빠른 탄수화물은 운동 중에 섭취하기 매우 좋고, 이런 탄수화물을 훈련 중 섭취했을 때의 이점에 관한 자료도 상당히 많다. 느리게 소화되는 탄수화물은 카제인 단백질과 섞어서 간편식 대용으로 편하게 먹기도 좋다.

크레아틴

크레아틴creatine은 우리 몸에서 자연적으로 생겨난다. 근육 조직에서 크레아틴은 ATP(아데노신 삼인산)의 완충제buffer 역할을 한다. ATP는 음식에서 나온 에너지를 저장하고, 근수축을 포함하여 우리 몸의 거의 모든 세포 수준 반응에 연료를 공급하는 분자이다. ATP는 매우 강력하지만, 인간의 몸은 최대 근수축을 약 1~3초 정도 유지할 만큼의 ATP만 지니고 있다. 거의 모든 종목에서 훈련 시간은 1~3초보다 긴 만큼, 이보다 긴 시간으로 최대의 힘을 내려면 ATP가 재충전되어야 한다. 크레아틴인산creatine phosphate 시스템은 거의 즉시 수준으로 이러한 재충전을 가능케 한다(그림 6.1). 세포 내에 크레아틴이 많을수록 훈련에서 최대치에 가까운 힘을 더 오래 낼 수 있다. 즉, 바벨 컬을 20kg으로 10회 반복할 수 있는 사람에게 크레아틴이 많으면 12회 이상을 할 수도 있다는 뜻이다.

여러 연구에서 크레아틴이 지닌 근육 성장 · 유지 효과와 수행능력 향상 효과는 매우 일관되게 나타난다. 크레아틴의 효과 자체는 의심할 필요가 없지만, 그 작용 기전은 여전히 불분명하다. 크레아틴의 근육 성장과 유지에 미치는 효과는 (그 자체만으로 근비대를 유발하는 것으로 보이는) 세포의 팽창, 또는 훈련의 볼륨과 강도를 다소

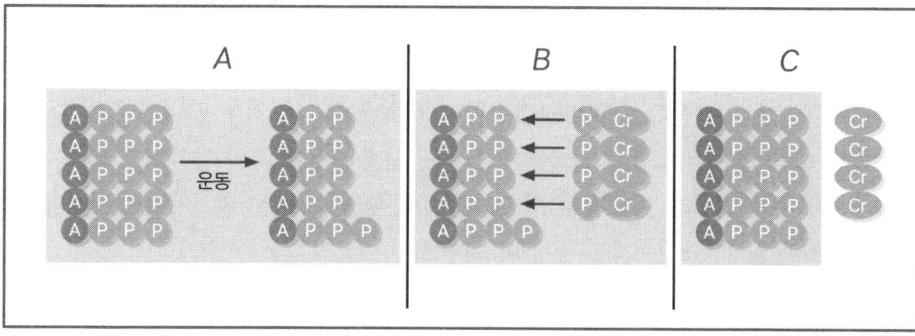

그림 6.1 (A) 힘든 훈련을 하면 ATP가 ADP로 전환되는 과정에서 훈련에 쓰일 에너지가 방출되며 인산염이 고갈된다. 그림에서는 APPP가 APP로 바뀌는 것으로 표현해 놓았다. (B) 크레아틴인산은 고갈된 ADP에 인산기를 제공하여 에너지를 공급능력을 가진 ATP로 만든다. 그림에서는 PCr(크레아틴인산)이 P를 공급해 APP가 APPP로 바뀌는 것으로 표현해 놓았다. (C) 크레아틴을 잃은 인산기가 ADP에 공급되는 과정이 반복된다. 근육에 크레아틴이 많이 있다는 말은 ATP가 쉽게 쓸 수 있는 에너지가 많음을 뜻한다.

높여 주는 수행능력의 향상과 연관되어 있는 것으로 보인다. 기전이야 어찌 됐건 간에, 크레아틴은 수행능력과 체형 면에서 결과의 또렷한 향상을 지속적으로 뒷받침한다. (스트렝스 · 파워 스포츠 수행능력과 연관된) 속근 섬유fast-twitch fiber가 많은 사람일수록 크레아틴 보충제의 효과를 많이 보는 경향이 있다. 크레아틴은 동물성 단백질, 특히 적색육(붉은 고기)에 많이 들어있으므로, 비건을 비롯한 채식주의자 또한 육식을 하는 사람들보다 크레아틴의 효과를 많이 볼 수 있다.

크레아틴 보충제를 사용하면 첫 1~2주 동안은 체중 증가가 매우 흔히 일어나며, 이전 체중의 최대 3%까지 늘어날 수 있다. 근육 내의 수분 저류가 이러한 체중 증가를 유발한다. 근육 조직이 물을 머금고 있으면 살이 찐 것보다는 근육이 빵빵해진 것처럼 보이는 만큼 외모 면에서 신경 쓸 이유는 없지만, 물 무게는 크레아틴 보충제를 끊어도 일주일 동안 천천히 떨어지기 때문에 계체량을 해야 하는 선수라면 신중하게 접근해야 한다. 크레아틴을 먹고 배탈이 나는 사람도 있다. 이런 분들은 크레아틴 에틸 에스터creatine ethyl ester 등의 화학적 결합물 형태로 크레아틴을 섭취하는 방법이 권고되어 왔는데, 불행히도 이처럼 색다른 형태의 크레아틴 보충제는 모노크레아틴creatine monohydrate(크레아틴 일수화물)만큼의 효과를 내지 못하는 것으로 보인다. 현재로서는 모노크레아틴을 섭취하는 것이 최선이다. 만일 크레아틴을 먹고 배탈이 난다면, 배탈을 겪으면서까지 피트니스 수준을 조금이라도 높여야 하는지 고민해 보아야 한다.

종합 비타민

대부분의 영양소는 단백질, 채소, 과일, 통곡물, 건강한 지방으로 균형이 잘 잡힌 식단을 통해 충분히 섭취할 수 있다. 건강한 식생활을 유지하기 어렵다거나 칼로리를 줄여야만 하는 상황에서 종합 비타민제를 매일 복용하면 부족한 영양소가 없게 만들 수 있다. 필수 비타민과 미네랄의 최소 섭취량은 이미 잘 밝혀져 있으며, 식사를 통해 그 양을 채우지 못하는 경우 종합 비타민제가 이를 보완해줄 수 있다.

오메가-3 보충제

전형적인 서구식 식단에서 오메가-3 섭취량은 낮을 때가 많다. (기름진 생선처럼) 오메가-3가 들어있는 식품을 자주 섭취하지 않는다면 매우 건강한 식단에서도 가벼운 결핍이 이어질 수 있다. 오메가-3 보충제를 직접적으로 다룬 연구에서는 건강과 인지능력에 관한 효과가 있다는 연구 결과를 보이기도 했다. (다만 과거에 생각했던 것과 달리 심혈관계의 개선에 미치는 영향은 없을 수도 있다.)

이외의 보충제에 관한 심층 연구에 관심이 있다면 Examine.com에서 보충제 관련 업계 표준 연구 동향을 확인해 보기 바란다.

챕터 요약

- 보통은 갈증이 날 때 음료를 마시는 정도만으로도 필요한 양의 수분을 섭취할 수 있지만, 더운 곳에서 운동하거나 땀을 많이 흘리는 경우 보다 세심한 수분 섭취가 필요하다.
- 소변 색깔과 체중 변화는 탈수 정도를 간단히 평가할 수 있는 도구이다.
- 전해질 없이 과도한 수분을 섭취하면 저나트륨혈증을 유발할 수 있다.
- 대다수 보충제는 효과를 뒷받침할 근거가 없으며, 가장 효과적이라고 하는 보충제 또한 피트니스 측면에서 결과에 미치는 영향은 미미하다.
- 체성분, 수행능력, 건강에 가장 도움이 되는 보충제로 카페인, 유청단백질, 카제인 단백질, 크레아틴, 탄수화물 보충제, 종합 비타민, 오메가-3를 꼽을 수 있다.

CHAPTER 7

지속성

원하는 결과를 얻기 위해 다이어트를 한 치의 오차 없이 지속할 필요까지는 없지만, 정확하고 꾸준한 다이어트를 이어나갈수록 최상에 가까운 결과를 얻을 수 있다. 어떤 다이어트를 하고 있는가에 따라 '지속성'의 의미는 조금씩 달라질 수 있다. 지방 감량 다이어트에서 지속성은 끼니당 정해진 칼로리와 삼대영양소의 양을 유지하고, 정해진 시간에 식사하고, 건강한 음식을 고르고, 보충제를 계획대로 먹는 것을 뜻한다. 간식을 건너뛰고 정해진 것 이외의 음식을 피하는 것도 물론 들어간다. 앞의 조건은 근육 증량 다이어트에도 똑같이 적용되지만, 과자를 조금 더 먹거나 '치팅 밀'을 먹거나 조금 덜 건강한 음식을 고르는 것은 고칼로리 다이어트라는 측면에서 결과를 망치지 않으므로 지속성 유지에 도움이 될 수도 있다. 일단 목표에 따라 논리적인 다이어트 계획을 세운 뒤에는 계획의 성실한 이행만이 결과를 좌우한다.

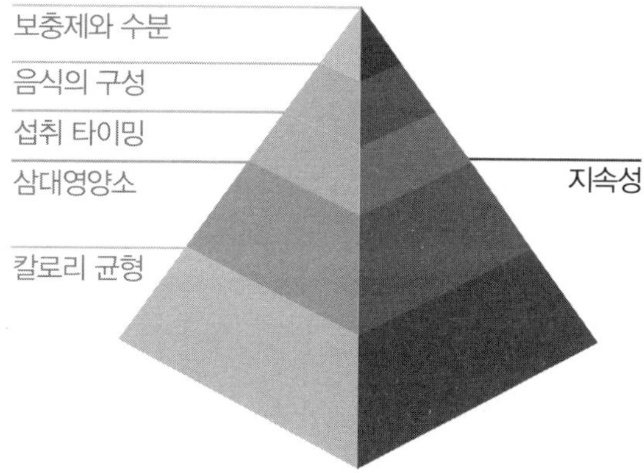

타이밍

어떤 다이어트를 언제부터

어떤 다이어트를 언제부터 할지 결정하는 것은 지속성에 영향을 준다는 점에서 중요한 문제이다. 다이어트 타이밍을 자유로이 고를 수 있고 스포츠 경기에 나갈 계획이 없다면, 여행 같은 사건이나 사회적 제약에 구애받지 않는 기간을 고르는 것이 가장 좋다. 즉, 가야 할 결혼식이 있거나 휴가를 앞두고 있다면 지방 감량 다이어트를 계획하지 말고, 메뉴나 식사 시간을 마음대로 통제할 수 없다면 근육 증량 다이어트를 계획하지 말아야 한다.

수면과 스트레스

지방 감량 다이어트에서나 근육 증량 다이어트에서나 근육의 유지와 성장을 최대로 끌어올리는 것이 가장 중요하다. 수면 부족과 스트레스는 회복에 직접적인 영향을 미쳐 근육을 유지하고 키우는 능력에 악영향을 줄 뿐만 아니라, 다이어트 프로그램을 엄격하게 지속하는 능력에도 영향을 준다. 체성분 개선을 위한 다이어트는 필연적으로 스트레스도 심하고 괴로울 수밖에 없다. 수면 부족이나 추가적인 스트레스 요인은 의지력을 갉아먹는다. 스트레스가 적고 잠을 규칙적으로 잘 수 있는 시기에 맞추어 다이어트를 시작하면 지속성과 성공 가능성이 크게 높아진다.

지속성과 개인차

체중 변동의 속도와 기간

지방 감량과 근육 증량에는 각기 안전하고 효과적인 체중 변동 속도와 기간이 있는데, 구체적인 범위는 9장에서 자세히 다룰 것이다. 감량이나 증량의 속도는 대부분 개인적 선호에 따라 정해진다. 다이어트의 속도와 기간을 결정할 때는 그 속도와 기간으로 다이어트를 지속할 수 있는가를 따져보아야 한다.

근육 증량 다이어트의 속도와 기간

근육 증량 다이어트를 시작하기 전에는 본인에게 지방을 늘릴 의지가 얼마나 있는지 확인하는 것이 무척 중요하다. 버틸 수 있는 한계는 현실적으로 설정해야 한다. 세상에는 더 많은 근육을 얻기 위해 몇 달 정도 군살이 덕지덕지 붙는 것쯤은 너끈히 버티는 사람도 있고, 데피니션이 조금 사라졌을 뿐인데 깊이 좌절한 채 체성분 변화를 위한 장기 계획을 포기하고 다이어트를 끝내는 사람도 있다. 다이어트를 시작하기 전에 지방 증가를 얼마나 용인할 수 있는지 제대로 알거나 정직하게 추정할 수 있다면 목표를 향한 다이어트 계획의 장단기적 준수에 도움이 된다.

지방 감량 다이어트의 속도와 기간

지방 감량 다이어트를 시작하기 전에는 공복감과 불편함을 얼마나 오래 견딜 수 있는지 정직하게 평가해야 한다. 극한의 다이어트로 얻을 최상의 결과는 누구나 즐겁게 상상할 수 있지만, 극한의 저칼로리는 지속성을 너무 쉽게 무너뜨리므로 최소한의 결과조차 못 얻을 수 있다.

한계 설정에는 다소간의 시행착오가 필요할 수 있지만, 다양한 속도와 기간으로 체중 감량을 하고 나면 이 경험을 바탕으로 지속성을 극대화할 수 있는 이상적인 속도와 시간을 찾을 수 있을 것이다.

지속성의 여섯 가지 구조적 모델

모든 다이어트는 시작과 중간과 결말 구간이 있으며, 각 구간에는 제가끔의 도전과제가 놓여있다. 이상적으로는 지방을 줄이거나 근육을 늘린 다음에도 과학적으로 올바르고 건강한 다이어트 습관이 지속될 것이니만큼, 여기서 '결말'은 특정 다이어트를 끝마치고 등칼로리 체중 유지 단계로 돌아가 건강하게 사는 것으로 정의할 수 있다. 지속성을 높이는 요인은 다이어트 과정에서 특징적으로 구별되는 각 단계에 따라 여섯 가지로 나눌 수 있다.

지속성을 높이는 이들 여섯 가지 요인을 다이어트 도중에 전형적으로 나타나는 시간 순서에 따라 나열하면 다음과 같다.

1. 영감inspiration
2. 동기motivation
3. 의도intention
4. 절제discipline
5. 습관habit
6. 열정passion

이제 이들을 하나하나 정의한 다음, 각 단계에서 성공 확률을 극대화할 수 있는 행동에 무엇이 있는지 알아보자.

영감

영감은 다이어트를 시작하게 만드는 첫 느낌을 가리킨다. 영감은 SNS에서 인상적인 비포-애프터 사진을 보고 자극을 받아 비슷한 몸매를 갖고자 하는 것처럼 긍정적인 것일 수도 있고, 최근에 찍힌 사진을 보고 이상적이었던 자신의 모습에서 얼마나 벗어났는지 깨닫는 것처럼 부정적인 것일 수도 있다. 영감은 변화를 결심하고 다이어트를 시작하게 만드는 원동력으로, 초반에는 지속성에 강렬하고 감정적인 촉진제 역할을 하지만, 약발이 그리 길지는 않다.

영감을 통해 자신이나 타인의 다이어트를 유도하려는 경우, 긍정적 영감이 부정적 영감보다 지속성에 효과적인 영향을 미칠 가능성이 크다는 사실을 이해하면 좋다. 아동 심리학에서도 비슷한 내용을 확인할 수 있는데, 긍정적인 보상에 대한 희망을 통해 행동 변화를 유도하는 방식은 모욕과 수치를 통해 행동 변화를 유도하는 방식보다 장기적으로 봤을 때 더 효과적인 경우가 많다. 타인에게 영감을 주려 할 때는 모범을 보이는 방식이 좋다. 단, 타인에게 긍정적 영감을 주려거든 교묘하게 할수록 좋다. 사람들은 남의 소망이 아니라 자신의 소망으로 변해야 하고, 또 그렇게만 변할 수 있다.

동기

동기는 다이어트 초반 몇 주 동안 목표 달성을 유도하고 지속성을 높이는 강력한 촉진 요인이다. 다이어트를 하겠다는 결심은 '몸 좀 만들어야겠다'는 영감에서 출발할 수 있지만, 동기 단계는 '몸을 만든다'가 무엇인지 정의한 다음에야 시작된다. 목표를 정의하고 나면 그 목표를 마음에 새기는 행위가 지속성 향상에 도움이 된다. 극초반에 찾아온 영감의 물결이 잦아들고 나면 더더욱.

동기는 강력하지만 사그라들기 쉬운데, 지방 감량 다이어트에서 에너지가 낮은 경우에 특히 그렇다. 모닝커피를 마시며 하늘로 치솟았던 동기가, 직장에서 긴 하루를 보내고 집에 돌아올 때쯤에는 시궁창에 처박혀 있을 수 있다. (앞에서 설명했듯) 감당할 수 있는 속도와 기간을 택해 현실적이지만 적당히 높게 목표를 잡아 놓으면 지속성을 높여줄 만큼의 동기 수준을 유지하는 데 도움이 된다. 목표를 설정했다면 다이어트 초반 몇 주간은 다이어트를 통해 무엇을 얻고 싶었는지 매일 한 번이나 일주일에 한 번씩 상기하는 것도 동기 유지에 큰 도움이 된다. 냉장고에 쪽지를 붙이는 것도 좋고, 몸에 꽉 끼던 바지를 입어보는 것도 좋고, 아니면 나중에 경쟁에서 맞붙게 될 상대를 떠올리며 처음에 왜 이런 목표를 세웠는가 곱씹어보는 것도 좋다.

의도

동기는 다다라야 할 명확한 목적지를 안내해 주지만, 지도에 목적지를 표시한 것만으로는 그곳에 다다를 수 없듯, 목적지만으로는 뭔가를 했다고 할 수 없다. 원하는 곳에 도달하려면 차에 올라타 운전을 해야 하듯, 다이어트에서 목표를 달성하려면 다이어트 계획을 세우고 이를 지켜야 한다. 의도는 계획을 세우기 위해 영감과 동기를 적용하는 것으로, 내비게이션 앱의 안내 메시지처럼 목적지에 다다르기 위해 무엇을 해야 하는지 알려준다. 동기가 제아무리 강해도 계획이 없거나 계획을 따를 의도가 없다면 아무런 결과도 볼 수 없다.

의도는 계획을 충실히 이행하게 하므로, 의도를 충실히 이행하려면 무엇보다도 계획을 세우는 것이 가장 중요하다. 앞으로 3개월간 7kg을 감량한다는 생각 자체는 좋지만, 그 목적을 달성하려면 내일과 모레와 글피와 그 이후에 어떤 식사를 할 것인지 구체적으로 정해야 한다.

절제

다이어트 계획을 따르려면 의도를 명확히 설정해야 하지만, 동기와 의도만으로 이 계획에 매번 마법 같은 지속성이 생겨나지는 않는다. 높은 의도와 낮은 동기의 간극을 메우기 위해 필요한 것이 바로 절제이다.

절제는 주어진 일을 완수하기 위해 의지력을 발휘하는 것이다. 의지력은 유한하기에 항상 써먹을 수는 없지만, 동기가 한순간 낮아지면 발동해야 한다. 계획을 지키려는 마음이 들지 않아도 지켜 나가는 것, 그 또한 절제의 한 얼굴이다.

앞으로 몇 번이고 그만두고 싶은 마음이 들 것임을 알고 나서 다이어트를 시작한다면 절제는 보다 쉬워질 것이다. 하다 보면 힘든 상황이 닥칠 텐데, 그때마다 절제심을 가지고 의지력을 발휘할 것을 미리 아는 것만으로도 우리는 중도에 하차하지 않을 수 있다.

습관

의지력은 유한하므로, 번아웃의 위험 없이 절제를 매번 가져다 쓸 수는 없다. 영감으로 출발하여 동기로 목표를 세우고 의도로 계획을 짜고 절제로 험로를 건너는 다이어트의 여정에 뛰어든 지 한참의 시간이 흐른 뒤에 당신이 실천해 온 다이어트는 습관이 되어 있을 테다. 몇 주나 몇 달씩 이어진 다이어트 속에서 형성된 습관 덕분에 다이어트를 매일 지속하기가 더 편해진다. 쉽게 지속할 수 있기에 동기가 낮고 의지력이 고갈된 날조차도 처음 다이어트를 시작한 날보다 더 편해진다는 뜻이다.

습관이 형성되려면 다이어트 초기 단계에서의 지속성이 전제되어야 한다. 엄격한 계획 준수가 결국에는 습관의 형태로 돌아와 다이어트에서 마주할 고난에서 우리를 구원해 준다는 사실을 기억한다면 초반부의 계획 준수에 큰 동기로 작용할 것이다. 습관이 완전히 제자리를 찾기 전인 초반 몇 주가 다이어트에서 가장 힘든 시기이다. 습관이 모양을 갖추고 완전히 자리잡는 과정에 속도를 붙이려면, 식단과 생활 방식을 습관 형성에 도움이 되게끔 설정해야 한다. 식사를 준비하는 법을 배우고 매주 같은 요일에 규칙적으로 연습하자. 같은 요일에 훈련하고, 기상과 훈련과 취침도 각기 비슷한 시간에 하는 규칙적인 일정을 유지하자. 계획을 어기지 않도록 간편히 먹을 수 있는 건강한 음식을 확보해 두자. 다이어트에서 해내는 실천들이 자동화되고 나면 습관은 훨씬 빠르게 자리를 잡을 것이며, 미처 깨닫기도 전에 지속성이 숨 쉬듯 몸에 깃들어 있을 것이다.

열정

체성분 변화를 몇 년 정도 이어나가다 보면 어느샌가 다이어트를 실행하는 과정을 좋아하는 자신을 발견하게 될 테다. 수행능력이 높아지고, 건강하게 식사하고, 지방 감량과 근육 증량이라는 효과를 누리고, 자신의 외모와 감정에 통제력을 가지는 경험은 다분히 중독적이다. 이 과정을 사랑하다 보면 진정한 열정이 생겨나는데, 그때부터는 지속성 따위에 그리 집착할 이유가 없어진다.

열정은 도전적이면서도 현실적인 다이어트 목표를 선택하고, 계획을 준수하고, 반복되는 성공을 경험하면서 빚어진다. 그렇게 거둔 성공 하나하나가 당신과 다이어트 사이의 관계를 긍정적으로 바꿔 놓을 것이다. 밥상에 올릴 식재료를 참신한 것으로 고르고, 도전과 결과를 즐기고, 비슷한 목표와 마음가짐으로 다이어트에 임하는 다른 사람과 이어질 수도 있다. 열정은 본질적으로 선택할 수 있는 것이 아니며, 열정이 끓거나 식는 것은 개개인에게 달려 있다. 내가 고른 목표가 다른 사람의 만족이나 감동을 위한 것이 아니라 나 자신을 위한 것임을 확인한다면 열정은 더더욱 끓어오를 것이다. 물론 열정이 성공의 필수 조건은 아니다. 목표가 현실적이라면 잘 키워둔 습관만으로도 충분히 성공할 수 있다. 열정이 있다면 다이어트가 조금 더 쉬워질 테지만.

지속성 유지를 위한 몇 가지 팁

미래를 생각하는 것은 체성분 개선을 위해 다이어트를 하다 갑작스레 찾아오는 괴로움을 이겨내기 좋은 방법이다. 지방 감량 다이어트에서 잠시 찾아오는 공복감, 근육 증량 다이어트에서 잠시 늘어나는 군살에 신경 쓰는 대신 최종 목표에 집중하는 것이다. 통제력을 내 안에서 찾는 것은 성공적인 다이어트로 이어지는 또 다른 심리적 특성이다. 즉 다이어트에서 벌어지는 실패의 원인을 무조건 외부에서 찾는 것이 아니라, 지속성을 높이기 위한 다른 선택지가 없는지 스스로 결정할 줄 알아야 한다. 다이어트의 성패는 결국 자신의 행동 하나에 달려 있고, 필연적으로 장애물을 마주치게 마련이지만, 이를 넘어서느냐 마느냐를 결정하는 것은 당신 자신이다. 자신이 통제의 주인이 되어 성공과 실패 모두를 책임지고 지휘해야 한다면 지속성이 반복적으로 무너지는 불상사를 막을 수 있다. 예컨대 너무 바빠서 식사를 못 한다고 직장을 탓한다거나 건강한 음식이 없다는 이유로 공항을 탓한다면, 바쁜 순간이나 비행기를 타야 할 때마다 똑같은 문제를 겪을 것이다. 그보다는 이러한 문제를 어떻게 피할 수 있을지를 고민해 본다면 (단백질 바를 챙겨서 출근하고 건강한 도시락을 챙겨 공항으로 가는 식으로) 앞으로 같은 장애물을 마주쳤을 때 계획을 지속할 가능성은 높아진다.

마지막으로, 다이어트의 지속성은 설정한 목표에 얼마나 몰두하는가에 크게 좌우된다. (지방 감량 중에) 도넛을 먹거나 (근육 증량 중에) 선명한 복근을 유지하는 것처럼 한때에 지나지 않는 즐거움보다 스스로 설정한 목표를 달성하는 것이 더 중요해야 한다. 모든 성취에는 희생이 따르지만, 다이어트에서의 희생은 영원하지 않다. 적당히 조절하기만 한다면 도넛은 지방 감량이 끝난 뒤에도 삶의 일부로 남을 수 있고, 복근 또한 근육 증량 기간이 끝나고 지방 감량 기간을 거쳐 체중 유지 단계에 접어들면 (더 크고) 선명하게 돌아올 것이다. 절제를 통해 다이어트 계획을 엄격히 지키고 목표로 한 체성분에 도달하는 법을 배운다면 다이어트를 하지 않는 기간이 더 즐거워질 것이다.

챕터 요약

- 다이어트 계획을 지속하는 능력은 다이어트의 성공 여부에 직접적인 영향을 미친다.
- 다이어트 기간은 최대한 여행이나 경기를 비롯해 계획이 불가피하게 흐트러지

는 일이 없을 때로 계획해야 한다.

- 다이어트 단계의 길이와 강도를 정할 때는 자신이 다이어트를 하는 동안 맞이하게 될 불편함을 현실적으로 얼마나 받아들일 수 있는지 고려해야 한다.
- 지속성은 영감, 동기, 의도, 절제, 습관, 열정의 순서로 이루어져 있다. 다이어트를 하는 동안 이들 구성 요소가 밀접한 연관성을 지닐 수 있도록 하면 지속성을 크게 높일 수 있다.
- 다이어트를 하는 동안에는 항상 고난과 역경이 따르지만, 장기적인 목표에 초점을 맞추고 상황을 자신이 통제한다는 자세를 유지하면 실패와 포기로 빠지지 않을 수 있다.

CHAPTER 8

공복감 관리

사람들은 즐거우니까, 심심하니까, 사회생활을 해야 하니까, 다이어트 계획을 지켜야 하니까 등등의 여러 가지 이유로 음식을 먹는다. 하지만 우리가 음식을 먹게 하는 가장 확실한 이유는 공복감(배고픔)이다. 공복감은 생명 유지에 필수적인 신호이다. 바쁘게 살다 보면 끼니를 거를 수야 있겠지만, 그럼에도 우리가 굶어 죽지 않는 것은 공복감 덕분이다. 지방 감량 다이어트를 할 때는 공복감이 강해지므로 깜빡하고 음식을 먹지 않는 것이 더더욱 문제 되지 않는다. 오히려 공복감은 저칼로리 다이어트 단계에서 단순한 배꼽시계 정도를 넘어 지속적으로 우리를 성가시게 한다. 반면에 근육 증량 다이어트에서는 공복감이 거의 사라지므로 체중 증가에 필요한 음식을 전부 섭취하기 어려울 수 있다. 공복감을 이해하고 관리할 줄 안다면, 두 가지 다이어트 시나리오 모두에서 편안함과 성공률을 높일 수 있다.

지방 감량 다이어트와 공복감

공복감은 누구나 경험하는 충동이지만, 공복감에 다른 사람보다 특별히 취약한 사람이 있게 마련이다. 성장 과정에서 영양과 식사 시간의 구조에 소홀한 채로 자라왔거나 일평생 제대로 된 식사를 하지 못한 이들은 평범한 사람들보다 공복감으로 인한 고통을 받을 가능성이 크며, 특히 다이어트를 처음 시도하는 상황이라면 더더욱 그럴 것이다. 호르몬 변화도 음식에 대한 갈망에 영향을 줄 수 있다. 감정적 폭식을 습관적으로 하는 사람은 스트레스 요인이 발생할 때 식단 제한에서 쉽게 이탈할 수 있다.

또한 우리 몸에는 정착점 체중이 있는데, 체중 감량 중에는 해당 정착점으로 돌아가기 위해 공복감이 커진다. 정착점도 바뀔 수는 있지만, 새로운 체중을 몇 달 정도 유지한 뒤에나 가능한 일이다. 이 말은 곧 지방 감량 단계 이후에 새롭게 얻은 더 낮은 체중을 우리 몸이 정상으로 '인식'하고 (심지어 등칼로리 상황인데도 느끼는) 공복감이 줄어들기까지 몇 달은 걸린다는 뜻이다. 오랜 시간에 걸쳐 지방 감량 단계를 여러 차례 실시하는 사람이라면 정착점을 여러 번 바꿔야 한다는 압력에 시달릴 수밖에 없다. 심한 과체중 상태에서 다이어트를 시작한 사람이라면 정착점이 밑으로 새롭게 내려올 때마다 괴로움이 배가될 것이다.

(사무직에 종사하거나 통근 시간이 긴 사람 등) 일일 칼로리 소비가 매우 낮은 분들은 많이 먹을 필요가 없고, 결과적으로 더 큰 공복감에 사로잡힐 수 있다. 운동을 하고 음식을 많이 먹는 날보다는 활동량이 적고 칼로리 섭취량이 낮은 날에 힘들어하는 사람이 더 많다. 음식을 더 많이 입으로 가져가면 칼로리 결핍량이 같은 상황에서도 이러한 주관적 공복감이 줄어들 수 있다.

저칼로리 상태에서는 공복감(칼로리가 필요하다는 신체의 신호)과 식욕(쾌락을 위한 음식 섭취 욕구)이 전반적으로 모두 커진다. 하지만 저칼로리 조건에서는 등칼로리 조건에서보다 공복감이 클 것이다. 신뢰성 높은 체중 감량 방식에는 (위 크기를 줄이고 적은 양의 음식으로 포만감을 느끼게 하는) 비만 수술bariatric surgery과 식욕억제제 약물요법이 있으며, 둘 모두 공복감을 줄여 준다.

공복감이 지속되면 스트레스가 생긴다. 음식을 먹을지 계획을 준수할지를 놓고 마음에 스며드는 갈등을 뿌리치기는 어려운 법이다. 원래대로라면 긴장을 풀고 즐겨야 하는 사교 모임마저도 유혹과 싸워야 한다면 오히려 스트레스의 근원이 될 수 있고, 이렇게 찾아온 스트레스는 추가적인 식욕을 불러올 수 있다. 지방 감량 다이어트로 인한 공복감에 식욕까지 더해지면 지속성이 유지될 가능성은 떨어질 수밖에 없다. 스트레스는 또한 코르티솔cortisol 등의 호르몬 분비를 유발하는데, 코르티솔 수치가 만성적으로 상승하면 체성분에 부정적인 영향을 미칠 수 있다. 스트레스가 지방 감량을 막는다는 세간의 통념과 달리, 코르티솔의 상승은 지방과 근육의 이화를 모두 증가시킨다. 스트레스를 만성적으로 받는 동안 축적되거나 유지되는 지방은 칼로리의 추가 섭취로 인한 결과일 때가 많다. 칼로리 결핍이 유지될 경우, 코르티솔 상승은 근육의 소진을 가중시켜 전반적인 체중과 근력의 손실을 초래한다. 코르티솔의 만성적 상승은 또한 회복과 적응 과정을 방해한다(공복감 때문에 생기기도 하는 수면 부족도 마찬가지이다). 이 말은 곧 만성적으로 스트레스를 받는 사람들의 스포츠와 피트니스 수행능력이 더 떨어진다는 뜻이다. 따라서 스트레스는 체성분에 직접적인 악

영향을 줄 뿐만 아니라, 체성분 유지에 일반적으로 도움이 되는 훈련 수행능력을 떨어뜨린다.

지방 감량 다이어트의 기간과 강도를 제한하면(9장 참조) 공복감이 스트레스의 주요 원인이 되는 것을 예방할 수 있다. 그러나 가장 잘 설계된 지방 감량 다이어트 중에도 어느 정도의 공복감은 항상 존재하므로, 이를 가급적 잘 관리해야 한다.

공복감 관리 전략

양이 많은 음식 고르기

식사를 마치고 나면 위(胃)의 조직이 늘어나는 정도와 칼로리의 양에 따라 포만감이 신경계로 전달된다. 끼니당 칼로리 섭취를 늘리면 포만감을 더 느낄 수 있지만, 이렇게 하면 체중 감량 속도에 부정적인 영향을 미친다. 위의 부피를 더 많이 차지하면서도 칼로리 밀도가 낮은 음식을 섭취하면, 부피로 인한 신호 전달을 통해 식사와 식사 사이에 포만감을 높이면서도 체중 감량의 폭도 더 높일 수 있다(그림 8.1).

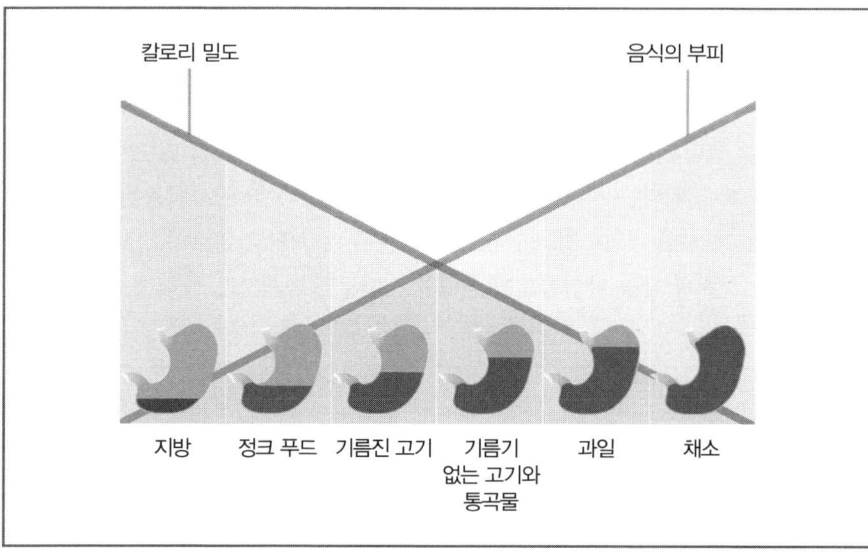

그림 8.1 왼쪽에서 오른쪽으로 갈수록 음식의 양은 커지고(음식의 부피) 칼로리는 적어진다(칼로리 밀도). 부피가 작고 칼로리 밀도가 높은 음식일수록 포만감이 낮다(위장 모양 그림).

미식 보상 이론

미식 보상 이론(FPRHfood palatability reward hypothesis)은 음식이 맛있을 때 더 많이 먹고 싶어지는 현상을 가리킨다. 이를 역으로 보면, 맛이 없거나 덜한 음식은 욕구를 덜 불러오는 경향이 있다. 상식처럼 들릴 수 있는 말이지만, 다이어트에서 FPRH의 영향력은 과소평가되는 경우가 많다. 맛있는 음식은 칼로리 밀도가 높을 때가 많다. 식단의 일일 칼로리 제한량을 넘기지 말아야 할 경우, 이러한 음식은 우리에게 충분한 만족감을 선사하지 못할 때가 많다. 즉, 특정 음식에 대한 갈망을 더 키운다. 이러한 갈망은 우리가 다이어트 계획을 준수하기 어렵게 할 정도로 매우 강력하다. 인기리에 팔리는 모 과자의 '한 번 열면 멈출 수 없어' 같은 광고 슬로건을 보면 알 수 있을 것이다. 애피타이저appetizer 또한 이와 같은 맥락에서 식욕appetite을 자극한다는 점에서 그 이름을 얻었다. 맛있는 음식을 다이어트에서 허용되는 만큼만 먹어서 생기는 만족감의 결여는 이들 음식을 먹었을 때 기분이 더 안 좋아지는 결과로 이어지기 쉽다. (맛이 상대적으로 덜한 음식을 먹고) 입에 착착 달라붙는 음식을 제한하면 지방 감량 다이어트를 쉽고 편하게 지속할 수 있다. 피자나 치즈케이크는 과식하기 쉽지만, 브로콜리와 치킨은 과식하기 훨씬 어렵다. 다이어트를 할 때는 맛 좋은 소스 하나만으로도 덜 먹었다는 느낌이 들 테지만, 소스를 치지 않고 먹으면 배부르게 먹었다는 느낌이 들 테다. 맛에 따라 분류한 탄수화물 식품의 등급을 표 8.1에 정리해 두었다. 단백질 식품이나 전체 끼니에 대해서도 비슷한 목록을 만들 수 있지만, 여기서는 쉬운 예로 탄수화물부터 들어보겠다.

표 8.1과 그림 8.1을 같이 놓고 보면 맛이 좋은 음식은 칼로리 밀도가 높고 부피가 적은 음식과 겹친다는 사실을 알 수 있다. 즉, 칼로리가 같아도 먹는 양이 더 적어진다. 반대로 채소처럼 맛이 강하지 않은 음식은 부피가 크고 칼로리 밀도가 낮아 포만감을 주므로 지방 감량 다이어트에 섭취할 저칼로리 음식으로 특히 유용하다.

맛에 따른 탄수화물의 분류	
맛 약함	채소, 오트밀, 감자
맛 중간	통밀빵, 파스타, 밥, 콩
맛 강함	프렌치프라이, 아이스크림
맛 매우 강함	과자, 쿠키, 케이크, 초코바

표 8.1 맛에 따른 탄수화물의 분류.

단백질 섭취량 늘리기

연구에 따르면 삼대영양소 중 가장 포만감을 주는 것은 단백질이다. 최근에 시행된 일부 연구에서는 탄수화물 기반 식품 또한 맛과 모양이 기존의 형태에 비해 고단백 식품을 닮아 있으면 공복감 억제 효과가 높은 것으로 나타났다. 이는 단백질의 공복감 억제 효과가 어느 정도는 인식$_{\text{perception}}$이나 질감에서 온다는 것을 뜻한다. 단백질 쉐이크가 액체임에도 불구하고 공복감 억제 효과가 크다는 것을 보면 단백질의 특정 분자 구조가 포만감에 영향을 미칠 가능성도 있다. 따라서 단백질을 최소 권장량 이상으로 섭취하면 다이어트의 지속성 유지에 도움이 될 수 있다. CCH의 제약 안에서 단백질 섭취를 늘리려면 다른 삼대영양소에서 오는 이점을 희생해야 하지만, 그로 인해 지속성이 개선된다면 충분히 가치있을 것이다. 예컨대 활동적인 사람이 칼로리 제한 다이어트 중에 단백질 섭취를 늘리려면 탄수화물 섭취를 줄여야 하는데, 그러면 훈련에 쓸 에너지도 줄고 회복 또한 다소간 늦춰질 수 있다. 하지만 그로 인해 공복감에 굴하지 않고 다이어트를 지속하게 된다면, 지방 감량 목표를 성취할 가능성이 커진다. 포만감, 에너지 유지, 회복 관점에서는 탄수화물보다 지방을 먼저 쳐내야 한다. 탄수화물이 주는 포만감이 평균적으로 단백질보다는 못해도 지방보다는 크다. 지방은 칼로리 밀도가 높고 맛이 좋지만, 위장에서 차지하는 공간이 적고 맛 자체가 식욕을 돋울 수 있다.

섭취 타이밍 바꾸기

공복감은 극도의 저칼로리 식단에서도 날마다 달라질 수 있다. 스트레스를 받으며 긴 하루를 보낸 뒤 집에 돌아올 때보다는 아침에 일어났을 때 훨씬 배가 덜 고프다는 분들이 많다. 이런 분들은 저녁 식사에 다이어트 계획을 어기고 치팅을 하기 쉽다. 이렇게 찾아오는 공복감은 식사 시간과 식사량의 변주를 통해 관리할 수 있다. 즉, 아침에는 식사 간격을 넓게 잡고 주로 단백질로 구성된 소량의 식사를 하고, 저녁에는 식사 간격을 그보다 짧게 잡고 삼대영양소가 골고루 들어간 다량의 식사를 함으로써 지속성을 높일 수 있다. 공복감이 하루 중 특정한 방식으로 오르내릴 것이라 예상된다면, 어느 정도는 공복감에 맞추어 섭취 타이밍을 짤 수도 있다. 최상의 섭취 타이밍을 희생해야 할 수도 있겠지만, 이러한 타이밍 변주를 통해 지속성을 높일 수 있다면 그 희생 또한 가치가 있을 것이다. 가령 격한 운동은 싸움-도망 반응을 활성화하여 식욕을 한 시간 이상 낮출 수 있는데, 다른 시간에 공복감 때문에 정말 괴로운 분이라면 다소간의 동화 효과를 가져오는 운동 직후의 식사를 포기하고 더 배고픈 시간에 음식을 섭취할 수 있다. 이 전략은 지방 감량 다이어트가 한창 진행중이거나 공복감이 극에 치달았을 때 가장 좋다. 이 시점에서는 하루 종일 탄수화물을 적게 먹어 인슐린에 민감해진 상태이므로, 운동 직후 식사를 포기하면 어쨌거나 동화 효과는 낮아질 수밖에 없다. 섭취 타이밍을 최상으로 끌어올려 봐야 결과에 미치는 영향은 10%에 불과한 만큼 그 효과가 작다고는 하나, 절대 무시할 정도는 아니다.

고(高)섬유질 식품 고르기

섬유질은 주요 칼로리 공급원이 아니며, 오히려 공복감을 억제한다. 고섬유질 식품에는 채소, 과일, 통곡물 등이 있는데, 이들 식품은 양이 많고 맛이 강하지 않아 공복감 억제 순위에서 이미 상위권을 차지하고 있다. 식품의 섬유질 함량이 높을수록 공복감은 더 많이 억제된다. 어떤 음식이든 섬유질과 함께 섭취되면 소화 속도가 늦춰지며, 섬유질이 들어간 식사를 하면 포만감을 경험하는 시간도 늘어난다. 가령 닭가슴살과 흰쌀밥을 같이 먹으면 포만감이 두어 시간 유지되는데, 닭가슴살은 그대로 둔 채 흰쌀밥만 과채류로 바꿔 먹으면 공복감이 훨씬 늦게 찾아온다. 이러한 포만감을 유지하는 시간이 길어지면 그만큼 의지력을 아낄 수 있으므로 다이어트와 관련된 다른 문제나 삶에서 찾아오는 시련에 맞서 싸우기 수월해진다.

액상 칼로리 줄이기

액체 형태로 된 칼로리는 큰 포만감 없이 많은 양을 섭취하기 쉬우므로 지방 감량 다이어트에서는 피해야 한다. 어떤 경우에는 운동 중에 마시는 쉐이크를 끊고 그만큼의 칼로리를 운동 직후 식사에 추가함으로써 공복감을 낮추고 지속성을 높일 수 있다.

식사 전 무(無)칼로리 음료를 마시고 천천히 먹기

연구에 따르면 식사 직전 음료 섭취는 포만감을 준다. 즉, 음료는 계획에 없던 식사를 해야 할 때 그 섭취량을 줄이고, 지방 감량 다이어트에서 계획한 끼니에서도 포만감을 높일 수 있다. 식사 전에 음료를 섭취하면 위가 팽창하므로 식사를 시작하지도 않았는데 포만감 신호 전달이 증가한다. 공복감과 전쟁을 하는 분이라면 식사 전에 8~24온스(약 250~700ml)의 무(無)칼로리 음료를 마시는 것이 도움이 된다. 천천히 먹는 것도 식후 만족도를 높일 수 있다. 포만감의 신호는 즉각적으로 전달되지 않으며, 식사에 더 많은 시간을 들이면 접시를 비웠을 때 더 큰 포만감이 찾아온다. 씹는 행위 또한 포만감 신호 전달에 어느 정도 기여하므로, 음식을 철저히 씹는 것도 포만감을 높일 수 있다. 친구와 수다를 떨거나 TV를 보는 등 식사 이외의 다른 일을 함께 하면 식사 시간을 늘리는 데 도움이 될 수 있다. 음식을 느리게 먹고 식전에 무칼로리 음료를 마시는 습관을 들이면, 준비나 노력이 거의 필요치 않은 공복감 억제 전략을 내장에 내장형으로 갖출 수 있다.

카페인 섭취 늘리기

카페인은 지방 감량 다이어트에서 세 가지 효능을 지닌다. 카페인도 음료로 섭취하면 다른 액체와 마찬가지로 위장의 공간을 차지하여 약간의 포만감을 준다. 또한 카페인은 식욕을 억제하므로 하루 종일 공복감을 능동적으로 줄인다. 마지막으로 카페인은 우리를 더 활기차게 만들어 더 많이 움직이게 하(여 NEAT를 늘리)고, 훈련의 질 또한 개선한다. 이러한 효능은 전반적으로 지방 감량 다이어트 중에 활력을 높이므로 지속성이 더 잘 유지되게 한다. 단, (우유나 설탕이 들어간 커피, 설탕투성이 탄산음료, 에너지 드링크 등) 칼로리가 높은 카페인 음료는 지방 감량 다이어트에서 카페인이 지닌 효능을 상쇄한다. 저칼로리 다이어트에서 마시는 탄산음료와 에너지 드링크와 커피는 무설탕 감미료나 초저칼로리 크리머를 소량 쓴 것만 마셔야 한다.

근육 증량 다이어트와 음식 혐오

공복감은 지방 감량 다이어트의 적이지만, 근육 증량 다이어트에서 고칼로리 상태를 유지할 때는 아군이다. 근육 증량 다이어트에서는 체중 유지에 필요한 것보다 더 많은 음식을 섭취해야 하는데, 이 말은 대개 먹고 싶은 것보다 많은 양의 음식을 섭취해야 한다는 뜻이다. 공복감은 우리가 그러한 단계의 다이어트에 더 몰입하게 만드는 귀중한 자원이다. 우리 몸은 항상성 유지를 위해 (공복감 같은) 충동을 능숙하게 조절하므로 고칼로리 섭취가 오래 지속되면 공복감은 줄어든다. 지방 감량 다이어트에서 더 먹고 싶다는 유혹에 사로잡히듯 근육 증량 다이어트를 할 때는 식사를 피하려는 유혹에 시달리는데, 근육 증량 다이어트의 맥락을 고려해 보면 이는 절제력을 잃은 것이다. 살을 찌우는 다이어트를 한 번도 해본 적이 없는 분들은 음식을 피하는 상태가 상상조차 어려울 테지만, 근육 증량 기간에 찾아오는 이 느낌은 지방 감량 다이어트에서 찾아오는 공복감만큼 현실적이다.

공복감의 부재는 근육 증량 다이어트의 어느 시점에서 필연적으로 거의 모든 사람에게 나타나지만, 몇 가지 요인은 그 발생 가능성을 높인다. 유전적 요인, 성격적 요인, 의학적 요인 등으로 인해 다른 사람보다 식욕의 기본값이 낮은 분들이 있다.

바쁠 때 '깜빡하고 안 먹는' 것이 어떤 분들에게는 신성모독처럼 느껴질 수도 있지만 세상에는 실제로 저런 분들이 있고, 이들이 칼로리 흑자 유지를 힘들어하는 것에는 다 명백한 이유가 있다.

고칼로리 다이어트의 성공을 가로막는 또 다른 장애물은 높은 기본 에너지 소비량이다. 신체 활동량이 매우 많거나 일일 NEAT가 높은 경우, 칼로리 흑자를 달성하려면 그만큼 더 많은 음식이 필요해진다. 앞에서도 이야기했듯 우리 몸은 현재 정착점에 필요한 칼로리와 일치하도록 공복감을 억제한다. 이러한 정착점이 위쪽으로 올라갈 수는 있겠지만, 이 지점과 유전적 정착점(근육량을 적극적으로 늘리려 하지 않았을 경우의 자연 체중)과의 괴리가 커질수록 새로운 정착점을 더 위쪽으로 밀어올리기가 어려워진다. 어느 시점이 되면, [대강 유전적 자연 체중의 50파운드(약 23kg) 이상이 되면] 고작 유지만을 위해 원하는 양 이상의 음식을 먹어치워야 할 수도 있다. 필요한 칼로리를 얻기 위해 주로 정크 푸드를 먹는 것은 더 편한 전략일 수도 있지만, 장기적으로 보면 이는 건강을 제물로 근육을 잠깐 얻는 행위에 불과하다. 정크 푸드는 대체로 (건강에 나쁜) 지방 함량이 매우 높은데, 탄수화물 섭취량을 늘리면 작지만 분명한 효과를 얻을 수 있는 반면, 지방은 섭취 권장량을 넘겨도 그와 같은 효능을 보기 어렵다. 정크 푸드가 근육 증량 다이어트에 도움이 되는 경우도 간혹 있지만, 그럼에도 대부분의 칼로리를 건강한 비가공식품으로 얻는 것이 모범답안이다.

공복감 촉진 전략

과도한 공복감도 그랬듯, 과도한 포만감 또한 스트레스의 최소화와 지속성의 극대화를 위한 음식 선택 전략을 요한다. 지금부터 살펴볼 내용은 이러한 전략 중 몇 가지를 다루고 있는데, 당연한 말이겠지만 공복감 억제 전략과 반대되는 내용이다.

양이 적은 음식 고르기

동화 효과의 극대화를 위한 추가 칼로리를 주로 탄수화물에서 얻고 있다면, 칼로리 밀도가 가장 높은 영양소(지방)를 제한하는 것이나 다름없다. 탄수화물을 주로 먹는 경우라 해도 과일과 채소를 줄이고 곡물을 중점적으로 섭취한다면 포만감은 덜해진다. 곡물 중에서도 오트밀 같은 저밀도 곡물보다는 백미나 파스타처럼 포만감이 덜한 것이 낫다. 근육 증량 다이어트가 진행됨에 따라 동화 효과를 다소 희생하더라도 탄수화물을 줄이고 지방을 늘리면 필요한 만큼의 칼로리를 보다 수월하게 섭취할 수 있다.

미식 보상 이론 활용하기

맛이 좋은 음식은 포만감이 적고 식욕을 높이는 경향이 있어 근육 증량 다이어트에 적합하다. 조리법과 조미료를 바꾸면 더 맛있고 먹기 쉽게 음식을 만들 수 있다. 건강한 근육 증량 다이어트에서 가끔 정크 푸드를 먹는 것은 특히 음식 섭취가 고통스러운 다이어트 후반부에 좋은 방편이 될 수 있다.

단백질 섭취 줄이기

3장에서 언급했듯 고칼로리 식단에서는 잉여 에너지로 인해 근육 유지를 위한 단백질 요구량이 약간 낮아진다. 단백질은 포만감이 크므로, 근육 증량 식단에서 일일 단백질 섭취량을 (고칼로리 다이어트의 최소량인) 체중 1파운드당 0.8g으로 줄이면 동일한 근성장 효과를 적은 고통으로 얻을 수 있다. 이 전략을 활용하면 포만감이 적은 음식으로 필요한 칼로리의 상당량을 채울 수 있으므로 과식으로 인한 부담감을 덜 수 있다.

섭취 타이밍 바꾸기

지방 감량 다이어트 때도 그랬듯, 배가 고플 때 음식을 더 많이 섭취하면 근육 증량 다이어트에 도움이 될 수 있다. 근육 증량 다이어트에서는 필연적으로 배가 고프지 않을 때도 음식을 먹어야 하지만, 배가 고플 때나 최소한 음식이 덜 싫을 때 음식을 먹는다면 이러한 스트레스를 줄일 수 있다.

저(低)섬유질 식품 고르기

고칼로리 다이어트에는 많은 양의 음식이 필요하므로, 고섬유질 음식을 피한다 해도 건강을 위한 섬유질이 모자랄 위험은 거의 없다. 따라서 근육 증량 다이어트 중인데 입맛이 없다면 현미 대신 백미를 먹는 것처럼 고섬유질 식품을 최대 절반까지 저섬유질 식품로 대체하는 방법이 있다. 그렇게 하면 건강을 위한 섬유질도 충분히 섭취할 수 있고, 불편함도 어느 정도 줄일 수 있다.

액상 칼로리 늘리기

단백질 파우더, 왁시메이즈 등의 탄수화물 분말, 전지유whole milk, 카놀라유 등은 씹을 일도 없고 위장의 공간을 많이 차지하지도 않으면서 필요한 칼로리를 채워주는 훌륭한 식품이다. 운동 도중과 직후에 빠르게 소화되는 당지수 높은 액상 탄수화물과 유청단백질을 섞어 먹으면 총 섭취 칼로리를 쉽게 늘릴 수 있으니, 운동 전후에 섭취하는 음식으로 이상적이라 할 수 있다. 비가공식품을 주로 섭취한다면 미량영양소는 필요한 만큼 섭취하고 있을 것이다. 운동 전후나 배고픈 순간에 쉐이크를 섭취하면 하루 중 겪게 될 과도한 포만감을 낮출 수 있다.

무칼로리 음료를 피하고 빠르게 많이 먹기

공복감을 억제할 때는 위장을 늘리고 공복감을 낮출 수 있도록 식전에 음료를 마시라고 했다. 하지만 공복감을 더 늘려야 하는 지금은 정반대의 길을 가야 한다. 식사 전에 다량의 음료를 마시면 안 된다. 포만감의 신호는 식사를 개시하는 순간부터 전달되기 시작하므로, 포만감을 느끼기 전에 더 많은 음식을 먹으려면 빠르게 먹어야 한다. 너무 빨리 먹어서 토하기 직전까지 배를 채우라는 뜻이 아니다. 정상적인 속도로 씹되, 여기저기 기웃거리며 노닥거리거나 TV를 보거나 휴대폰을 보지 말고, 중간에 오래 멈추는 일 없이 그릇을 비울 때까지 계속 먹으라는 뜻이다. 이렇게 하면 위장의 팽창과 칼로리 감지 기전으로 공복감이 줄어들 때쯤 이미 식사를 끝냈을 것이다.

카페인 섭취 줄이기

카페인은 식욕을 억제하므로, 음식을 많이 먹기 힘들다면 카페인을 최소한으로 줄여야 한다. 카페인에 절여진 탓에 공복감이 억제되지 않는다 해도, 지방 감량 기간이 아닐 때 카페인을 피하거나 줄여 두면 필요할 때 다시 강력한 효과로 보답할 것이다.

실전에서의 적용

이 장에서 알아본 모든 권고안은 다이어트에서의 기본 권고 프로토콜로 압축할 수 있다. 공복감을 높이거나 낮추는 기법은 현재 다이어트 단계에서의 식사량 조절에 쓰일 수 있다. 가령 지방 감량 다이어트를 시작할 때는 공복감이나 피로감이 아직 크지 않을 수 있다. 양이 많고 맛이 덜한 음식으로 완전히 갈아탈 필요도, 카페인을 최대치까지 올릴 필요도 없다. 저칼로리 다이어트의 부작용이 커져감에 따라 편안함과 지속성을 높일 수 있도록 이러한 기법을 서서히 도입한다. 고칼로리 다이어트에서는 배가 자주 불러 필요한 칼로리를 모두 섭취하기 힘들어질수록 양이 적고 맛이 좋은 음식과 액상으로 된 음식을 늘려나간다. 이 장에 제시한 전략은 편안함과 지속성을 최대로 끌어올리는 것 이상으로 적용할 필요가 없다. 도움이 되는 정도로만 활용하고, 특정 다이어트를 막 시작했을 때는 완전히 적용하지 말아야 한다.

챕터 요약

- 공복감 관리 전략은 체중 감량 기간과 체중 증량 기간 모두에 매우 유용할 수 있다.
- 체중 감량 기간에는 단백질 섭취량 증가, 식사 전 음료 섭취, 고섬유질 식품 섭취, 맛이 덜한 음식 섭취, 카페인 보충 등의 전략이 식욕과 공복감 감소에 효과적인 도구가 될 수 있다.
- 체중 증가 기간에는 단백질 섭취량 최소화, 액상 칼로리 증량, 저섬유질 식품 섭취, 맛있는 음식 섭취 등의 전략을 통해 식욕이 없거나 배부를 때도 필요한 칼로리를 효과적으로 전부 섭취할 수 있다.
- 이러한 전략의 활용은 진행 중인 다이어트 단계에서 천천히 늘려나가는 것이 현명하다. 모든 전략을 한 번에 활용할 이유는 없으며, 필요에 따라 활용하면 된다.

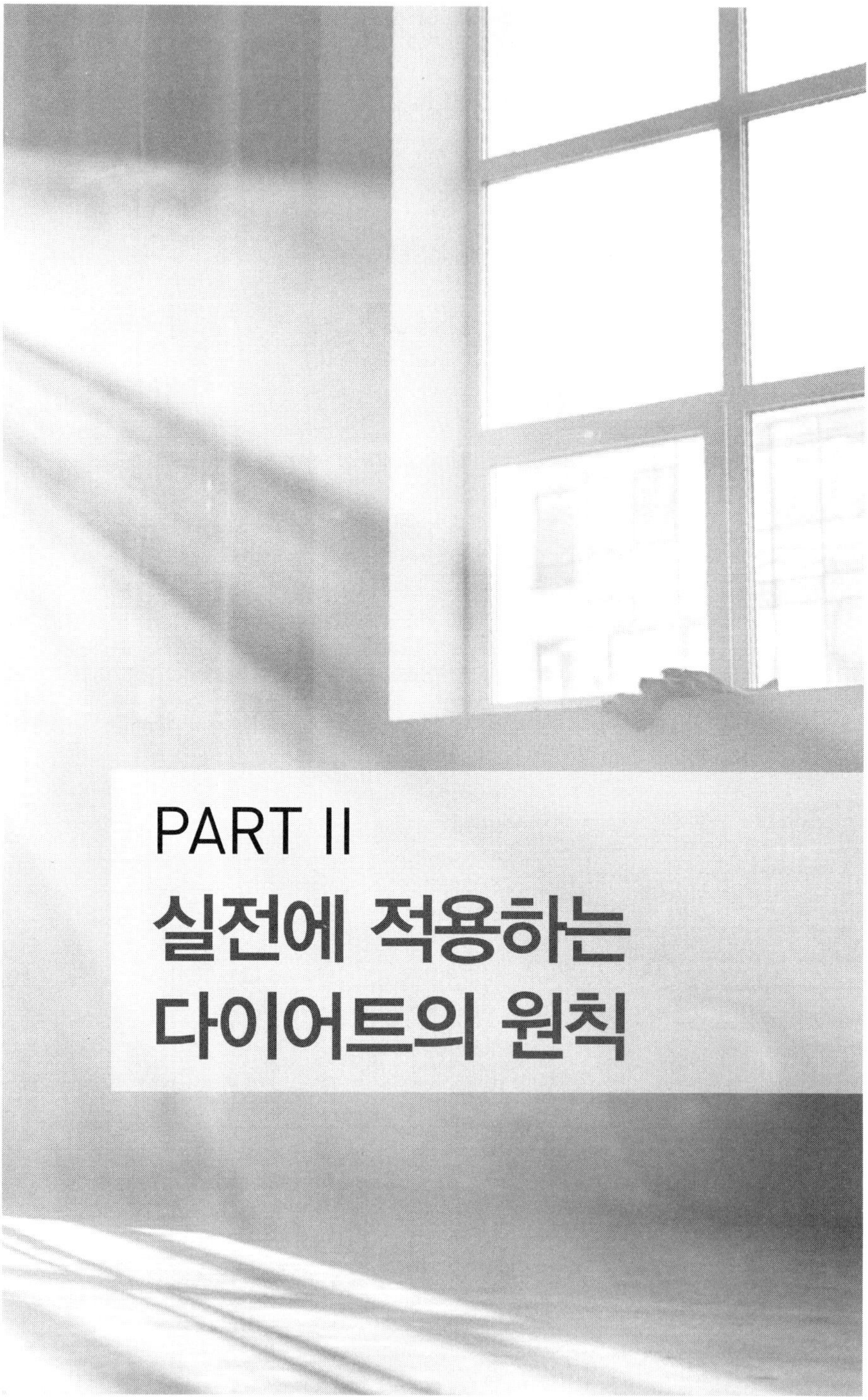

PART II
실전에 적용하는 다이어트의 원칙

CHAPTER 9

영양의 주기화

계획을 주기화periodization한다는 것은 특정 목표에 대해 논리적이고 조직적인 방식으로 계획을 진행한다는 뜻이다. 영양학적 맥락에서 주기화라는 말은 다이어트의 각 단계가 무작위로 이루어지는 것이 아니라 전략과 목적이 있음을 뜻한다. 피트니스에서 장기적인 목표 달성의 기회를 극대화하려면 (훈련의 주기화처럼) 영양의 주기화가 절대적으로 필요하다. 체계적이고 목표 지향적인 영양 계획을 설계하기에 앞서, 다이어트의 각 단계에서 체중 변화 속도, 기간, 범위의 상한과 하한을 먼저 설정해야 한다.

체중 감량의 범위

체중 감량 속도

대부분의 상황에서는 주당 0.5~1%의 속도로 체중을 감량하는 것이 가장 좋다. 지방 감량 다이어트에서는 빠른 감량의 유혹에 빠지기 쉬운데, 이는 지속적인 감량, 근육량 유지, 장기적 피트니스, 건강 등의 관점에서 해로울 수 있다. 위의 권장 감량 속도는 변화를 감지하고 평가할 정도로 빠른 동시에 지속적인 성공과 건강 유지의 가능성을 높인다.

체중 감량 기간

지방 감량 다이어트는 6주~12주 사이로 실시할 때 부작용이 가장 적고 효과가 가장 크다. 지방 감량 다이어트를 매우 짧은 기간만 실시할 때의 부정적인 부작용은 (지방이 많이 빠지지 않는다는 점을 제외하면) 거의 없지만, 체중 변화의 원인이 수분 손실 때문인지 지방 감량인지 파악하려면 적어도 2주 이상의 자료가 있어야 하므로, 체중 감량 기간의 하한선은 3주여야 한다. 상한선의 경우, 다이어트 12주~16주 사이에 지속성 저하 가능성과 반동으로 살이 찔 위험성이 가파르게 높아진다. 16주가 되면 대부분은 만성 다이어트의 위험에 놓이고 반동으로 살이 찔 가능성이 커진다. 성공적인 12주 지방 감량 다이어트 동안 15파운드를 빼는 것이 16주 동안 20파운드를 빼고 너덜너덜해진 몸과 마음으로 10파운드를 다시 찌우는 것보다 낫다. 심지어 후자의 경우 더 길고 힘들게 다이어트에 임했음에도 뭔가 실패한 것처럼 느껴질 테니. 16주면 지방 감량 다이어트에서는 안전한 범위에 속함에도 불구하고 대다수 사람들에게 12주를 권고하는 것은 이 때문이다. 체중 감량 기간의 상한선과 하한선을 상당히 극단적으로 잡으면 최하 3주보다는 길게, 최고 16주보다는 짧게 해야 하며, 보수적으로 보면 6~12주 정도가 이상적이다.

체중 감량 1회당 한도

다이어트를 한 번 할 때 총 체중의 10% 이상을 감량하면 안 된다. 최대치의 감량은 우리의 목표가 아니다. 저칼로리 다이어트에서 총 체중의 6%만 감량해도 부정적인 부작용에 압도되는 분들이 더러 있다. 보통은 감량의 속도를 줄이고 기간을 짧게 가져가야 지속적인 체중 감량의 가능성이 더 커진다. 체중 감량 다이어트를 여러 번에 걸쳐 시행하는 경우, (뺄 지방이 거의 없는 마지막 회차를 제외하면) 1회당 체중의 3% 이상을 감량하는 것이 좋다. 심리적인 이유, 즉 3% 미만의 감량은 그다지 눈에 띄지 않으며 의욕을 꺾는다는 이유 때문이다.

체중 감량 속도를 높여서 발생하는 부정적 부작용을 완화하려면 기간이 길수록 공격적이지 않은 다이어트를 해야 한다. 권장 감량 속도는 주당 체중의 0.5~1.0% 사이였고, 긴 다이어트에서는 속도가 다소 늦춰질 수도 있지만, 6주 정도의 짧은 다이어트에서는 주당 1% 정도씩 빼는 것이 더 잘 된다. 속도 제한을 넘지 않고 총 감량 한도인 10%를 채우려면 최소 10주는 다이어트를 해야 한다. 체중 감량의 속도를 하한선(주당 체중의 0.5%)으로 느리게 가져가고 싶다면, 권장 기간의 상한선인 12주 동안 체중의 6%까지 감량할 수 있다. 이마저도 사실 엄청난 변화이지 않은가.

감량에 상한선을 두는 이유

훈련 볼륨 제한

지방 감량 다이어트에서 실제로 지방을 빼려는 의도를 가지고 있다면, 훈련 볼륨을 줄이는 것은 애석하게도 불가능하다. 저칼로리 상태에서 오는 이화 효과를 상쇄하고 근손실을 예방하려면 고볼륨 근비대 훈련이 필요하다. 요컨대 지방 감량 다이어트는 우리 몸에게 근육을 없애라는 지시를 하므로, 이에 맞서 웨이트 트레이닝을 통해 근육 유지를 지시하는 자극을 제공해야 한다. 앞서 이야기했듯, 고볼륨 훈련으로 생겨난 신호는 시간이 지남에 따라 줄어들다가 나중에는 근손실 예방 구실을 하지 못하게 된다. 이런 상황이 오면 저볼륨 재감작$_{\text{resensitizing}}$ 훈련 기간을 두어야 하는데, 저볼륨 기간에 지방 감량 다이어트를 하면 근손실이 일어난다. 따라서 리프팅 계획이 제대로 짜여 있다면, 여기에는 지방 감량 기간의 제한이 명시되어 있을 것이다.

근손실 위험

다이어트 기간을 제한하고, 적절한 훈련을 실시하고, 영양에 주의를 기울이면 저칼로리 다이어트 중의 근손실을 상당 부분 예방할 수 있지만, 그 효과도 무한히 지속되

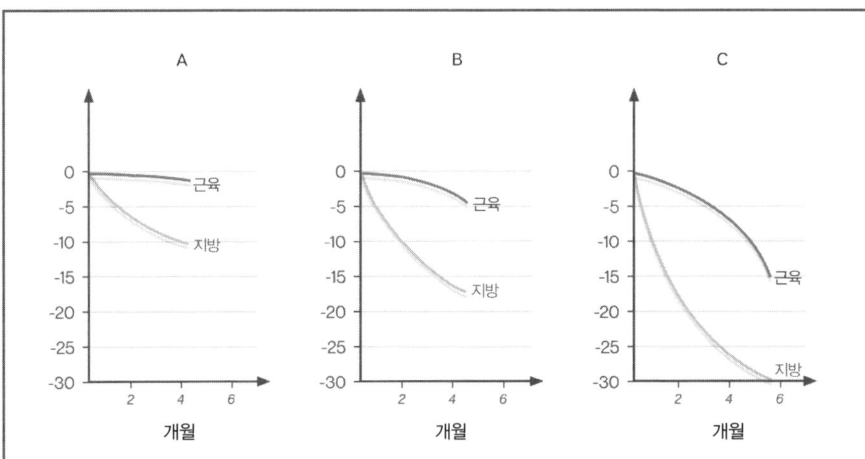

그림 9.1 여러 가지 다이어트의 속도와 기간에 따른 지방 무게와 근육 무게 그래프. (A) 권장 기간과 강도(1회 최대 16주, 최대 체중 10%)로 체중을 감량하면 근손실은 최소화된다. (B) 16주간 체중을 10% 이상 감량하면 지방 감량분도 많아지지만 근손실 위험은 훨씬 현저해진다. (C) 감량 강도를 높이고 기간도 권장 기간(약 3~4개월)을 넘기면 근손실은 점점 더 큰 문제가 된다.

지는 않는다(그림 9.1). 주당 체중의 1% 이상을 감량하거나 한 번에 10% 이상을 감량하면 근손실의 가능성은 커진다. 웨이트 트레이닝 경험이 많은 사람일수록 이 경향은 심해진다. 따라서 상급 리프터는 지방 감량 단계에서 근손실을 더욱 주의해야 한다.

수행능력 저하

일평균 3,000kcal의 높은 수준으로 스포츠를 수행하는 사람의 섭취 열량이 하루 1,500kcal에 불과하다면 최소한의 수행능력조차 뒷받침할 수 없다. 칼로리가 이 정도로 제한되면 근손실 또한 거의 확실히 찾아온다. 근손실은 수행능력의 저하를 가속할 테고, 결국은 다이어트 자체로 인한 것보다 심한 수행능력의 장기적 저하를 일으킬 것이다. 우리 몸이 생명 유지에 필요한 기능에 쓰기 위해 근육 조직을 분해했기 때문에 체력은 이전보다 약해지고 심한 피로에 시달릴 위험에 놓이는 것이다. 저칼로리 상태를 오래 유지할수록 우리 몸은 계획한 운동에서의 에너지 출력을 더 많이 줄인다. 또한 저칼로리 상태를 장기간 유지하면 피로가 누적되므로 수행능력 또한 시간에 따라 더욱 저하된다.

건강

길고 가혹한 체중 감량 기간이 끝날 무렵에는 건강상의 심각한 위험, 비타민 · 미네랄 결핍, 중증 부상의 확률이 높아진다. 이러한 위험은 감량 속도가 체중의 2.0% 이상이거나 감량 기간이 16주 이상일 때부터 시작되는 것으로 보이며, 감량의 정도에 따라 그 위험도는 커진다. 또한 체지방률이 (여성 15% 미만, 남성 5% 미만으로) 매우 낮으면 호르몬 축hormonal axis에 이상이 생겨 건강이 정상을 벗어날 가능성이 커진다. 여성은 체지방이 지나치게 낮으면 에스트로겐 생성이 줄어 장기적으로 골밀도가 떨어진다. 과도한 다이어트를 하면 체지방이 최소값에 닿지 않아도 건강이 망가지기 시작할 수 있다. 저칼로리 상태에서 분비되는 과도한 스트레스 호르몬은 면역 체계를 크게 약화시키며, 장기적인 다이어트의 여러 요인으로 인한 근손실 또한 건강을 이루는 수많은 수치의 악화와 연관되어 있다.

대사와 NEAT의 저하

지방 감량 다이어트 중에는 대사 속도가 약간 떨어진다. 다이어트 기간이 길어질수록 대사량은 줄어든다. 대사 저하로 인해 칼로리 소모가 10% 이상 줄어든다고는 할 수 없지만, 어쨌거나 체중을 줄이기 위해 덜 먹어야 하는 칼로리가 그대로 10%인 상황에서 적자 폭을 유지하기는 어려워질 수밖에 없다. 반발성 식사rebound eating라도 한다면, 이때 섭취한 칼로리는 추가 칼로리 섭취로 인한 체중 증가로 이어진다. 우리 몸은 굶주렸다는 사실을 인지했을 때 기본 에너지 소비를 줄이는 능력이 매우 탁월하다. 즉, 우리가 다이어트를 얼마나 오래 했는지 우리 몸이 '알고 있다'는 뜻이다. 다이어트가 지나치게 길어지면 우리 몸은 총 에너지 소비를 정상 상태 기준 최대 1/3까지 줄일 수 있다. 즉, (대사적 변화는 차치하고서라도) 칼로리 적자 폭을 같게 유지하려면 다이어트를 시작했을 때보다 최대 33%의 칼로리를 줄여야 한다는 뜻이다. 이로 인해 커지는 공복감과 피로감은 지속성의 저하로 이어진다. 대사의 저하로 인해 칼로리 소비가 실질적으로 줄어든 만큼, 중간에 실수라도 한 번 하면 체중은 늘어날 수밖에 없다.

수면 부족

저칼로리 다이어트의 기간이 길고 강도가 높을수록 수면의 양과 질은 나빠진다. 공복감이 있으면 잠들기 어려워질 때가 많으므로 수면 장애를 거들곤 한다. 수면은 건강과 훈련에서의 회복과 피트니스 개선에 중요하다. 또한 주로 깊이 잠들 때 분비되는 (매우 강력한 지방 연소 호르몬인) 성장호르몬growth hormone 덕분에 잠은 지방 연소 과정에서 중요한 역할을 맡는다. 수면 부족으로 인한 회복 저하도 근손실 가능성을 높인다. 따라서 지방 감량 다이어트가 잠에 영향을 미치는 수준까지 진행되면 다이어트의 목적 자체가 망가질 테고, 결국은 체성분에 부정적인 변화를 일으킬 가능성이 커질 수밖에 없다.

스트레스 호르몬의 증가

스트레스 호르몬 수치가 너무 오랫동안 올라가 있으면 근손실이 커질 수 있다. 또한 스트레스 호르몬 수치가 만성적으로 올라가 있으면 수분 정체를 유발한다. 즉, 실제로는 지방이 빠지고 있는데도 몇 주 동안 체중계가 꼼짝도 하지 않을 수 있다는 뜻이다. 이렇게 정체되는 물은 피하(피부 아래)에 쌓이는 경우가 많아 지방 조직과 구별하기 어려우므로, 지방이 빠졌음에도 겉으로는 똑같아 보일 수 있다. 체중계와 거울 양쪽 모두에서 진척이 보이지 않으면 심리적 피로와 스트레스는 더욱 가중된다.

공복감 증가

앞서 살펴보았듯 공복감은 지속성에 가장 큰 영향을 미치는 요인 중 하나이다. 다이어트를 너무 길거나 강하게 밀어붙이면 정신이 멀쩡한 사람도 이 원초적 충동에 굴

복할 수밖에 없다. 지방 감량 다이어트를 하는 동안은 공복감, (음식 맛이 좋아지는) 음식 관련 보상작용, (갈망과 잡념으로 가득한) 음식에의 집착이 모두 증가한다. 이들 요인은 무분별한 음식 섭취의 가능성을 강력하게 높인다. 지나치게 길거나 가혹한 다이어트는, 치팅 없이 완수한다 쳐도 그 과정에서 공복감과 식탐 경향이 급격히 커지므로 다음에 찾아오는 유지 단계를 극도로 어렵게 만들 것이다.

피로

살이 빠지면 앞서 이야기한 장기적 다이어트의 모든 부작용과 더불어 우리 몸이 조상으로부터 물려받은 굶주림 방지 기전이 작동하기 시작한다. 피로 수준이 높아지면 운동 학습 능력도 영향을 받는다. 즉, 가혹한 지방 감량 다이어트를 오랫동안 하면 새로운 스포츠 기술을 배우거나 기존 기술을 연마하는 능력은 제한을 받는다. 체중 감량을 위해 저칼로리 다이어트를 시작하는 사람들은 칼로리 적자를 늘리기 위해 유산소 운동을 비롯한 여러 가지 훈련을 추가로 실시할 때가 많다. 이미 다이어트와 규칙적인 훈련으로 인해 크게 누적된 피로가 이렇게 추가된 유산소 운동을 통해 더해지면 부정적인 영향은 훨씬 빨리 찾아온다. 지방 감량 단계에서 유산소 운동을 더 하는 것이 꼭 금기는 아니지만, 이 이유 때문에라도 지방 감량 단계의 상한선을 진지하게 생각해 보아야 한다.

심리적 문제의 누적

다이어트를 직접 해본 적이 있거나 남들의 다이어트를 지도해본 적이 있는 분들이라면 다이어트 중에 찾아올 것들 중에 의욕 감소가 있다는 것을 안다. 지속적인 제한에서 오는 단조로움은 다른 요소를 차치한다 해도 부담이 된다. 불타는 금요일에 친구들과 모여 피자를 먹을 수 있을까? 아니, 다이어트에 맞지 않는다. 일요일 아침의 브런치는 어떨까? 다른 사람들이 탄산 칵테일과 맛 좋은 간식을 흡입하는 동안 당신은 계란 흰자나 먹어야 한다. 힘든 시기를 겪는 친구가 한 잔 하자고 하면? 술도 당신의 계획에 맞지 않는다. 탐닉할 자유가 없는 사람은 지치게 마련이고, 공복감과 수면과 피로를 잘 관리하고 있다 해도 그 영향은 현실적이고 중요하다. 다이어트의 철장에 갇힌 새가 왜 노래하는지 아는가? 계란 흰자와 말라빠진 오트밀을 먹어야 하는데 베이컨 굽는 냄새가 나기 때문이다. 지속성이 떨어지기 전에 다이어트를 끝내는 것이 철장 안에 갇혀 있는 당신에게는 최선이다. 게다가 다이어트의 생산성은 기간이 길수록 점차 떨어진다. 덜 먹고 더 훈련하는데 결과가 고만고만하면 머릿속에 포기가 떠오르는 게 당연하다. 결국은 유지 단계마저도 엉망으로 실행하게 되어 반발성으로 체중이 붙는다. 다이어트가 끝났을 때 에너지 소비량이 낮고 공복감 수준이 높으면 반발성 체중 증가가 더 쉽게 일어나므로, 다이어트 후 유지 단계로 천천히 진입하려면 다이어트의 동기가 아직 남아 있어야 한다.

감량에 하한선을 두는 이유

비효율적 지방 감량과 심리적 피로

필요 이상으로 느리거나 너무 적은 체중 감량의 가장 큰 문제는 시간을 낭비한다는 것이다. 사람이라면 대개 진전으로 동기를 얻는다. 체중계의 숫자, 거울에 비친 모습, 옷을 입었을 때의 맵시가 매주 변해가는 것을 본다면 지속성을 높게 유지할 가능성은 커진다. 이를 뒤집어 보면, 체중을 원하는 만큼 줄이는 데 너무 오랜 시간이 걸리면 누구든 지칠 수 있다는 뜻이다. 저칼로리 다이어트에서 오는 심리적 · 생리적 스트레스는 필연적으로 클 수밖에 없고, 수행능력에도 항상 어느 정도로는 영향을 미치게 마련이다. 다이어트를 시작하고, 효율이 높으면서도 안전한 속도를 유지하고, 끝내는 균형 잡힌 삶으로 돌아가는 것이 얼마나 중요한지 더 말해 무엇하겠나.

측정의 오류

매일 아주 조금의 칼로리 적자만 내는 것도 그렇지만, 감량의 폭이 너무 적으면 추적 관찰이 어려워진다. 살이 빠지는 양을 매주 눈에 보일 만큼 크게 유지하는 것, 칼로리 적자를 매일 정확히 계산할 수 있을 만큼 크게 유지하는 것, 둘 모두 확연한 진척의 확보와 추적에 중요하다.

체중 증량의 범위

근육과 지방의 비율은 체중 증량 다이어트를 시작할 때 영향 요인이 되기도 한다. 군살이 적을수록 근육 증량 다이어트를 시작할 때 파티셔닝 비P-ratio가 어느 정도 유리해진다. 이때 남성은 10~20%, 여성은 15~27%의 체지방률이 시작 지점으로는 최적일 것이다(그림 9.2).

체중 증량 속도

근육을 증량할 때는 주당 체중의 0.25~0.5% 사이가 일반적으로 최적의 범위라 할

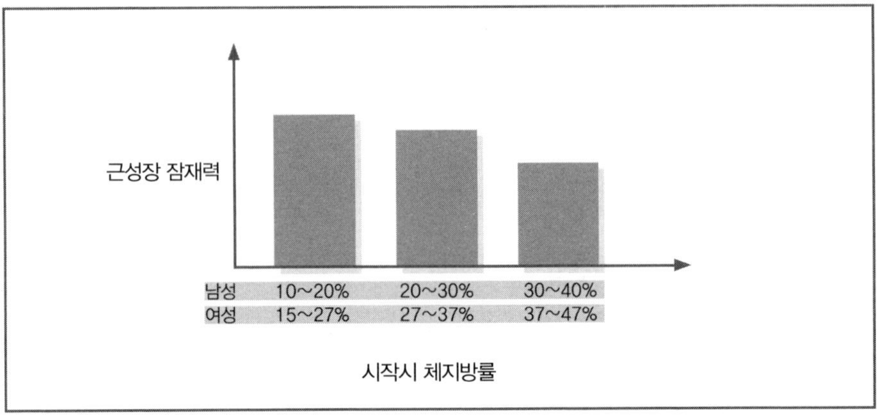

그림 9.2 시작 시점의 체지방률에 따른 남성과 여성의 근성장 잠재력.

수 있다. 이 범위에서는 칼로리 흑자와 체중 변화도 파악하기 쉽고, 근육과 지방의 증가 비율도 여전히 바람직한 범위 안에 들어와 있을 것이다.

체중 증량 기간

효과가 가장 좋으면서도 잠재적인 단점이 가장 적은 근육 증량 기간의 범위는 6~16주이다. 증량 기간을 이보다 길게 가져갈 수는 있지만 최적이라고는 할 수 없다. 우리 기준에서 근육 증량 기간의 권장 상한선은 리프팅 초보자의 경우 최대 24주, (근육 증량의 효율이 낮고 훈련 자극에 덜 민감한) 리프팅 상급자의 경우 최대 16주이다. 체중 변화가 실질적인 의미를 지니게 되는 기간은 최소 3주이지만, 이 정도로 짧은 근육 증량 다이어트는 무의미해질 가능성이 크다. 6주 정도면 증량 기간이 너무 짧을 때 생기는 여러 가지 단점을 회피하면서도 유의미한 진전을 거두는 최소한의 기간일 것이다.

체중 증량 1회당 한도

다이어트를 설계할 때는 고칼로리 다이어트 1회당 총 체중 증가량도 변수에 넣어야 한다. 우리 기준에서 체중 증량 기간 1회 동안의 권장 최대 체중 증가량은 다이어트 스타일을 막론하고 리프팅 초보자와 중급자의 경우 체중의 10%, 리프팅 상급자의 경우 체중의 5%이다(그림 9.3). 근육의 정착점을 끌어올리려면 최소한 체중의 3%는 찌우는 것이 바람직하다. 앞서 이야기했듯 최고의 결과는 주당 체중 0.25~0.5%의 속도로 몸을 불릴 때 나오는 만큼, 다이어트를 설계할 때 이 사실을 총 체중 증가분의

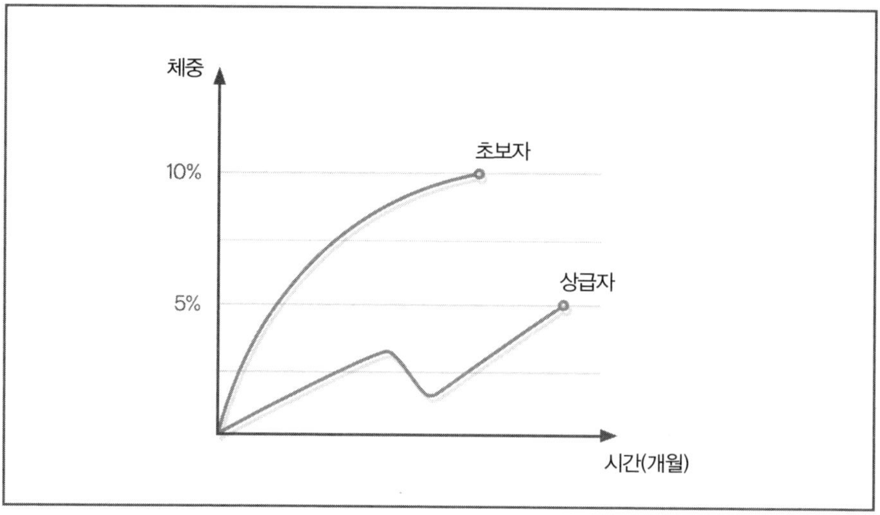

그림 9.3 초보자와 상급자의 시간 경과에 따른 체중 증가량 모식도.

한계치나 다이어트 기간과 함께 고려해야 한다. 이를 간단히 계산하면 3주간의 근육 증량 다이어트가 완전히 몹쓸 정도는 아니라도 이상적이라고 할 수 없는 이유를 명확히 추론해낼 수 있다. 3주의 시간이면 총 증량분을 최소값인 체중의 3%로 잡는다 해도 일주일에 1%씩 체중을 불려야 하는데, 이는 권장 최대 증가 속도의 두 배이다. 이 경우 똑같은 3%를 오랫동안 불렸을 때보다 파티셔닝 비가 나빠진다(즉, 지방은 많이 붙고 근육은 적게 붙는다). 다이어트를 설계할 때 속도와 기간과 총 체중 변화량을 권장 범위 안으로 맞추는 것이야말로 단점을 줄이고 최상의 결과를 낳는 열쇠나 다름없다.

증량에 상한선을 두는 이유

훈련 볼륨 제한

고볼륨 훈련은 효율적인 근성장에 필수이지만, 시간이 지나면 우리 몸은 그 효과에 둔감해진다(그림 9.4). 몸이 고볼륨 훈련에 둔감해진 뒤에도 체중을 계속 불리면 지방이 증량분에서 차지하는 비중도 그만큼 커진다. 따라서 근육의 재감작 차원에서 일반적으로 3~6개월마다 저볼륨 등칼로리 기간을 (대강 1달에 해당하는 중주기mesocycle로 1번 이상) 두는 것이 현명하다. (단, 리프팅 상급자는 그 빈도를 높여야 할 수도 있다.)

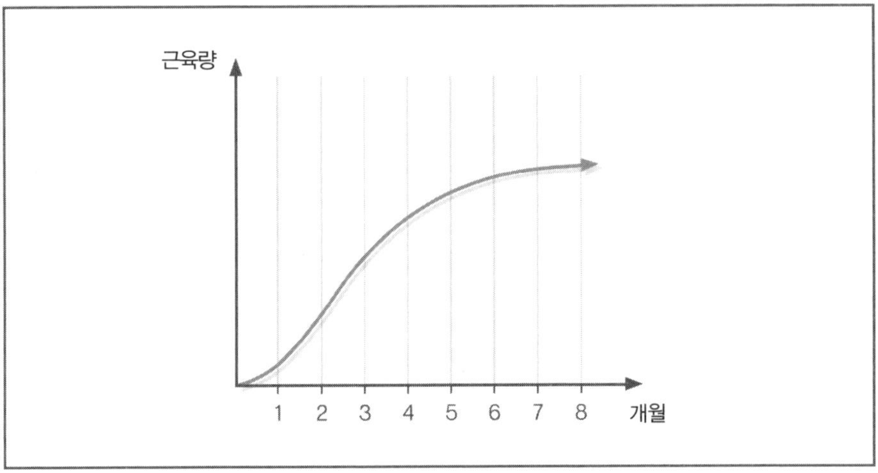

그림 9.4 고볼륨 리프팅을 하는 중급자의 시간 경과에 따른 근육량 증가량 모식도. 정체기에 다다르는 시간은 초보자일수록 길어지고 상급자일수록 짧아진다.

파티셔닝 비 저하

파티셔닝 비는 체중 증량 속도가 빠를수록, 체중 증량 기간이 길어질수록 나빠진다. 근육과 지방의 증량 비$_{ratio}$는 체중 증량 속도가 주당 체중 0.5%에 가까워질수록 바람직하지 않은 방향으로 흘러간다. 주당 증량 속도가 체중의 0.5%를 넘어서면, 그 이상의 체중 증량분은 거의 전부가 지방으로 늘어나게 된다. 비슷한 맥락에서, 체중 증량 다이어트 1회당 총 증량분이 체중의 5%를 넘어서면, 그 이상의 증량분에서 지방이 차지하는 비중 또한 커진다. 초보자와 중급자는 비교적 오랫동안 바람직한 파티셔닝 비로 체중을 불릴 수 있지만, 그래도 1회당 총 체중 증가량을 10% 이하로 유지하는 것이 더 유리하다. 경험이 많거나 유전적으로 근육이 잘 안 붙는 분들은 체중 증가량을 좀 더 보수적으로 잡아야 한다.

지방 세포 증식

지방 증가가 한 번에 너무 빠르거나 많이 일어날 경우, 지방 세포의 개수가 실제로 늘어날 수 있다(그림 9.5). 지방 감량 다이어트를 통해 세포의 크기를 줄일 수는 있을지언정, 한 번 생겨난 지방 세포는 평생 사라지지 않는다.

지방 세포의 개수가 많아지면 일반적으로 공복감이 커질 뿐만 아니라, 그 이후의 어느 시점에서든 지방이 더 붙을 가능성이 큰 것으로 알려져 있다. 지방이 얼마만큼 늘어야 지방 세포의 현저한 증식이 유발되는지는 명확하지 않으나, 단일 기간에

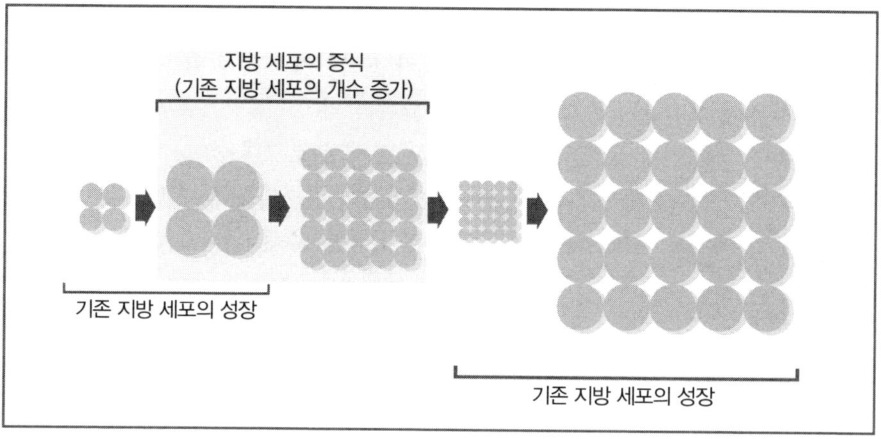

그림 9.5 체중 증가는 기존 지방 세포의 비대로 이어진다(원의 개수는 같지만 크기가 커짐). 과도한 체중 증가로 인해 세포당 크기가 최대치에 다다르면 지방 세포의 증식이 일어난다. 즉, 지방 세포의 개수가 늘어난다(원의 개수가 늘어남).

축적되는 지방이 적을수록 그 가능성은 줄어든다. 지방 세포가 증식하면 이들을 덮을 수 있도록 피부 세포도 증식한다. 이렇게 늘어난 피부는 살을 뺀 뒤에도 수년간 남을 수 있는데, 때로는 수술을 하지 않으면 평생 남기도 한다. 증량 단계의 속도와 기간에 제한을 두면 지방 세포의 증식도 막을 수 있고, 이후의 다이어트도 편해지고, 과도한 피부의 생성도 예방할 수 있다.

수행능력 저하

스포츠에 따라 정도의 차이는 있을 테지만, 과도한 체중 변화, 특히 과도한 지방 증량은 가동범위range of motion와 수행능력에 부정적인 영향을 미칠 수 있다. 파워리프팅 등의 일부 스포츠에서는 체중을 약간 불리는 것이 특정 리프팅 종목에서 레버리지 효과를 높일 수 있지만, 다른 종목에서는 수행능력을 떨어뜨리기도 한다. 또한 불필요한 지방 때문에 체급이 올라가면 경쟁력 확보를 위해 리프팅 합산 중량도 높여야 한다. 대부분의 스포츠에서 군살이 붙으면 동작의 효율이 낮아지고, 가동범위가 떨어지고, 동작 속도가 줄어들고, 스포츠에서의 기술과 기법이 부정적인 영향을 받고, 체중 대비 파워 출력이 낮아질 수 있다.

건강 악화

체중이 불거나 체지방률이 높아지는 것은 전반적인 건강에 위험 요소가 될 수 있으며, 고혈압, 이상지질혈증, 심장과 신장의 부하 상승 등으로 이어질 수 있다. '저는 규칙적으로 운동도 하고 컨디션도 괜찮은데요'라고 말하며 이런 위험 요소를 상대적으로 중요치 않게 생각하는 분도 있겠지만, 이들은 장기적으로 문제를 일으킬 수 있다. 이와 같은 사소한 건강 문제 때문에 정상적인 훈련 프로그램을 실시하지 못하게 된다면 나중에는 컨디션이 심각하게 나빠지는 상황까지 다다를 수 있다. 그런 관점에서 건강은 그 자체를 위해서나 좋은 생활 습관 유지를 위해서나 유지해야 한다.

심리적 효과

군살이 붙는 근육 증량 다이어트의 막바지에 다다랐을 때 늘씬하니 잘 빠져 보이는 몸매를 유지할 수 있는 사람은 거의 없다. 근육 증량에 뛰어들 정도로 몸매에 많은 신경을 쓰는 사람들은 이를 감정적으로 받아들이기 힘들 수 있다. 모두가 다 그렇다는 말은 아니지만, 사기 진작 차원에서라도 체중 증가량에 상한선을 두는 것이 보통은 좋다.

증량에 하한선을 두는 이유

근육의 비효율적 증가와 심리적 피로

이 문제는 대개 시간 대비 효율이 낮은 것과 연관되어 있다. 근육량 증가는 원래 힘들고 시간도 오래 걸리지만, 근육량을 유지하면서 지방을 걷어내는 것은 상대적으로 그 어려움이 덜하다. 따라서 다소 공격적인 체중 증량을 통해 근육을 더 많이 얻는 편이 더 나을 때가 많다. 지방 감량 다이어트 때도 그랬듯, 근육 증량 다이어트에서도 진전이 눈에 보이지 않으면 의욕은 꺾인다. 근육 증량을 위한 구조화된 식단과 훈련은 심리적 피로감을 유발하는데, 진척이 더디면 여기에 짐이 더해질 뿐이다.

측정의 오류

체중 변화량이 너무 작으면 정확한 측정이나 추적이 어려워진다. 가령 현재 체중이 150파운드이고 주당 0.1%의 체중 증량을 목표로 하는 경우, 4주 후에는 체중의 0.4%, 즉 0.6파운드가 늘어나 있어야 한다. 호르몬, 스트레스, 체중계의 오차, 염분 섭취량, 심지어는 습도 같은 아주 사소한 변화에서 오는 수분 무게의 증가도 이 정도 변화를 만들 수 있다. 과학적인 관점에서는 위에 나열한 요인들을 배제할 수 없기 때문에 이 정도의 체중 변화는 무의미한 것으로 간주되며, 소수점 첫째 자리까지 나오는 디지털 체중계마저도 저만큼 작은 차이를 분별해낼 정도로 정확하지는 않다. 같은 맥락에서, 3주 미만이나 체중 3% 미만의 증량은 변화를 측정하기 불가능할 정도로 너무 작다. 설령 이렇게 불린 체중이 전부 조직 무게의 증가 때문이라 해도, 근육 조직의 증가 비율은 미미하기 짝이 없어서 측정조차 안 될 것이다.

목표 변화치가 너무 작은 다이어트를 따라가는 것도 어렵기는 매한가지이다. 앞선 사례에서 주당 0.15파운드를 늘리려면 칼로리 흑자는 매일 75kcal만큼 나야 한다. 땅콩버터를 한 숟갈 가득 퍼담았을 때와 적당히 퍼담았을 때를 비교하면 100kcal의 차이가 날 수도 있다. 필요한 일일 칼로리 흑자보다 '1회 제공량'의 오차가 더 큰 셈이다. 음식을 먹을 때 사과가 얼마나 여물었는지, 밥을 정확히 몇 도로 지었는지까지 집착적으로 고려하여 말 그대로 그램 단위까지 계산할 생각이 아니라면, 현실적으로 100kcal 정도는 오차 범위 내로 간주해야 한다.

정착점의 정착

앞에서 우리는 근육이 자체적인 설정점을 가지고 있어서 일단 근육량을 늘리면 유지하는 것은 상대적으로 쉽다고 이야기한 바 있다. 정착점의 변동에는 변동 폭과 변동 유지 기간이라는 두 가지 요소가 관여한다. 근육을 2주 동안 0.5파운드 늘리면 지방 감량 단계에서 없어질 가능성이 크지만, 똑같은 0.5파운드를 8주 동안 늘리면 총 변화량이나 변화 기간으로 인해 정착점이 바뀔 가능성이 커진다. 얻은 근육을 지방 감량 단계에서 유지할 확률이 높아지는 것이다.

근성장에 필요한 훈련 기간의 부족

근성장의 기초가 되는 생화학적 과정 중 몇 가지는 완료되기까지 몇 주가 걸린다. 근력 향상을 비롯한 훈련 초기의 여러 반응은 대부분 신경계의 변화와 조직의 재배열에서 비롯되는 것으로, 근성장 적응에서 오는 것이 아니다. 이러한 변화는 훈련 초기 몇 주 동안 근성장에 쓰일 수도 있는 자원을 소모한다. 근성장과 연관된 반응은 근비대 훈련을 몇 주 정도 한 뒤에야 변화의 중심이 되므로, 증량을 이 기간에 맞추는 것이 가장 좋다. 또한 근육이 (근육 조직의 기본 수축 단위인) 근절sarcomere을 새롭게 조립하고 (근육 세포의 전구체인) 위성 세포satellite cell가 근성장을 위해 핵을 내놓는 데에도 시간이 걸린다. 아직 연구가 진행 중이기는 하나, '근비대 준비기preparatory hypertrophy' 라는 이름이 붙은 이 과정에 드는 시간은 몇 주 이상일 가능성이 크다. 게다가 훈련 볼륨과 강도를 몇 주에 걸쳐 천천히 높여 나가는 방식의 훈련을 했을 때 찾아오는 근성장 자극의 수준은, 짧은 기간 실시하는 다른 훈련법으로는 따라올 수 없다. 이처럼 근성장 자극을 극대화하려면 훈련을 몇 주 동안 해야 하는데, 훈련의 볼륨과 강도가 이토록 강한 자극을 주기도 전에 근육 증량 다이어트를 끝내면 잠재적으로 얻을 수 있는 근육을 버리는 것이나 다름없다.

체중 유지의 범위

감량과 감량 사이의 유지 단계

지방 감량 기간 이후의 유지 기간에는 체중을 안정적으로 유지하는 한편 그동안 쌓인 다이어트의 피로에서 천천히 회복하는 것을 목표로 해야 한다. 대사와 NEAT가 원래대로 회복됨에 따라 칼로리 섭취를 천천히 늘리면 다이어트 후 회복 기간 내내 등칼로리 상태를 유지할 수 있다(그림 9.6). 지방 감량 다이어트로 촉발된 부정적 변화를 해결하고 나면 지방 감량 다이어트 단계를 또 시작할 수 있다. 회복이 온전히 이루어지지 않은 상태에서 또 다른 지방 감량 다이어트를 시작할 경우, 저칼로리 다이어트의 부정적인 효과가 더 빠르고 강력하게 찾아오므로 성공 가능성은 떨어지고 반발성 체중 증가 가능성은 커진다. 지속 가능한 체중 감량을 원한다면 지방 감량 기간만큼 과도기도 신경 써야 한다.

다이어트를 끝내고 접어든 이 과도기에서 생리적 · 심리적 회복이 완전히 이루어지려면 바로 앞에 했던 지방 감량 기간의 2/3배에서 1배의 기간이 필요하다. 강도 높은 다이어트를 했거나 다이어트와 유지를 여러 차례 시행했다면 이 기간은 늘어날 수 있으며, 개인차도 있을 수 있다. 식탐에 쉽게 사로잡히거나 (빠진 체중이 빠르게 회복되는) 체중 증가나 요요의 경험이 있는 경우 유지 단계의 기간은 최소한 직전의 지방 감량 단계만큼 길게 잡는 것을 강력히 권고한다. 이렇게 하면 체중 감량 목표 달성까지 더 오랜 시간이 걸리겠지만, 체중이 번번이 불어 목표에 다다른 적이 없다면 해볼 만한 가치가 있다.

새로운 지방 감량 단계에 들어가기 전에는 이전의 지방 감량 단계에서 제대로 회복되어야 한다. 회복에 필요한 요건은 개인차가 크므로, 여기서는 회복의 정도를 평가하고 유지 단계의 기간을 설정할 수 있도록 몇 가지 단서를 활용해보고자 한다. 식사에서 오는 즐거움은 지방 감량 단계에서의 회복 정도를 나타내는 아주 좋은 지표가 될 수 있다. 싱거운 다이어트 음식의 맛이 여전히 짜릿하게 느껴지고 입에 넣은 치팅 밀이나 간식에서 황홀경을 경험한다면, 유지 기간이 얼마나 길었든 아직 완전히 회복되지 않은 것이다. 음식 생각이 여전히 머릿속을 맴돌고 식도락 계획을 일주일 전부터 짜고 있다면 아직 새로운 지방 감량 단계를 시작할 준비가 되지 않은 것

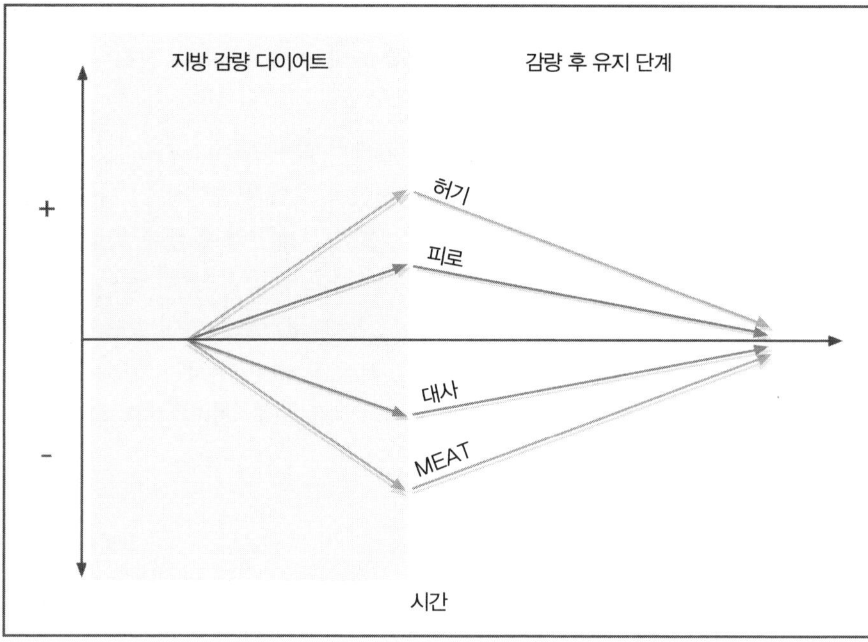

그림 9.6 다이어트 기간 동안 이론적으로 NEAT와 대사량은 줄어들고 허기와 피로는 높아진다. 이러한 과정으로부터의 회복은 다이어트 이후의 유지 기간 동안 일어난다.

이다. 일단 (가끔은 넉넉히 먹을 수도 있지만 대부분 건강한 음식으로) 식사를 정상적으로 하는 상황에서 음식에 집착하거나 음식 중독자처럼 구는 일이 없다면 또 다른 지방 감량 단계를 시작할 준비가 되었다고 할 수 있다.

안정적인 체중은 새로운 지방 감량 다이어트를 맞이한 준비가 되었는지 확인시켜주는 또 다른 수단이다. 체중 유지에 필요할 것으로 예측되는 칼로리 섭취량과 실제 일일 칼로리 섭취량을 4주 이상 비슷하게 맞추었는데 체중이 안정적으로 유지된다면 회복이 상당히 진행되었다는 신호로 받아들여도 된다.

주말 내내 마음껏 먹고 나서 (배가 꺼진 다음) 잰 체중이 지난주 수준으로 돌아왔다면, 이 또한 좋은 신호로 받아들일 수 있다. 유지 단계의 체중 범위에 머물기 위해 여전히 칼로리를 제한해야 하거나 주말에 배불리 먹고 나서 1~2파운드가 더 불어 있다면, 에너지 소비가 아직 다이어트를 다시 시작할 만큼 회복되지 않았을 가능성이 크다.

다이어트의 피로가 반영된 섭식 행동도 없고 예측한 칼로리로 체중을 잘 유지하고 있다고 해도, 새로운 체중 감량 다이어트를 시작하기 전에는 최소한 직전 지방 감량 단계 기간의 2/3 정도는 유지 단계를 두는 것이 좋다. 기나긴 다이어트의 여정에서 고작 몇 주를 절약해서 얻는 이점과 불충분한 유지 단계 때문에 살이 붙는 위험을 맞바꿀 이유는 없다.

유지 단계가 괴롭거나, 예상했던 것보다 체중이 많이 붙거나, 다이어트에서 회복되기까지 너무 긴 기간이 필요하다면, 다이어트를 장기간 중단한 뒤 다음번에는 지방 감량을 덜 공격적인 방향으로 진행하는 것도 고려해 보아야 한다. 지방 감량의 여정에서 최대치의 목표를 설정해야 한다고 믿는 사람이 많다. TV와 SNS에서는 어마어마한 속도로 살이 빠지는 것을 자주 볼 수 있는데, 현실적인 최대 속도의 다이어트마저도 그 앞에서는 느려 보일 수밖에 없다. 하지만 미디어에서는 그런 다이어트 이후의 반발성 체중 증가가 얼마나 심하게 일어나는지 보여주지 않는다. 장기적으로 지속 가능한 체중 감량에 무엇보다도 필요한 것은 바로 인내심이다.

증량과 감량 사이의 유지 단계

근육 증량 다이어트가 끝나고 나면 저칼로리 다이어트를 시작하기 전에 적어도 한 달은 유지 단계를 두어야 한다. 이 정도 시간이면 정착점도 조정되고, 한 달이면 고볼륨 리프팅에 대한 재감작 차원에서의 저볼륨 중주기를 최소 1회는 돌릴 수 있다. 스트렝스 종목의 선수라면 전반적인 피트니스와 체형에만 신경 쓰는 이들에 비해 근육 증량 다이어트 이후의 유지 단계에 더 긴 시간을 들여야 한다. 스트렝스 향상이 근육 증가로 인해 나타나려면 시간이 오래 걸리기도 하고, 그러한 향상이 중주기로 시행하는 저볼륨 스트렝스 훈련에서의 진전을 통해 나타나기 때문이다.

스트렝스 종목 선수의 경우 지방 감량 다이어트를 시작하기 전에 최소 2개월은 유지 단계에 있어야 한다. 유지 기간이 길수록 근손실 가능성은 낮아지므로, 근육의 증량과 유지가 어려운 분이라면 근육 증량 기간과 지방 감량 기간 사이의 유지 기간을 더 오래 끌고 가는 것도 고려해 보아야 한다.

증량과 증량 사이의 유지 단계

두 번의 근육 증량 기간 사이에 지방 감량이 아니라 유지 기간을 넣을 수 있는 사람은 지방을 많이 찌우지 않고도 고칼로리 단계를 오랫동안 유지할 수 있는 초보자뿐이다. 여기 해당하는 분들은 (재감작 차원에서) 등칼로리 저볼륨 훈련 기간을 두었다가 지방 커팅 과정 없이 새로운 근육 증량 단계를 시작할 수 있다. 저볼륨 등칼로리 기간의 길이는 (4~6주 정도로) 중주기를 적어도 한 번은 돌릴 수 있어야 한다. 저볼륨 기간을 늘렸을 때의 단점은 다음번 고볼륨 고칼로리 단계에서 근육 증량에 써야 할 시간을 빼앗기는 것 말고는 거의 없다.

영양의 주기화

장기적인 근육 증량을 위한 주기화

단 한 차례의 근육 증량 다이어트로 근력과 체형을 원하는 수준까지 끌어올리는 것은 비현실적인 목표이다. 이러한 목표를 달성하려면 주기화된 여러 다이어트 단계를 보통은 몇 년, 때로는 십 년이 넘는 기간 동안 건강하고 효율적인 방식으로 시행해 나가야 한다. 근육 증량 기간의 경우, 한 단계에서 얻을 수 있는 근육 조직 증가량은 생초보를 제외하면 체중의 3%가 상한선이다. 체중 증가량도 아니고, 물이나 지방을 포함한 양도 아닌, 오로지 근육 조직만의 증량 상한선이 체중의 3%라는 뜻이다. 큰 목표가 근육 조직을 체중의 3% 이상으로 늘리는 것이라면, 유지 기간과 감량 기간을 사이에 두고 여러 번의 증량 기간을 소화하는 방식으로 계획을 짜야 한다.

앞에서 이야기했듯 근육 증량 다이어트의 기간은 지방 축적과 저볼륨 훈련 기간이라는 두 가지 요인에 의해 제한된다. 이보다 사소하지만 현실적인 문제도 있으니, 지방 감량 단계가 길어지면 정착점이 이동하기도 전에 근손실이 일어난다는 점이다. 이와 관련한 근육 증량의 핵심 주기화 전략에는 두 가지가 있다. 둘 중 더 일반적인 방식은 새로운 정착점이 자리잡게 하는 동시에 지방 감량 단계를 시작하기 전 저볼륨 리프팅을 통한 재감작이 이루어질 수 있도록 증량 단계 이후에 유지 단계를 두는 것이다.

이 전략을 활용할 줄 아는 150파운드짜리 운동선수가 12주간 체중을 159파운드로 6% 늘렸다고 가정해 보자. 이 선수가 4주간의 체중 유지 단계를 거친 다음 8주간의 지방 감량 다이어트를 통해 지방만 4% 걷어내 153파운드가 되었다면, 이 선수의 체지방률은 다이어트를 시작하기 전과 거의 같을 것이다. 즉, 24주 동안 근육 조직으로만 (체중의 2%인) 3파운드를 증량했다. 이 정도면 초기 중급자 수준에서 얻을 수 있는 결과치고는 훌륭한 편이다.

장기적인 근육 증량에 쓸 수 있는 두 번째 방식은, 여러 번의 근육 증량 다이어트 사이에 짧고 공격적인 지방 감량 단계인 미니컷minicut을 도입하는 것이다. 12주 동안 150파운드에서 159파운드로 몸을 불린 앞의 선수가 유지 단계 대신 4주짜리 미니컷을 바로 실시하면 다음번 증량 기간이 오기 전까지 매주 체중의 1%가 줄어들 것이다. 공격적인 미니컷의 특성상 반발성 체중 증가가 촉진되므로 다음 번 고칼로리 기간의 근육 증량은 수월해질 것이다. 근육 증량분과 지방 감량분은 큰 차이를 보이지 않겠지만, 미니컷을 활용하면 24주가 아니라 16주만에 같은 결과를 얻을 수 있다. 미니컷에서는 감량 자체가 공격적이기 때문에 기존 방식보다 근손실의 위험성이 높아지지만, 이렇게 아낀 8주를 장기적인 근육 증량 계획에 쓰면 그 정도는 상쇄할 수 있다.

근육 증량 다이어트를 여러 번 시행하기 어렵거나, 훈련 때문에 1년 동안 고볼륨 리프팅을 할 수 있는 기회에 제한이 걸려 있는 선수라면 기존 방식을 택하는 편이 좋다. 피지크$_{\text{physique}}$ 선수처럼 장기간 근육을 최대한 많이 얻어야 하는 선수라면 미니컷 전략이 더 나을 수 있다. 미니컷 주기화 전략을 사용하는 경우에도 장기적으로는 가끔씩 기존처럼 지방 감량 단계와 유지 단계를 두어야 할 수 있다. 미니컷의 구조와 권고안에 관한 상세 내용은 우리의 다른 책 『Minicut Manual』에서 찾아보기 바란다.

장기적인 지방 감량을 위한 주기화

10% 이상의 체중 감량을 원하거나 보수적인 다이어트를 여러 차례 실시해서 10%를 감량하려는 분들의 경우 다이어트와 다이어트 사이에 체중 유지 단계를 두어야 한다. 단기적인 지방 감량과 장기적인 지방 감량의 큰 차이 중 하나는 여러 차례의 감량 기간 사이에 과도기적 유지 기간을 두는가의 여부이다. 지방 감량 다이어트를 딱 한 번만 실시할 요량이라면, 유지 기간이 되었을 때 음식 섭취량을 천천히 예전처럼 회복한 다음 편안하고 유연한 등칼로리 식단을 쭉 유지하면 된다. 하지만 지방 감량 다이어트를 여러 차례 실시할 요량이라면, 각각의 다이어트 기간도 조금씩 어려워지고, 각각의 유지 기간에도 더 많은 주의와 시간이 필요해진다. 다이어트를 여러 차례 하다 보면 유지 기간의 규칙을 제대로 이행한다 해도 피로가 어느 정도는 쌓일 수밖에 없다. 즉, 지방 감량 기간과 유지 기간을 반복적으로 더 오랫동안 실시할수록 유지 기간의 길이는 더 길어지고 주의해야 할 것도 많아진다.

당신의 몸무게가 250파운드(약 114kg)인데 건강과 피트니스를 위해 175파운드(약 80kg)까지 줄이려 한다고 치자. 첫 번째 지방 감량 다이어트를 거치면 12주 동안(체중의 최대 10%를 빼서) 225파운드까지 다다를 수 있다. 여기서 체중 감량 과정을 속행하고 싶었던 당신은 유지 단계의 길이를 최소치인 8주(지방 감량 기간의 2/3)로만 두어 회복과 칼로리 증량에 전념한다.

이 시기에는 체중이 약간 늘어나는 것이 정상이므로, 230파운드가 된 당신은 두 번째 12주짜리 지방 감량 다이어트를 시작한다. 시작 체중이 더 가벼워진 데다 이

전 다이어트에서 온 피로가 약간 남아있던 탓에, 이 단계에서는 20파운드의 감량만 이루어졌다. 210파운드가 된 당신은 이제는 지속 가능하고 성공적인 감량을 위해 두 번째 유지 기간을 다이어트 기간의 1배수에 해당하는 12주까지 늘려야 하고, 세 번째 지방 감량 기간은 8주로 짧게 가져가야 한다. 그렇게 세 번째 감량을 마친 당신은 (체중의 7%인) 15파운드를 줄여 195파운드가 되었다. 이렇게 지나온 여정이 1년이 될 무렵, 당신은 한 해 동안 총 55파운드를 줄여 목표인 175파운드에 매우 가까이 왔다. 이 시점에서는 최종 목표를 향해 스퍼트를 올리기 전에 유지 기간을 (6개월 이상) 길게 가져가는 것이 바람직하다.

우리를 찾아온 수십만 명의 고객과 함께한 수년간의 경험을 통해 우리는, 사람이 다이어트를 1년 이상 한다면 유지 기간이 있다 해도 대개 추진력을 잃고 다시 살이 찐다는 것을 확인했다. 완전한 회복을 위해서는 지방 감량 다이어트를 한 번 끝낼 때마다 유지 기간을 점점 더 늘려야 한다. 완전한 회복이 있어야 다음 번 감량 기간에 효율적으로 체중을 줄이고 이를 유지할 수 있다. 이처럼 느린 방식이 답답하다는 분들도 많을 테지만, 평생 지속할 수 있다는데 몇 달쯤은 버틸 수 있지 않은가.

앞의 예시에서 195파운드가 된 당신은 175파운드를 향해 출발하기 전에 6개월의 유지 기간을 거쳐야 한다. 이때 당신이 몇 달 동안 머물게 될 195파운드라는 몸무게는, 에베레스트 정상을 앞둔 최고 고도의 캠프와 다름없다. 최고 고도의 캠프에 도착해 5분만 쉬었다가 서둘러 정상을 향하면 실패할 가능성이 크고, 때로는 참담한 상황에 빠지기도 한다. 우리의 몸과 마음은 이 캠프까지 도달하면서 쌓인 피로에서 회복되지도 않았고, 이 고도에서 마주한 새로운 조건에 적응하지도 못했다. 삶이 우리에게 강요하는 상황과 책임은 산의 날씨와 마찬가지로 예측할 수 없기에, 좌절과 지연은 늘 예상해야 한다. 세상 어떠한 진전도 후퇴나 정체 없이 우상향의 직선을 그리지 않는다. 195파운드에 머물면서 마음속으로 175파운드를 그리는 일은 최고 고도의 캠프에 머물며 정상을 바라보는 것과 같다. 그러니, 부디 기억하라. 서두른 탓에 등반에 실패하면 그 무슨 소용인가.

챕터 요약

- 근육 증량과 지방 감량 과정은 주기화의 틀 안에서 전략적으로 계획하고 실행해야 한다.
- 체중 감량은 일반적으로 주당 0.5~1.0%의 속도로 6~12주간 시행하는 것이 바

람직하다.

- 체중 증량은 일반적으로 주당 0.25~0.5%의 속도로 6~16주간 시행하는 것이 바람직하다.
- 감량과 감량 사이의 유지 단계는 일반적으로 직전 지방 감량 단계의 2/3에서 1배 길이로 시행해야 하며, 감량과 유지를 여러 차례에 걸쳐 연속으로 시행하는 경우 유지 단계의 길이를 점진적으로 늘려야 할 수도 있다.
- 장기적인 근육 증량 전략은 일반적으로 체중 증량, 유지, 지방 감량 단계의 반복하는 방식으로 이루어져 있다.
- 장기간의 지방 감량 전략은 일반적으로 여러 차례의 체중 감량 기간과 그 사이사이의 유지 단계를 목표 체중 달성시까지 반복하는 방식으로 이루어져 있다.

CHAPTER 10

식단 설계

지금까지 체성분과 수행능력을 바꾸는 다이어트의 기본 원리를 다루었으니, 이제부터 자신만의 식단을 설계하고 조정하는 과정을 단계별로 살펴볼 것이다.

칼로리 계산

앞에서 배운 것처럼, 칼로리 균형은 체중 변화와 수행능력을 위한 다이어트의 여러 요소 중 가장 중요하다. 식단 설계의 첫 번째 단계는 필요한 칼로리 섭취량을 추정하는 것이다. 우선은 등칼로리 식단을 설계하고 나서 필요에 따라 근육 증량이나 지방 감량에 맞게 이를 조정하는 방식을 권장한다. 칼로리 요구량을 결정하는 요소 중 가장 쓸모 있는 것은 체중과 활동량이다. 이 두 변수를 동시에 적용하면 일일 필요 칼로리를 충분히 추산할 수 있다. 체중은 숫자로 잴 수 있고, 일일 활동량은 다음과 같이 네 가지 카테고리로 분류할 수 있다.

1. 훈련 없는 날non-training day
2. 편한 날light day
3. 적당한 날moderate day
4. 힘든 날hard day

훈련 없는 날

정규 운동 일정이 없는 날을 가리킨다.

편한 날

'편한 날'의 운동은 보통 1시간 안에 끝난다. 실온에서 할 경우, 셔츠에 땀이 약간 배는 정도에서 운동이 끝난다. 편한 날에는 운동의 총량이 너무 적기 때문에 고중량 리프팅이 있어도 심리적 부담은 상당히 적다. 편한 날의 운동에 쓰이는 칼로리는 대부분 체형과 관계없이 300kcal 이하여야 한다.

편한 날의 운동으로는 모빌리티(가동성)나 테크닉(기술) 세션, 개인별 메트콘 metcon(대사 컨디셔닝metabolic conditioning), (팔이나 삼각근 등) 보디빌딩식 소근육 운동, 반복수 범위가 1~3회인 파워리프팅의 피킹* 세션 등을 꼽을 수 있다. 편한 날의 리프팅에서는 (웜업 세트를 제외한) 워크 세트work set가 총 10세트를 넘기지 않아야 한다. 가벼운 하이킹이나 긴 산책과 같은 여가 활동도 이 카테고리에 들어간다.

적당한 날

'적당한 날'의 훈련 세션은 일반적으로 중간에 쉬는 시간을 최소한으로 두었을 때 1~2시간 정도 이어진다. 실온에서 할 경우, 옷의 절반 정도가 땀에 젖은 상태로 운동이 끝난다. 적당한 날의 운동은 편한 날의 운동보다 심리적 부담이 크며, 대부분 체형과 관계없이 평균적으로 500kcal 정도를 소모한다. 메트콘과 리프팅 복합 세션, 워크 세트 기준 세트수 10~25인 리프팅 세션, 등이나 가슴이나 다리 또는 밀기나 당기기 운동 등의 대근육 운동이 이 카테고리에 들어간다.

힘든 날

'힘든 날'은 일반적으로 한 세션의 길이가 2시간을 넘어간다. 실온에서 할 경우, 옷이 땀으로 흠뻑 젖은 상태로 운동이 끝난다. 힘든 날의 운동은 대부분 체형과 관계없이 1,000kcal 정도를 소모하며, 심리적 부담이 매우 크다. 워크 세트 기준 세트수 25 이상인 리프팅, 볼륨이 매우 높은 하체나 전신운동, 스트렝스와 역도와 메트콘과 고볼륨 운동을 한 세션에 묶어서 진행하는 운동 등이 여기 들어간다.

체중 범위와 활동량 범위에 따른 유지 칼로리 추정치를 표 10.1에 기재해 두었다. 단,

---

* 역주: 스포츠 과학 분야의 용어로, 높은 수준의 수행능력을 자신이 원하는 시점에 선보일 수 있도록 훈련의 여러 변수를 조절하여 최대한의 준비도preparedness를 갖추는 행위를 가리킨다.

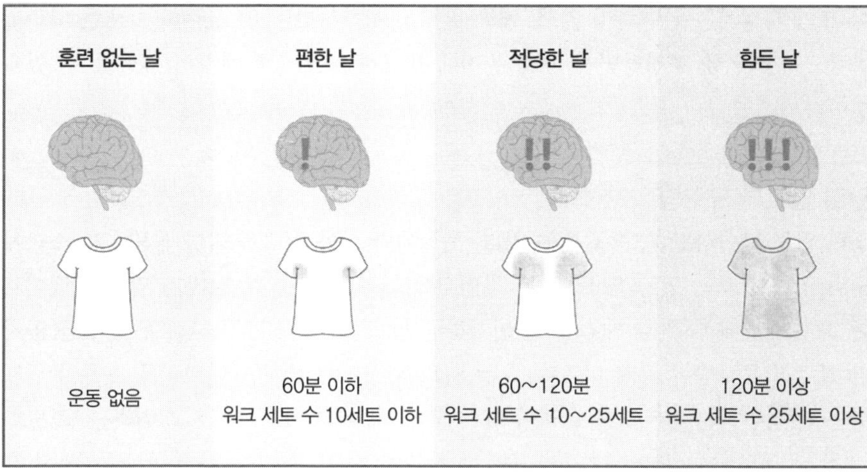

그림 10.1 훈련의 분류를 위한 속성 가이드. 훈련이 없는 날에서 훈련이 힘든 날로 넘어갈수록 심리적 부담, 땀 생성, 훈련에 소요되는 시간, 세션당 세트 수가 늘어난다.

체중		체중 유지에 필요한 칼로리 추정치(kcal)			
파운드(lbs)	킬로그램(kg)	훈련 없는 날	편한 날	적당한 날	힘든 날
100~115	45~52	1300	1500	1700	1900
116~130	53~59	1500	1700	1900	2100
131~145	60~65	1700	1900	2100	2300
146~160	66~72	1800	2000	2250	2450
161~175	73~79	1900	2100	2400	2600
176~190	80~86	1950	2200	2500	2750
191~210	87~95	2000	2300	2600	2900
211~230	96~104	2150	2500	2800	3100
231~250	105~113	2300	2700	3000	3300
251~275	114~124	2500	2900	3250	3600
276~300	125~136	2700	3100	3500	3900

표 10.1 훈련이 없는 날부터 힘든 날까지 등칼로리에 해당하는 체중별 칼로리 추정치는 이와 같다. 이 추정치는 다양한 수준의 활동에 참여하는 다양한 규모의 피험자로부터 수집된 데이터를 기반으로 한 평균값이다. 체중 유지 식단을 짤 때는 이 표의 권장 칼로리로 시작하되, 체중 변화의 결과에 따라 칼로리 섭취량을 조절해야 한다.

이 표의 추정치는 완벽하지 않다. 체중 관리를 시작하고 나면 꾸준히 기록한 체중을 바탕으로 식단을 조정하면서 체중 유지에 필요한 칼로리를 정확히 계산할 수 있을 것이다.

일일 칼로리 요구량의 변화

훈련 없는 날이라고 다 똑같지는 않다. 책상에만 앉아 있다가 밤늦게 퇴근해 소파에 누워 영화나 보는 날도 있을 테고, 작업장에 나가 온종일 서 있다가 저녁에 데이트를 하고 해변에 나가 한 시간 동안 산책하는 날도 있을 테다. 두 날 모두 훈련은 없지만 칼로리 요구량은 크게 다르며, 운동 이외의 활동에 쓰이는 칼로리를 채우기 위해 쉬는 날 섭취하는 칼로리를 늘려야 할 수도 있다. 이와 마찬가지로 훈련하는 날 또한 (편한 날, 적당한 날, 힘든 날의) 세 종류로 칼같이 나뉘지는 않는다. 현실 세계에서 훈련에 소모되는 칼로리는 연속적인 스펙트럼 위에 있으며, 우리가 제시한 칼로리 소모량은 각 카테고리가 차지하는 칼로리 소비 범위의 평균치일 뿐으로, 제각기 다른 수많은 다이어터가 편하게 활용할 수 있게 할 목적으로 나열한 것이다. 만일 자신의 운동량이 각 카테고리의 경계선에 해당한다면 체중 변동의 흐름을 확인하고, 칼로리를 그에 맞게 조정하면 식단을 최적화할 수 있다(자세한 내용은 뒤에서 다룬다).

자신이 소모하는 칼로리를 과대평가하지 않는 사람은 거의 없다. 따라서 자신이 하는 운동을 평가할 때 편한 날, 적당한 날, 힘든 날에 해당하는 기준과 예시를 확인해 보고, 각 카테고리의 설명 내용에 전부 부합하는지 확인해야 한다. 지방 감량 다이어트를 설계할 때 운동량에 확신이 서지 않으면 운동량이 적은 쪽으로 분류하는 편이 바람직하다. 체중이 너무 빨리 빠지면 그냥 음식을 더 먹으면 되니까. 반대로 체중을 불려야 하는 상황이라면 소중한 시간을 체중 유지에 쓰지 않도록 운동량이 많은 쪽으로 분류하는 편이 낫다. 여기서도 마찬가지로 체중이 너무 빨리 불면 그냥 음식을 줄이면 되므로.

칼로리 할당의 예시

지금부터 몸매를 목적으로 웨이트 트레이닝을 하면서 지방 감량 다이어트를 시작하는 155파운드짜리 여성의 예시를 통해 식단을 설계하는 법을 단계별로 알아볼 것이다. 맨 먼저 할 일은 체중과 운동 스케줄을 기반으로 유지에 필요한 칼로리를 계산하는 것이다.

월, 수, 금: 유산소 웜업을 포함한 워크 세트 수 30세트짜리 훈련, 총 2.5시간

화, 목: 유산소 웜업을 포함한 워크 세트 수 15세트짜리 훈련, 총 1.5시간
토, 일: 휴식/훈련 없음

그림 10.1을 활용하여 훈련하는 날의 활동량을 분류한 다음 표 10.1을 활용하여 체중과 활동량에 따른 필요한 칼로리를 계산했을 때, 체중 유지를 위한 이 여성의 일일 칼로리 섭취량은 다음과 같다.

월, 수, 금: 2,450kcal(힘든 날)
화, 목: 2,250kcal(적당한 날)
토, 일: 1,800kcal(훈련 없는 날)

칼로리를 정했으니, 이번에는 그 다음으로 중요한 다이어트의 원칙인 삼대영양소를 주어진 칼로리 범위 내에서 배정해야 한다.

삼대영양소 계산

유지에 필요한 일일 칼로리 섭취량을 계산했으면 이 값을 바탕으로 삼대영양소를 배정한다. 이 과정에서는 먼저 각 삼대영양소의 이상적인 비를 결정한 다음, 이를 조금씩 조정해 제한된 칼로리 내에서 적절한 할당량을 만들어야 한다.

단백질 계산

단백질은 일반적으로 삼대영양소 중 체성분과 수행능력에 가장 중요하므로, 식단에 필요한 삼대영양소를 배정할 때 가장 먼저 넣어야 한다. 3장의 내용에 따르면 평범한 저항 훈련을 하는 사람의 일일 단백질 권장 섭취량은 체중 1파운드당 1g이다. 따라서 체중이 155파운드인 이 여성의 일일 단백질 섭취량은 155g로 한다.

탄수화물 계산

3장의 내용에 따르면 탄수화물의 권장 섭취량의 범위는 스포츠마다 다르다. 어제의 삶과 오늘의 삶이 다르고 오늘의 훈련과 내일의 훈련이 다르기에 탄수화물의 일일 섭취량은 달라질 수밖에 없다. 일일 탄수화물 권장 섭취량은 어떤 운동을 어떻게 하건 평균 권장 섭취량 범위 안에 있을 테지만, 구체적인 양은 일일 활동량에 따라 늘

훈련 강도	일일 탄수화물 최소 섭취량 (체중 1파운드당)	일일 탄수화물 초기 섭취량 (체중 1파운드당)
훈련 없음	0.3g	0.5g
편한 날	0.5g	1.0g
적당한 날	1.0g	1.5g
힘든 날	1.5g	2.0g

표 10.2 훈련 강도에 따른 탄수화물 섭취량.

어나거나 줄어든다.

다이어트 시작 단계에서 체중 유지에 필요한 탄수화물의 최소 섭취량과 권장 섭취량은 표 10.2에 정리해 두었다.

유지용 식단에서 탄수화물의 양은 표에 나와 있는 최소값보다 낮추지 않는 것이 좋다. 단백질과 최소 지방 섭취량을 채우고 있다면 많이 먹어도 괜찮다. 다이어트 시작 단계에서는 우측 열의 초반 탄수화물 권장량을 따르는 것도 좋다.

지방 계산

단백질과 탄수화물을 계산하고 나면 지방 계산은 끝난 것이나 다름없다. 나머지 칼로리를 지방에 할당하기만 하면 되므로. 우리의 155파운드짜리 여성이 초반 탄수화물 권장량을 그대로 적용하면 훈련 없는 날의 삼대영양소 섭취량은 다음과 같이 계산할 수 있다.

단백질 섭취량은 155g이고 단백질은 1g당 4kcal이므로 단백질에서 620kcal를 얻는다. 탄수화물 섭취량은 1파운드당 0.5g이므로 155파운드 × 0.5g = 77.5g이며, 탄수화물 1그램당 4kcal이므로 탄수화물에서 310kcal를 얻는다. 지방을 뺀 지금까지의 총 칼로리는 단백질 620kcal + 탄수화물 310kcal = 930kcal이다. 이 여성은 훈련이 없는 날에 1,800kcal를 섭취해야 하므로, 1800 - 930 = 870kcal가 남으며, 이를 지방으로 환산하면 약 97g에 해당한다(지방은 그램당 9kcal이다).

건강의 유지를 위한 최소 지방 섭취량은 체중 1파운드당 0.3g이므로, 이렇게 계산한 지방의 총량이 최소 섭취량 이상인지 반드시 재확인하고 넘어가야만 한다. 계산 결과 최소 섭취량보다 적은 지방을 섭취해야 하는 상황이라면, 평가를 다시 시행한 다음 탄수화물에 배정된 칼로리의 일부를 지방에 할당해야 한다.

삼대영양소 계산과 트레이드오프*

경기에 출전하는 선수는 아니지만 운동을 좋아하는 사람이라면 지방과 탄수화물의 칼로리 분배할 때 약간의 재량을 둘 수 있다. 즉, 본인이 원한다면 탄수화물을 권장 섭취량의 최저치로 두고 지방 섭취를 늘릴 수도 있다. 피트니스 자체를 위해 운동하는 사람의 경우 체중 감량에서의 진전을 위해 수행능력을 어느 정도 희생할 수도 있겠지만, 선수라면 때로는 경기 시즌이 아닐 때에도 높은 수준의 훈련을 해야만 할 때가 있으므로 그만큼의 희생을 감당하기 어려울 수 있다. 만일 지방 감량 다이어트 중에도 높은 수준의 수행능력이 필요한 훈련을 해야 한다면, 훈련이 있는 날에는 지방을 줄이고 그만큼 탄수화물을 늘리는 것이 좋은 전략일 수 있다. 사례 속 그녀가 후자라고 가정해 보자. '힘든 날'에 그녀에게 필요한 최대 탄수화물 섭취량을 알아내려면 칼로리, 단백질 요구량, 최소 지방 허용량부터 계산해야 한다(3장 참조). 이렇게 해야 단백질 권장 섭취량과 지방 최소 섭취량을 유지하면서 탄수화물의 섭취량을 최대화할 수 있다.

총 칼로리 섭취량: 2,450kcal

총 단백질 요구량: 155g
단백질 155g × 4kcal/g = 단백질 620kcal

최소 지방 섭취량: 0.3g/파운드/일
155파운드 × 0.3 = 지방 46.5g/일
지방 46.5g × 9kcal/g = 지방 약 420kcal

지방 + 단백질 칼로리: 420 + 620 = 1,040kcal

지방 + 단백질 칼로리를 뺀 총 칼로리: 2,450 - 1,040 = 1,410kcal
1,410kcal ÷ 4kcal/g(탄수화물) = 탄수화물 약 350g/일 (체중 1파운드당 탄수화물 2.3g/일)

즉, 훈련이 힘든 날에 생명 유지 기능, 체성분, 수행능력 유지에 필요한 단백질과 지방을 섭취하면서 그녀가 먹을 수 있는 탄수화물은 약 350g이다. 지방 감량 다

* 역주: 지방을 늘리려면 탄수화물을 줄여야 하듯, 하나를 얻으면 다른 하나를 희생하는 관계를 가리키는 경제학 용어.

이어트 중 수행능력에 압박이 없다면 탄수화물은 표 10.2에 나온 권장량으로 시작하는 것이 좋다. 일단 시작은 그렇게 한 다음, 일일 칼로리 제한 범위를 벗어나지 않는 선에서 기호에 맞게 최소치와 최대치 범위 내에서 탄수화물과 지방의 양을 조율한다. 예의 155파운드짜리 여성이 권장 탄수화물 섭취량을 채택했을 때 요일별 삼대영양소 섭취량은 표 10.3과 같이 정리할 수 있다.

요일	훈련 강도	칼로리(kcal)	단백질(g)	필요 탄수화물	탄수화물(g)	지방(g)
월, 수, 금	힘든 날	2,450	155	2×155	~310	~65
화, 목	적당한 날	2,250	155	1.5×155	~230	~80
토, 일	훈련 없음	1,800	155	0.5×155	~80	~100

표 10.3 예시로 든 선수의 체중과 활동 수준에 따른 일일 칼로리와 삼대영양소 할당량.

대회 출전을 앞둔 지구력 종목 선수의 탄수화물 섭취에 관한 내용은 14장에 상세히 다루었으니 참고하기 바란다. 상급자에 해당하는 다이어터는 훈련 유형에 따른 저칼로리 다이어트와 고칼로리 다이어트를 다룬 3장의 지침을 활용하여 단백질 섭취량을 조절할 수 있다. 훈련이 하루에 두 번 이상 있는 경우, 회복력을 최상으로 끌어올릴 수 있도록 CCH 제약 안에서 탄수화물 섭취량을 늘려야 한다. 하루에 여러 차례의 훈련 세션을 돌려야 하는 경우, 관련 내용을 상세히 다룬 13장을 참고하기 바란다.

음식의 구성과 섭취 타이밍 결정

끼니와 삼대영양소 섭취 타이밍을 일정(과 취향과 선호도)에 맞게 유지하려면 아래의 과정을 순서대로 따른다.

- 끼니 횟수를 정한다.
- 첫 식사와 마지막 식사 시간을 정한다.
- 운동 전후 식사 시간을 정한다.
- 단백질 섭취를 끼니 간격에 맞게 조정한다.
- 탄수화물 섭취를 훈련 시간에 가깝게 조정한다.
- 지방 섭취를 훈련 시간에서 멀어지게 조정한다.

• 운동 중에 쉐이크 섭취를 옵션으로 넣는다.

예시를 통한 각 과정의 이해

1. 끼니 횟수를 정한다.

   지속성 유지를 위한 현실적 타당성과 생리적 편의를 모두 만족할 수 있는 끼니 횟수는 4장에서도 이야기했듯 하루 4~6끼이다. 훈련을 하루에 두 번 이상 하는 경우, 훈련 세션마다 운동 전후에 쓰일 연료가 필요하므로 끼니 횟수를 늘리는 편이 좋다. 예의 155파운드 선수는 하루 5끼의 식사 일정을 택하기로 한다.

2. 첫 식사와 마지막 식사 시간을 정한다.

   잠에서 깬 순간은 공복 상태로, 이 상태에서는 근육 조직에 대한 이화가 우세하고 회복 작용이 떨어져 있다. 따라서 식사를 가급적 빨리 하는 것이 바람직하므로, 첫 끼니는 기상 직후 1시간 이내로 먹는다. 같은 맥락에서, 잠들기 직전에 뭔가를 먹으면 잠자는 동안 우리 몸이 공복 상태에 있는 시간을 줄일 수 있다. 예의 선수는 잠자리에 들기 한 시간 전에 마지막 끼니를 먹기로 한다. 이 선수의 일정과 기상 시간과 취침 시간을 고려한 첫 식사와 마지막 식사를 표 10.4에 정리해 두었다. 여기서는 훈련이 힘든 날을 기준으로 한다.

	월	화	수	목	금	토	일
기상	07:00	07:00	07:00	07:00	07:00	09:00	09:00
훈련	17:00	17:00	17:00	17:00	17:00	없음	없음
취침	23:00	23:00	23:00	23:00	23:00	23:00	23:00

식사 번호	훈련이 힘든 날 식사 시간	훈련이 없는 날 식사 시간
1	07:00	09:30
2		
3		
4		
5	22:00	22:00

표 10.4 식사 시간을 설정할 때 가장 먼저 해야 할 일은 기상 직후와 취침 직전에 첫 식사와 마지막 식사를 배정하는 것이다. 진하게 처리된 셀은 이 표에 새롭게 추가된 내용을 가리킨다.

3. 운동 전후 식사 시간을 정한다.

운동 전후 식사는 훈련의 성과를 최상으로 끌어올릴 수 있도록 훈련 주변에 전략적으로 배치해야 한다. 운동 전 식사는 위장 장애가 생기지 않도록 적어도 훈련 30분 전에는 섭취해야 하지만, 에너지 공급과 이화 억제 차원에서는 훈련 4시간 이전에 섭취하면 안 된다. 운동 후 식사는 운동으로 유발되는 근손실을 예방하고 회복력을 끌어올릴 수 있도록 훈련이 끝나고 1시간 이내에 섭취해야 한다. 이 기준에 따라 오후 5시의 훈련 시간을 중심으로 짠 훈련 전후 식사 타이밍은 표 10.5와 같다.

식사 번호	훈련이 힘든 날 식사 시간	훈련이 없는 날 식사 시간
1	07:00	09:30
2		
3	15:00(훈련 전 식사)	
4	19:30(훈련 후 식사)	
5	22:00	22:00

표 10.5 식사 시간 설정에서 기상 직후와 취침 직전 식사를 배정한 뒤에는 훈련 전후의 식사를 배정해야 한다. 진하게 처리된 셀은 이 표에 새롭게 추가된 내용을 가리킨다.

이제 훈련이 있는 날의 남은 식사는 한 끼뿐이라 타이밍을 간단히 잡을 수 있다. 단백질을 최대한 고르게 분포시켜야 하므로, 두 번째 끼니는 아침 7시 반부터 오후 3시 사이를 딱 자른 시간(오전 11시~11시 반)에 놓는 것이 가장 좋다. 현실적으로는 직장의 점심시간인 정오에 맞춰 식사를 해야 할 수도 있지만, 정오에 먹는다고 해서 식사 간격이 (5시간 이상으로) 붕 뜨지는 않는다. 정오의 점심이 편하기도 하고 단점도 딱히 없으므로 지속성 유지에 유리할 것이다.

훈련이 없는 날 주말의 식사 시간은 얼마나 고르게 배치하느냐의 문제일 뿐인데, 배가 더 고파지는 시간에 식사량을 늘리거나 간격을 짧게 가져가는 것도 가능하다. 가령 우리의 그녀가 밤에 더 출출해 한다면 첫 번째와 두 번째 식사는 4시간 간격, 두 번째와 세 번째 식사는 3시간 반 간격, 나머지 식사는 3시간 간격으로 배치하는 방법이 있다. 이렇게 하면 저녁에 찾아오는 공복감이 덜해지므로 지속성이 향상된다. 이렇게 배치한 식사 타이밍을 표 10.6에서 확인해 보자.

식사 번호	훈련이 힘든 날 식사 시간	훈련이 없는 날 식사 시간
1	07:00	09:30
2	12:00	13:30
3	15:00(훈련 전 식사)	17:00
4	19:30(훈련 후 식사)	20:00
5	22:00	22:00

표 10.6 식사 시간 설정에서 기상 직후, 취침 직전, 훈련 전후 식사를 배정했다면 나머지 식사는 식사간 간격을 고려하여 배정한다. 훈련이 없는 날의 '나머지 식사'에는 기상 직후와 취침 직전의 식사를 제외한 식사가 해당된다. 진하게 처리된 셀은 이 표에 새롭게 추가된 내용을 가리킨다.

4. 단백질 섭취를 끼니 간격에 맞게 조정한다.

   음식 준비가 쉬워진다는 점에서는 섭취해야 하는 단백질을 식사 전체에 고르게 분산시키는 것이 가장 좋다. 우리 선수에게 필요한 단백질은 약 155g이며, 이를 5끼로 나누면 끼니당 31g이다. 다음 식사까지의 간격이 크게 벌어져 있는 취침 전에는 단백질을 몇 그램이나마 더 먹어야 하고 숫자도 예쁘게 만들 수 있으니, 마지막 식사에는 35g을 먹고 나머지 식사에는 30g을 먹는 방법도 있다. 이렇게 짜면 표 10.7과 같은 모양이 된다.

식사 번호	훈련이 힘든 날 식사 시간	끼니당 단백질 (총 155g)	훈련이 없는 날 식사 시간	끼니당 단백질 (총 155g)
1	07:00	30g	09:30	30g
2	12:00	30g	13:30	30g
3	15:00(훈련 전 식사)	30g	17:00	30g
4	19:30(훈련 후 식사)	30g	20:00	30g
5	22:00	35g	22:00	35g

표 10.7 각 끼니에 맞게 단백질을 할당한다. (식사 간격이 3시간 이하이거나 6시간 이상이어서 끼니당 단백질 섭취량을 늘리거나 줄여야 하는 경우를 제외하면) 단백질은 대부분의 경우 고르게 분포시켜도 좋다. 이 표에는 나와 있지 않으나, 식사 시간이 극단적인 경우 시간당 단백질 요구량을 계산하여 이를 보완할 수 있다. 진하게 처리된 셀은 이 표에 새롭게 추가된 내용을 가리킨다.

직전의 식사 간격이 길 때는 단백질을 늘리고 짧을 때는 줄이는 방식도 있지만, 이 방식을 택하면 준비와 계획이 다소 복잡해진다. 시간당 단백질 요구량을 확인하고 식사 간격에 정확히 맞추어 정확한 양의 단백질을 배치하는 방법도 있지만, 이 방식은 전에도 이야기했듯 보통은 쓸데없이 불편할 뿐으로, 한 번에 24시간 깨어 있거나 일정이 이상하거나 식사 간격이 극단적인 사람들에게나 유용할 것이다.

5. 탄수화물 섭취를 훈련 시간에 가깝게 조정한다.
   탄수화물은 운동 전후에 더 많이 할당해야 한다. 시작 단계에서는 표 10.8에 제시한 것과 같은 추정값을 활용할 수 있다.
   훈련을 이른 시간에 할지 늦은 시간에 할지에 따라 정확한 할당량은 달라질 수 있지만, 이 정도 추정치면 시작 단계에서 대강 쓰기 좋고, 편의를 위해 조

하루 4끼	
운동 전 식사	일일 탄수화물 섭취량의 25%
운동 후 식사	일일 탄수화물 섭취량의 35%
취침 전 식사	일일 탄수화물 섭취량의 25%
나머지	나머지 15%
하루 5끼	
운동 전 식사	일일 탄수화물 섭취량의 20%
운동 후 식사	일일 탄수화물 섭취량의 30%
취침 전 식사	일일 탄수화물 섭취량의 20%
나머지	나머지 30%를 두 끼로 나눔
하루 6끼(운동 1회)	
운동 전 식사	일일 탄수화물 섭취량의 18%
운동 후 식사	일일 탄수화물 섭취량의 25%
취침 전 식사	일일 탄수화물 섭취량의 18%
나머지	나머지 39%를 세 끼로 나눔

표 10.8 끼니당 탄수화물 할당량을 계산할 때는 훈련을 염두에 두어야만 한다. 즉, 훈련 전후로 탄수화물이 몰려 있어야 한다. 끼니 횟수에 따른 일일 탄수화물 섭취량 기준 권장 비율을 이 표에서 확인해 보자.

정할 수 있는 여지도 넉넉히 주어진다. 예컨대 탄수화물 양을 61g, 48g, 22g, 19g 식으로 잡는 것보다는 50g, 50g, 25g, 25g처럼 잡는 쪽이 계산하는 쪽이 효과 면에서 큰 차이가 없으면서도 식사를 준비할 때 편할 것이다. 표 10.8의 정보를 바탕으로 '힘든 날'에 섭취해야 하는 탄수화물 할당량(310g)을 끼니에 맞게 분배하면 표 10.9와 같다.

식사 번호	훈련이 힘든 날 식사 시간	끼니당 단백질 (총 155g)	끼니당 탄수화물 (총 310g)
1	07:00	30g	45g(~15%)
2	12:00	30g	45g(~15%)
3	15:00(훈련 전 식사)	30g	65g(~20%)
4	19:30(훈련 후 식사)	30g	95g(~30%)
5	22:00	35g	60g(~20%)

표 10.9 훈련이 힘든 날의 탄수화물 배정. 표 10.8을 활용하여 끼니당 탄수화물의 양을 계산한다. 진하게 처리된 셀은 이 표에 새롭게 추가된 내용을 가리킨다.

훈련이 없는 날에는 탄수화물을 모든 식사에 고르게 분배할 수도 있고, 공복감이 심해지는 시기에 맞춰서 분배할 수도 있다. 우리 선수가 훈련이 없는 날 섭취해야 할 탄수화물이 약 80g이라는 것은 삼대영양소 계산을 통해 확인했고, 늦은 시간에 더 배고파한다는 것도 알고 있다. 그녀의 공복감을 감안한 '훈련이 없는 날'의 탄수화물 할당량은 표 10.10과 같다.

식사 번호	훈련이 없는 날 식사 시간	끼니당 단백질 (총 155g)	끼니당 탄수화물 (총 80g)
1	09:30	30g	0g
2	13:30	30g	20g(~25%)
3	17:00	30g	20g(~25%)
4	20:00	30g	20g(~25%)
5	22:00	35g	20g(~25%)

표 10.10 훈련이 없는 날의 탄수화물 배정. 표 10.8을 활용하여 끼니당 탄수화물의 양을 계산한다. 훈련이 없으므로 탄수화물을 모든 끼니에 전반적으로 고르게 배정하면 식사 준비가 편해질 것이다. 진하게 처리된 셀은 이 표에 새롭게 추가된 내용을 가리킨다.

6. 지방 섭취를 훈련 시간에서 멀어지게 조정한다.

지방은 운동 시간 측면에서 탄수화물과 상반되는 패턴을 보인다. 즉, 훈련 전후의 식사에는 지방이 적어야 하며, 운동 시간이 가까워질수록 적어져야 한다. 끼니당 지방 할당량은 표 10.11 같은 형태로 결정할 수 있다.

표 10.11의 기준을 (힘든 날에 지방을 65g 섭취하는) 우리 선수에게 적용한 다음 편의상 숫자를 반올림하면 표 10.12와 같은 결과를 얻을 수 있다. 표에서는 일일 지방 섭취량의 10%씩이 운동 전후 식사에 할당되어 있고, 여기서 덜어낸 지방이 취침 전 식사에 몰아져 있다. 이렇게 하면 잠들 때의 포만감을 높여주지만, 꼭 그렇게 하라는 뜻은 아니다.

훈련이 없는 날에는 마찬가지로 지방을 고르게 분배하거나 기호에 맞게 분배할 수도 있다. 앞서 우리 선수가 쉬는 날 섭취해야 하는 지방은 약 100g이

훈련이 있는 날의 끼니당 지방량 계산
1. 운동 전 식사 • 운동 2시간 이내 섭취시: 일일 지방 섭취량의 10% • 운동 4시간 이내 섭취시: 일일 지방 섭취량의 20%
2. 운동 중 쉐이크: 지방 0%
3. 운동 후 식사: 일일 지방 섭취량의 10%
4. 남은 지방은 나머지 끼니에 골고루 분배한다.

표 10.11 끼니당 지방 할당량을 계산할 때는 훈련을 염두에 두어야만 한다. 즉, 훈련 전후에는 지방이 조금만 있어야 한다. 끼니 유형에 따른 일일 지방 섭취량 기준 권장 비율을 이 표에서 확인해 보자.

식사 번호	훈련이 힘든 날 식사 시간	끼니당 단백질 (총 155g)	끼니당 탄수화물 (총 310g)	끼니당 지방 (총 65g)
1	07:00	30g	45g	15g(~20%)
2	12:00	30g	45g	15g(~20%)
3	15:00(훈련 전 식사)	30g	65g	5g(~10%)
4	19:30(훈련 후 식사)	30g	95g	5g(~10%)
5	22:00	35g	60g	25g(~40%)

표 10.12 훈련이 힘든 날의 지방 배정. 표 10.11을 활용하여 끼니당 지방의 양을 계산한다. 진하게 처리된 셀은 이 표에 새롭게 추가된 내용을 가리킨다.

었다. 그녀는 저녁에 공복감이 심해지므로 후반부 식사에 할당되는 지방의 양이 많지만, 그런 상황이 아니라면 균등하게 분배하는 것이 낫다. 표 10.13을 통해 할당량을 확인해 보자.

식사 번호	훈련이 없는 날 식사 시간	끼니당 단백질 (총 155g)	끼니당 탄수화물 (총 80g)	끼니당 지방 (총 100g)
1	09:30	30g	0g	10g
2	13:30	30g	20g	15g
3	17:00	30g	20g	25g
4	20:00	30g	20g	25g
5	22:00	35g	20g	25g

표 10.13 훈련이 없는 날의 지방 배정. 표 10.11을 활용하여 끼니당 지방의 양을 계산한다. 훈련이 없으므로 모든 끼니에 전반적으로 고르게 배정하면 식사 준비가 편해질 것이다. 진하게 처리된 셀은 이 표에 새롭게 추가된 내용을 가리킨다.

7. 운동 중에 쉐이크 섭취를 옵션으로 넣는다.

   힘든 운동을 할 때는 쉐이크를 통해 작지만 의미 있는 효과를 얻을 수 있다. 쉐이크를 넣는 경우, 운동 전 식사에 할당된 단백질과 탄수화물의 절반을 쉐이크에 빼 줘야 한다. '적당한 날' 이하의 강도에서 1시간 이하의 훈련만 한다면 운동 중 쉐이크는 필요치 않다. 운동 중 쉐이크까지 들어간 식사 일정은 표 10.14와 같다.

식사 번호	훈련이 힘든 날 식사 시간	끼니당 단백질 (총 155g)	끼니당 탄수화물 (총 310g)	끼니당 지방 (총 65g)
1	07:00	30g	45g	15g
2	12:00	30g	45g	15g
3	15:00(훈련 전 식사)	15g	35g	5g
쉐이크	17:00~19:00	15g	30g	0g
4	19:30(훈련 후 식사)	30g	95g	5g
5	22:00	35g	60g	25g

표 10.14 훈련이 힘든 날의 쉐이크 배정. 훈련 전 식사에서 탄수화물과 단백질 할당량을 덜어 내 훈련 중 마실 유청 단백질과 액상 탄수화물에 배정한다. 진하게 처리된 셀은 이 표에 새롭게 추가된 내용을 가리킨다.

음식의 구성

건강을 위하여 대부분의 칼로리를 최소한도로만 가공된 음식이나 비가공식품으로 섭취할 것을 권장한다. 단, 훈련 전후의 당지수 높은 탄수화물 섭취나 식물성 단백질 섭취는 예외로 한다. 식물성 단백질은 '가공'을 통해 소화율이 높아지는 경우가 많으며, 그런 관점에서 건강상의 이점을 키울 수 있다. 당지수가 높은 탄수화물은 가공 과정을 거친 덕분에 소화 속도가 빠르므로, 훈련 후에 섭취하면 근육에 빠르게 포도당을 공급한다는 장점이 있으므로 유리하다. 삼대영양소별로 섭취해도 좋은 식품의 예시는 다음과 같다.

저지방 단백질

- 닭고기, 칠면조 가슴살, 생선, 조개류
- 두부 등의 저지방 콩 제품
- 진균단백질
- 지방을 걷어낸 살코기
- 계란 흰자
- 무지방 · 저지방 유제품

채소

- 브로콜리
- 시금치
- 양상추
- 양파
- 토마토
- 고추 · 피망
- 아스파라거스
- 애호박
- 호박
- 콜리플라워
- 셀러리
- 당근
- 오이

건강한 탄수화물

- 과일
- 통곡물빵
- 현미
- 오트밀
- 고구마
- 파스타
- 옥수수
- 통곡물 크래커와 랩

훈련 후에 섭취할 높은 당지수의 탄수화물

- 과일 바
- 토스터 페이스트리
- 어린이용 시리얼
- 저지방 과자 · 빵류
- 무지방 캔디
- 백미
- 식빵

건강한 지방

- 견과류
- 견과류 버터
- 카놀라유
- 올리브유
- 아마씨유
- 아보카도

섬유질, 비타민, 미네랄, 피토케미컬은 건강에 좋으므로, 쉐이크 이외의 끼니에는 채소를 같이 먹는 것이 좋다. 섬유질이 풍부하고 부피가 큰 채소는 지방 감량 다이어트에서의 포만감 유지에도 좋다. 섬유질이 없고 부피가 작은 음식은 운동 전에 먹으면 위장 장애가 덜 생기고 훈련 직후에도 편하게 먹을 수 있으므로, 운동 전후의 식사에는 채소를 줄이거나 빼는 편이 나을 수 있다.

저지방 단백질도 섭취가 권고된다. 건강상의 이점을 극대화하려면 지방은 주로 단일불포화지방이나 다가불포화지방으로 섭취해야 한다. 동물성 지방은 대개 포화지방으로, 가끔 기름진 고기를 먹는 정도로는 해롭다고 할 수 없지만, 필요한 지방의 상당량을 포화지방으로 섭취하는 것은 권장되지 않는다. 기름진 고기는 또한 삼대영양소 계산을 더 까다롭게 만든다. 세상에 한 종류의 삼대영양소로만 이뤄진 식품은 거의 없다는 사실을 잊어서는 안 된다. 단백질이 대부분인 살코기 스테이크에도 약간의 지방이 있고, 탄수화물이 대부분인 파스타에도 약간의 단백질이 있듯. 이렇게 '따라오는' 삼대영양소는 몇 가지 방법을 통해 조정할 수 있다. 삼대영양소 정보를 제공하는 트래커tracker 앱이나 웹사이트를 활용하면 식탁에 올라간 음식의 삼대영양소를 전부 확인할 수 있다. 이 방식의 유일한 문제는 단백질 중에 완전한 식품에서 나온 고품질 단백질과 곡물 · 견과류에서 나온 단백질이 각기 얼마만큼인지 식별하기 까다롭다는 점이다. 트래커를 사용하는 경우, 끼니를 준비할 때 단백질이 주로 고품질 단백질로 이루어져 있는지 확인해야 한다.

입에 들어가는 음식을 하나하나 기록하는 방식은 다소 지겨울 수 있는데, 다음 알고리즘을 따르면 그나마 덜 지루할 것이다. 먼저 체중 150파운드마다 끼니당 필요한 삼대영양소에서 5g씩을 뺀다. 가령 체중이 150파운드이고 끼니당 단백질 30g, 탄

식사 번호	훈련이 힘든 날 식사 시간	끼니당 단백질 (총 155g)	끼니당 탄수화물 (총 310g)	끼니당 지방 (총 65g)
1	07:00	30g 계란(흰자)	45g 토스트	15g 계란(노른자)
2	12:00	30g 닭고기+치즈	45g 빵/과일	15g 치즈
3	15:00(훈련 전 식사)	15g 스테이크	35g 밥	5g 스테이크
쉐이크	17:00~19:00	15g 유청 단백질	30g 게토레이	0g
4	19:30(훈련 후 식사)	30g 탈지우유+ 유청단백질	95g 시리얼	5g 시리얼
5	22:00	35g 닭고기 패티	60g 파스타	25g 올리브유

표 10.15 예시로 든 155파운드짜리 선수가 훈련이 힘든 날에 끼니당 삼대영양소를 채우기 위해 어떤 음식을 고를 수 있는지 샘플 식단을 통해 확인해 보자.

수화물 45g, 지방 10g을 섭취해야 할 경우, 단백질 25g, 탄수화물 40g, 지방 5g에 해당하는 식품을 고른다. 체중이 300파운드라면 빼야 하는 값을 두 배로 늘린다. 이렇게 하면 보통은 따라오는 삼대영양소의 양을 거의 커버할 수 있으며, 특히 몇 주씩 이어지는 장기간의 다이어트에서는 효과적인 다이어트에 필요한 실제 삼대영양소의 양과 거의 일치할 것이다.

예의 선수를 위해 음식의 구성까지 맞추면 표 10.15와 같은 샘플 식단이 나온다.

보충제

보충제가 결과에 미치는 영향은 매우 작으므로, 영양 프로그램에 보충제를 넣을지 말지는 선택의 문제이다. 보충제 때문에 생각할 것도 많아지고 일정도 복잡해져서 스트레스가 쌓인다면 보충제를 넣지 않는 편이 낫다. 다만 장기적으로는 보충제에서 오는 사소한 차이가 누적될 수 있는 만큼, 다이어트 설계의 여러 측면에 익숙해져 있는 노련한 다이어터라면 보충제를 넣는 것도 좋겠다. 이제 추천하는 보충제의 사용 시기와 방법을 확인해 보자.

카페인

공복감을 달래고 지방 감량 다이어트의 효과를 높일 목적으로 카페인을 섭취한다면 아침 언저리와 낮 언저리에 한 번씩 섭취하는 것이 좋은데, 이때 나중에 먹는 카페인이 수면에 영향을 끼치지 않게 해야 한다. 운동에서의 에너지 증진이 목적이라면 카페인을 운동 시작 15~30분 전에 섭취하는 것이 전략적으로 좋다. 운동을 늦은 시간에 하는 경우 매우 적게 섭취하거나 운동 30분 전보다 일찍 섭취하는 식의 실험을 해보며 밤에 잠을 설치지 않게 하는 양과 시간을 찾아야 한다. 카페인을 처음 섭취하거나 한동안 섭취하지 않았다면 하루에 25~50mg씩 천천히 늘려나가는 것이 가장 좋다. 시간이 흐르면 우리 몸은 카페인의 영향력에 둔감해지므로, 지방 감량 다이어트에서는 점진적으로 양을 늘리는 것이 좋을 수 있다. 카페인이 더 많이 필요한 느낌이 들 때 하루에 25~50mg씩 늘리되, 한 번에 그보다 많이 늘리지 않아야 한다. 정상 범위의 카페인 섭취는 건강에 (거의) 아무런 위험 없이 여러 가지 이로운 효과를 가져오지만, 한 번에 300mg 이상 또는 하루에 1,000mg 이상의 카페인 섭취는 피하는 것이 좋다. 섭취량이 이렇게까지 높아진 분들은 의료 전문가와 상담하는 편이 좋다. 카페인 내성이 아무리 좋아도 (특히 잘 시간이 다 돼서 섭취하는) 고용량의 카페인은 수면을 방해하여 회복을 망칠 수 있다.

가끔은 카페인을 끊는 것도 좋다. 카페인을 끊기 가장 좋은 타이밍은 음식으로 섭취하는 에너지가 많아 공복감에 시달리지 않는 근육 증량 기간과 유지 기간이다. 커피, 차, 탄산음료, 에너지 드링크 등은 모두 운동 전에 섭취하기 좋은 카페인 공급원이다. 탄산이 들어간 음료는 운동 전에 마시면 거북하다는 분도 있는 만큼, 다양한 음료를 개별적으로 시험해 보는 것이 현명할 테다.

카페인 섭취는 아래의 프로토콜을 따른다. 이때 섭취량의 증가나 감소는 점진적이어야 한다. 카페인을 많이 마시다가 갑자기 끊으면 두통과 피로가 생길 수 있으며, 섭취량을 너무 급하게 늘리면 초조함과 불면증에 시달릴 수 있다. 또한 에너지가 떨어지는 시간이나 힘든 훈련을 해야 할 때 카페인을 가장 많이 쓴다는 것도 알아두면 좋다. 아래 프로토콜에서 오전, 운동 전, 오후로 나뉜 카페인 복용 시간을 확인해 보자.

근육 증량 기간(2개월 동안 점진적으로 증가)
카페인 없음 → 운동 전 25~50mg

유지 기간
카페인 끊기

지방 감량 기간(3개월 동안 점진적으로 증가)
오전 25mg → 오전 50mg + 오후 25mg → 오전 75mg + 운동 전 25mg + 오후 50mg

지방 감량 후 유지 기간(2개월 동안 점진적으로 감소)
오전 50mg + 오후 25mg → 오전 25mg

유청단백질

유청단백질은 소화가 빠른 고품질 단백질이므로 운동 중 쉐이크나 운동 후 식사로 이상적이다. 운동 중에 섭취할 경우 빠르게 소화되는 탄수화물과 섞어서(아래의 '탄수화물 보충제' 참조) 운동하기 전에 한 모금, 운동 중에 3분의 2, 운동 직후에 나머지를 마신다. 이렇게 하면 운동 중에 유익한 기능을 하는 모든 영양소를 위장 장애의 위험 없이 섭취할 수 있다. 유청만으로는 식사를 대신하기 어렵지만, 굳이 식사 대용으로 쓰겠다면 소화가 느린 탄수화물과 지방을 섞어서 흡수 속도를 늦춘다.

카제인 단백질

카제인 단백질은 매우 고품질이지만 소화가 무척 느리므로, 이 특성을 이용해 다음 식사까지 오래 기다려야 할 때나 잠들기 전에 섭취하는 것이 가장 좋다. 지방이나 섬유질 등 소화가 느린 음식을 함께 먹으면 소화 시간을 더더욱 늦출 수 있다. 운동 중에 섭취할 단백질로는 적합하지 않다.

탄수화물 보충제

효과적인 탄수화물 보충제는 크게 두 종류로 나뉘는데, 하나는 매우 빠르게 소화되는 탄수화물이고, 다른 하나는 매우 느리게 소화되는 탄수화물이다. 빠르게 소화되는 탄수화물은 위에서 설명한 유청단백질과 마찬가지로 운동 전후에 섭취하는 것이 가장 좋다. 게토레이Gatorade나 파워에이드Powerade를 비롯한 덱스트로스 성분의 분말이 빨리 소화되는 탄수화물에 해당한다. 주스나 코코넛워터의 경우 이처럼 특수한 탄수화물 음료보다 소화 속도가 현저히 낮으므로, 마실 수야 있겠지만 이상적이지는 않다.

탄수화물 보충제를 식사 대용으로 쓰고 싶다면 왁시메이즈처럼 천천히 소화되는 탄수화물 분말을 카제인 단백질 분말과 섞어서 식사 대용 쉐이크를 만드는 방법도 있다. 이 방법은 씹는 것보다 마시는 것이 나은 고칼로리 다이어트의 끝자락에 써먹기 좋다. 유청과 카제인과 왁시메이즈를 분말째 섞어서 들고 다니다 물만 부으면 든든한 한 끼가 되는 만큼, 여행 중이거나 냉장고가 없는 상황에도 편하게 쓸 수 있다.

크레아틴

모노크레아틴은 유일하게 안전성이 입증된 크레아틴이자 가장 효과적인 크레아틴이다. 가장 싸고 가장 널리 팔리는 것 또한 모노크레아틴이다. 크레아틴은 한 번에 최대 3개월까지 쓴 뒤, 다음 사용 전까지 한 달 쉬는 것이 좋다. 중단 없이 섭취해도 안전하고 효과적일 수는 있지만, 중간에 한 번씩 끊으면 몸에서 크레아틴을 만들어내는 능력이 개선될 가능성이 있다. 피트니스 측면에서의 성과를 원한다면 꾸준히 먹어야만 한다. 일주일에 두세 번 먹는 정도로는 효과가 거의 없을 것이다. 크레아틴이 효과를 낼 만큼 근육에 완전히 로딩되려면 (체중 100파운드당 약 3g의 일일 권장량을 기준으로) 1주일 내내 꾸준히 복용해야 한다. 크레아틴을 탄수화물과 함께 섭취하거나 운동 후에 섭취할 때 흡수율이 가장 높다는 연구 결과도 더러 있지만, 섭취 타이밍의 중요성은 그리 크지 않다.

크레아틴은 근육 증량 단계나 지방 감소 단계에서 가장 유용하다. 따라서 크레아틴을 중단하는 시기를 꼭 하나만 꼽아야 한다면 유지 단계를 고르는 것이 이상적이다.

크레아틴을 복용할 때는 흔히 체중이 1~3% 정도 늘어난다. 증량이나 감량 기간에 체중 변화를 기록할 때는 이러한 체중 증가의 가능성에 유의해야 한다. 체중 변화 기록에 앞서 안정적인 기준점을 확보하고 싶다면, 다이어트를 시작하기 2~3주 전부터 크레아틴을 섭취하는 것이 유용할 수 있다.

종합 비타민

비가공식품에 들어있는 모든 영양소를 대신할 수는 없겠지만, 음식 섭취량을 줄여야 하는 지방 감량 다이어트 기간이나 채소를 먹지 않는 근육 증량 다이어트의 막바지 기간에는 종합 비타민과 미네랄 보충제의 도움을 받을 수 있다. 이때 포장지에 적힌 권장 복용량만큼 먹는 것이 가장 좋다.

오메가-3 지방 보충제

오메가-3 보충제 중에는 EPA(에이코사펜타엔산eicosapentaenoic acid) 보충제와 DHA(도코사헥사엔산docosahexaenoic acid) 보충제가 좋다. 피시 오일fish oil이라는 옵션도 있지만, 캡슐로 된 오일은 산패로 인해 시간이 흐르면 효과가 떨어질 수 있다. AHAAmerican Heart Association(미국 심장학회)에서는 EPA와 DHA를 합쳐 일일 1g 섭취를 권고하지만, 음

식사 번호	훈련이 힘든 날 식사 시간	식사와 보충제
1	07:00	식사 + 커피 + 멀티비타민 + 크레아틴
2	12:00	(바빠서 식사를 챙기기 어려운 경우) 왁시메이즈 + 유청 단백질 + 카제인 단백질 쉐이크 + 견과류
3	15:00(훈련 전 식사)	식사 + 차
쉐이크	17:00~19:00	유청 단백질 + 포도당 분말
4	19:30(훈련 후 식사)	식사 + 유청 단백질(단백질 할당량의 절반 정도)
5	22:00	식사 + 카제인(단백질 섭취용) + 오메가-3 보충제

표 10.16 보충제의 종류와 섭취 시간 예시.

식에 오메가-3가 얼마나 풍부하게 들어있는가에 따라 이 섭취량에는 다소간의 차이가 날 수 있다. 처음에는 포장에 적힌 권장 복용량을 따르는 것이 좋다.

이들 보충제를 우리의 식단 샘플에 적용하면 표 10.16과 같은 결과가 나온다.

챕터 요약

- 다이어트 설계의 첫 번째 단계는 체중과 활동 수준을 기반으로 일일 필요 칼로리를 추정하는 것이다.
- 일일 필요 칼로리를 삼대영양소로 나눌 때는 셋 중 가장 중요하고 변동 폭이 좁은 단백질을 먼저 계산한다.
- 일일 탄수화물 섭취량은 그날그날의 훈련량에 따라 결정되므로 일일 섭취량에 큰 편차를 보일 수 있다.
- 일일 지방 섭취량은 필요한 단백질과 탄수화물 섭취량을 채운 후 남은 칼로리를 지방에 할당하는 방식으로 결정한다(단, 건강에 필요한 최소 지방 섭취량인 체중 1파운드당 0.3g이라는 조건은 만족해야 한다).
- 대부분의 경우 일일 삼대영양소 섭취량을 끼니에 맞추어 4~6등분 해야 한다.
- 아침 첫 식사, 취침 전 식사, 운동 전과 운동 후 식사를 먼저 계획한 다음, 나머지 끼니는 식사 간격이 고르게 나뉠 수 있도록 분배한다.
- 단백질은 일반적으로 모든 끼니에 고르게 할당할 수 있다.
- 훈련 전후 식사에서 탄수화물은 더 많이, 지방은 더 적게 할당해야 한다.
- 식사 횟수와 삼대영양소의 양을 결정한 다음에는 음식의 구성과 보충제 선택을 통해 식단 설계를 완성한다.

CHAPTER 11

체중 추적과 식단 조절

체중 추적

대사의 변화와 여러 가지 보상 기전으로 인해 다이어트 기간 중 우리 몸이 요구하는 칼로리의 양은 달라진다. 지방 감량 단계에서 체중이 줄어드는 속도는 자연스럽게 느려지므로, 이 속도를 일정하게 유지하려면 칼로리 섭취를 줄여야 한다. 마찬가지로 고칼로리 다이어트를 통한 체중 증량의 속도도 보통은 느려지게 마련이므로, 진전을 계속 이뤄내려면 칼로리 섭취를 늘려야 한다. 식단을 언제 얼마나 조절해야 하는지 결정하려면 진행 상황을 추적해야 한다. 체지방률이 얼마나 되는지 검사하고, 옷이 끼는지 맞는지 확인하고, 거울 속 몸매를 들여다보는 등의 방법으로 큰 변화는 감지할 수 있겠지만, 식단을 실시간으로 조정하려면 이보다 정밀한 숫자로 평가할 수 있는 척도가 필요하다. 평균 체중bodyweight average은 이러한 목적으로 활용할 만큼 구체적인 동시에 적용하기도 매우 쉬운 척도이다.

저칼로리나 고칼로리 다이어트를 할 때는 물 무게의 변화로 인한 오차가 발생하므로, 조직 무게의 실질적인 변화를 확인하려면 몇 주에 걸쳐 잰 체중의 평균치를 추적해야만 한다. 가령 지방 감량 다이어트를 하는 동안 일주일 사이에 체중이 1파운드 불었는데, 실제로는 물 무게가 2파운드 늘고 조직이 1파운드 줄어든 것일 수 있다. 이런 상황에서는 늘어난 물 무게 때문에 조직 무게의 변화가 가려지므로, 체중이 지방 감량의 정도를 반영하지 못할 것이다.

다행히도 조직 무게의 증감과 달리 체수분 변화는 대개 시간이 흐른다고 해서 계속해서 쌓여 나가지 않으므로, 다이어트를 하는 몇 주나 몇 달 동안 체중을 재서 기록하면 안정적으로 진행 상황을 파악할 수 있다. 즉, 방금의 예시에서 매주 1파운드씩 꾸준히 체중을 줄여나가면 결국은 물 무게의 증가량을 넘어설 것이다.

평균 체중은 주당 2~3회의 체중 측정 자료를 바탕으로 계산하며, 비교는 주 단위로 해야 한다. 체중을 매일 잴 수도 있겠지만 굳이 그럴 필요까지는 없을뿐더러, 오차 때문에 오르내리는 몸무게를 보면 괜한 스트레스만 쌓이게 마련이다. 어제와 오늘, 오늘과 내일의 변화는 체중계에 또렷이 드러나지 않으며, 멈춰 있는 듯한 매일 매일의 숫자를 보다가 제풀에 의욕이 꺾이는 사람도 더러 있다. 오차를 최소한으로 줄이려면 매번 동일한 상황에서 체중을 재야 한다. 아침에 일어나 화장실을 다녀온 다음 아무것도 먹지 않은 상태에서 가장 먼저 체중을 측정하는 방식이 좋다.

유지 단계와 체중 추적

이전에 예시로 들었던 155파운드짜리 여자 선수가 6주짜리 유지 식단을 실시 중이라고 가정해 보자. 그녀는 자신의 주간 평균 체중이 155파운드 정도에 머물기를 바랄 것이다. 물 무게 변화 때문에 식단을 바꾸는 일이 없으려면 체중의 ±1.25%를 '오차 범위'로 두어야 한다. 155파운드인 그녀의 경우 1.25%는 약 2파운드에 해당한다. 즉, 155파운드에서 위아래로 2파운드의 변동은 유지 단계에서 충분히 일어날 수 있다. 따라서 평균 체중이 매주 꾸준한 상승이나 하락의 경향을 보이지 않는 한, 허용 체중 범위는 153~157파운드이다. 체중이 단 한 번 '안전 범위'를 벗어나는 것도 식단 변동의 신호로 보면 안 된다. 체중이 두 번 이상 연달아 범위를 벗어나면 추세가 될 수도 있겠지만, 한 번 정도는 여러 가지 이유로 인해 벗어날 수 있다. 주중 평균 체중을 기준으로 삼으면 한 번씩 잰 체중을 놓고 비교할 때보다 체중 변동의 경향을 명확히 파악할 수 있다.

우리 예시 속 선수는 주중 평균 체중을 제대로 얻기 위해 일주일에 두 번, 화요일과 금요일에 몸무게를 재기로 한다. (이전 장의 일정에 따르면) 월요일은 훈련이 힘든 날이고 목요일은 훈련이 적당한 날이므로, 그녀는 월요일의 힘든 운동 때문에 추가로 섭취한 탄수화물과 염증(수분 저류)으로 인해 화요일의 체중이 금요일의 체중보다 약간 높아질 것이라 예상한다.

주중 평균 체중을 확인한 다음에는 주간 평균 체중의 변화를 평가해야 한다. 그녀의 체중이 화요일에는 153파운드였고 금요일에는 157파운드였으며, 이렇게 오차 범위에서 늘어난 체중이 실은 오차가 아니었다고 가정해 보자. 이 경우 주중 체중은 올라가고 있다고 봐야겠지만 아직은 155파운드에 근접해 있다. 이 자료만 놓고 평가

주차	목표 체중	화요일	금요일	주중 평균 체중	주간 변화량
1	155	155.4	156	155.7	
2	155	153	까먹고 안 잼	153	−2.5
3	155	154.4	152	153.2	+0.2
4	155	156.6	155	155.8	+2.6
5	155	156.2	153.5	154.9	−0.9
6	155	156	155.4	155.7	+0.9
					평균 변화량: +0.06lbs

표 11.1 등칼로리 식단에서의 체중 변화량을 기록한 표. 주 2회의 실제 체중 측정값과 목표 체중이 나열되어 있다. '주중 평균 체중'은 그 주에 두 번 잰 체중의 평균값이다. '주간 변화량'은 1주 전 주중 평균 체중에서 이번 주 주중 평균 체중을 뺀 값이다. '평균 변화량'은 주간 변화량의 평균값이다.

해야 한다면 체중 증가 추세를 놓칠 수 있다.

우리가 보아야 할 것은 주간 평균 체중 변화이다. 유지 단계에서 주간 체중 변화량은 0에 수렴해야 한다. 표 11.1의 체중 기록지 샘플과 이를 그래프로 만든 그림 11.1을 보면, 1주차에서 2주차로 넘어갈 때는 체중이 2.5파운드 줄었지만 3주차와 4주차로 넘어갈 때는 각각 0.6파운드와 2.6파운드 늘어났음을 확인할 수 있다. 하지만 이 변화량의 평균은 0에 가까우므로 걱정하지 않아도 된다. 6주 전체에 걸친 주간 체중의 평균 변화량은 (0.1파운드도 안 되는) +0.06파운드이며, 이 정도면 표준 체중계로는 측정조차 할 수 없는 값이다. 즉, 우리 선수가 체중을 성공적으로 유지했다는 뜻이다.

우리 선수가 1주차 평균인 155.7파운드에서 (금요일에 체중 측정을 깜빡 잊고 안 해서 화요일 체중만으로 낸) 2주차 평균인 153파운드로의 체중 변화만 봤다면 2.5파운드를 감량했다고 생각했을 수도 있다. 이 때문에 그녀는 체중 유지를 위해 칼로리 섭취량을 늘렸을 테다. 그러나 3주차에 변화가 없었던 것까지 확인했다면 식단을 조정하지 않는 편이 더 나았으리라는 점을 알 수 있다. 하나의 변화량만 놓고 조정을 가할 필요가 없다는 뜻이다.

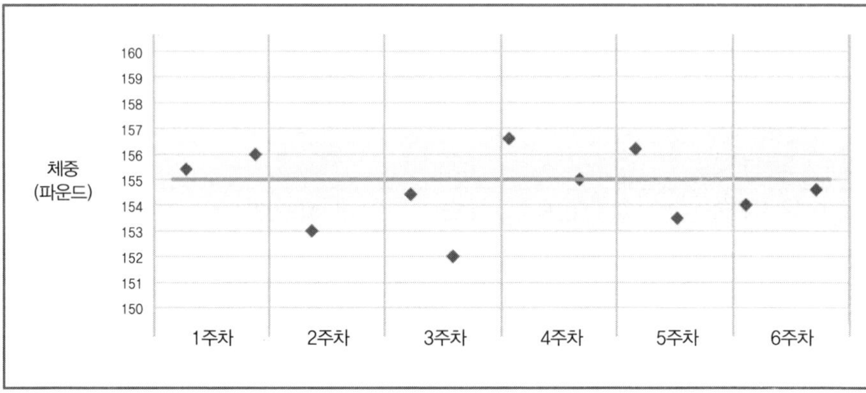

그림 11.1 표 11.1(등칼로리 식단)의 체중 측정 자료를 그래프로 나타내면 이 그림과 같다. 실선은 6주간의 목표 체중인 155파운드를 가리킨다. 진하게 표시된 영역은 등칼로리 식단에서 예상되는 정상 체중 변동 범위를 가리킨다. 검은색 다이아몬드 표시는 주 2회의 실제 체중 측정값을 가리킨다. 이 그래프를 통해 체중 유지 기간의 체중 변동이 정상 범위 안에 있는지 확인할 수 있다.

근육 증량과 체중 추적

근육 증량 단계에서는 주차별 체중이 우리가 목표로 하는 증량 속도에 맞는지 확인할 수 있다. 우리의 155파운드짜리 여자 선수를 다시 불러와 보자. 이 선수가 6주 동안 매주 체중의 0.5%(0.8파운드)씩 증량을 하기로 한다. 체중이 증가하는 추세를 보이고 주간 평균 변화량이 +0.8파운드 언저리에 있다면, 주중 체중에 등락이 있어도 다이어트를 제대로 하고 있다 말할 수 있다. 표 11.2와 그림 11.2가 이 상황에서의 체중 기록지 샘플과 그래프이다.

표 11.2의 체중 기록지 샘플을 보면, 1주차에서 2주차로 넘어갈 때는 목표인 0.8파운드보다 체중이 더 많이 늘지만, 3주차로 넘어갈 때는 오히려 체중이 약간 줄어든다. 2주차에 목표 이상으로 체중을 늘렸으므로, 이 둘의 평균을 내면 목표 증량치에 가까워진다. 4주차로 넘어가면 전주 대비 2.4파운드가 늘어나 있으므로, 이제는 체중이 증가한다는 확신이 선다. 6주차의 끝으로 다가갈수록 증량 속도는 느려지는 것처럼 보이지만, 주간 변화량의 평균을 내 보면 우리 선수가 실제로 일주일에 0.8파운드 증량이라는 목표를 정확히 달성했음을 알 수 있다.

주차	목표 체중	화요일	금요일	주중 평균 체중	주간 변화량
1	155.8	155.4	156	155.7	
2	156.6	158	156	157	+1.3
3	157.4	157.2	156	156.6	-0.4
4	158.2	158	160	159	+2.4
5	159	159	159.4	159.2	+0.2
6	159.8	159.4	160	159.7	+0.5
					평균 변화량: +0.8lbs

표 11.2 고칼로리 식단에서의 체중 변화량을 기록한 표. 주 2회의 실제 체중 측정값과 목표 체중이 나열되어 있다. '주중 평균 체중'은 그 주에 두 번 잰 체중의 평균값이다. '주간 변화량'은 1주 전 주중 평균 체중에서 이번 주 주중 평균 체중을 뺀 값이다. '평균 변화량'은 주간 변화량의 평균값이다.

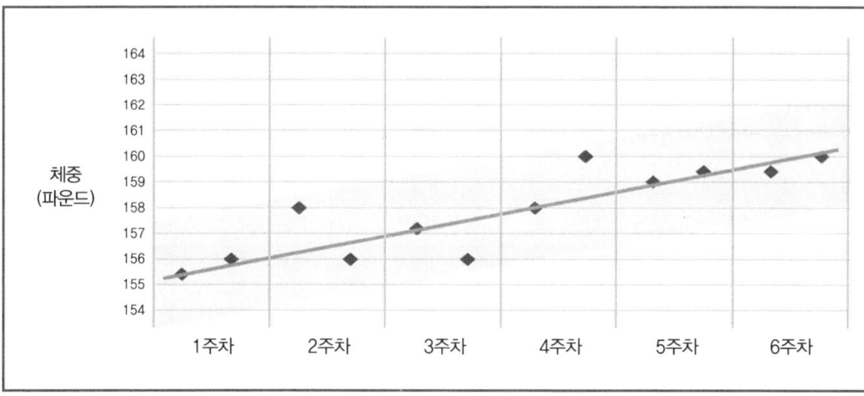

그림 11.2 표 11.2(고칼로리 식단)의 체중 측정 자료를 그래프로 나타내면 이 그림과 같다. 실선은 6주간의 목표 체중인 155~160파운드를 가리킨다. 진하게 표시된 영역은 고칼로리 식단에서 예상되는 정상 체중 변동 범위를 가리킨다. 검은색 다이아몬드 표시는 주 2회의 실제 체중 측정값을 가리킨다. 이 그래프를 통해 체중 증량 기간의 체중 변동이 정상 범위 안에 있는지 확인할 수 있다.

지방 감량과 체중 추적

우리의 155파운드짜리 선수가 6주간의 지방 감량 다이어트를 통해 매주 체중의 1.0%(1.5파운드)를 빼려 한다고 가정해 보자. 체중 기록지 샘플과 그래프는 표 11.3과 그림 11.3에 있다. 4주차를 보면 화요일과 금요일에 잰 체중이 대략적인 목표 체중 범위를 벗어나 있다. 이처럼 예상 범위 바깥에 있으며 추세를 반영하지 않는 값을 통계에서는 이상치outlier(극단값)라고 한다. 즉, 4주차의 체중은 이상치이다. 우리 선수가 여성이라는 점을 감안하면, 4주차에 있었다가 5주차에 사라진 변화는 호르몬 때문일 수 있다. 한 주 정도의 체중 증가는 이밖에도 높은 염분 섭취나 유달리 고된 운동을 비롯한 여러 이유로 인해 발생할 수 있다. 식단 변경이라는 결정을 올바르게 하려면 2주 이상의 체중 측정 자료가 필요하다는 것은 이 사례만 보아도 충분히 알 수 있다.

주차	목표 체중	화요일	금요일	주중 평균 체중	주간 변화량
1	155	155	153.8	154.4	
2	153.5	154	152.2	153.1	−1.3
3	152	152	151	151.5	−1.6
4	150.5	153.6	152	152.8	+1.3
5	149	150	148	149	−3.8
6	147.5	148	146.5	147.3	−1.8
					평균 변화량: −1.4lbs

표 11.3 저칼로리 식단에서의 체중 변화량을 기록한 표. 주 2회의 실제 체중 측정값과 목표 체중이 나열되어 있다. '주중 평균 체중'은 그 주에 두 번 잰 체중의 평균값이다. '주간 변화량'은 1주 전 주중 평균 체중에서 이번 주 주중 평균 체중을 뺀 값이다. '평균 변화량'은 주간 변화량의 평균값이다.

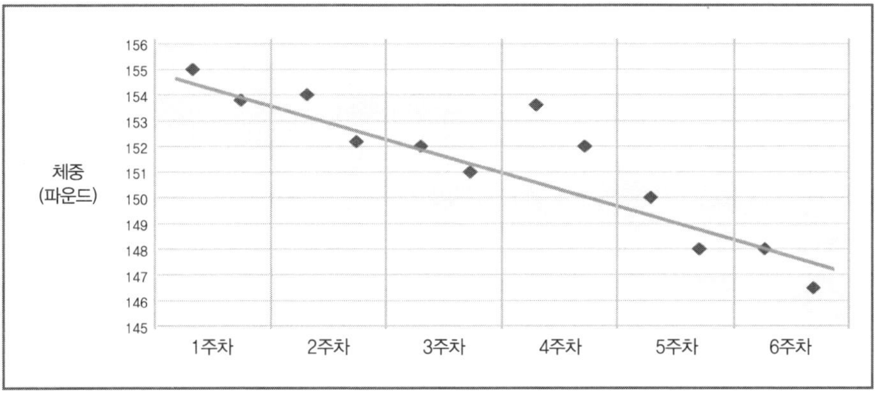

그림 11.3 표 11.3(저칼로리 식단)의 체중 측정 자료를 그래프로 나타내면 이 그림과 같다. 실선은 6주간의 목표 체중인 155~148파운드를 가리킨다. 진하게 표시된 영역은 저칼로리 식단에서 예상되는 정상 체중 변동 범위를 가리킨다. 검은색 다이아몬드 표시는 주 2회의 실제 체중 측정값을 가리킨다. 이 그래프를 통해 체중 감량 기간의 체중 변동이 정상 범위 안에 있는지 확인할 수 있다.

식단 조절

2~3주 동안 평가를 진행했는데 체중이 예상대로 움직이지 않았다면 식단을 조정해야 한다. 이 섹션에서는 다양한 상황에서 식단을 언제 어떻게 조정하는지 알아볼 텐데, 식단 조정에 앞서 기억해야 할 중요한 정보를 다시 짚고 넘어가자.

조직 1파운드 = 약 3,500kcal
조직 1kg = 약 7,700kcal
지방 1g = 9kcal
탄수화물 1g = 4kcal
단백질 1g = 4kcal

즉, 3,500kcal를 더 먹으면 체중이 1파운드 늘고, 3,500kcal를 덜 먹으면 체중이 1파운드 줄어든다. 이 정보는 감량이나 증량이나 체중 유지 목표 달성을 위해 식단을 알맞게 수정하는 데 쓰인다. 일주일에 1파운드를 빼야 한다면 일주일치 식단에서 3,500kcal를 덜어내면 된다. 주당 감량 목표에 따라 파운드는 3,500, 킬로그램은 7,700을 곱하면 된다. 가령 일주일에 0.5kg를 줄이고 싶다면 0.5 × 7,700 =

3,850kcal가, 일주일에 0.8파운드를 줄이고 싶다면 0.8 × 3,500 = 2,800kcal가 모자라야 한다. 일주일 동안 2,800kcal를 줄여야 한다는 말이니 하루치 칼로리로 환산하면 2,800 ÷ 7 = 400kcal를 줄여야 한다는 뜻이다.

삼대영양소의 그램당 칼로리를 활용하면 원하는 칼로리 변화를 달성하고자 식단을 수정할 때 특정 삼대영양소를 얼마나 줄일지 결정할 수 있다. 앞서 계산한 400kcal를 지방만으로 줄이는 경우 지방을 400 ÷ 9 = 44g 덜 먹어야 한다. 이처럼 줄여야 하는 칼로리를 삼대영양소의 그램당 칼로리(kcal/g)로 나누면 해당 삼대영양소의 무게를 알 수 있다. 이렇게 칼로리 변화를 계산할 때는 삼대영양소를 하나만 줄일 수도 있고, 여러 개를 동시에 줄일 수도 있다.

장기 유지와 식단 조절

(이 지침은 지방 감량이나 근육 증량 직후의 유지 식단에 관한 것이 아니다.)

1. 등칼로리 식단을 설계한다.
2. 설계한 식단을 3주간 유지하며 주간 평균 체중을 추적한다.
    a. 유지 체중의 오차 범위인 ±1.25% 안에서 체중이 유지되고 주간 체중 변화량이 평균적으로 0에 가까우면 체중을 유지하고 있는 것이다. 계속 체중을 추적해나가며 일정하게 유지되는지 확인한다.
    b. 3주치 주간 체중 변화량의 평균이 증가 양상이라면, 이 증가분을 만든 칼로리가 얼마인지 계산한다. 가령 유지 식단을 하고 있는데 근육 증량 다이어트의 체중 기록지인 표 11.2 같은 기록(1~2주차에 +1.3파운드, 2~3주차에 −0.4파운드)이 나왔다고 상상해보자. 이 기록지에서는 주간 평균 체중 증가량이 약 0.8파운드였다. 칼로리로 환산하면 일주일에 0.8 × 3,500 = 2,800kcal, 하루에 2,800 ÷ 7 = 400kcal씩을 유지 과정에서 더 먹고 있던 것이다. 이 경우 체중 유지를 위해 매일 400kcal씩을 덜어내야 한다. 이후 체중을 2~3주간 더 관찰하고, 필요한 경우 칼로리를 다시 조정한다.
    c. 3주치 주간 체중 변화량의 평균이 감소 양상이라면, 이 감소분을 만든 칼로리가 얼마인지 계산한다. 가령 유지 식단을 하고 있는데 지방 감량 다이어트의 체중 기록지인 표 11.3과 같은 기록(1~2주차에 −1.3파운드, 2~3주차에 −1.6파운드)이 나왔다고 상상해보자. 이 경우 주간 평균 체중 감소량은 1.5파운드이다. 이를 일주일치 칼로리로 환산하면 1.5 × 3,500 = 5,250kcal로, 하루치는 5,250 ÷ 7 = 750kcal이다. 이 경우 체중을 유지하

려면 매일 750kcal씩을 더 먹어야 한다. 여기서도 마찬가지로 체중을 이후 2~3주간 더 관찰하고, 필요한 경우 칼로리를 다시 조정한다.

지방 감량/근육 증량과 식단 조절

우선 등칼로리 식단을 설계한다.

1. 일일 필요 칼로리에 원하는 만큼의 칼로리를 더하거나 뺀다. 이때 원하는 주간 체중 변화량의 퍼센티지(%)를 먼저 파운드나 킬로그램 같은 무게 단위로 환산해야 한다. 즉. 체중이 155파운드이고 일주일에 0.5%씩 증량하려는 경우, 이를 무게로 환산하면 주당 0.8파운드에 해당한다. 이를 다시 칼로리로 변환하면 일주일치는 0.8 × 3,500 = 2,800kcal, 하루치는 400kcal가 된다. 반면 주당 1%씩 감량하려는 경우, 이를 무게로 환산하면 약 1.5파운드에 해당한다. 이를 칼로리로 변환하면 일주일에 1.5 × 3,500 = 5,250kcal, 하루에 750kcal를 덜어내야 한다.
2. 맨 먼저 설계한 등칼로리 식단에서 증량이나 감량에 필요한 만큼의 칼로리를 더하거나 뺀다.
3. 조정을 거친 식단을 3주간 유지한다.
   a. 장기 유지에서의 식단 조절에서도 그랬듯, 증량이나 감량의 정도가 목표치를 벗어난 경우 실제 주간 변화량과 계획했던 주간 변화량을 비교하여 그에 맞게 일일 칼로리를 조정해야 한다. 체중 감량 목표치가 주당 1.5파운드인데 3주간 평균 1파운드씩만 줄였다면, 나머지 0.5파운드에 해당하는 칼로리를 식단에서 걷어내야 한다. 이를 일주일치 칼로리로 환산하면 0.5 × 3,500 = 1,750kcal로, 하루에 1,750 ÷ 7 = 250kcal를 덜어내야 한다.
4. 이제 조정을 마친 식단을 실시하면서 체중 변화를 몇 주 동안 관찰한다. 이후 증량이나 감량 속도가 2주 이상 원하는 만큼 나오지 않으면 다시 식단을 조정한다.

삼대영양소를 통한 칼로리 조절 팁

칼로리 변화는 삼대영양소의 양을 하나 이상 늘리거나 줄임으로써 일어난다. 삼대영양소의 양에 대한 고려 없이 그저 칼로리만 위아래로 조정해도 체중은 변화할 테지만, 체성분까지 원하는 대로 변한다는 보장은 없다. 예컨대 삼대영양소를 고르게 줄여서 칼로리 결핍을 만들 경우 체중은 당연히 줄어들겠지만, 이 과정에서 단백질을 최소 섭취량보다 적게 섭취하면 근손실이 생긴다. 식단을 수정할 때는 삼대영양소 중 무엇을 손볼 것인가가 매우 중요하다. 앞에서 각 삼대영양소의 최적 섭취량과 최소 섭취량이 다양한 훈련과 목표와 상황에서 어떻게 달라지는지 논의했으며, 이 정보는 다이어트에서 줄이거나 빼야 할 삼대영양소의 선택을 크게 좌우하지만, 선호도와 실용성이라는 측면도 꼭 고려해야 한다.

지방 감량 다이어트와 삼대영양소 조절

지방 감량 식단에서는 최소 섭취량 이상의 지방을 섭취해 봐야 생리적으로 특별한 이점을 얻을 수 없다. 즉, 저칼로리 식단에서는 지방을 먼저 줄여야 한다. 지방을 최소 섭취량까지 줄였음에도 칼로리를 더 낮춰야 한다면 다른 삼대영양소를 줄여야 한다. 단백질은 가장 중요한 삼대영양소이므로, 애초에 섭취량을 생리학적 요구량 이상으로 잡은 경우가 아니라면 건드리지 않아야 한다. 따라서 지방 다음에는 탄수화물을 줄여야 한다. 탄수화물도 이화 억제 효과를 내는 최소치로 낮추고 지방도 건강을 위한 최소치로 낮춘 상태는 일반적으로 체중 감량 단계에서 다다를 수 있는 종점에 해당하며, 이 이상으로 섭취량을 줄이는 것은 거의 불필요하다. (보디빌딩 대회가 몇 주 앞으로 다가왔을 때 같은) 일부 극단적인 상황에서는 일일 탄수화물 섭취량을 (3장에서 권고했던 것처럼 체중 1파운드당 0.3g 수준의) 실용적인 최저한도까지 낮추는 방식의 트레이드오프를 통해 지방 감량 단계를 마무리해야 할 수도 있다. 보디빌딩 대회에 출전하지도 않는 사람이 이 지점까지 다다랐다면 다이어트를 끝내야 할 때가 왔다고 받아들여도 무방하다. 이 시점 이후에 이토록 높은 강도의 지방 감량 다이어트를 밀어붙이면 당장은 살이 조금 빠지겠지만 반발성 체중 증가를 피할 수는 없다.

근육 증량 다이어트와 삼대영양소 조절

근육 증량 다이어트에서 음식을 고를 때는 실용성이 큰 비중을 차지한다. 단백질과 탄수화물 섭취량이 동화를 일으키는 권장 수준에 있고, 지방 또한 건강을 위한 최소 섭취량에 있다면, 추가 칼로리를 삼대영양소 중 무엇으로 섭취하는가의 차이는 매우 작아진다. 단백질은 삼대영양소 중 가격과 포만감이 가장 크기 때문에, 추가 칼로리를 단백질로 때우면 돈도 많이 들고 식사를 제대로 끝내기도 어렵다. 따라서 단백질은 배제하는 것이 최선이다. 추가 칼로리를 탄수화물로 먹을지 지방으로 먹을지는 트레이드오프의 문제이다. 트레이드오프의 도마 위에 가장 먼저 오르는 것은 최적의 효과를 볼 것인지 지속성을 편히 유지할 것인지이다. 지방은 위장의 공간을 더 적게 차지하며 그램당 칼로리가 많지만, 탄수화물은 동화 효과가 더 크다. 지방과 탄수화

탄수화물로 칼로리를 늘릴 때	
장점: 결과 동화가 촉진됨*** ***동화는 결과에 큰 영향을 미치므로 다른 장점보다 가중치가 큼	**단점: 지속성** • 음식의 부피가 많아져 먹기가 힘듦 • 저지방/고탄수 식품이 흔하지 않음
지방으로 칼로리를 늘릴 때	
장점: 지속성 • 지방은 음식에 추가하기 쉬움 • 부피가 작아 먹기 편함 • 고지방/저탄수 식품은 흔함	**단점: 결과** • 탄수화물을 늘렸을 때보다 체지방률 증가가 좀 더 많이 일어남 • 탄수화물을 늘렸을 때보다 동화가 적게 일어남

표 11.4 근육 증량 다이어트에서 칼로리를 늘릴 때 탄수화물과 지방의 장단점.

물을 통한 칼로리 증가의 장단점은 표 11.4에 풀어놓았다. 우선은 동화의 잠재력을 감안하여 탄수화물을 먼저 추가하되, 탄수화물의 양을 더 늘리면 지속성이 흔들릴 것 같은 시점부터는 지방을 추가한다.

다이어트 간의 전환

다이어트를 하다가 다른 다이어트로 넘어갈 때는 조정이 필요하다. 각각의 전환에는 각각의 조정이 필요하며, 이 섹션에서는 다음과 같은 전환에서의 지침을 살펴볼 것이다.

- 지방 감량에서 유지로의 전환
- 근육 증량에서 유지로의 전환
- 지방 감량에서 근육 증량으로의 전환
- 근육 증량에서 지방 감량(미니컷)으로의 전환
- 지방 감량(미니컷)에서 근육 증량으로의 전환

지방 감량에서 유지로의 전환

1. 현재 칼로리 섭취량을 계산한 다음, 10장의 표 10.1을 바탕으로 체중과 훈련 수준에 맞는 유지 기간의 평균 칼로리 추정치를 정한다.

2. 1단계에서 결정한 현재 칼로리 섭취량과 유지 기간의 평균 칼로리 추정치 사이의 정확히 중간에 있는 값을 정한 다음, 칼로리 섭취량을 이 값에 맞게 늘린다. 요컨대 훈련이 편한 날을 기준으로 지방 감량 다이어트의 섭취량이 1,500kcal이고, 표 10.1의 내용상 새로운 체중의 유지에 2,500kcal가 필요할 것으로 추정되는 경우, 유지 기간을 개시할 때 처음에는 2,000kcal를 섭취하라는 뜻이다.
3. 2주 동안 체중을 잰다.
   a. 체중이 유지되는 경우, 이 식단을 일주일만 더 유지한 다음 일일 칼로리 섭취량을 20% 늘린다. 체중이 유지되고 칼로리 섭취량이 추정치에 가까워질 때까지는 3~4주마다 이러한 방식으로 칼로리 섭취량을 늘린다.
   b. 체중이 계속 줄어들고 있는 경우, 줄어드는 체중의 평균값을 확인한 다음 이를 칼로리로 변환하여 주간 칼로리 섭취량에 더해야 한다. 가령 체중이 매주 평균 0.5파운드씩 계속 줄어들고 있다면 0.5× 3,500 = 1,750kcal를 일주일치 칼로리에 더해야 한다. 이후 체중이 2~3주간 안정세를 보이면 a 항목의 안내를 따른다.
   c. 체중이 늘어나는 경우, 현재의 식단을 유지하면서 체중이 3주간 안정세를 보이면 a 항목의 안내를 따른다.

근육 증량에서 유지로의 전환

증량에서 유지로의 전환에 쓰이는 전략은 증량 기간 후반에 체중이 늘어나는지 아닌지에 따라 달라진다. 증량 기간 막바지에 체중이 늘지 않는다면 그대로 먹으면서 유지 기간을 가져가면 된다. 하지만 증량 기간이 끝나가는데도 체중이 늘고 있다면, 지금부터 설명하는 지침을 따른다.

1. 증량 기간이 끝나는 시점에도 체중이 불고 있던 경우, 등칼로리 상태에 다다를 수 있도록 칼로리 섭취를 줄여야 한다. 이 경우 지난 2주간의 평균 체중 증가량을 바탕으로 일주일치 칼로리 흑자를 계산한 다음, 이 양에 맞추어 섭취량을 줄이는 방식을 추천한다. 가령 증량 기간의 후반 2주 동안 주당 평균 0.8파운드씩 체중이 늘었다면, 일주일에 0.8 × 3,500 = 2,800kcal씩을 덜 먹어야 등칼로리에 다다를 수 있다.
2. 이렇게 조정한 식단을 3주간 실시한다.
3. 평균 체중 변화량을 다시 확인한다. 체중이 안정세를 보이면 남은 유지 기간은 이 식단을 지속해도 좋다. 체중이 줄거나 늘면 그에 발맞춰 칼로리를 조절하면

서 체중이 안정될 때까지 2~3주마다 평균 변화량을 다시 확인한다.

지방 감량에서 근육 증량으로의 전환

1. 현재 체중 유지에 필요한 칼로리 추정치로 식사를 한다. 지금까지 지방 감량 다이어트를 해 왔으므로 현재 체중 유지에 실제로 필요한 칼로리는 예상보다 낮을 것이며, 따라서 추정치에 맞게 섭취해도 칼로리 흑자가 생길 것이다.
2. 이 식단을 3주간 실시한다.
   a. 체중이 늘어나는 경우, 체중 증가 속도가 2~3주간 느려지기 전까지 이 식단을 유지한다.
   b. 증량 속도가 목표치를 밑돌거나 느려질 경우, 증량 속도를 높이는 데 필요한 칼로리를 계산한다. 가령 목표로 잡은 주간 증량 속도가 체중의 0.5%(0.8파운드)인데 지난 2주간 한 주에 평균 0.4파운드씩 늘어났다면, 칼로리를 더 섭취하여 모자란 0.4파운드를 채워야 한다. 이 경우 일주일에 0.4 × 3,500 = 1,400kcal, 하루에 1,400 ÷ 7 = 200kcal를 추가로 섭취해야 한다.

근육 증량에서 미니컷으로의 전환

1. (유지 기간에 그랬던 것처럼) 처음에는 현재 칼로리 섭취량에서 출발한 다음 지방 감량 식단에서의 조정 지침을 따른다. 미니컷과 기존의 감량법의 유일한 차이는, 미니컷이 바로 뒤에 이어질 근육 증량 단계에서 반발성 증량을 유도할 목적을 지니고 있으므로 체중 감량 속도가 약간 더 빠르다는 것뿐이다.

미니컷에서 근육 증량으로의 전환

1. 체중과 활동 수준을 기반으로 유지에 필요한 칼로리 추정치를 산출한 다음, 여느 근육 증량 다이어트를 시작할 때와 마찬가지로 잉여 칼로리를 얹는다. 미니컷은 기간이 짧아 다이어트에서 오는 피로도가 덜하므로 유지에 필요한 칼로리 추정치는 정확하게 계산해야 한다.
2. 앞서 살펴본 '지방 감량/근육 증량과 식단 조절' 섹션을 참고해 조정을 실시한다.
3. 증량과 감량은 유도 미사일 발사와 매우 닮아있다. 발사 순간에는 대강 방향만 맞추면 되지만, 궤도를 유지하려면 발사 이후에 자잘한 수정이 들어가야 한다. 그런 점에서는 영양학과 로켓 과학이 많이도 닮아 있다.

챕터 요약

- 체중 추적은 어떤 다이어트에서든 평가와 조정을 위한 최고의 수단이다.
- 주중 평균 체중을 비교하려면 체중은 일반적으로 동일한 조건에서 주 2~3회 재야 한다.
- 유지 단계에서는 체중이 평균적으로 ±1.25% 범위에서 안정적으로 유지되어야 한다.
- 한 번 잰 체중을 바탕으로 식단을 수정하면 안 된다.
- 체중 변화 여부를 판단하려면 최소 2주간의 체중 추적 기록이 있어야 한다.
- 지방 감량이나 근육 증량 기간에는 추세 분석을 통해 주간 평균 변화량이 목표 변화량에 부합하는지 확인해야 한다.
- 체중에 변화가 필요하면 식단을 수정할 수 있는데, 이때 체중을 칼로리로, 칼로리를 삼대영양소로 변환하여 식단을 조절한다.

CHAPTER 12

체성분 관찰

체중계는 다이어트에서 시간에 따른 변화를 평가하는 도구로 더할 나위 없지만, 체중에는 근육과 지방의 비율이 드러나지 않는다. 장기적인 진전을 평가하려면 가끔 체성분을 측정하는 것도 좋다. 체성분 평가에 활용할 수 있는 도구를 소개하기 전에, 건강을 위한 체지방률과 다양한 스포츠에서의 수행능력을 위한 체지방률에 관해 간략히 알아보자.

적절한 체성분에 관하여

'돈은 많을수록 좋고, 몸은 마를수록 좋다'는 말이 있다. 돈이 얼마나 많아야 진정으로 많다고 할 수 있는지에 관해서는 사람마다 의견이 다를 테지만, 건강이나 피트니스 측면에서 얼마나 말라야 진정으로 말랐다고 할 수 있는지는 과학적으로 꽤나 명백하게 나와 있다. 보디빌딩이나 피지크 같은 일부 스포츠에서 무대에 올라 경쟁하기 위해 위험을 감수하지 않고 일시적으로 다다를 수 있는 상태는 건강 측면에서는 '너무 마른' 상태에 해당한다. 파워리프팅 등 다른 스포츠의 경우, 레버리지의 개선과 수행능력을 위한 회복력 측면에서 지방이 많은 편이 유리할 수 있다. 체성분 목표를 정할 때는 우선 건강을 고려해야 하며, 스포츠 수행능력과 심미성은 그 다음으로 고려해야 한다. 지금부터 설명할 내용은 건강한 성인을 대상으로만 하고 있다. 어린이, 임신이나 수유중인 여성, 기타 의학적 문제가 있는 특수 인구집단에 적용되는 기준은 매우 다르다.

체성분과 건강

남성

성호르몬과 필수 체지방량의 차이로 인해 남성과 여성의 권장 체지방량은 다를 수밖에 없다. 건강을 최우선으로 생각하는 남성은 체지방률을 10~20%로 유지하는 것이 가장 좋다. 유전적으로 지방이 잘 붙지 않는 일부 남성은 안전하게 5~10%의 체지방률을 유지할 수 있지만, 대부분은 10% 이상을 유지하는 것이 가장 좋다. 피지크 대회나 사진 촬영 등의 목적으로 체지방률을 5% 미만으로 낮출 수도 있는데, 이 마른 상태를 몇 주씩 유지하는 것이 아니라 아주 잠깐만 유지하는 정도라면 건강에 위협이 되지 않는다. 남성의 경우 체지방률이 20%를 넘기면 장기적으로 심혈관 건강에 나쁜 영향이 오기 시작하고, 체지방률이 30%에 다다르면 이러한 위험은 더욱 빠르게 커지기 시작한다. 체지방률이 건강한 범위에 있는 경우에도 체중이 증가하면 건강에 부정적인 결과가 찾아올 위험이 있지만, (대부분의 국가에서 불법이기도 하고) 자체적으로 건강을 위협하는 아나볼릭 스테로이드 없이 이렇게 위험할 정도로 근육을 늘리기는 대단히 어렵다.

여성

건강을 최우선으로 생각하는 여성은 체지방률을 15~30% 사이로 유지해야 한다. 남성과 달리 여성은 생식계통에 필요한 필수 체지방량이 있기 때문에, 최상의 건강에 필요한 권장 체지방률이 더 높다. 가임기 여성은 체지방률을 너무 낮추면 무월경(생리 중단)이 발생할 수 있고, 다른 호르몬에 영향을 미치는 에스트로겐 수치도 낮아질 수 있다. 지나치게 낮은 체지방으로 인해 여성의 에스트로겐 수치가 만성적으로 낮아지면 뼈 건강에 부정적인 영향을 미쳐 골감소증과 골다공증의 위험을 높일 수 있다. 반대로 여성의 체지방률이 30%를 넘어서면 건강에 부정적인 영향이 생기기 시작하며, 이 지점보다 체지방률이 높아지면 위험도 함께 커진다.

체성분과 웰니스

건강health과 웰니스wellness는 웰빙well-being을 이루는 두 축이다. 체지방의 맥락에서 볼 때, 건강은 우리 몸의 시스템이 특정 체지방률에서 얼마나 잘 작동하는지를 가리키고, 웰니스는 그 시점의 체지방률을 유지할 때 경험하는 삶의 질을 가리킨다. 대부분의 경우 체지방률을 건강한 범위의 하단으로 유지하려면 삶의 수많은 기쁨과 에너지를 앗아가는 강박적 다이어트를 해야 한다. 반면 체지방률이 건강한 범위의 상단에 다다라 있으면 가동성과 에너지 수준이 영향을 받기 시작한다. 개인의 선호, 스포츠에서의 필요, 유전적 특성 등은 건강한 범위에서 가장 편안한 체지방률을 정하는 데 도움이 된다. 때로는 스포츠에서의 목표를 위해 건강을 접어둘 수도 있는 법이고, 더 즐거운 삶을 위해 이상적인 미(美)를 포기할 수도 있는 법이다.

체성분과 수행능력

낮은 체지방이 스포츠에는 최적일 수 있겠지만 건강과 웰니스에까지 항상 최적인 것은 아니다. 표 12.1에 최상의 수행능력을 위한 대강의 체지방률 범위를 스포츠와 성별에 따라 분류해 두었다.

유전적으로 체지방률이 높게 설정된 이들의 경우, 스포츠를 위한 최적의 상태에 도달하려면 매우 고된 다이어트를 해야 할 수 있다. 스포츠에 필요한 체형을 유지하려는 노력 때문에 수행능력이 저하된다면, 타고난 기본값과 스포츠에 최적화된 체형 사이 어딘가에 체지방률을 맞춰야 한다.

스포츠 분야	남성 체지방률	여성 체지방률
육체미 대회(시합 순간에만)	5%이하*	6~10%*
장거리 러닝	5~10%*	10~15%*
피트니스 스포츠	5~15%*	10~20%*
역도/파워리프팅	10~15%	15~25%
코트/매트/필드 스포츠	10~15%	15~25%
스트롱맨/스트롱우먼	15~25%	20~30%

표 12.1 수행능력 극대화를 위한 체지방률 범위.

* 표시가 된 항목은 일반적으로 1년 내내 유지하는 체지방률이 아니며, 한 번에 몇 주 이상 유지할 경우 건강에 좋지 않다. 특히 피지크 선수는 대회 당일의 체지방률을 필요 이상으로 오래 유지하면 안 된다.

기본적인 체성분 평가 도구

근육 증량과 지방 감량 단계를 수년 동안 거듭하면 피트니스를 향한 여정의 발을 막 내디뎠을 때보다 체중은 더 많이 나갈 수도 있지만, 체지방률은 낮아진다. 체성분 추적은 이때 진전 정도의 정량화에 도움이 될 수 있다. 체성분 평가에 활용할 수 있는 도구는 많다. 이들 도구는 비용, 접근성, 정확도, 정밀도, 신뢰도 등에서 다양한 면모를 보인다. 정보와 가치 측면에서 다른 도구보다 우월한 도구도 있는 만큼, 가장 정확하고 신뢰할 수 있는 옵션을 선택해야 한다.

BMI

상세

BMIbody mass index(체질량지수)는 체중(kg)을 키(m)의 제곱으로 나눈 값이다. 이 값은 키와 체중의 관계를 통해 과체중 가능성을 판별하는 데 쓰인다. 가령 체중이 110kg으로 동일할 때 200cm인 사람은 140cm인 사람보다 과체중일 가능성이 작다. BMI 값이 18.5kg/m^2 미만이면 저체중, 18.5~25kg/m^{2}이면 정상 체중, 25~30kg/m^{2}이면 과체중, 30kg/m^2 이상이면 비만으로 본다.*

접근성/비용

키를 알고 있는 상태에서 체중계와 계산기만 있으면 추가 비용 없이 몇 분도 안 돼서 쉽게 계산할 수 있다.

정밀도/신뢰도/정확도

BMI 값 자체의 정밀도와 신뢰도는 높지만, 실제 의미까지 그렇지는 않다. 군살이 거의 없이 근육질인 사람이 BMI를 적용하면 낮은 체지방률에도 불구하고 과체중이나 비만으로 분류되는 경우가 많다. 신뢰도 높게 BMI 값을 체지방률로 변환하는 공식은 없다. BMI는 체지방률 측정 도구로서 부정확하고, 웨이트 트레이닝이나 스포츠를 즐기는 사람일수록 그 부정확성은 커진다. 수천 명을 샘플로 두고 대략적인 체지방

* 역주: 한국의 경우 대한비만학회에서 발표한 〈2020 비만진료지침〉에 따르면 18.5 미만은 저체중, 18.5~22.9는 정상, 23~24.9는 비만 전단계, 25~29.9는 1단계 비만, 30~34.9는 2단계 비만, 35이상은 3단계 비만으로 분류된다.

률을 추정한다는 면에서는 정확도가 약간 있다고 볼 수도 있지만, 하위 집단을 제대로 분류하지 못한다는 한계가 여전히 남는다.

활용 시기

BMI는 비용도 들지 않고 계산도 쉽지만, 체지방 계산의 정확도가 낮으므로 체성분 평가 수단으로서의 유용성이 떨어진다. 의사나 보험 판매원이라면야 BMI를 놓고 위험한 수준의 과체중인지 평가할 수 있겠지만, 체형이나 피트니스의 변화와는 거의 무관하다.

둘레 측정법

상세

허리나 엉덩이를 비롯한 신체 부위의 둘레를 측정하고 이를 시간 경과에 따라 추적하는 방식이다. 지방이 줄면 부위별 둘레는 줄어들지만, 근육이 늘어나면 결과 해석에 혼란이 생길 수 있다.

접근성/비용

줄자가 있으면 몇 분 안에 부위별 둘레를 잴 수 있다. 혼자 둘레를 재기 어려운 경우 친구나 가족의 도움을 구해야 할 수 있다.

정밀도/신뢰도/정확도

위치를 얼마나 정확하게 잡는지, 줄자를 얼마나 강하게 조이는지에 따라 측정값이 바뀔 수 있으므로 둘레 측정법의 정밀도와 신뢰도는 낮다. 조임 문제의 방지를 위한 압력 조절기가 달린 줄자도 있기는 하나, 올바른 부위에 대는 것은 여전히 문제로 남는다. 물 무게의 차이 또한 둘레 측정에 혼선을 야기할 수 있다. 팔의 경우 지방이 줄고 근육이 늘면 둘레가 변하지 않을 수 있지만, 복부의 경우 근육이 쉽게 커지지 않아서 근육량 변동에 따른 교란이 적게 일어나므로 허리둘레는 다른 부위보다 측정값의 정확도가 높다. 이 방법으로 얻은 값을 체지방률로 변환하기는 어렵지만, 증량이나 감량의 질적 판단에는 도움이 될 수 있다.

활용 시기

둘레 측정법은 다이어트를 시작할 때와 끝낼 때 활용할 수 있다. 즉, 지방 감량 다이어트를 할 때는 (체수분이 자리를 잡은 다음인) 시작 1주일 후에 한 번, (음식을 더 먹어서 체수분이 다시 차오르기 전인) 종료 1주일 전에 한 번씩 허리둘레를 재는 것이다.

활용상의 팁

줄자의 위치와 압력은 최대한 같게 만들어야 한다. 부위별 표준 둘레 측정 프로토콜은 이미 개발되어 있으며, 온라인에서 쉽게 찾을 수 있다. 측정은 경험 많은 사람이 전담하는 편이 훨씬 좋다. 측정시의 포만감과 수분 섭취 정도와 시간을 일정하게 맞춰 측정하는 것도 도움이 된다. 너무 자주 둘레를 재 봐야 의미 있는 데이터가 나오지는 않는다. 주 1회씩 잰다 해도 체지방이 얼마나 빠졌는지보다 체내 수분량이나 근육의 부종 정도나 알 수 있을 뿐이다. 둘레 측정법을 활용하려면 2~4개월에 한 번씩 재는 것이 가장 좋다.

반복수 기준 스트렝스

상세

익숙한 운동에서 동작을 특정 횟수(6~15회 사이)로만 반복할 때 들어올릴 수 있는 중량은 근육량의 간접지표가 될 수 있다. 반복수 기준 스트렝스rep strength에서는 체지방률에 대한 정보를 얻을 수 없지만, 근력(스트렝스)의 저하는 다른 체성분 측정 수단에서 같은 결론을 낼 경우 근손실의 지표로 쓰일 수 있다.

접근성/비용

정기적으로 훈련하고 있다면 이미 이 방식을 활용하고 있는 것이나 다름없다.

정밀도/신뢰도/정확도

스트렝스는 어제와 오늘이 다르고 운동 세션마다도 다를 수 있으므로 정밀도가 아주 높다고 할 수 없으며, 앞서 이야기했듯 지방에 대해서는 아무것도 알려주지 않는다. 운동에 쓰이는 에너지의 편차와 피로 수준의 변동 때문에 주 단위의 신뢰도는 낮지만, 월 단위나 연 단위로 보면 근육량에 어떠한 변화가 있었는지 알 수 있다. 일반적으로 같은 반복수에서 장기적이고 꾸준한 스트렝스의 향상이나 저하가 각각 근육량의 증가나 감소를 드러낸다는 점에서 이 방식은 질적으로 정확하다고 볼 수 있다. 그러나 스트렝스의 변동이 항상 근육량 변화 때문에 생기지는 않는다는 점을 기억해야 한다. 양적인 측면에서 보면 이 방식은 근육량이 얼마나 늘거나 줄었는지에 관한 정보를 극히 단편적으로만 제공하며, 체지방에 관한 정보는 아예 제공하지 않는다.

활용 시기

이 방식은 근육 유지의 지표로 활용할 수 있다. 반복수 기준 스트렝스를 비교할 때의 간격은 월 단위가 가장 좋다. 이보다 잦은 빈도로 비교하면 근육량보다 피로가 얼마나 심한지에 관한 정보만 더 쌓일 뿐이다. 또한 근력의 변동이 근육량의 변화 없이도 일어날 수 있기 때문에, 이 방식은 다른 방식과 병행하여 활용하는 것이 좋다. 반복수 기준 스트렝스를 활용하기 좋은 시기는 지방 감량 다이어트를 하고 있을 때이다. 즉, 반복수 기준 스트렝스를 활용하여 근육이 유지되고 있음을 확인하는 것이다. 월 단위의 반복수 기준 스트렝스가 줄어든다고 해서 무조건 근손실이 있다고 볼 수는 없지만, 이 경우 적어도 다른 방식을 통해 근손실 여부를 확인할 필요는 있다. 같은 맥락에서, 체중 증량 기간에 반복수 기준 스트렝스의 향상은 (결정적인 단서까지는 아니더라도) 근성장이 일어나고 있다는 좋은 신호로 보아도 좋다.

활용상의 팁

현재 체중과 각 운동에서의 반복수, 특히 스쿼트, 풀업, 벤치프레스, 숄더프레스, 업라이트 로우, 컬 같은 기본 운동에서의 반복수를 꾸준히 기록해 두어야 한다. 체중이 달마다 줄어들고 있는데 같은 반복수에서의 스트렝스가 그대로이거나 천천히 향상되고 있다면 근육이 유지되는 것이 거의 확실하다. 반복수 기준 스트렝스의 하락폭이 최대 중량의 5% 미만이라면 실제 근육의 손실보다는 저칼로리 다이어트에서 온 피로에 일시적으로 잠식되었을 가능성이 크다. 스트렝스의 하락폭이 10% 이상이라면 근손실이 벌어지고 있을 가능성이 크므로 다이어트 전략을 다시 수립해야 한다. 반대로 근육 증량 다이어트에서 월 단위로 본 반복수 기준 스트렝스가 늘고 있지 않다면 근육량은 늘고 있지 않을 가능성이 크다. 단, 새롭게 배운 동작은 이 방법을 활용할 때 예외로 두어야 한다. 새로 배운 동작에서 일어나는 향상은 대부분 (효율 개선으로 인한) 기술적인 부분의 개선에 의한 것으로, 근육량 변화를 반영하지 않을 수 있기 때문이다.

사진 촬영

상세

시간 경과에 따른 몸의 사진을 비교하면 체성분 변화를 대략적으로 파악할 수 있다.

접근성/비용

카메라, 같은 옷, 같은 조명만 있으면 된다.

정밀도/신뢰도/정확도

같은 옷 같은 조명으로 비포 & 애프터 사진을 찍는다 해도 이 방법은 너무 주관적이다. 카메라의 각도와 수분 섭취 정도에 따라 사진 속 모습은 달라질 수 있다. 사진은, 예컨대 이전에 체지방 15%로 측정되었을 때 복근이 드러나기 시작했다는 사실을 알고 있는 보디빌더의 경우처럼, 다른 기기로 체지방을 측정할 수 있으면서 체지방이 어느 수준일 때 얼마나 늘씬해 보이는지 아는 사람들에게 더 유용할 수 있다. 보통은 경험이 아무리 많아도 혼자서 제대로 된 평가를 하기 어려운 만큼, 거짓말을 하지 않는 친구나 코치의 평가를 받는 것이 좋다.

활용 시기

사진은 다이어트 기간 중의 체중 변화에 대한 검증 용도로 활용할 수 있다. 수개월에서 수년에 걸친 심미적 변화를 눈으로 볼 수 있게 하는 수단이 되기도 한다. 사진에서는 정확한 체지방률이나 근육 증가량을 알 수 없지만, 체중계의 바늘이 뜻대로 움직이지 않을 때 우리를 안심시키는 역할을 한다.

활용상의 팁

같은 수영복이나 속옷을 입고 같은 장소, 같은 조명, 같은 각도에서 사진을 찍으면 사진을 표준화할 수 있으므로 더 나은 분석에 도움이 된다. 사진은 4주에 한 번 정도 찍는 것이 바람직한데, 4주 미만의 기간에는 눈에 보이는 변화가 잘 관찰되지 않기 때문이다. 이를 뒤집어 말하면, 사진과 같은 주관적인 평가 수단은 객관적인 평가 수단을 넘어서지 못한다는 뜻이다.

피부 주름 분석법

상세

피부 주름 분석법(스킨폴드법)skinfold analysis에서는 우리 몸의 표준 위치에 특수한 캘리퍼스(집게)calipers를 이용하여 피부를 잡아 두께를 측정한다. 피하지방이 많을수록 주름은 두꺼워지는데, 이 측정값을 바탕으로 공식을 사용하여 체지방량을 추정한다. 단, 사람마다 캘리퍼스를 대는 방법과 위치가 얼마나 정확한가에 따라 결과값은 달라질 수 있다. 캘리퍼스 활용법에는 크게 두 가지 방식이 있다. 첫째 방식은 익히 알려진 3부위 또는 7부위 검사를 전문가에게 맡기는 것이고, 둘째 방식은 1부위를 혼자 검사해 보는 것이다. 둘째 방식은 첫째 방식보다 정확도가 크게 떨어지지만, 상대적인 변화의 추적에 활용할 수 있다. 이 경우 계산된 체지방률은 무시하고 시간이 지남에 따라 두께가 어떻게 변하는지만 평가해야 한다.

접근성/비용

캘리퍼스는 온라인에서 3~10만원 사이로 구입할 수 있다. 피부 주름 분석은 경험 많은 의사에게 받는 것이 가장 좋다. 일반인은 물론이거니와 트레이너마저도 피부 주름 분석법에 대한 교육과 임상 경험이 부족하면 이 검사를 안정적으로 수행할 수 없다. 경험 많은 전문가가 실시할 경우, 속옷을 입은 상태에서 3부위 또는 7부위 검사에 소요되는 시간은 약 15분 정도이다.

정밀도/신뢰도/정확도

캘리퍼스를 올바르게 사용했다면 정밀도와 신뢰도는 높다. 신뢰도는 캘리퍼스를 활용하는 사람에 따라 달라지므로, 같은 사람이 매번 같은 방식으로 검사하는 것이 가장 좋다. 피부 주름 분석법으로 체지방률을 매우 정확하게 계산할 수는 없지만, 추세를 안정적으로 추적할 용도로는 활용하기 좋다.

활용 시기

6개월~1년에 한 번씩 실시하면 전반적인 추세가 어떤지 확인할 수 있다. 혼자서 할 경우 상대적인 변화 추적 용도로 매주 실시할 수도 있다.

활용상의 팁

피부 주름 측정법의 표준화된 부위별 프로토콜은 온라인에서 쉽게 찾을 수 있다. 혼자서 할 때는 동일한 부위를 매번 같은 프로토콜로 측정해야 한다. 배꼽 양쪽 1인치 지점은 활용성이나 재현성 측면에서 편한 위치이다. 앞에서도 이야기했지만 이 방식에서는 체지방률을 정확하게 알기 어렵지만, 시간에 따른 변화를 통해 어떤 방향으로 가고 있는지 정도는 알 수 있다. (뒤에서 다룰) DEXA처럼 신뢰도 높은 체지방 측정법에서 나온 체지방률과 피부 주름 분석법에서 나온 값을 연계하는 방법도 있다. DEXA를 통해 얻은 체지방률을 피부 주름 측정법에서 얻은 값과 연계할 수 있다면, 캘리퍼스로 얻은 값으로 추산한 체지방률의 신뢰도가 보다 높아질 것이다. 만일 피부 주름 분석법 이외의 체성분 평가 수단이 없다면, 매번 같은 전문가에게만 검사를 받되, 측정법 자체의 오차로 인해 작은 변화를 정확하게 반영하기 어려운 만큼 1년에 세 번 이상 실시하지는 않아야 한다.

생체전기저항 분석법(BIA)

상세

BIAbioelectric impedance analysis는 인체에 무해한 전류를 흘려보낸 다음 되돌아오는 전류를 측정하는 방식으로 작동한다. 지방은 지방 이외의 조직보다 저항이 크므로, 기계가 감지하는 전류가 클수록 지방 추정값은 낮아진다. BIA 기계는 휴대용 기기, 체중계 내장형, 입식 4점 측정기 등의 여러 형태로 출시되고 있다. 인바디InBody, 타니타Tanita, 오므론Omron 등에서 나온 기기가 흔히 쓰인다.

접근성/비용

체육관이나 보충제 가게에는 BIA 기기가 구비된 경우가 많으며, 휴대용 기기나 체중계 내장형 기기를 구입해서 쓸 수도 있다. BIA 검사를 받고 판독이 나오는 데까지는 고작 몇 분밖에 걸리지 않는다. 기기를 사거나 한 번 측정을 받는 데 드는 비용은 3~6만원 정도로 다양하다.

정밀도/신뢰도/정확도

BIA의 정밀도는 그리 높지 않다. 기계가 추정한 체지방률과 실제 체지방률의 값은 최대 10%까지 차이가 날 수 있다. 신뢰도는 상당히 높은 편이다. 측정 순간의 몸 속 수분 함량을 표준화해두면, BIA를 활용한 체지방 변화 추세의 신뢰도를 높일 수 있다. 체지방률의 값 자체는 부정확하지만, 그 부정확함에 일관성이 있는 만큼 상대적인 변화를 파악하기 좋다.

활용 시기

더 정확한 측정 도구가 없는 경우, 굵직한 다이어트 기간의 시작 단계와 종료 단계에서 BIA를 활용할 수 있다. 이때 나오는 값 자체는 눈여겨보지 말고, 상대적인 변화만 관찰하도록 한다.

활용상의 팁

앞서 이야기했듯 체수분을 측정할 때마다 비슷하게 유지하면 오차를 줄이는 데 도움이 된다. BIA는 정확한 체지방 측정이 필요할 때 쓸 만한 도구는 아니지만, 다이어트 기간 전반에 걸친 추세 분석에는 유용할 수 있다.

공기 치환 부피 측정법(보드 포드)

상세

보드 포드Bod Pod로도 잘 알려져 있는 공기 치환 부피 측정법air displacement plethysmography에서는 몸이 체임버 안에 들어갔을 때 빠져나가는 공기의 양을 측정한 다음, 이 정보와 체중을 바탕으로 몸의 밀도를 추정한다. 지방은 뼈와 장기와 근육보다 밀도가 낮으므로, 공식을 통해 체지방률 추정치를 계산할 수 있다.

접근성/비용

대도시나 대학 캠퍼스에서는 보드 포드를 흔히 볼 수 있다. 테스트 비용은 보통 3~15만원 정도가 든다. 총 검사 시간은 약 15분 정도이며, 머리카락과 옷에 의한 오차가 생기지 않도록 몸에 딱 달라붙는 옷과 수영모를 착용해야 한다.

정밀도/신뢰도/정확도

캘리브레이션과 관리가 제대로 이루어진 보드 포드에서 동일한 조건으로 테스트에 임할 경우, 결과값의 정밀도와 신뢰도는 매우 높다. 체지방 측정이라는 관점에서는 지금까지 나온 다른 수단과 마찬가지로 완벽하다고 할 수 없지만, 그래도 개중에는 가장 정확한 편이다.

활용 시기

보드 포드는 캘리퍼스와 마찬가지로 측정값 자체에 오차가 있으므로, 실제 변화가 오차 범위를 넘어설 수 있도록 1년에 두 번 실시하는 것이 가장 좋다. 검사 특성상 몇 분 동안 작고 밀폐된 공간에 갇혀 있어야 하는데, 이런 상황을 힘들어하는 분들은 검사를 받기 어려울 수 있다.

활용상의 팁

필요한 사항은 검사 담당자가 모두 안내할 것이다. 몸에 딱 달라붙는 옷을 가져와야 하고, 검사 도중에는 몇 분 동안 아주 가만히 앉아 있어야 한다.

수중 체중법/수중 계체법

상세

수중 체중법underwater weighing 또는 수중 계체법hydrostatic testing에서는 물속에 완전히 들어간 다음 수중에서의 체중을 잰다. 물의 밀도는 잘 알려져 있는 만큼, 물속에서 체중을 재면 우리 몸의 밀도가 얼마나 높은지 알 수 있고, 따라서 체지방량과 제지방량의 비율 또한 추산할 수 있다.

접근성/비용

이 검사에 필요한 장비를 갖추고 있는 곳은 많지 않다. 예전에는 특히 운동 과학 연구실 등에서 흔히 볼 수 있었고, 돈을 내고 검사를 받을 수도 있었지만, 요즘에는 그렇게 할 수 있는 곳이 드물다. 사용과 관리는 편하고 결과는 거의 비슷한 보드 포드가 출시되어 그 자리를 대신했기 때문이다. 수중 계체법에서는 피험자가 숨을 완전히 내쉰 뒤 5~10초간 물속에서 숨을 참고 완전히 가만히 있어야 한다. 수중 계체법이 아직 남아있는 곳에서는 10만원 안팎의 검사 비용을 받을 것이다.

정밀도/신뢰도/정확도

동일한 조건에서 실시한 수중 계체법의 정밀도와 신뢰도는 보드 포드와 비슷하다. 정확도 또한 보드 포드와 마찬가지로 낮긴 하지만, 1년간의 추세 변화 정도는 정확히 평가할 수 있다.

활용 시기

수중 계체법은 체성분에 일어난 큰 변화를 평가할 수 있도록 1년에 두 번 실시하는 것이 가장 좋다. 수영을 못하거나 물속에서 숨을 참기 힘들다면 이 검사가 맞지 않을 수 있다.

활용상의 팁
필요한 사항은 검사 담당자가 모두 안내할 것이다. 수영복과 수건을 지참해야 한다.

DEXA

상세
DEXAdual energy X-ray absorptiometry(이중에너지 방사선 흡수법)는 우리 몸을 에너지 수준이 다른 두 가지 X선으로 스캔한 다음, 각 X선이 조직에 얼마나 흡수되는지 평가하는 방식이다. 뼈와 지방 조직과 제지방 조직의 X선 흡수율은 각기 다르며, 몸을 통과하고 남은 에너지를 체중과 연계하면 유형에 따른 조직의 양을 추산할 수 있다. DEXA 스캔에서는 뼈를 다른 제지방 조직이나 지방 조직과 분리해서 볼 수 있으므로 건강의 중요 척도인 골밀도bone mineral density까지 평가할 수 있다.

접근성/비용
DEXA 스캐너는 대다수 병원과 여러 대학에도 있고, 내부 설비나 이동식 검사실 형태로 DEXA 스캔을 제공하는 업체도 많다. 검사 비용은 보통 1회당 10만원 미만이다. DEXA 스캔을 받을 때는 스캐너가 약 10분간 몸을 지나가는 동안 가만히 누워 있어야 한다.

정밀도/신뢰도/정확도
DEXA 스캔은 현시점에서 가장 정확도가 높은 체지방 검사법이다. 예상 오차는 ±4% 언저리이다. 비슷한 조건에서 스캔을 받을 경우 결과의 정밀도와 신뢰도는 상당히 높다. 실제 체지방률이 동일한 경우에도 글리코겐이 완충 상태인지 고갈 상태인지, 또는 수분을 잘 섭취했는지 탈수되었는지에 따라 결과는 다소 달라질 수 있다.

활용 시기
X선을 쪼인다는 단점이 있긴 하지만, DEXA에서 쪼이는 방사선의 선량은 해변에 종일 있었을 때 쪼이는 선량보다 낮고, 대륙간 비행에서 쪼이는 선량보다 훨씬 낮으므로 안전상의 문제는 없다. 글리코겐과 수분 변화는 지방보다 근육 조직에 더 큰 영향을 미치므로, DEXA에서는 근육 수준보다 지방 수준을 더 정확하게 추적할 수 있다. 체지방량의 변화 추세를 확인하고 싶다면 두어 달에 한 번씩 DEXA를 통해 지방의 총량을 확인할 수 있다. 근육은 변화가 느리게 일어나고 여러 변수의 영향을 받으

므로, 근육량의 변화 추세를 확인하고 싶다면 1년에 두 번 정도 받는 것이 아마 가장 좋을 것이다.

활용상의 팁

필요한 사항은 검사 담당자가 모두 안내할 것이다. 체중이 230파운드(약 105kg) 이상인 분은 몸이 표준형 DEXA의 스캐닝 구역을 벗어날 수 있으므로, 이 경우 대형 DEXA가 구비된 곳을 알아봐야 할 수도 있다. 다른 X선 기술과 마찬가지로 검사를 예약하기 전에 의료 전문가와 상의해야 한다.

광학 밀도측정법

광 흡수 영상 기술은 새로운 것이라고 할 수 없지만, 인체 조직의 광학적 특성을 활용한 체성분 분석법은 이 책이 출간되는 순간에도 계속 발전하고 있다. 조직의 밀도가 다르면 빛의 흡수 · 산란 · 반사 정도 또한 달라진다. 광학 밀도측정법visual densiometry에서는 이를 활용하여 조직의 밀도를 측정한 다음, 체중과의 연계를 통해 제지방 조직과 지방 조직의 상대적인 양을 계산한다. 시중에 판매되고 있는 광학 밀도측정기도 더러 있기는 하지만, 운동 과학의 영역에서 추후 검증되기 전까지는 활용을 권고하지 않는다. 기술의 특성상 쓰기도 쉽고 정밀도도 높은 만큼, 광학 밀도측정법은 향후 5~10년 사이에 체성분 평가의 일반적인 형태로 자리잡을 것이라 예상한다.

체성분 측정법의 실전 활용

특정 다이어트 기간에서 단기 진행상황을 추적할 때는 매주 2~3회씩 체중을 재서 평균체중을 얻는 것이 중요하지만, 장기적인 체성분 변화를 관찰하려면 지금까지 이야기해 온 방식 중 하나 이상을 활용하는 것이 필요하다. 그중 몇 가지 방식의 측정 주기와 유용성에 관한 내용을 표 12.2에 정리해 두었다.

측정 수단	측정 간격	비고
사진/둘레	4주마다	사진을 찍거나 부위별 둘레를 재면 지방 감량의 정도를 질적으로 평가할 수 있지만 근육량의 증가를 확인하기는 어렵다.
반복수 기준 스트렝스	중주기마다	운동 세션마다 기록을 남기고 각 중주기에서의 최고기록이 이전 최고기록과 얼마나 차이가 나는지 확인한다.
피부 주름	매주마다	다른 수단과 함께 활용하면 체지방 변화의 경향을 알 수 있다.
BIA	다이어트 구간마다	특정 다이어트 구간의 시작과 끝에 상대적인 변화가 얼마나 있는지 알 수 있다. 숫자 자체는 믿을 수 없지만, 변화의 방향은 보통 믿어도 괜찮다.
DEXA/보드 포드/수중 계측	3~6개월마다	잴 때마다 비슷한 컨디션을 유지할 경우 장기적인 체성분 변화를 정확하게 추적할 수 있는 최고의 수단이다.

표 12.2 체성분 측정 수단마다의 측정 기간과 특이사항. DEXA는 체성분 변화 추적에 있어 정확도와 접근성과 신뢰도가 가장 높은 수단이지만, 보드 포드나 수중 계측법도 이에 못지않게 좋은 수단이다. BIA, 피부 주름 분석, 반복수 기준 스트렝스, 사진 촬영, 둘레 측정법 등도 유용할 수는 있지만, 상대적인 진전의 정도를 평가하려면 이들은 다른 수단과 함께 쓰여야 하며, 결과를 액면 그대로 받아들이면 안 된다.

진전이 제대로 이루어지지 않는다면

고칼로리 다이어트 중인데 지방이 너무 많이 붙거나 근육이 안 붙는 경우, 또는 저칼로리 다이어트 중인데 지방이 줄지 않거나 근육이 너무 많이 사라지면 식단과 훈련에 변화를 주어야 한다. 단 한 번의 측정값이나 단 하나의 측정 수단에서 얻은 값만으로 문제가 생겼다는 결론을 내면 안 된다. 둘 이상의 측정 수단을 활용하여 시간 경과에 따른 여러 차례의 측정값을 얻은 다음에야 제대로 된 결론을 내릴 수 있다.

여러 번의 측정에서 같은 결론이 나오면 다이어트를 수정해야겠다는 확신이 더 강하게 들 수 있다. 가령 반복수 기준 스트렝스가 3차례의 중주기 동안 연달아 떨어졌다면 무언가 바뀌어야 할 가능성이 크다. 정밀도와 정확도가 가장 높은 수단으로 측정하는 경우에도 한 번의 측정값만으로 결론을 내려서는 안 된다. DEXA 스캔마저도 한 번만 했을 때는 오차가 생길 수 있다. 다만 검사 주기에 맞춰서 실시한 두 번의 결과값이 목표와 반대되는 방향으로 가는 것처럼 보일 경우, 현재의 다이어트 방식을 점검해야 할 수 있다.

하나의 측정 수단에서 뭔가 잘못된 것 같은 결과가 여러 차례 연달아 나오는 경우에도 다른 측정 수단을 통해 이를 검증하는 것이 좋다. 가령 반복수 기준 스트렝스가 나아지지 않는 경우, 사진 속 몸집도 커져 보이지 않고 BIA에서도 제지방량 변화가 일어나지 않는다면 근육 증량이 일어나고 있지 않을 가능성이 크다. 여러 측정값 중 맞는 방향으로 가고 있다는 결과를 제시하는 것이 하나뿐이라면, 좀 더 기다린 다음에 결론을 내리는 편이 좋다.

목표를 달성하지 못하고 있는 경우, 우선은 식단과 훈련 프로그램을 검토한 다음 이를 제대로 실행하고 있는지, 다른 사유가 있었는지부터 확인해야 한다. 가령 체중 증량 다이어트를 연달아 시행했는데도 근육량이 크게 늘지 않은 경우, 다이어트 계획을 잘 지켰는지, 스트레스는 얼마나 받고 있는지, 잠은 잘 자는지, 훈련 구조가 근비대에 맞게 짜여 있는지 등을 확인해야 한다는 뜻이다. 우선순위가 높은 다이어트의 원칙을 잘 지키고 있으며, 훈련 프로그램도 잘 짜 두었고, 이를 잘 지속하고 있다면, 이제는 목표를 재설정해야 할 때가 온 것인지도 모른다. 식단과 훈련을 시작하고 5년이 지나면 진전이 상당히 느려지기 시작하므로, 목표를 다시 잡을 때는 이를 반영해야 한다.

챕터 요약

- 정기적인 체성분 분석은 시간 경과에 따른 근육량과 체지방의 변화를 양적으로 평가할 수 있는 유일한 방법이다.
- 스포츠의 특성과 관계없이, 건강한 몸을 가지고 싶다면 남성은 10~20%, 여성은 15~30%의 체지방률을 유지해야 한다.
- 체성분 평가 수단에는 여러 가지가 있으며, 정확도, 신뢰도, 비용, 실용성은 저마다 다르다.
- DEXA 스캔은 현시점에서 정확도와 접근성이 가장 뛰어난 체성분 평가 수단이다.
- 한 번의 측정만으로는 체성분에 대한 확실한 결론을 내릴 수 없으며, 보통은 다른 수단까지 활용하여 시간에 따라 여러 번 측정해야 확실한 결론을 내릴 수 있다.

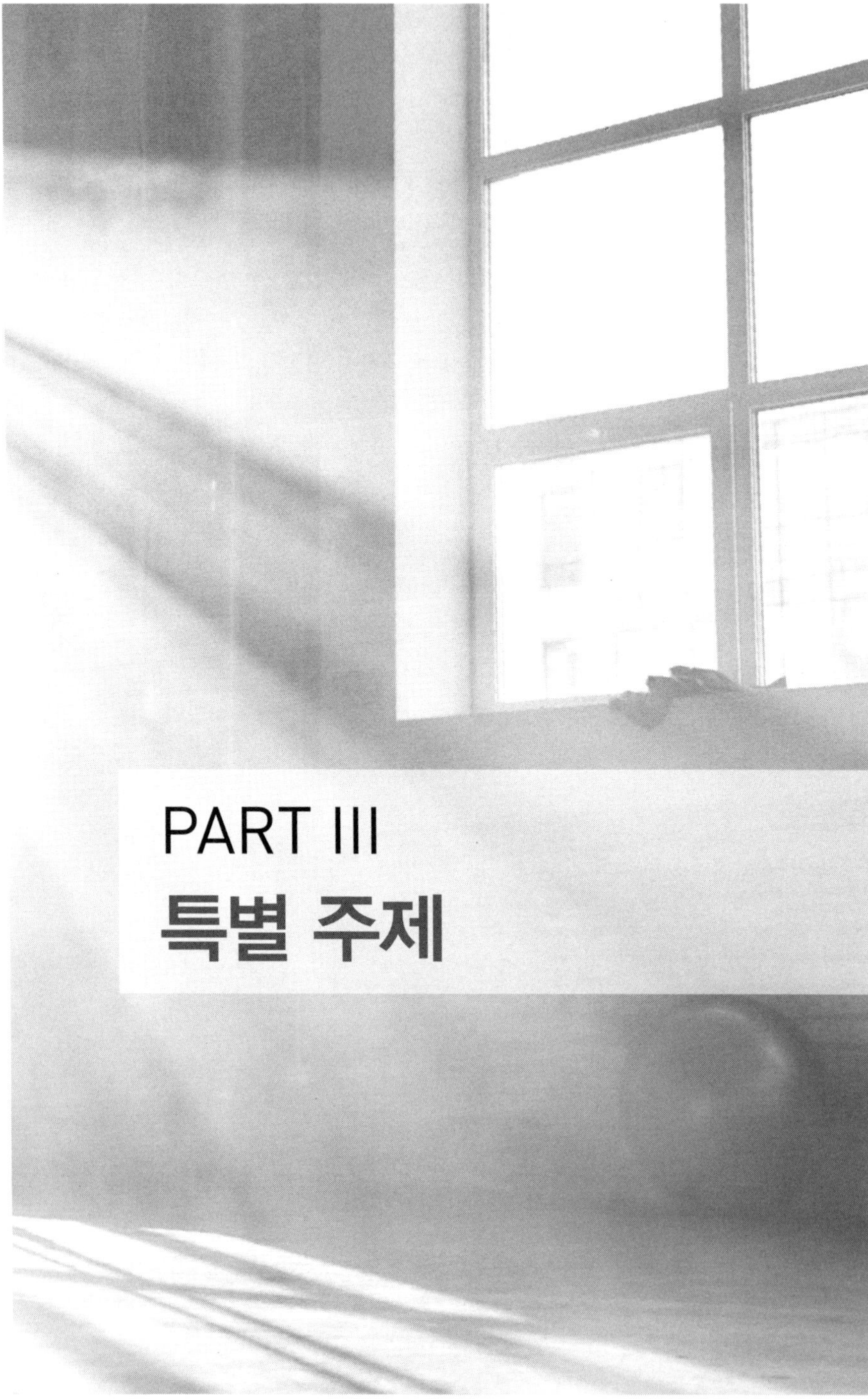

PART III
특별 주제

CHAPTER 13

특수 상황과 다이어트

지금까지는 지방 감량이나 근육 증량을 위한 기본 식단 설계법을 중심으로 다양한 신체활동 수준과 다양한 일정에 맞게 이를 수정하는 법까지 낱낱이 살펴보았다. 지금부터는 최상의 결과를 얻기 위해 추가적인 수정이 필요한 상황이나 일정이나 의학적 상태에 관해 알아보고자 한다.

1일 2회 훈련

첫 번째 훈련 세션에서 완전히 회복되어 두 번째 훈련 세션을 생산적으로 소화해낼 상태가 되지 않는 한, 나아가 1일 2회의 훈련을 일주일 내내 하면서 장기적으로 최고의 성과를 달성할 만큼 회복되지 않는 한, 하루에 두 번 훈련한다고 해서 몸이 더 커지거나 빨라지거나 강해지거나 날씬해지지는 않는다. 회복이 제대로 되지 않으면 1일 2회의 훈련은 훈련을 아예 하지 않는 것보다 진전에 나쁜 영향을 미칠 수 있다. 타이밍도 잘 잡고 연료도 충분히 공급한다면 1일 2회 훈련을 통해 매우 생산적인 근성장을 이룰 수 있다. 세션 간 간섭을 최소화하고 각 세션에서의 회복을 극대화하면 생산적인 1일 2회의 훈련이 가능해진다.

훈련과 식사 타이밍의 전략

이상적으로는 첫 번째 훈련 세션 전에 (한 끼 이상을 섭취하여) 충분한 에너지를 공급하고, 첫 번째와 두 번째 세션 사이에 회복을 위해 한 끼나 두 끼 정도를 먹고, 두 번째 훈련 세션이 끝난 뒤에는 영양 보충과 회복 보조를 위해 최소한 두 끼를 먹어야 한다. 즉, 하루에 훈련 세션이 두 번 이상 있는 경우 5~6끼를 먹는 것이 권고된다.

고강도 운동은 첫 번째 세션에 두어야 한다. 고중량 리프팅 세션, 가벼운 유산소 세션, 고볼륨 기술 세션을 해야 하는 경우 고중량 세션을 먼저 실시해야 한다는 뜻이다. 고볼륨 세션이나 유산소 세션과 비교하면 고강도 세션은 피로가 쌓인 상태에서 소화해내기가 더 어렵다. 고중량 리프팅에서의 실패는 푸시업에서의 실패보다 결과적으로 더 나쁘다. 이 권고를 따르면 훈련의 질과 안전성이 모두 높아질 것이다.

현실 세계에서의 일정에는 언제나 완벽한 유연성이 보장되지 않는다. 앞에서 설명한 이상적인 일정을 유지하기 어렵다면, 세션 간 간격은 최대한 멀리 떨어뜨리는 편이 좋다. 그밖에도 여러 가지 전략을 통해 1일 2회 훈련의 효과를 높일 수 있다.

운동 중/후에는 쉐이크를

두 번째 세션에서의 연료 공급과 회복을 위해서는 첫 번째 훈련 세션에서 소모된 근 글리코겐을 충전해야 한다. (게토레이 등의) 소화가 빠른 탄수화물이 들어간 쉐이크를 훈련 도중이나 직후에 마시면 이 과정에 도움이 된다. 소화가 빠른 탄수화물을 섭취하면 포도당이 혈류로 빠르게 공급되고 근육에도 빠르게 저장되므로, 근 글리코겐의 소비를 줄이고 이미 소비된 글리코겐을 충전하는 역할도 한다. 또한 글리코겐 재합성이 가장 효율적으로 이루어지는 시간은 훈련 도중과 직후인 만큼, 탄수화물 섭취에 이보다 효과적인 타이밍도 없다.

세션 사이에는 당지수 높은 탄수화물을

훈련이 하루에 두 번 있을 때는 연료 재충전의 필요성이 특히 높지만, 글리코겐 재충전이 효율적으로 이루어지는 시간은 제한되어 있다. GI(당지수)가 높은 탄수화물은 GI가 낮은 탄수화물보다 근 글리코겐의 재충전 효율이 더 높은 것으로 알려져 있다. 세션 간 식사에서 지방과 섬유질을 줄여도 소화 속도는 빨라진다. 첫 번째와 두 번째 훈련 세션 사이에 남는 시간이 많지 않은데 글리코겐 재충전을 극대화해야 하는 상황에서는 이 방법이 특히 유용하다. 운동 중 수분 섭취 또한 포도당 흡수율의 극대화에 중요하다. 근육이나 간세포에서 글리코겐 1g이 합성되려면 물이 3g 정도 필요하기 때문이다.

1일 2회 훈련에서의 탄수화물 할당량

10장에서 우리는 (훈련이) 편한 날, 적당한 날, 힘든 날에 따라 탄수화물 할당량을 다르게 가져갔다. 훈련이 하루에 두 번 있을 때는 일반적으로 가장 힘든 세션에 맞추어

훈련 1	훈련 2	합산
편한 세션	편한 세션	적당한 날
편한 세션	적당한 세션	적당한 날
편한 세션	힘든 세션	힘든 날
적당한 세션	적당한 세션	힘든 날
적당한 세션	힘든 세션	힘든 날
힘든 세션	힘든 세션	힘든 날 × 1.15

표 13.1 훈련이 2회 있을 경우, 각 세션의 강도에 따라 해당 일자의 훈련 강도가 정해진다.

탄수화물 할당량을 정한다. 요컨대 두 세션 모두 편한 날이 있고, 한 세션은 적당하고 다른 세션은 적당한 날이 있다면, 둘 모두 '적당한 날'로 간주한다. 힘든 세션과 편한 세션이 같이 있는 날은 '힘든 날'로 간주한다. 한 세션은 힘들고 다른 세션은 적당한 날 또는 두 세션 모두 힘든 날은 '매우 힘든 날'로 간주하여 '힘든 날'의 일일 탄수화물 권장량에 1.15를 곱하는 방식으로 탄수화물 할당량을 좀 더 높게 가져가야 한다. 표 13.1을 참조하여 할당량을 확인하기 바란다.

힘든 세션이 두 번이나 있는데 왜 탄수화물을 15%만 늘리는지 궁금한 분도 계실 테다. 여기서 이야기하는 탄수화물의 총량은 일일 섭취량으로, 그 대부분은 훈련 시간을 제외한 20시간 동안 쓰인다. 게다가 운동 볼륨을 매우 높은 수준까지 올리면 남은 하루 동안의 NEAT가 급격히 떨어진다고 알려져 있기도 하다. 훈련을 하지 않을 때의 기본 소비량이 줄었으니 우리의 권고안처럼 탄수화물 섭취량을 15%만 늘려도 두 번째 훈련 세션에 연료를 공급하기에는 충분하다.

여러 가지 타이밍과 고려사항

기상 직후에 훈련한다면

기상 직후 1시간 이내에 훈련을 시작할 경우 시간 때문에 일일 탄수화물 권장 비율에 맞춘 훈련 전 식사를 하기 어렵지만, 운동 중에 액상 탄수화물을 섭취하면 그나마 비슷한 효과를 낼 수 있다. 이때 쉐이크에 유청단백질을 넣어 훈련 전 식사에 할당된 단백질의 양을 맞출 수도 있다. 이렇게 만든 쉐이크를 기상 직후부터 한 모금씩 마시기 시작해 운동 도중에 다 해치운다. 이 쉐이크에는 훈련 전 식사에 흔히 들어있을 수 있는 소량의 지방이 없긴 하지만, 그 정도는 다음 끼니에 보충하면 간단히 해결된다.

늦은 밤에 훈련한다면

삶과 일이 바쁜 나머지 자기 직전에 훈련하는 것 말고는 선택의 여지가 없는 분들도 있다. 한밤중의 훈련이 최선이라고 말할 수는 없겠지만, 그래도 안 하는 것보다는 낫다. 이 상황에서는 운동 후 식사와 취침 전 식사가 어쩔 수 없이 하나의 끼니로 압축되어야 한다는 단점이 있다. 그 때문에 이전 식사끼리의 간격이 더 벌어질 수 있다. 밤늦게 훈련을 마친 다음에 식사를 (거의) 안 하면 근육의 성장과 유지는 물론이거니와 회복 또한 크게 저해되므로, 성장을 원한다면 배부른 밤을 얻는 대신 배고픈 낮을 버틸 수 있어야 한다. 몇 가지 방법을 통해 이 불편함을 최소화할 수 있다. (운동 후 식사에 할당된 단백질과 탄수화물을 줄이고) 운동 중 쉐이크의 단백질과 탄수화물의 양을 늘리면 훈련을 끝내고 잠들기 전에 먹어야 하는 음식의 양이 덜 부담스러워질 것이다. 지방을 낮의 끼니에 몰아넣으면 식사 간격이 길어져서 생기는 공복감을 조금이나마 완화할 수 있다. 운동 후 식사에서 채소를 건너뛰는 것도 방법이다('부대끼는' 느낌도 덜해지고, 훈련이 있는 날에 한 끼 정도 채소를 안 먹는다고 해서 비타민 등의 결핍이 생길 일도 거의 없으므로).

식사를 놓쳤다면

유지나 근육 증량 다이어트에서 깜빡하고 식사를 걸렀다면, 해당 식사의 삼대영양소를 다음 몇 끼의 식사에 분배하는 식으로 해결하면 된다. 지방 감량 다이어트에서도 똑같이 하되, 배가 그리 고프지 않다면 놓친 끼니의 단백질만 먹고 지방과 탄수화물은 안 먹어도 좋다. 평소에도 이렇게 하라고 권장할 만한 행위는 아니지만, 이따금씩이라면 해로운 영향을 줄이기 좋은 방식이다.

비건과 채식

고결한 것은 분명하고 건강에 좋을 가능성도 있긴 하지만, 세간의 믿음과 달리 동물성 식품이 없는 식단은 영양학적 만병통치약이 아니다. 비건vegan을 위시한 채식주의자가 얻는 장점의 이면에는 영양 부족이 도사리고 있으며, 이를 해결하려면 식단을 주의 깊게 짜고 보충제도 써야 한다. 채식은 환경에 도움이 될 가능성이 크고, 동물을 해치고 싶지 않다는 도덕적 신념이 있다면 의무에 가까운 행동이기도 하며, 제대로만 하면 건강과 피트니스를 보조할 수도 있다. (비건식에 유제품과 계란까지 허용된) 락토-오보lacto-ovo의 경우 비건이 주의 깊게 관리하고 보충해야 하는 여러 가지 비타민, 미네랄, 고품질 단백질 등을 유제품과 계란에서 얻을 수 있으므로 건강과 피트니스를 최상으로 끌어올릴 수 있는 식사를 좀 더 편하게 할 수 있다.

단백질

비건 단백질에는 필수아미노산 중 일부가 없거나 (식물의 셀룰로스 때문에) 인간이 제대로 소화·흡수하지 못하는 것이 대다수이다. 진균단백질, 영양 효모, 콩 등의 일부 예외가 있긴 하지만, 비건이라면 대부분 다양한 식품을 통한 단백질 섭취를 원할 것이다. 단백질 흡수량과 모든 필수아미노산의 섭취량을 충분한 수준으로 높이려면 단백질 섭취량을 권장 범위 내에서 20% 높이는 것이 바람직하다. 비건인데 경기에 출전해야 하거나 비건인데 체성분 변화를 극대화하고 싶다면, 완전 단백질complete protein을 식사 때마다 섭취하는 것이 유리할 수 있다. 건강 차원에서 모든 끼니에 필수아미노산을 전부 넣어야 할 필요까지는 없지만, 작은 차이가 시간에 따라 누적되면 장기적인 근육의 성장과 유지에 영향을 미칠 수 있다.

탄수화물

비건의 탄수화물 섭취는 일반적인 탄수화물 섭취와 다르지 않다. 굳이 차이가 있다면 많은 비건 단백질에 '따라오는' 탄수화물이 있다는 점인데, 삼대영양소를 계산할 때는 이 탄수화물도 포함시켜야 한다.

지방

비건 지방은 식물성이기에 대개 단일불포화지방과 다가불포화지방으로 이루어져 있으므로, 비건 식단에서는 건강한 지방을 더 쉽게 섭취할 수 있다. 요즘은 코코넛 오일이 특히 건강에 좋다는 통념이 돌고 있지만, 코코넛 계통의 지방에는 (식물에서는 찾기 힘든) 포화지방이 들어있기 때문에 비건 지방 중에는 아마도 건강에 가장 안 좋을 것이다. 코코넛 오일에 들어있는 포화지방의 함량은 버터나 쇠고기 지방보다 훨씬 높다. 아보카도, 식물성 기름, 견과류, 견과류 버터는 일반적으로 비건이든 아니든 간에 최상의 선택지로 꼽힌다. 비건식으로 나온 제품은 가공식품이라도 트랜스지방이 없고 포화지방이 적으므로 건강에 나쁜 지방을 쉽게 피할 수 있다.

비건 단백질과 삼대영양소

비건 단백질 식품에는 탄수화물이 상당히 많이 들어있다. 일일 삼대영양소 섭취량을 계산할 때는 이들 탄수화물도 같이 계산해야 하며, 그로 인해 식단 계산은 좀 더 복잡해진다. 특히 저칼로리 다이어트를 하는 경우, 이렇게 따라오는 탄수화물을 CCH 제약 범위 안에 두려면 지방 섭취량을 낮춰야 할 수도 있다. 특히 템페(인도네시아의 콩 발효 식품)나 대체육 등의 가공식품을 비롯한 수많은 비건 단백질 식품에는 탄수화물뿐만 아니라 지방까지 추가로 들어있다. 저칼로리 다이어트를 할 때는 지방 함량이 적은 단백질 식품을 고르고 지방은 다른 식품에서 따로 섭취하면 음식의 양을 늘리고 식사를 맛깔나게 만들기 쉬워진다. 삼대영양소가 다 들어있는 채소 버거처럼 한 끼 식사분의 모든 삼대영양소를 하나의 음식으로만 섭취한다면 의욕만 떨어질 뿐이다. 반면 고칼로리 다이어트에서 식사량이 너무 많다 싶을 때는 추가로 먹는 음식을 탄수화물과 지방이 많이 들어있는 비건 단백질 식품으로 바꿈으로써 부담을 덜 수 있다.

보충제

비건식에서 피트니스와 건강상의 결과를 최상으로 끌어올리려면 보충제를 먹어야 한다. 비건식은 다양한 과일과 채소와 비건 단백질 식품을 비롯한 비가공식품으로 채워져 있는 경우라 해도 중요한 성분이 빠져 있을 때가 많다. 비건식에서 부족할 때가 많아 보충해야 하는 미량영양소를 지금부터 함께 살펴보자.

아연

비건은 육식을 병행하는 사람보다 아연이 40% 정도 더 필요하다. 비건에게는 일일 약 50mg의 아연이 필요하며, 이 양을 채우기 위해 식품에 들어있는 양을 꼼꼼히 따져보는 방법도 있고, 아니면 보충제를 먹는 방법도 있다.

철분

비건은 하루에 약 13mg의 철분을 섭취해야 하는데, 이는 육식을 하는 이들의 권장량보다 2배 많은 양이다. 비건의 철분 섭취량은 일반적으로 낮은 편이고, 식물성 철분(비헴철)은 쉽게 흡수되지 않기 때문에 이런 현상이 생긴다.

비타민 D

비건과 운동선수의 비타민 D 보충제 권장량에 대한 연구는 아직 진행 중이다. 현재까지 나온 자료만 놓고 보면, 비타민 D의 혈중 농도를 검사했을 때 결핍이 심한 경우(일일 최대 5000IU의) 고용량 보충제를 섭취하는 것이 권고된다.

칼슘

비건의 칼슘 권장량은 육식을 병행하는 이들의 권장량과 동일하지만(일일 1000mg), 비건이 칼슘을 이만큼 먹으려면 공을 더 들여야 한다. 식물성 칼슘 공급원에는 콩과(科) 식물과 녹색 채소가 있으며, 그중 브로콜리, 청경채, 케일이 뛰어나다. 시금치와 루콜라에도 칼슘이 들어있지만, 이들 채소에는 칼슘 흡수를 방해하는 옥살산이 같이 들어있다. 칼슘과 관련해서는 음식을 꼼꼼히 고르고 칼슘 섭취량을 추적하는 것이 바람직하다.

비타민 B12

B12는 육류와 유제품에 주로 들어있다. B12가 많은 비건 단백질 식품에는 영양 효모가 있다(조류$_{algae}$에는 B12 흡수를 방해하는 성분이 들어있는 경우가 많으므로 B12 공급원으로 섭취하지 않아야 한다). 성인 기준 권장 섭취량은 1일 2.4~2.8㎍이다.

크레아틴

크레아틴은 동물성 식품에 들어있지만, 분말 형태로 판매되는 보충제는 동물 유래 성분 없이 공장에서 만들어지므로 100% 비건이다. 크레아틴 보충제를 먹지 않아도 사는 데 지장은 없지만, 육식을 하는 사람과 비견될 만큼의 피트니스와 체형을 원하는 비건이라면 섭취하는 것이 바람직하다. 비건을 위시한 채식주의자들은 근육의 크레아틴 수치가 일반적으로 낮은데, 근육에 로딩된 크레아틴이 많아지면 저항 훈련의 수행능력이 향상되므로 반응과 적응 면에서의 개선이 뒤따른다. 모노크레아틴은 초기 용량이 어떻든 간에 로딩 과정과 유지 과정이 같으므로, 그 섭취 권장량은 잡식을 하는 이들과 같다(1일 체중 100파운드당 3g). 근육 내의 크레아틴 포화도를 일정하게 유지하는 것이 최고의 효과를 내는 만큼, 크레아틴 보충제는 꾸준히 섭취해야 한다.

여성과 영양

가임기의 다이어트

체중이 변하는 상황, 특히 체중이 줄어드는 상황에는 생식 능력이 줄어든다. 체중이 안정되고 영양이 풍부하게 공급되면 임신에 성공한 가능성이 커진다. 체지방 자체도 생식 능력에 중요하다. 임신 가능성을 높이는 호르몬은 일반적으로 체지방률이 20~35%일 때 가장 잘 나온다.

임신과 영양

임신 기간의 영양 정보는 언제나 의사에게 물어보는 것이 최선이다. 여기 나열한 내용은 극히 일반적인 정보로, 의사의 조언은 어떤 책의 일반 지침보다도 우선시되어야 한다. 임신 중에는 체성분 변화나 건강을 위한 다이어트를 하면 안 되며, 특히 체중 감소를 위한 다이어트는 절대 하면 안 된다. 임신 중에는 아기의 건강과 성장이 영양 면에서 유일한 목표여야 한다. 임신 중에는 체중 증가가 있을 것이고 또 그래야 한다. 체중 증가량은 임신 1/3분기(첫 3개월)에는 2~4파운드 정도에 그치지만, 2/3분기와 3/3분기에는 그 속도가 주당 1파운드 정도로 빨라진다. 즉, 이 시기에는 일평균 500kcal의 칼로리 흑자가 난다는 뜻이다. 건강한 비가공식품을 통해 유지 단계에 해당하는 삼대영양소를 섭취하고, 먹고 싶은 음식으로 500kcal를 더 섭취하면 필요한 칼로리를 쉽고 건강하고 즐겁게 채울 수 있다. 임신 중 체중 증가량은 20~40파운드 정도이다(임신 전 체지방률을 낮게 유지했다면 증가량은 클 것이고, 임신 전 체지방률이 높았다면 증가량은 작을 것이다). 이 무게가 어디서 얼마나 왔는지는 대강 다음과 같다.

- 지방 조직: 8~10파운드
- 아기 체중: 6~8파운드
- 유방 부피: 1~2파운드
- 혈액/체액: 6~8파운드
- 양수 무게: 2~3파운드
- 태반/자궁: 2~4파운드

임신 중에는 건강하게 잘 먹고, 의사의 말을 잘 듣자. 임신 기간은 피트니스와 몸매에 집중할 때가 아니다.

출산 후의 다이어트

출산 직후에는 체중 감량 다이어트가 아니라 치유와 회복에 시간을 들여야 한다. 칼로리가 있어야 몸이 출산을 마치고 회복될 수 있고, 호르몬 또한 시간이 있어야 정상 기준선으로 돌아갈 수 있다. 저칼로리 다이어트와 근손실 예방용 근비대 훈련을 병행하려면 의사의 허락도 받아야 한다. 출산 직후에 지방 감량 다이어트를 시작할 수 있다 쳐도, 출산 후 몇 주 동안은 정상치 이상의 수분 무게 변화가 동반되므로 체중 변화를 평가하기가 거의 불가능하다. 아기를 낳고 어느 정도 시간이 지난 뒤에는 의사가 완전한 활동을 해도 좋다는 허락을 할 텐데, 체중 감량 다이어트는 이 시점부터 시작해도 좋다. 일반적으로 출산 4~6주 후에 이런 시기가 찾아온다.

수유와 다이어트

모유를 생산하려면 유지 칼로리에 500~650kcal가 추가로 필요하다. 아기가 영양학적 필요에 따라 모유 이외의 음식을 찾기 시작하는 시점부터 이 추가 칼로리는 줄어든다. 이 기간의 추가 칼로리는 주로 건강한 비가공식품을 통해 섭취하는 것이 좋다.

모유 생산을 원활히 하려면 단백질 섭취량을 일일 권장량보다 25g 정도 높여야 한다. 활동을 허가받고 지방 감소 다이어트를 시작하는 경우, 모유 생산을 적절하고 건강하게 유지하려면 수유 기간의 체중 감량 속도는 주당 1% 이하로 두는 것이 권고된다. 이 기간에는 모유 생산이 원활히 이루어지는지 관찰해야 한다. 모유 생산에 차질이 있다면 의사와 상의하여 체중 감량 속도를 줄이거나 지방 감량 다이어트를 끝내야 한다. 아기의 건강이 최우선 아니겠는가.

폐경기의 다이어트

폐경기에 다다르면 휴식기 대사 속도와 호르몬 수치가 낮아진다. 휴식기 대사 속도의 저하는 일생에 걸친 근육량의 저하 때문에 발생하므로, 웨이트 트레이닝은 이를 완화하는 데 큰 역할을 할 수 있다. 즉, 여성이 웨이트 트레이닝을 하면 근육량을 더 많이 보존할 수 있고, 폐경 후에도 대사 속도를 높게 유지할 수 있으며, 나이가 든 후에 더 많이 먹으면서도 체중을 유지할 수 있다.

리프팅과 함께 칼슘과 비타민 D 섭취량을 늘리면 폐경기 여성의 뼈 건강에 도움이 된다. 에스트로겐의 생산 저하가 심혈관 질환 위험을 높이기 때문에, 폐경 후에는 불포화지방산을 중심으로 지방을 섭취하고 통곡물과 과일과 채소를 많이 섭취하는 것이 더욱 중요해진다. 콩 섭취량을 늘리면 혈압 저하와 안면 홍조증의 완화에 도움이 될 수 있다. 콩에 들어있는 식물성 에스트로겐$_{\text{phytoestrogen}}$이 인체의 에스트로겐과 같은 효과를 약간이나마 비슷하게 낼 수 있기 때문이다.

여성의 폐경기에서 반드시 짚고 넘어가야 할 점이 있으니, 바로 피트니스와 연관된 목표에서 나이가 여성은 남성보다 나이의 영향을 적게 받지만 근손실의 영향을 크게 받는다는 점이다(이는 웨이트 트레이닝으로 상당 부분 예방할 수 있다). 나이 든 여성은 젊을 때만큼 근육량을 빨리 늘리거나 회복하지 못할 수 있지만, 체성분과 피트니스에서의 진전은 여전히 이룰 수 있으며, 이를 통해 건강에 유익한 효과를 낼 수도 있다.

폐경기에는 호르몬 요법을 받을 수도 있다. 모든 사람이 호르몬 요법을 받아야 하는 것은 아니지만, 체성분 변화의 잠재력 측면에서 호르몬 요법을 통해 큰 차이를 보는 사람도 더러 있다. 이러한 목적으로 호르몬 요법을 받기 전에는 의사와 상의해야 한다.

청소년과 영양

어린 선수의 다이어트

나이 어린 선수를 위한 영양학적 권고는 주로 아이들의 건강한 식습관 개발을 돕는 것에 초점이 맞춰져 있다. 어린이와 청소년에게 영양에 대해 가르칠 때는 음식을 '좋은 음식'이나 '나쁜 음식'으로 나누어서는 안 된다. 이러한 극단적 사고방식은 특정 음식을 금기로 만들어서 조금만 먹어도 죄의식을 유발하는 등, 음식과의 부정적인 관계 형성에 기여할 수 있다. 덜 건강한 음식에 대해서는 나쁘니까 먹으면 안 된다는 식의 회피나 배제보다 긍정적이고 너그럽게 받아들이되 절제하도록 장려하는 것이 우리가 할 수 있는 최선의 조언이다.

체형과 활동 수준과 성장률에 차이가 있기 때문에, 아동의 권장 칼로리 섭취량은 편차가 매우 크다. 소아청소년과 의사는 자녀의 체중과 성장률이 평균과 얼마나 차이 나는지 알려줄 수도 있고, 필요할 때 아이의 식습관을 조절하는 방법에 대한 조언을 줄 수도 있다. 아이의 체중이 비교적 많이 나가는 경우, 칼로리를 낮추는 방식은 대개 권고되지 않는다. 신체 활동을 장려하거나 활동량을 늘리는 동시에 아이의 식단을 건강한 식품으로 바꾸는 방식이 가장 좋다. 갑작스러운 키 성장은 체중 증가에 뒤따르는 경우가 많으므로, 아이에게 칼로리 제한식을 먹여야만 하는 상황은 거의 없다. 아이들은 계속 성장하는 만큼, 저칼로리 식단은 좋은 생각이 아닐 확률이 높다. 아이가 건강한 음식을 주로 먹고 활동적인 상태를 유지하는데도 체중을 과하게 추적하거나 식단을 타이트하게 설계하는 일은 일반적으로 필요하지도 않고 건강하지도 않다. 과도한 모니터링과 과도한 식단 설계는 아이의 발달 과정에서 건강에 해로운 식습관을 조장할 수 있다.

아이가 크면 체중도 증가하므로 단백질 요구량도 따라서 증가한다. 대다수 아이들에게 건강한 단백질 섭취량의 범위는 일일 체중 1파운드당 0.5~1.0g이다. 이 권고 범위는 남녀 모두 동일하게 적용된다. 탄수화물은 일일 칼로리 섭취량의 절반 이상을 차지해야 하며, 주로 통곡물, 과일, 과일 주스, 채소를 통해 섭취하게끔 해야 한다. 탄수화물은 끼니때마다 섭취해야 하며, 하루 중 특정 끼니에 치우치지 않아야 한다. 주스보다는 과일을 통째로 먹이는 것이 좋지만, 과도한 섬유질로 인한 위장 장애는 성인보다 아이에게서 더 쉽게 일어난다. 이를 감안하여 아이가 섭취해야 하는 탄수화물의 최대 절반까지를 식빵, 파스타, 백미로 채우면 과도한 섬유질 없이 충분한 탄수화물을 섭취할 수 있다. 지방 또한 적절한 성장과 발달에 중요하다. 그중 다가불포화지방과 필수 지방이 두뇌와 신경계 발달에 특히 중요하다. 포화지방 섭취량을 총 칼로리의 10% 이하로 제한하고, 지방 섭취량을 총 칼로리의 1/3 정도로 유지하는 것이 현명하다.

아이의 체중이 지나치게 높거나 낮은 것은 아닌지, 필요한 영양분을 제대로 섭취하고는 있는지, 음식에 대해 긍정적인 인상을 갖고 있는지, 회피하게 만들고 있지는 않은지 소아청소년과 의사를 정기적으로 찾아가 확인해야 한다. 이렇게 하면 아이의 운동 수행능력과 건강과 긍정적 식습관을 높은 수준으로 끌어올릴 수 있을 것이다. 어린 선수의 영양과 관련한 상세 내용은 우리 책 『Fueling the Adolescent』에서 확인하기 바란다.

질병과 다이어트

갑상선저하증

갑상선저하증hypothyroidism은 면역계가 자기 몸의 갑상선 호르몬을 공격하는 자가면역질환autoimmune disease이다. 초반에는 갑상선이 호르몬 생산을 늘려 이를 보상하지만, 결국에는 과부하가 걸려 전반적인 갑상선 호르몬 수치가 낮아진다. 이 질환은 혈당 조절 장애impaired glucose control와 체중 증가를 유발할 수 있다. 갑상선 호르몬제를 처방받아 복용하는 것이 효과적인 경우도 많다. 의학적 치료 이외에도 식단을 건강하게 바꾸면 증상 조절과 수명 연장에 보탬이 될 수 있다. 탄수화물이 특정 끼니에 치우치지 않도록 고르게 할당하고 일일 총 탄수화물 섭취량을 낮추면 혈당 조절 장애의 개선에 도움이 될 수 있다. 이때 줄인 탄수화물의 칼로리는 건강한 지방의 섭취량을 늘림으로써 채울 수 있다.

안타깝게도 이 질환에 동반되는 체중 증가뿐만 아니라 갑상선저하증 자체만으로도 심혈관 질환의 위험은 커진다. 따라서 체지방률을 평균보다 낮게 유지하면 갑상선저하증 환자의 건강 개선에 도움이 될 수 있다. 권장 체지방률은 여성 16~25%, 남성 6~15%이다. 의사에게 식단 조절과 약물 치료에 대한 상담을 받으면 낮은 체지방률을 한결 수월하게 유지할 수 있을 것이다.

갑상선항진증

갑상선항진증hyperthyroidism은 갑상선이 호르몬을 과도하게 분비하는 상태를 가리킨다. 이 상태에서는 신체의 에너지와 포도당 사용량이 크게 높아지므로 간 글리코겐 고갈과 저혈당의 위험에 지속적으로 노출될 수 있다. 이 질환을 앓는 사람이 식사를 충분히 하지 않으면 조직의 소모(지방과 근육의 급격한 손실)가 일어날 수 있다. 갑상선항진증에서는 칼로리 섭취량 증가가 가장 흔히 권고된다. 근손실 위험을 상쇄하려면 더 많은 단백질이 필요하고, 활동 수준과 정신력 유지에 필요한 혈당과 글리코겐을 얻으려면 더 많은 탄수화물이 필요하고, 칼로리를 덜 힘들게 섭취하려면 더 많은 지방이 필요하다. 탄수화물 섭취량을 늘리면 근육 단백질이 에너지로 소모되는 것을 막을 수 있다. 회복과 생산적인 훈련에 필요한 에너지와 연료를 충분히 공급하려면 운동 전, 중, 후의 탄수화물 섭취량을 훨씬 늘려야 한다.

체형과 활동 수준이 비슷한 사람과 비교할 때, 갑상선항진증이 있는 분은 다이어트 과정의 모든 단계에서 더 많은 칼로리가 필요하다. 칼로리 제한을 (단백질 섭취량만 높게 유지하고) 조금만 해도 빠른 지방 감량이 뒤따를 테니, 체중 감량 중에는 이 상황이 매우 쉽게 느껴질 것이다. 하지만 유지 단계로 가면 체중을 그냥 유지하기만 해도 되는 상황에서조차 음식을 많이 먹어야 하므로 힘겨울 수 있다. 근육 증량 단계로 가면 신체의 빠른 대사 속도를 넘어설 만큼 칼로리 섭취량을 극단적으로 높여야 하므로, 갑상선항진증 환자의 증량은 매우 힘들 것이다. 갑상선항진증 환자가 증량을 하려면 8장에 나온 공복감 촉진 전략을 모두 활용해야 한다. 엄청난 의지력 또한 덤으로 발휘해야 할 테다.

PCOS

PCOSpolycystic ovarian syndrome(다낭성 난소 증후군)는 난소에 낭종이 생기게 만드는 내분비 장애이다. PCOS는 피트니스 목표에 악영향을 미치는 여러 가지 증상을 유발하는데, 그중에는 대사 속도 저하(PCOS가 없을 때 대비 최대 20% 저하)와 인슐린 저항성도 포함된다. PCOS가 있는 경우 칼로리가 낮고 탄수화물이 식사 전체에 고르게 분포된 식단이 권고된다. 당지수가 높은 탄수화물을 자제하는 것도 좋다. 체중 감량을 원하는 경우, 칼로리 섭취량을 낮출 때 건강한 지방을 줄이는 것보다는 탄수화물을 줄이는 것이 우선이다. 활동 수준을 높게 유지하면 인슐린 민감성이 직접적으로 개선되며, 활동을 통해 일어나는 체중 감량은 인슐린 민감성을 간접적으로 개선한다. 의학적 치료법으로는 월경 시기 조절을 위한 피임약 복용, 인슐린과 혈당 조절을 위한 메트포르민 복용, 식욕억제제 등을 쓸 수 있다. PCOS 환자가 식단을 짤 때는 숙련된 영양사나 의사와 상담해야 한다.

제1형 당뇨병

아동기 말이나 10대 초반에 발병하기 때문에 보통 '소아 당뇨병'이라고도 하는 제1형 당뇨병은, 우리 몸의 면역계가 췌장의 베타세포를 공격해 파괴하는 자가면역질환이다. 이 때문에 췌장에서 인슐린이 생산되지 않아 포도당이 몸의 세포 대부분에 운반되지 않는다.

체내에서 인슐린이 생성되지 않는 제1형 당뇨병에 가장 적절하고 흔히 쓰이는 치료법은 인슐린 주사를 놓는 것이다. 다이어트를 해야 하는 경우 인슐린 주사의 용량을 함께 조절하지 않으면 인슐린과 혈당의 불균형으로 인해 자칫 치명적인 상황이 생길 수 있다. 인슐린을 주사했는데 음식(특히 탄수화물)을 먹지 않으면 혈당이 위험한 수준으로까지 떨어질 수 있다. 인슐린을 맞아야 하는 환자들에게 섬유질이 많고 소화가 느린 탄수화물이 많이 들어간 식사를 거르지 말고 하라는 권고를 하는 것은 이 때문이다. 이러한 식사요법에서는 통곡물, 과일, 채소를 섭취하고 가공식품은 최대한 피하라고 되어 있다. 제1형 당뇨병 환자가 특정한 목적을 가지고 식단을 바꾸고 싶다면, 자격을 갖춘 영양사나 의사의 직접적인 감독을 받는 상황에서만 가능하다는 사실을 반드시 기억하기 바란다.

제2형 당뇨병

'성인 당뇨병'이라고도 하는 제2형 당뇨병은 전체 당뇨병의 90% 이상을 차지하는 가장 흔한 유형의 당뇨병으로, 일반적으로 30대 이상에서 발생한다. 제2형 당뇨병은 혈중 영양소의 만성적 과잉으로 인한 말초의 인슐린 저항성이 유발된다. 췌장은 이러한 민감성 저하를 해결하기 위해 인슐린을 더 많이 생산하고, 이는 혈중 인슐린 농도와 혈당이 동시에 높아지는 결과를 낳는다. 상황이 더 나빠지면 췌장에 과부하가 걸린 나머지 인슐린 생산은 느려지다가 끝내 중단된다. 이로 인해 건강에 매우 해로운 상태인 고혈당증(혈당이 지나치게 높은 상태)이 발생하고, 고혈당증은 다시 팔다리 절단, 신부전, 실명, 사망 등으로 이어진다.

제2형 당뇨병의 의학적 치료법으로 인슐린 민감성 개선을 위한 혈당 조절 약물을 쓰기도 하지만, 나중에는 기능을 잃은 췌장을 대신하기 위해 인슐린 주사를 맞아야 할 수도 있다. 음식과 관련해서는 혈당이 위험한 수준으로 치솟지 않도록 느리게 소화되는 탄수화물을 특정 끼니에 치우치지 않게 섭취하는 식단이 권고된다. 체중 감량과 지방 감량은 제2형 당뇨병의 위험을 최소화하는 가장 좋은 방법이다. 몸이 날씬하고 가벼울수록 인슐린 민감성은 높아진다. 체중은 제2형 당뇨병이 발병하기 전에 줄이는 것이 현명하다. 이미 제2형 당뇨병에 걸렸다면 체중 감량과 활동적인 생활을 통해 췌장 기능 부전의 진행을 늦출 수는 있지만 완치는 불가능하다. 어쨌건 신체 활동을 늘리고 체중과 체지방을 줄이는 행위는 제2형 당뇨병에 맞서 싸울 매우 강력한 무기가 된다.

임신성 당뇨병

임신한 여성에게 제2형 당뇨병이 처음 진단되면 이를 '임신성 당뇨병'이라고 한다. 임신성 당뇨병은 주산기perinatal period에 부정적인 결과를 초래할 수 있고, 태아에게 치명적일 수 있다. 임신성 당뇨병의 치료법에는 일반적으로 혈당을 낮추기 위한 인슐린 주사요법이 들어가곤 하지만, 식이요법도 효과적인 관리 전략 중 하나로 쓰일 수 있다. 뱃속에서 발달 중인 태아는 매우 약하다는 점에서 임신성 당뇨병은 매우 심각한 의학적 상태로 보아야 하며, 영양 요법은 영양사의 지도하에 이루어져야 한다. 최우선 목표는 태아가 고혈당이나 저혈당 상태에 노출되지 않게끔 혈당을 정상화하는 것으로, 하루하루의 모든 끼니에 거의 같은 양의 탄수화물이 들어있게 하면 이를 부분적으로나마 거들 수 있다. 가공된 당분의 섭취를 제한하고 채소와 통곡물과 과일을 주로 섭취해야 한다. 끼니당 식사량을 줄이고 끼니 횟수를 늘리는 것도 혈당의 정상화에 도움이 될 수 있다. 마지막으로, 임신 중 체중이 너무 많이 늘지 않게 하면 좋은 결과를 얻을 수 있다.

챕터 요약

- 하루에 두 번 이상 훈련하는 경우, 활동량의 전반적인 증가에 비례해 칼로리와 탄수화물 섭취량을 늘려야 한다.
- 하루에 훈련이 여러 번 있는 경우 당지수가 높은 탄수화물은 글리코겐의 적절한 재충전에 특히 유용하므로, 운동 도중이나 직후의 식사는 물론 훈련 세션 사이의 다른 식사에서도 섭취해야 한다.
- 비건과 비건이 아닌 사람의 권장 영양 섭취량은 대체로 동일한 편이나, 비건의 경우 단백질 섭취량을 20% 늘리고 아연, 칼슘, 철, 비타민 B12, 비타민 D, 크레아틴 섭취를 면밀히 관찰하거나 보충하면 더 나은 성과를 얻을 수 있다.
- 체중 감량 다이어트는 임신 중이거나 임신을 계획 중인 여성에게 권고되지 않으며, 모유 수유 중에는 체중 감량 속도를 줄여야 한다.
- 어린 선수를 위한 다이어트는 근본적으로 건강한 식습관 계발에 초점을 맞추어야 하며, 식사의 철저한 관리나 체성분을 위한 다이어트는 지양해야 한다.
- 일부 질환은 식이요법과 운동을 병행하면 관리에 도움이 되기도 하지만, 최상의 결과를 얻기 위해 약물이나 의학적 관리가 필요한 경우도 있다.

CHAPTER 14

경기와 영양

경기가 없는 날과 달리 경기 당일의 영양 섭취는 스포츠끼리도 다르고 같은 스포츠 안에서도 달라질 수 있다. 경기가 코앞으로 다가왔을 때 식단에서 가장 중요하게 고려해야 할 사안은 쓸 수 있는 에너지를 확보하고 위장 장애를 피하는 것이다. 경기 당일 수행능력을 최고 수준으로 끌어올리기 위한 수분과 전해질의 균형은 스포츠마다 다르고, 섭취 타이밍과 음식의 구성 또한 스포츠마다 달라진다. 체급이 나뉜 스포츠에서는 수분 커팅 과정을 신중하고 안전하게 계획하고 실행해야 한다. 계체 시간에 맞춰 수분 커팅을 한 이후 경기 전까지 수분과 전해질과 영양소를 보충하는 일 또한 수행능력 면에서 매우 중요하다.

지구력 경기와 영양

탄수화물 로딩은 지구력 스포츠를 다른 스포츠와 구분하는 중요한 차이점 중 하나이지만, 지나치게 강조될 때가 많다. 경기 전에 글리코겐이 완전히 충전되어 있다면, 충전 수단에 따른 차이는 거의 없다. 지구력 경기에서는 운동 중 탄수화물 섭취, 수분 섭취, 전해질 권장량이 더 복잡한 차이를 만든다. 이 권장량은 선호에 따라 사람마다 유연하게 조정할 수 있다.

경기 중에 보이는 반응은 수행능력에 유의미한 영향을 미칠 수 있으므로, 지구력 종목의 선수는 훈련을 할 때 운동 중 영양 섭취 전략을 시험해 보고 반응을 평가하여 향후 경기를 위해 전략을 조정하는 것이 매우 중요하다.

경기 1주 전

경기 1주 전의 탄수화물 로딩은 3시간 이상의 경기를 뛸 때만 필요하다. 경기가 있는 주에는 회복과 글리코겐 충전이 원활히 이루어지도록 칼로리를 충분히 섭취해야 한다. 이 시기에는 저칼로리 상태로 있으면 안 된다. 글리코겐 충전이 최대치로 이루어질 수 있도록 지방에 할당된 칼로리의 일부를 탄수화물에 배정하는 것이 좋다. 이 시기는 경기 중 영양 섭취 전략을 시험하기에도 좋은 타이밍이다. 3시간을 넘기는 경기가 잡혀 있는 경우, 경기 2~3일 전부터 탄수화물 섭취량을 평소 섭취량보다 체중 1파운드당 2~3g씩 늘려야 한다. 식품을 고를 때는 당지수가 중간 이상인 것을 택하고, 섬유질이 많은 것은 피한다. 자전거 경기를 앞두고 있다면 탄수화물을 지금 제시한 양보다 조금 많이 먹는 편이 유리할 수 있다. 사이클링은 달리기보다 체중의 영향을 적게 받으므로, 글리코겐과 수분과 위장 속 음식이 조금 늘어났을 때의 단점보다는 글리코겐을 완전히 충전했을 때의 장점이 훨씬 크다.

경기 전날

3시간 이상의 경기를 앞두고 탄수화물 로딩을 계속하려면(또는 이보다 짧은 2시간 가량의 경기를 앞두고 로딩을 시작하려면), 경기 전날에는 체중 1파운드당 3~5g의 탄수화물을 평소보다 더 섭취해야 한다. 종일 고르게 섭취하는 것이 바람직하며, 경기 전날 저녁에는 로딩을 끝내는 것이 이상적이다. 경기가 1시간 미만이라면 집중적인 탄수화물 로딩이 필요치 않으며, 경기 전날 체중 1파운드당 0.5g의 탄수화물을 평소보다 더 섭취하는 정도면 충분하다.

경기 직전

2시간 이상의 경기를 앞두고 있는 경우, 위장 장애를 일으키지 않는 선에서 경기 전 식사로 최대한 많은 탄수화물을 섭취해야 한다. 이때 체중 1파운드당 1.0g 이상을 섭취하는 사람도 있고, 1파운드당 0.5g을 넘기지 못하는 사람도 있다. 앞에서도 이야기했듯, 장거리 달리기 훈련에 앞서 경기 전 식사를 시험해 보아야 자신에게 얼마만큼의 탄수화물이 맞는지 결정할 수 있다. 실험은 일찍 할수록 좋고 자주 할수록 좋다. '슈가 크래시sugar crash'라고도 하는 반응성 저혈당reactive hypoglycemia이 찾아오면 극심한 공복감, 떨림, 발한, 실신, 구역감, 피로가 생겨나며, 이 중 수행능력에 도움이 되는 것은 하나도 없다. 경기 전 식사는 일반적으로 경기 시작 90~120분 전에 섭취하는 것이 안전하다. 경기나 경기 직전 웜업이 시작되기 15분 전에 빠르게 소화되는 탄수화물을 한 입(한 모금) 먹는 것도 좋은 방안이다.

경기 당일

탄수화물

지구력 종목의 선수가 운동 중 필요한 탄수화물의 양을 정할 때는 자신이 고른 탄수화물 공급원의 흡수율과 위장 장애 가능성을 함께 고려해야 한다. 운동 중 탄수화물 흡수 속도의 상한선은 시간당 약 90g이다. 이 양은 선수의 체질량이나 몸집과는 큰 상관이 없는 것으로 알려져 있지만, 개인차는 최대 20%까지 날 수 있다. 어떤 상황에서든 탄수화물 섭취량을 시간당 90g 이상으로 늘려도 수행능력은 향상되지 않는다. 운동 시간이 길어지면 탄수화물 섭취량도 늘려야 한다. 운동 시간에 따른 탄수화물의 최소, 권장, 최대 섭취량을 표 14.1에 정리해 두었다. 권장 섭취량에서 출발하여 탄수화물 섭취량을 늘리다 보면 수행능력이 최고조에 다다르는 자신만의 최대치를 찾을 수 있다. 권장 섭취량에서 출발했는데 위장 장애가 생기는 경우, 탄수화물 섭취량을 줄여야 한다. 최소 섭취량보다 낮은 탄수화물 섭취는 수행능력의 저하로 이어질 수 있으므로 권고되지 않는다.

표에 제시한 권장량 중 일부는 연구를 통해 제안된 값보다 약간 높다. 탄수화물을 필요한 것보다 약간 많이 섭취하면 글리코겐 충전이 촉발될 가능성이 있고, 여러 차례의 지구력 활동이 포함된 경기에서는 이 현상이 특히 유용할 수 있기 때문이다.

운동이 오래 이어지는 동안에는 위장관에서의 탄수화물의 흡수 속도에 제한이 걸리므로, 장시간 이어지는 지구력 경기에서 탄수화물 섭취량이 대사 요구량을 따라가지 못하는 것은 불가피하다. 따라서 단위 시간당 흡수되는 탄수화물의 양을 극대

경기 중 탄수화물 섭취량(g/시간)			
경기 시간	최소 섭취량	권장 섭취량	최대 섭취량
30분 이하	0	10	30
30분~1시간	0	20	40
1~1.5시간	10	30	50
1.5~2시간	20	40	60
2~2.5시간	40	50	70
2.5~3시간	50	60	80
3시간 이상	60	70	90

표 14.1 지구력 경기의 경기 시간에 따른 탄수화물의 최소, 권장, 최대 섭취량.

화하는 것이 중요한데, 운동 중 섭취하는 탄수화물 음료의 과당 함량을 높이면 이를 달성할 수 있다. 시간당 흡수량을 높여야 할 경우 과당 : 포도당 비가 최대 1 : 2에 달할 때까지 과당 함량을 높일 수 있다.

수분

음료를 꾸준히 마시면 위장 장애 없이 시간당 1리터의 수분을 섭취할 수 있다. 이때 마시는 음료의 당분과 전해질 농도가 높을수록 위장에서 배출되는 속도가 느려지기 때문에, 음료의 당분과 전해질의 농도는 체액의 농도보다 낮아야 한다. 당분의 농도를 높이면 수분 공급 측면에서는 위험 부담을 껴안아야 하지만, 에너지 공급 측면에서는 유리할 때도 있다. 여기서 전부 이야기하기에는 복잡한 내용이지만, 어쨌든 음료의 당분 농도는 6~8%로 시작하는 것이 좋다. 이보다 농도가 높은 음료는 음용에 주의를 기울여야 하며, 이러한 음료로도 수분 공급을 제대로 할 수 있는지 확인하려면 경기 전에 시험해 보아야 한다. 급성 탈수 상태에서는 아이러니하게도 위장 배출 속도가 느려지므로 탈수가 진행된 상태에서는 수분 보충이 어려워진다. 울트라 마라톤과 같은 초장거리 지구력 종목 선수라면 탈수가 찾아오기 전에 대비할 줄 알아야 한다. 위장이 (약간 민망할 만큼) 가득 차 있을수록 위장에서의 배출은 빨라진다. 이 사실을 이용해 늘어난 위장의 부피를 유지할 수 있도록 규칙적으로 수분을 섭취하는 방법도 있다. 10분에 한 번씩 섭취하는 것이 바람직하며, 간격이 아무리 길어져도 15분을 넘기면 안 된다. 음료 섭취 간격이 15분을 넘기면 위 배출 속도가 느려지므로 지구력 활동 중의 수분 공급이 최적의 수준에 미치지 못하게 되고, 그로 인해 저혈당이 발생할 수 있다. 경기력을 극대화하기 위해 결승선이 다가오면 음료 섭취를 중단하는 사람들도 있다. 이러한 결정은 매 순간 경기력을 쥐어짜야 하는 상급 선수들의 전유물이며, 그마저도 도박이나 다름없다.

스트렝스, 파워, 격투기와 영양

스트렝스 · 파워 스포츠와 격투기는 다른 스포츠에서와 마찬가지로 글리코겐이 완전히 충전되었을 때 많은 이점을 누릴 수 있다. 계체량 통과를 위해 커팅을 해야 하는 상황이 아니라면, 대회 3~4일 전부터는 체중 유지를 위한 적절한 칼로리 섭취와 글리코겐 완전 충전을 위한 다량의 탄수화물 섭취를 목표로 두어야 한다. 경기 당일의 스트레스와 흥분 때문에 위장이 한층 예민해질 수 있으므로, 위장 장애를 겪고 싶지 않다면 평소에 먹던 음식을 먹는 것이 좋다.

파워리프팅이나 스트롱맨 경기 등 여러 종목이 시간대별로 나뉘어 있는 스포츠 대회에 출전하는 경우, 대회 전반에 걸친 연료 공급은 비교적 단순하게 할 수 있다. 이러한 유형의 경기 일정에는 종목과 종목 사이에 수분과 글리코겐과 칼로리를 보충할 시간이 주어진다. 한 종목이 끝나자마자 지방과 섬유질 함량이 낮은 식음료를 섭취하는 것이 권고된다. 이렇게 하면 소화가 이후의 종목을 방해할 가능성이 최소화된다. 단백질 식품은 대개 느리게 소화되므로 쉐이크로 단백질을 섭취하는 것이 좋고, 탄수화물은 당지수가 높은 것으로 골라서 먹는 것이 좋다.

토너먼트 스타일의 일정으로 진행되는 격투기의 경우 휴식 시간이 이보다 짧으므로, 시합과 시합 사이에 섭취하는 음식은 이보다 훨씬 빠르게 소화되고 위장에 부담을 주지도 않아야 한다. 이러한 상황에서는 단백질 쉐이크와 전해질이 들어간 탄수화물 음료가 아마 최선일 테다.

보디빌딩에서의 피킹

보디빌딩을 비롯한 육체미 시합에서의 피킹을 위한 음식 섭취에는 복잡한 식이 전략이 필요하다. 최상의 경기력을 뒷받침하는 프로토콜에 개인차가 크기 때문이다. 보디빌딩 선수의 피킹을 전문적으로 도맡는 시합용 프렙 코치prep coach 업계가 따로 존재할 정도이고, 개개인의 필요에 맞추어 식단의 변수를 올바르게 조절할 줄 아는 프렙 코치를 찾는 사람은 매우 많다. 보디빌딩에서의 피킹 과정과 활용 가능한 여러 가지 전략을 낱낱이 늘어놓자면 책 한 권으로는 부족하다. 이 섹션에서는 효과적인 시합용 피킹의 일반적인 구조만을 다룰 것이며, 사람마다 반응이 다를 테니 조정을 거쳐야 할 수 있다. 아래의 지침을 기본으로 하여 충분한 실험과 전문가의 지도를 받는 것을 권고한다.

보디빌딩에서의 피킹 과정은 시합 10일 전에 시작해야 한다. 피킹 과정에 들어선 이후에는 등칼로리 상태를 유지해야 한다. 즉, 시합이 10일 앞으로 다가왔을 때는 시합에 출전할 만큼 지방을 걷어낸 상태여야 한다는 뜻이다. 지방 감량 다이어트를 시작할 때는 시합 10일 전이 종료 시점이라는 사실을 잊지 말아야 한다.

삼대영양소

시합 10일 전 일일 단백질 섭취량은 체중 1파운드당 1~1.5g이어야 한다. 일일 지방 섭취량은 체중 1파운드당 최소 0.3g이어야 하며, 호르몬 수치가 정상으로 돌아오게 하려면 이보다 많이 섭취하는 것이 좋다. 보디빌딩 시합의 목표는 피부 밑으로 도드라지는 혈관과 함께 사이즈가 크고 데피니션이 좋은 근육을 선보이는 것이다. 탄수화물 섭취량을 늘려 글리코겐을 채우면 근육이 빵빵해 보일 수는 있지만, 피부 밑에 수분이 고여 데피니션이 살지 않는다. 우리의 목표는 피하 수분을 최소화하면서 글리코겐을 충전하는 것이다. 이 목표를 달성하는 방법에는 세 가지가 있다.

1) 코스팅coasting in: 몸매에 맞추어 탄수화물을 조절하는 방법

피하조직의 팽만은 탄수화물 섭취량의 급격한 증가 때문에 일어났을 가능성이 크다. 겉보기 몸매에 맞추어 탄수화물을 적당히 조절하면 이 문제를 해결할 수 있다. 근육이 밋밋해 보이면 탄수화물을 늘리고, 몸이 부풀었는데 피부 밑에 수분이 고여 있는 것처럼 보이면 탄수화물을 줄인다. 이 전략에서는 위험을 최소한으로 줄일 수 있지만 글리코겐을 최대치로 충전하지 못할 수 있다. 완벽을 기하려면 연습을 해보거나 경험 많은 코치의 도움을 받아야 한다.

2) 램핑slow ramp: 탄수화물 섭취량을 천천히 늘리는 방법

글리코겐 충전과 세포로의 수분 공급이 정상화되기까지는 수 시간에서 수일 정도가 걸린다. 따라서 근 글리코겐을 (하루에 탄수화물을 50~100g씩 더 먹는 식으로) 천천히 늘리는 방식을 또 다른 전략으로 쓸 수 있다. 초반에는 탄수화물 섭취량의 증가가 수분 정체를 일으켜 몸매가 나빠 보일 수 있지만, 하루 이틀쯤 지나면 괜찮아진다. 램핑 방식에서는 시합 72시간 전까지 일일 탄수화물 섭취량을 체중 1파운드당 최고 5g까지 높이는 것을 목표로 해야 한다. 시합이 72~96시간 전에 피하 수분 저류의 징후가 보이면 탄수화물을 40% 줄이고, 시합이 끝날 때까지 이 섭취량을 유지한다. 이보다 이른 시기에 수분 정체가 일어난다면, 시합 72~96시간 전까지는 탄수화물 섭취량을 지금 수준에서 더 늘리지 말고 평가와 점검을 새로이 해야 한다.

3) 고갈 후 초과보상depletion supercompensation

이 전략은 복잡성과 위험성이 아마 가장 클 테지만, 몸매를 최적으로 이끌 가능성도 가장 크다. 글리코겐이 고갈된 근육은 글리코겐 초과보상glycogen supercompensation이라고 하는 과정을 통해 짧은 시간 동안 글리코겐을 더 쉽고 많이 축적하는 경향이 있다. 이 현상을 촉진하기 위한 프로토콜은 다음과 같다. 먼저 중주기의 마지막 주에 고볼륨의 전신 훈련을 시작한 다음, 시합 주간을 2~4일 앞두고 글리코겐 고갈을 위해 탄수화물 섭취를 멈춘다. 시합이 72시간 앞으로 다가왔을 때 (체중 1파운드당 일일 3~5g의) 고탄수화물 식단을 시작하면 초과보상이 발생한다. 이 프로토콜에는 피로가 동반될 뿐만 아니라 과정 중에 몸매를 조율할 수 있는 여지가 거의 없다는 위험이 따른다. 그러나 제대로만 한다면 초과보상을 통해 피하 수분의 양은 최소화하면서 근육의 부피는 최대로 늘릴 수 있으므로 시합에서의 경쟁력을 확보할 수 있다는 장점이 있다. 자신에게 알맞은 탄수화물 양과 타이밍을 고를 수 있는 경험이나 지침이 있다면 이 전략은 쓸모가 있다. 이 전략의 기초가 되는 생리 기전에 익숙하지 않다면, 스포츠나 운동 관련 분야에서 충분한 교육을 받고 빌더들을 지도한 경험이 있는 코치를 고용하는 편이 낫다.

물

탄수화물 섭취를 늘리면 물을 근육으로 끌어들이기 수월해진다. 시합 10일 전부터 필요한 양 이상의 물을 섭취하면 이 효과를 더 높일 수 있다. 물 섭취량을 처음 늘릴 때는 평소보다 50% 늘리는 것이 좋다. 이렇게 물 섭취량을 늘리면 이뇨diuresis 작용으로 인해 소변으로 배출되는 양도 늘어나지만, 그래도 근육을 채워줄 만큼은 남는다.

시합 직전 1~2일 동안은 물 섭취량을 평소 수준으로 낮출 수 있다. 이렇게 섭취량을 낮추었을 때의 효과는 상대적으로 미미하기 때문에 이뇨 작용은 그대로 유지되며, 따라서 피하 수분 제거에 도움이 된다. 수분 섭취량을 약간 줄인다고 해서 근육에서 물이 빠지거나 피하의 수분 정체를 유발할 만큼의 항(抗)이뇨 반응이 발생하지는 않는다.

소금/전해질

전해질을 조절하면 몸매를 세세하게 다듬을 수 있지만, 동시에 무대에서 선보일 몸매를 망칠 가능성도 있다. 전해질을 통해 최적의 몸매를 추구할 때 감수하는 위험성은 대개 보상보다 크므로, 자신의 경험이 풍부하거나 스포츠와 운동 관련 분야에서 정식 교육을 받은 전문 코치의 도움을 받고 있지 않다면 전해질 프로토콜은 삼가는 것이 좋다.

수분 커팅

시합 직전까지 지방 감량 다이어트를 지속하는 것은 어떠한 상황에서도 권장되지 않지만(실제로 시합 체중은 시합 4~8주 전에 완성하는 것이 바람직하다), 수분 커팅을 통해 수행능력의 저하 없이도 체급에서 유리한 위치를 점할 수 있는 상황도 더러 있다. 안전과 건강과 수행능력의 완전한 회복을 위해 수분 커팅은 어떤 이유로든 체중의 5%

계체량과 시합 사이의 시간 간격	체중 대비 커팅 상한선(%)	계체량 시점까지의 수분 커팅 기간
24시간	5%	약 7일
12시간	3%	약 4일
2시간	2%	약 1일
시합 직전	1% 이하	24시간 이하

표 14.2 계체량과 시합 사이의 시간 간격에 따른 체중 대비 수분 커팅의 상한선(%)과 계체량을 위해 수분 커팅에 들여야 하는 기간.

이상 실시하지 않는 편이 좋다. 수분 커팅의 상한선(최대 5%)은 계체량 이후 수분 충전에 쓸 수 있는 시간이 얼마나 되는지에 따라 결정된다.

표 14.2에서 계체량과 시합 사이의 시간 간격에 따른 최대 수분 커팅 한도와 그 기간을 확인해 보자.

체중의 5%에 가까운 수분 커팅을 하면 탈수 때문에 위험해질 수 있다. 선행 조건에 따라 이러한 위험성은 더 커질 수 있다. MMA 선수들이 이보다 훨씬 과감한 커팅을 한다는 말을 들어본 분도 계시겠지만, 이 정도의 커팅은 내장 기관의 영구적인 손상이나 사망까지 초래할 수 있을 정도로 매우 위험하다. (대개 의사가 붙어서 정맥주사로 수액치료를 받을 수 있는 상황에서도) 이러한 격투기 선수들이 수분 커팅을 통해 체중의 5% 이상을 걷어낼 때는 그만큼의 커다란 위험을 감수하는 것이다.

수분 커팅만큼이나 중요한 것은 수분 보급이다. 계체량이 끝나면 전해질 균형도 회복되어야 하고 글리코겐도 충전되어야 하므로 수분을 재충전해야 한다. 이 과정은 수행능력에 결정적인 영향을 미치며, 수분 커팅 때만큼이나 많은 주의와 고려를 요한다. 지금부터 설명할 수분 커팅 기법을 쓰기 전에는 의사와 먼저 상의해야 하며, 의사의 허가를 받은 뒤에도 다른 사람을 곁에 붙여 두고 조심스럽게 진행하는 것이 바람직하다.

계체량이 시합 직전일 때

스트렝스 스포츠나 격투기의 경우 탈수를 통해 체중의 1%를 걷어내는 정도로는 경기력에 부정적인 영향이 올 가능성이 작다. 따라서 이 정도의 탈수로 한 단계 낮은 체급에서 뛸 수 있다면 계체량 직후에 시합을 뛰는 상황이라 해도 충분한 가치가 있다. 탈수를 통해 체중을 1% 줄이려면 계체량 12시간 정도 전부터 수분 섭취를 최소로 줄여야 한다. 계체량 전 12~24시간에는 (섬유질 등) 부피가 큰 음식을 끊고, 시합 전날과 당일에는 염분 섭취량을 70% 이상 줄여야 한다.

(대개 시합 직전에 계체를 하는) 주짓수처럼 지구력 요소가 많이 들어간 격투기에서는 탈수가 아무리 적어도 수행능력에 악영향을 끼칠 수 있다. 이런 스포츠에서는 불필요한 체중 증가(수분 과잉)를 막는 것이야말로 수행능력의 저하 없이 할 수 있는 최선이다. 그렇게 하려면 지나치게 짠 음식과 부피가 큰 음식은 시합 전날과 시합 당일 아침에 피해야 한다.

시합 직전에 계체량을 하는 스포츠에서 경기력의 손실 없이 체중을 원하는 선에 맞추기 위한 최선의 방법은 이 책 앞부분에 있는 내용을 활용하여 몇 달에 걸쳐 지방을 걷어내는 것이다.

계체량이 시합 1시간 전일 때

2시간 미만의 시간으로는 영양분과 수분을 완전히 보충하기 어렵다. 이러한 방식의 계체량에서는 체중 대비 2%가 커팅의 상한선이다. 이러한 커팅에 필요한 시간은 하루 정도이다.

계체량 1일 전

- 음식은 부피가 작은 것으로 고른다.
- 탄수화물 섭취량은 체중 1파운드당 0.3g 이하로 제한한다(적을수록 좋음).
- 염분 섭취량은 평소 대비 70% 정도 줄인다.
- 수분 섭취는 계체량 12시간 전부터 중단한다.

계체량 직후

- 수분은 체중 100파운드당 최소 1리터 이상 섭취한다.
- 탄수화물은 체중 1파운드당 약 1.2g 섭취한다.
- 단백질은 체중 1파운드당 약 0.3g 섭취한다.
- 지방은 체중 1파운드당 약 0.1g 섭취한다.

계체량 후 보충을 위한 식품으로는 샌드위치나 저지방 초밥이나 흰쌀밥이나 파스타 등의 탄수화물, 청량음료나 스포츠음료를 곁들인 저지방 단백질 식품, 저지방 과자 등의 간식을 고르는 것이 좋다. 시합에 필요한 에너지원을 시간에 맞게 공급하려면 섬유질이 적고 소화 속도가 중간 이상인 삼대영양소를 섭취하는 것이 좋다.

계체량이 시합 12시간 전일 때

시합까지 12시간 정도를 남기고 계체량을 해야 하는 경우 커팅은 체중의 최대 3%까지 할 수 있지만, 이만큼의 탈수를 안전하게 시작하려면 계체량 준비에 시간을 좀 더 들여야 한다. 보충에 주어진 시간이 길어진 만큼, 탄수화물 제한을 통해 몸속 글리코겐이 머금고 있는 물을 걷어냄으로써 수분 커팅량을 한층 높일 수 있다. 또한 시간이 이 정도로 주어지면 수분 커팅의 촉진에 필요한 수분 로딩도 가능해진다. 체중의 3%를 줄인 다음 계체량 이후 보충 과정에서 어떠한 전략을 어떻게 써야 하는지, 자세한 설명과 함께 계체량 4일 전부터 시간 순서로 알아보자.

계체량 4일 전

- 탄수화물 섭취량은 체중 파운드당 0.3g 이하로 제한한다.
- 수분은 하루에 체중 100파운드당 약 4리터 섭취한다.
- 염분은 평소와 같이 섭취한다.

계체량 48시간 전

- 염분 섭취량은 평소 대비 70% 이상 줄인다.

계체량 24시간 전

- 수분 제한을 시작한다(음식을 삼킬 때 물 한 모금이 최대 허용량).
- 음식의 양을 제한한다.
- 섬유질 섭취를 제한한다.

탄수화물 감량

글리코겐은 탄수화물 1g당 최대 3g의 물을 저장할 수 있다. 따라서 체중이 150파운드인 사람의 몸에는 대략 500g의 글리코겐과 1.5kg의 물이 저장될 수 있다. 글리코겐과 물을 합친 무게가 최대 2kg(약 4.4파운드)까지 더 나갈 수 있다는 뜻이다. 따라서 글리코겐을 75% 고갈시키면 체중이 약 1.5kg(약 3.3파운드) 줄어든다. 체중이 150파운드인 사람에게 3.3파운드면 이미 체중의 2% 이상이다.

글리코겐은 일상 활동의 전반에 쓰이며, 탄수화물을 (거의) 섭취하지 않는 경우 대개 5일이면 고갈된다. 이 기간에는 탄수화물을 배제하여 발생하는 칼로리 부족을 벌충하기 위해 지방 섭취량을 늘릴 수 있다.

수분 로딩

물을 많이 마시면 신체의 수분 보유 시스템은 이뇨 방향으로 돌아선다. 즉, 물을 필요 이상으로 마시면 우리 몸은 수분 제거 시스템을 상향 조절하며, 이 현상은 이후의 수분 커팅을 위한 탈수에 유용하게 쓰일 것이다. 물은 모든 음료에 들어있고 음식에도 많이 들어있으므로, 음식과 음료에 들어있는 수분의 양도 수분 로딩 과정에 영향을 미친다는 사실을 잊지 말아야 한다. 전에도 이야기했지만 물을 많이 마실 때는 저나트륨혈증의 가능성도 염두에 두어야 한다. 옅은 노란색 소변이 자주(몇 시간에 한 번씩) 나올 수 있도록 물이나 음료를 충분히 마시되, 안전을 위해 하루에 체중 100파운드당 4리터 이상은 마시면 안 된다. 구역, 두통, 착란, 근육 경련 등의 증상이 있거나 몸 상태가 안 좋으면 수분 섭취를 중단하고 의사와 상담해야 한다. 수분 섭취를 하루 전반에 고르게 분산시키는 것도 중요하다. 물을 한 번에 많이 마시지 않도록, '한 번에 1리터 이하'라는 원칙을 반드시 지켜야 한다. 섭취량을 여러 시간에 분산시킬수록 안전해진다. 수분 로딩 기간의 처음 며칠은 수분 과잉 상태가 되므로 체중이 증가한다. 수분 조절 시스템이 수분 섭취량 증가에 적응하여 이뇨를 유발하고 탄수화물 커팅으로 글리코겐 고갈이 일어나면 체중은 줄어들 것이다.

염분 제한

염분이 조직으로 끌고 오는 물의 양은 글리코겐보다 훨씬 많다. 따라서 염분 섭취 제한은 결국 몸속 수분을 많이 걷어내는 전략이 될 것이다. 그러나 체내 염분 농도를 조절하는 호르몬은 매우 민감하게 반응하므로, 염분을 제한하면 몇 시간 내에 항이뇨(수분 정체) 효과가 일어날 것이다. 따라서 염분 제한은 시합 12시간 전 계체량 준비 과정의 후반부에나 써먹을 수 있다. 염분 제한을 시작하기 전 일주일 동안은 염분을 계속 평소처럼 섭취하고, 수분 섭취의 일환으로 탄수화물이 없는 전해질 음료를 섭취하도록 한다.

수분 제한

이 단계에서 물은 음식을 삼킬 수 있을 만큼만 마시고 그 이상은 마시면 안 된다. 수분 로딩으로 촉진된 이뇨 작용, 글리코겐 고갈로 인한 수분 손실, 염분 섭취량 저하로 인해 소변의 양이 늘 테니 그만큼 수분 커팅이 이루어질 것이다.

음식 제한

계체량 전날에는 위장관에 있는 음식의 양을 최소한으로 줄여야 한다. (섬유질은 물을 머금고 있으므로) 섬유질 함량이 적고 부피가 매우 작은 음식을 먹으면 뱃속 음식과 대변의 무게를 줄일 수 있다. 이 기간에 과일과 채소는 먹지 않는다. 부피가 작지만 포만감이 큰 음식으로는 카제인 단백질 푸딩을 꼽을 수 있다.

경기력을 준수하게 유지하려면 계체량 이후에 소실된 수분과 탄수화물과 전해질을 보충해야만 한다. 이 과정은 가급적 계체량 직후에 시작해야 한다. 주어진 시간이 촉박하므로, 보충 과정을 제대로 마무리하려면 소화가 빠른 음식을 고르는 것이 좋다. 계체량 이후에 먹는 음식의 대부분은 초반 6시간 안에 섭취해야 하는데, 시합 전날 밤에 계체를 해서 잠들기 전에 보충을 끝내야 한다면 더더욱 그렇다. 수분을 보충하려면 음료와 물을 꽤 많이 마셔야 하는데, 한 번에 많이 마시면 위험할 수 있으므로 섭취 시간은 다소 분산시켜야 할 수 있다.

계체량 직후, 경기 12시간 전부터

- 수분은 체중 100파운드당 약 4.0리터 섭취한다.*
- 칼로리는 체중 1파운드당 약 25kcal 섭취한다.
- 탄수화물은 체중 1파운드당 약 4.5g 섭취한다.
- 단백질은 체중 1파운드당 약 0.7g 섭취한다.
- 지방은 체중 1파운드당 약 0.5g 섭취한다.

* 수분 섭취 시간은 보충 시간 전반에 걸쳐 분산시키고, (저나트륨혈증에 빠지지 않으려면) 맹물을 한 번에 1리터 이상 마시면 안 된다. 초반 6시간 동안의 수분 재충전 완료에 필요한 섭취량이 한 번에 1리터 이상인 경우, 한 번에 많이 마실 수 있도록 전해질 음료를 고르는 것이 바람직하다.

계체량이 시합 24시간 전일 때

더 많은 양의 수분을 걷어낼 수 있도록 탄수화물 커팅과 수분 로딩을 좀 더 일찍 시작한다는 점을 제외하면, 계체량이 시합 24시간 전일 때의 전략은 12시간 전일 때의 계체량 전략과 매우 비슷하다. 계체량과 시합 사이에 보충할 시간이 많이 주어지므로, 이 유형에서는 체중의 최대 5%에 해당하는 광범위한 수분 커팅을 이끌어낼 수 있다. 또한 필요에 따라 고온에서의 발한(땀 흘림) 유도를 통해 막판까지 수분을 걷어낼 수도 있다. 지금부터 24시간 전 계체량 전략에서의 커팅과 보충 과정을 자세한 설명과 함께 시간순으로 알아볼 것이다. 먼저 표 14.3을 통해 24시간 전 계체량에서의 커팅 과정을 시간순으로 확인해 보자.

전략	시작	종료
탄수화물 감량	계체량 7일 전	계체량 직후
수분 로딩	계체량 7일 전	계체량 24시간 전
염분 제한	계체량 48시간 전	계체량 직후
수분 제한	계체량 24시간 전	계체량 직후
음식 부피 제한	계체량 24시간 전	계체량 직후
체온 상승	계체량 12~4시간 전	계체량 직후

표 14.3 계체량이 시합 24시간 전에 있을 때 체중의 최대 5%에 해당하는 수분 커팅을 성공적으로 이끌어내려면 수분 로딩, 탄수화물 제한, 염분 제한, 수분 제한, 체온 상승 등은 계체량 7일 전부터 시작되어야 한다.

24시간 전 계체량에서의 탄수화물 감량, 수분 로딩, 염분 제한과 수분 제한, 음식 부피 감량 등에 대한 설명은 12시간 전 계체량에서와 같다. 해당 항목에 관한 상세 내용은 '계체량이 시합 12시간 전일 때' 섹션을 참조하기 바란다.

고온과 체온 상승

고온 전략은 계체량 12시간 전을 전후해 가장 마지막에 활용하는 전략이다. 체온을 높이면 땀이 나서 수분을 더 많이 걷어낼 수 있다. 고온 전략은 극심한 피로를 가져올 뿐만 아니라 장기간 실시할 경우 안전하지 않으므로 다음의 권고를 따라야 한다.

- 다른 전략을 모두 최대치로 활용한 다음에 고온 전략을 활용한다.
- (사우나 등의) 과열 방식은 연속으로 20분 이상 실시하지 않는다.
- 신체적, 정신적 상태를 면밀히 확인하고 필요하다면 체온을 낮춘다.
- 고온 전략을 통한 수분 배출량은 체중의 1% 정도로 제한한다.

시야가 흐려지거나 협응력이 떨어지거나 근력이 약해지면 커팅을 즉시 중단하고 병원에서 진료를 받아야 한다. 다시 말하지만, 이 과정을 시작하기 전에는 의사의 허락을 받아야 한다. 아울러 고온 전략을 활용할 때는 (커팅을 하지 않는) 다른 사람과 반드시 함께 있어야 한다.

고온을 통해 발한을 유도하여 수분을 걷어내는 전략으로는 필요 이상으로 따뜻한 옷을 입거나 사우나 · 열탕 샤워 · 열탕 목욕 등을 하는 것 등이 있다. 너무 따뜻한

옷을 입은 채 운동을 하는 것은 운동 자체로 인한 피로가 더해지기 때문에 권고되지 않는다.

고온 전략은 그 자체만으로 스트레스와 피로를 심하게 일으키므로, 나쁜 영향을 최소로 줄이는 것이 최선이다. 다른 전략들을 모두 완전히 활용하면서 안전한 커팅 범위에 머물고 있다면 적극적인 고온 전략이 필요하지는 않을 것이다.

계체량 이후의 보충

모든 수중 절단과 마찬가지로 손실된 영양소와 체액을 적시에 교체하는 것이 최상의 수행능력을 위해 매우 중요하다. 경기 24시간 전에 체중을 측정한 후에는 즉시 보충을 시작해야 하며 대부분 12~16시간 후에 완료되어야 한다. 수면과 휴식을 위한 시간을 허용하는 것도 워터 컷으로 누적된 피로를 해결하는 데 중요하다. 모든 영양소가 보충되고 다시 완전히 수화되어 경쟁할 준비가 되면 체중이 기준선으로의 복귀를 반영해야 한다. 대회 당일 아침 체중이 여전히 평소보다 낮으면 적극적인 수분 및 영양 보충이 여전히 필요하다.

계체량 측정 직후부터 경기 24시간 전

- 수분은 체중 100파운드당 약 6.0리터 섭취한다.*
- 칼로리는 체중 1파운드당 약 35kcal 섭취한다.
- 탄수화물은 체중 1파운드당 약 7g 섭취한다.
- 단백질은 체중 1파운드당 약 0.7g 섭취한다.
- 지방은 체중 1파운드당 약 0.5g 섭취한다.

* 수분 섭취 시간은 보충 시간 전반에 걸쳐 분산시키고, (저나트륨혈증에 빠지지 않으려면) 맹물을 한 번에 1리터 이상 마시면 안 된다. 초반 2~16시간 동안의 수분 재충전 완료에 필요한 섭취량이 한 번에 1리터 이상인 경우, 한 번에 많이 마실 수 있도록 전해질 음료를 고르는 것이 바람직하다.

탄수화물 보충

체중 1파운드당 7g의 탄수화물은 비교적 많은 양으로, 탄수화물 보충은 계체량 직후 12~16시간 동안 고르게 나누어 놓아야 한다. 탄수화물이 흡수되어 글리코겐으로 합성되는 속도에는 한계가 있으므로, 2시간마다 체중 1파운드당 탄수화물 섭취량을 1g 정도로 제한하는 것이 일반적으로 좋다. 즉, 체중이 150파운드이고 탄수화물 섭취를 2시간당 약 150g으로 제한하고 싶은데 식사를 4시간마다 해야 한다면 끼니당 탄수화물 섭취량은 300g이 되어야 한다. 이때 섭취하는 탄수화물은 (흡수 속도를 높이고 과도한 포만감 없이 필요한 음식과 음료를 모두 섭취할 수 있도록) 섬유질이 비교적 적게 들어있어야 하며, (흡수 속도와 글리코겐 충전 속도와 총 탄수화물 충전량을 높일 수 있도록) 당지수가 중간 이상이어야 하며, 고체와 액체가 섞인 것이어야 한다. 이 순간만큼은 '기분 좋은' 탄수화물을 먹어야 한다. 이때 먹어도 좋은 탄수화물 공급원으로는 저지방 쿠키, 케이크, 크래커, 칩, 어린이용 시리얼, 맛이 들어간 무지방 · 저지방 우유, 식빵, 흰쌀밥, 가당 스포츠음료, 과일 주스, (카페인 무첨가) 탄산 음료 등이 있다.

회복과 칼로리

계체량 직후 12시간 동안 칼로리를 다량 섭취해야 하는 이유는 두 가지이다. 첫째, 고칼로리 식단은 수분 커팅의 부작용인 피로를 완화하는 가장 좋은 방법이다. 둘째, 탄수화물을 권장량만큼 섭취했지만 칼로리는 충분치 않은 경우, 섭취한 탄수화물은 대부분 통상적인 신체 활동에 연료로 쓰일 뿐 글리코겐으로 저장되지 않는다. 소화가 느려지지 않도록 지방이나 섬유질을 너무 많이 먹지 않도록 주의해야 한다.

염분 보충

전해질 보충을 위해 소금 알약을 먹거나 음식에 소금을 너무 많이 넣을 필요는 없다. 계체량 직후에는 꽤나 많은 양의 음식을 먹을 테고, 수분 보충을 위해 전해질 스포츠음료도 마실 텐데, 이렇게 먹는 음식과 음료에서 대부분의 염분을 얻을 수 있을 것이다.

이제 시합 24시간 전의 계체량을 끝낸 뒤의 식사 계획을 어떻게 짜는지 예시를 통해 함께 살펴보자.

계체량 직후: 게토레이, 유청단백질

30분 후: 델리 미트,* 구운 저지방 감자칩을 곁들인 식빵 샌드위치, 물 1컵

2시간 후: 저지방 부리또, 무카페인 탄산음료 2컵

1.5시간 후: 시럽을 얹은 무지방 프로즌 요거트, 물 1컵

* 역주: 햄, 소시지, 베이컨 등의 가공육을 총칭하여 가리키는 말.

2시간 후: 구운 저지방 감자칩을 곁들인 델리 미트 샌드위치, 물 1컵

1.5시간 후: 저지방 데블스푸드 케이크, 무지방 초콜릿 우유 1컵

3시간 후: 초밥, 게토레이 1컵

1.5시간 후: 팝 타르트, 무지방 딸기우유 1컵

3시간 후: 밥과 단백질만 들어간 데리야끼 덮밥, 물 1컵

다음 날 아침에는 위와 같은 계체량 이후의 식사를 그대로 유지하면서 수분 섭취도 꾸준히 한다.

챕터 요약

- 경기 전 탄수화물 로딩은 지구력 경기나 종목 무관 3시간 이상 이어지는 경기 전에 글리코겐을 효과적으로 완전히 충전하는 도구이다.
- 지구력 경기 중에는 경기 내내 전해질과 탄수화물이 들어있는 물을 섭취해야 하나, 언제 얼마나 먹어야 위장 장애를 일으키지 않는지도 미리 파악해야 한다.
- 스트렝스, 파워, 격투기 등의 스포츠에서는 경기 당일까지 수분과 영양 섭취를 충분히 하는 것 말고는 경기 전날이나 당일의 특별한 영양학적 전략이 필요치 않다.
- 보디빌딩 등 육체미와 관련된 시합의 피킹에서는 탄수화물, 수분, 전해질을 세심히 통제해야 하는데, 부적절한 조절은 위험하므로 전문가의 지도 하에 수행해야 한다.
- 체급이 있는 종목에서의 수분 커팅은 계체량과 시합 사이에 수분, 영양소, 전해질을 보충할 수 있는 시간이 얼마나 주어지는지에 따라 크게 달라진다.
- 수분 커팅은 사망을 포함한 잠재적 위험성을 동반하므로, 의료진의 허가와 감독이 있어야 한다.

CHAPTER 15

장 건강

영양소의 소화와 흡수에 관한 연구는 최근 몇 년 동안 폭발적으로 증가했다. 완벽하게 설계한 훈련 후 식사를 마치고 나면 상상을 훨씬 뛰어넘는 일이 벌어진다. 인간의 위장관에는 수백만 개의 유전자를 발현하는 수천 종의 미생물이 100조 개 이상 존재한다. 장에 있는 세균의 세포 수는 우리 몸의 세포 수보다 약 10배 더 많으며, 그 무게만 약 1.5kg이다. 이러한 세균을 총칭하여 장내 마이크로바이옴microbiome(미생물군 유전체)이라 하며, 이들은 음식 소화와 비타민 생산에서부터 식욕 조절과 면역에 이르는 모든 것에 중요한 역할을 하며, 대사와 인지기능의 다양한 과정에도 여러 가지 영향을 미친다.

장내 세균의 유형(장 유형enterotype)과 비율이 비만과 상관관계가 있다는 증거는 점차 늘어나고 있다. 장내미생물 불균형dysbiosis이나 해로운 세균이 우세한 바이크로바이옴의 다양성 결여는 염증성 장 질환inflammatory bowel disease, 인슐린 저항성, 비만과도 관련이 있다.

건강한 장내 마이크로바이옴이 건강과 피트니스에 긍정적인 영향을 미친다는 근거가 있기는 하나, 이는 다이어트의 우선순위 조건을 모두 완벽히 달성한 뒤에나 고려해야 한다. 프로바이오틱스 쉐이크 한 잔으로 엉망인 영양과 엉망인 계획을 상쇄할 수는 없는 노릇이다. 게다가 건강한 식단은 장 건강을 개선시키는 가장 큰 요인이 될 수 있다.

보충제로 장내 미생물을 싹 바꿀 수는 없지만, 특정 세균의 비율을 높여줄 수는 있다. 그러나 최근 연구에서는 프로바이오틱스 보충제가 지닌 잠재적 위험성과 단점도 드러나고 있으므로, 보충제로 장내 미생물을 바꾸려는 시도를 무작정 하면 안 된다.

마이크로바이옴이 식욕과 대사에 미치는 영향

식욕

기전이 완전히 밝혀지지는 않았지만, 마이크로바이옴이 장과 뇌의 공복감 조절 호르몬에 영향을 미칠 수 있다는 근거는 속속 나오고 있다. 장내 세균은 섬유질을 발효시킬 수 있는데, 이러한 발효의 부산물(단쇄 지방산)은 포만감 신호를 전달하는 호르몬의 생성을 자극한다. 일부 세균은 식욕 억제 기능을 하는 신경전달물질neurotransmitter이나 신경조절물질neuromodulator을 생산할 수 있으며, 장내 세균과 신호 전달체계는 공복감이 아닌 쾌감을 위한 식사 유도에도 연관되어 있는 것으로 보인다. 공복감과 식욕에는 너무 많은 요인이 영향을 주므로 후속 연구가 더 많이 이루어져야겠지만, 장내 마이크로바이옴은 분명 비만이나 식이장애의 경향성이나 섭식 행동에 특정한 역할을 하는 것으로 보인다.

대사

골격근은 우리 몸에서 대사 활성도가 가장 큰 조직 중 하나로, 건강한 사람의 근육은 써먹을 수 있는 연료의 양에 민감하게 반응한다. 당뇨병나 비만이나 고지방식은 모두 대사 유연성metabolic flexibility*의 저하 또는 골격근의 비정상 대사와 연관되므로 근육에 저장되는 지방은 많아지고 지방을 에너지로 쓰는 능력은 줄어든다. 골격근 세포는 장내 세균 중 특정 균주가 분비하는 LPSlipopolysaccharide(지질다당류)에 의해 활성화되는 면역 수용체를 발현한다. LPS의 농도, LPS를 방출하는 박테리아의 수, LPS가 결합하는 면역 수용체의 밀도는 비만이나 제2형 당뇨를 앓는 사람에게서 높아진다. 또한 고지방식은 장의 투과도를 높여 혈류로 더 많은 LPS를 유입시킨다. LPS가 골격근의 면역 수용체에 결합할 때 생기는 염증 반응은 대사 유연성의 저하(대사 경직metabolic inflexibility)를 초래한다.

인간을 대상으로 한 연구에서는 상관관계 정도만 볼 수 있었지만, 마우스(실험용 생쥐)를 대상으로 한 연구에서는 식사량의 변화 없이 세균의 집락 형성만으로도 날씬한 마우스에게 비만과 인슐린 저항성이 생기게 할 수 있다는 결과가 여러 차례 나왔다. 또한 인간을 대상으로 한 섭식 연구feeding study에서는 고지방식이 혈중 LPS 농도를 높이는 것으로 나타났다. 이제 마이크로바이옴은 오래전부터 잘 알려진 비만

* 역주: 에너지로 쓸 수 있는 체내 연료에 맞추어 연료 산화에 적응을 일으키는 생명체의 능력. 연료 산화가 다양한 영양 섭취에 맞게 조절되지 못하면 근내 지방 축적과 인슐린 저항성으로 이어진다.

과 제2형 당뇨병 간의 연관관계에서 중요한 역할을 하고 있다. 앞으로 후속 연구를 통해 그 연관관계의 명확한 모습을 알 수 있을 것이다.

마이크로바이옴이 다이어트에 미치는 영향

마이크로바이옴의 조성에는 나이, 성별, 약물 사용 등 여러 요인이 영향을 미치지만, 가장 큰 영향을 미치는 요인은 신체 활동과 식습관인 것으로 보인다. 운동과 식단이 마이크로바이옴의 조성에 미치는 영향은 각기 20%씩인 것으로 추정된다. 이들이 마이크로바이옴에 미치는 변화가 얼마나 빠르고 오래 가는지에 관한 연구는 이미 나와 있지만, 외부적 요인에 의한 마이크로바이옴의 변화가 얼마나 근본적이고 지속적인지는 아직 완전히 밝혀지지 않았다.

현재까지의 연구에 따르면 마이크로바이옴에 존재하는 우세 대사 경로(탄수화물 대사를 선호하는가 단백질 대사를 선호하는가 등)에 대한 변동 없이 바뀔 수 있는 장내 세균도 있으므로, 변화가 있다고 해서 모두 확실한 영향으로 이어지지는 않을 것이다. 같은 맥락에서, 마이크로바이옴의 일시적인 기능 변화는 장내 세균 조성의 변화 없이 일어날 수 있으며, 기능보다 세균 자체만을 조사하는 연구에서는 이 효과를 놓칠 수 있다. 식습관과 장내 마이크로바이옴 사이에는 분명한 상관관계가 있지만, 어떤 기전을 거쳐 어떤 결과를 내놓는지까지는 아직 연구 중에 있다.

탄수화물

고탄수화물 식단은 운동을 하는 사람의 장내 세균 수가 안 하는 사람보다 많은 것과 연관되어 있는데, 이 그룹에 속한 세균은 좋은 효과와 나쁜 효과를 다양하게 일으킨다. 섬유질은 장내 세균 대사에 중요한 역할을 하므로 정제된 곡물보다는 통곡물이 좋다는 사실을 꼭 기억해야 한다. 정제된 곡물 대신 통곡물을 먹으면 식욕 조절 능력과 혈당 조절 능력도 개선되지만, 일부 유익균의 개체수 또한 증가하는 것으로 나타났다. 아직 연구를 통해 밝혀져야 할 것이 많긴 하지만, 고섬유질 식단이 건강에 여러 가지 이점과 함께 장내 마이크로바이옴의 개선을 가져온다는 것은 확실하다.

(장내 세균에 의해 발효될 수 있는) 특정 섬유질을 먹으면 과민성 대장 증후군irritable bowel syndrome의 증상이 심하게 나타나는 사람도 더러 있는데, 이 경우 FODMAP(발효성 올리고당, 이당류, 단당류, 폴리올)이 적게 들어간 식단이 권고된다. 과당, 유당, 소르비톨, 만니톨을 적게 섭취하면 유익균의 개체수가 줄어들 수 있지만,

과민성 대장 증후군의 증상도 줄일 수 있다. FODMAP이 적게 들어간 식단을 오랫동안 유지하는 것은 바람직하지 않지만, 위장 문제를 일으키는 음식을 확인하고자 전략적으로 빼고 넣는 과정에서는 유용하게 쓸 수 있다.

인공 감미료

사카린, 아스파탐, 수크랄로스 등의 비영양 감미료non-nutritive sweetener가 장내 마이크로바이옴에 미치는 영향에 관한 연구는 최근에야 나오기 시작했다. 지금까지의 연구는 대부분 설치류 모델로 이루어졌으며, 인간을 대상으로 한 연구는 아직 검증이 필요하다. 인간을 대상으로 한 어느 소규모 연구에서는 (FDA의 일일 최대 허용 섭취량에 해당하는) 다량의 사카린 섭취가 일부 피험자의 마이크로바이옴 조성에 가역적인 변화를 일으킨 것으로 나왔다. 이들의 장내 세균을 마우스에 이식하자 이 마우스에서도 동일한 효과가 나타났다. 이 효과의 개인차가 매우 컸는데, 이러한 변화에 따른 반응은(장내 세균을 비롯한) 장 유형에 따라 달라질 가능성이 크다. 아스파탐과 수크랄로스는 둘 다 마이크로바이옴의 다양성을 낮추는 것으로 나타났다. 이들 연구에서 아스파탐 섭취량은 (제로 콜라 2~3캔 정도로) 과하지 않았으나, 수크랄로스 섭취량은 체중 4파운드당 제로 콜라 1캔에 해당했으며, 이 정도면 생리적으로 과도한 양이다.

비영양 감미료를 통상적인 양으로 섭취했을 때 장내 마이크로바이옴의 변화가 지속적으로 나타나는지, 이러한 변화가 건강이나 피트니스에 유의미한 영향을 미치는지에 관한 결론을 내려면 후속 연구가 아직 많이 필요하다.

과도한 에너지는 체중 증가를 유발할 수 있으므로 인공 감미료 대신 영양 감미료nutritive sweetener를 쓸 때는 칼로리를 고려해야 한다. 가당 음료는 마이크로바이옴의 다양성 감소와도 연관되어 있지만 비만과도 연관되어 있으므로, 마이크로바이옴에 미치는 영향과 상관없이 다이어트 버전의 음료를 고르는 것이 낫다.

아가베 시럽, 이소말토올리고당(IMOisomaltooligosaccharide) 감미료, 당알코올 등의 당지수가 낮은 감미료를 설탕 대신 쓸 수도 있지만, 이들도 칼로리가 들어있는 것은 마찬가지이며, 많이 먹으면 위장 장애를 유발할 수 있다. 현재까지의 연구에 따르면 꾸준히 먹었을 때 마이크로바이옴에 미치는 영향이 적은 것 중 1등은 수크랄로스이며, 사카린이 근소하게 2등을 차지했다.

지방

(대체로 칼로리의 40% 이상을 지방으로 섭취하는) 고지방식은 대사성 내독소혈증metabolic endotoxemia, 즉 세균의 세포벽(내독소endotoxin) 조각이 장을 빠져나가 면역 반

응을 일으키는 저준위 염증과 연관되어 있다. 이 과정은 인슐린 저항성과 비만과 연관되어 있다. 고지방식은 또한 마이크로바이옴의 다양성을 낮추고 비만 발병과 연관된 특정 균주의 증가를 촉진하는 것으로 보인다. 칼로리 제한 고지방식(칼로리 적자를 만들기 위해 탄수화물을 줄인 케토제닉 식단)에서조차 특정 유익균 균주의 감소가 나타났다. 고지방식은 또한 육체적인 훈련에서 나타나는 장내 마이크로바이옴의 유익한 효과를 차단하기도 하는데, 고지방식과 운동을 같이 하는 피험자의 내장은 운동을 하지 않는 대조군의 내장과 비슷했다. 따라서 CCH를 활용하여 지방과 탄수화물 섭취량을 결정할 때는 이를 고려해야 한다. 즉, 총 칼로리 중에 지방이 차지하는 칼로리를 40% 미만으로 유지하는 것이 바람직하다. 활동량이 많고 이 책의 앞부분에서 제시한 내용에 따라 탄수화물을 섭취하는 분이라면, 탄수화물로 섭취하는 칼로리가 많아 어지간해서는 식단이 고지방식으로 바뀌지 않으니, 이 내용에 신경 쓰지 않아도 된다.

포화지방, 단일불포화지방, 오메가-6 다가불포화지방은 다양한 유익균 균주에 모두 비슷한 효과를 나타내는 것으로 보이는데, 이는 아마 이들 균주가 특정 식물성 화합물을 전문적으로 대사하기 때문일 것이다. 동물성 지방이 많이 들어간 식단은 장 보호 점액층을 분해하는 세균의 수를 우선적으로 늘리는 것으로 보인다. 이는 고지방식을 할 때 장(腸)벽의 투과도가 높아지는 원인 기전 중 하나일 수 있다. 오메가-3 다가불포화지방은 장내 마이크로바이옴 조성에 영향을 미치지 않는 것으로 보인다. 역학(疫學) 연구로는 연관성만 설명할 수 있고, 중재intervention 연구로는 대조군에서의 섬유질 섭취량을 일정하게 관리할 수 없으므로, 고지방 고섬유질 식단이 지금까지 연구된 고지방 저섬유질 식단과 같은 효과를 내는지는 확실하지 않다.

단백질

동물성 단백질

고단백 식단이 장내 마이크로바이옴에 미치는 영향을 조사한 연구는 거의 없으며, 그마저도 칼로리 섭취량을 똑같이 유지한 상태에서 단백질 섭취량을 늘리려면 지방이나 탄수화물 섭취량을 줄여야 하므로 교란 변수가 생긴다. 고단백 식단은 체성분 개선이나 식욕 감소와 관련이 있다. 그러나 역학 연구에 따르면 규칙적인 적색육과 가공육 섭취는 세균의 아미노산 발효 산물로 인한 대장암 및 염증성 장 질환의 위험성 증가와 연관되어 있다. 다량의 단백질 섭취가 늘씬한 체형과 연관된 장내 세균 조성과 상관관계가 있다고 밝힌 연구도 더러 있지만, 이들 세균은 대장암이나 죽상동

맥경화증과 연관된 화합물을 생성하기도 한다. 이러한 화합물은 가금류보다 적색육을 자주 먹을 때 더 많이 생산되는 것으로 보인다. 다른 연구들에서는 단백질의 유형에 따라 효과가 다른 것으로 나타났다. 즉, 동물성 단백질과 유청단백질은 다른 효과를 내는 것으로 보인다. 이상적인 권고안을 내려면 더 많은 연구가 필요하며, 그마저도 개인차는 클 수 있다.

콜라겐

최근에는 일부 피트니스 셀럽들 덕분에 콜라겐이나 글루타민 보충제가 장 건강에 도움이 된다는 식으로 유행을 탔지만, 두 제품 모두 장 투과도를 '치유'한다는 근거는 없다. 글루타민은 장 세포의 주요 영양소이지만 결핍은 거의 일어나지 않으며, 콜라겐에 들어있는 아미노산 또한 소화율이 더 높은 다른 단백질 공급원에 이미 들어있고, (콜라겐 보충제에 들어있는 글루타민, 글리신, 프롤린 등의) 비필수아미노산은 체내에서 만들어진다. 콜라겐은 생체이용률bioavailability이 낮고 필수아미노산이 부족하므로, 한 끼 식사나 운동 후 단백질 쉐이크 대신으로는 알맞지 않다.

글루텐

글루텐은 밀, 보리, 호밀에 들어있는 단백질로, 셀리악병celiac disease이 있는 사람에게 중증 알레르기 반응을 일으킬 수 있다. GFDgluten-free diet(글루텐이 없는 식단)는 이들 환자의 알레르기 발작 유병률을 낮춘다. GFD는 최근 들어 세계적으로 가장 유망한 식단 중 하나가 되었지만, 체중 감량이나 조절에 있어 다른 다이어트보다 우수하다는 근거는 없다. GFD에서는 탄수화물과 섬유질이 들어있는 식품 중 일부가 배제되므로 마이크로바이옴에 변화를 일으킬 수 있다. 또한 마이크로바이옴은 셀리악병의 발병에 영향을 미칠 수 있는데, 셀리악병 환자가 GFD를 실시한 후에도 특징적인 장내 미생물 불균형을 보이는 것으로 이를 미루어 짐작할 수 있다. 식단에서 글루텐을 걷어내면 저항성 전분resistant starch을 대사하는 유형의 세균이 약간 늘어나는 것으로 보이는데, 이는 감자처럼 글루텐이 없는 탄수화물 식품이 식단에 더 많이 들어있기 때문일 수 있다. 셀리악병 환자의 장내 세균을 이식한 마우스에서는 항염증 세균이 이식된 마우스보다 글루텐에 대한 면역 반응이 훨씬 심각하게 나타났다. 셀리악병이 없는 사람도 경우에 따라 GFD를 시행하면 전반적인 위장 장애를 약간이나마 덜 겪을 수 있다. 소아와 성인 모두에서 장기간의 GFD 실시가 체중 증가와 연관되어 있다는 것이 밝혀진 만큼, 셀리악병이 없는 사람이 체중 감량을 위해 GFD를 실시하는 것은 타당하지 않다.

프로바이오틱스

프로바이오틱스probiotics는 마이크로바이옴의 조성을 개선하고 장 건강을 촉진하는 확실한 보충제인 것처럼 보인다. 프로바이오틱스(프리바이오틱스prebiotics와 다름)는 장을 풍요롭게 만들 목적으로 섭취하는, 살아있는 세균이다. 프로바이오틱스는 캡슐 형태로 출시되는 것도 있고, 요구르트나 케피르kefir나 김치나 사우어크라우트sauerkraut 같은 발효 식품으로 섭취할 수도 있다. 프로바이오틱스 보충제가 고지방식으로 인한 인슐린 민감성 변화와 비만을 억제하는 효과가 있다는 것은 수많은 연구를 통해 입증되었으며, 특정 프로바이오틱스 균주가 염증성 장 질환의 증상을 개선한다는 사실도 여러 연구를 통해 밝혀진 바 있다. 균주마다 효과도 다르고, 피험자의 마이크로바이옴과 식단과 연구 설계도 다양한 만큼, 처방전 없이 살 수 있는 프로바이오틱스의 효과를 단정 지어 말하기는 어렵다. 그러나 프로바이오틱스 보충제가 위장관의 전반적인 문제를 개선한다는 사실과 발효 식품의 섭취가 마이크로바이옴의 다양성의 증가와 관련이 있다는 사실은 여러 연구에서 일관되게 드러난다. 후자의 사실이 건강과 피트니스에 어떠한 영향을 미치는지는 아직 밝혀지지 않았다.

최근에는 프로바이오틱스 보충제의 위험성과 단점을 다룬 연구도 속속 나오고 있다. 프로바이오틱스 세균이 위장관 어디에 자리 잡을지 제어할 방법은 없고, 하다못해 자리를 잡는지조차도 알 수 없다. 또한 최근 연구에 따르면 일주일간 광범위항생제broad-spectrum antibiotics를 투여한 후 다중 균주 프로바이오틱스 보충제를 섭취할 경우, 피험자 고유의 마이크로바이옴이 실제로 늦게 회복될 뿐만 아니라, 1개월 뒤에 관찰했을 때 다양성이 줄어든 것으로 나타났다. 자신의 분변 이식물fecal transplant을 먹든지, 아니면 그냥 평소 습관으로 돌아가 마이크로바이옴이 알아서 회복되도록 하는 편이 더 낫다. 프로바이오틱스는 일반적으로 안전하다고 간주되지만 필수는 아니며, 효과가 없거나 유익하지 않을 수 있다.

긍정적인 효과가 나온 연구에서 (수십억 마리에 해당하는) 고용량을 투여했고 여러 세균 균주를 동시에 썼다는 사실 또한 짚고 넘어가야 한다. 소비자라면 보충제가 식품이나 의약품과 같은 규제를 받지 않으므로 포장이나 내용물이 정확하지 않을 수 있음을 인지하고 있어야 한다. 포장지에 USP(미국 약전)처럼 제품의 효능을 보장하는 제삼자의 순도 검증을 거쳤다는 내용이 있는 제품을 고르는 것이 좋다. 프로바이오틱스에는 살아있는 세균이 들어있어야 하며, 최소 유효 투여량은 100만~10억 CFU(집락 형성 단위) 사이인 것으로 보인다. 아울러 산성 환경에서 잘 자라는 락토바실러스Lactobacillus(유산균)와 달리 비피도박테리움Bifidobacterium(비피더스균)은 소장에 자리를 잡기 어려울 수 있으므로, 락토바실러스가 (거의) 없고 비피도박테리움이 많이 들어있는 프로바이오틱스를 고르는 것이 바람직할 것이다.

프리바이오틱스

프리바이오틱스는 특정 유익균 균주의 '먹이'가 되는 것으로 알려진 섬유질이다. 이눌린과 베타글루칸은 밀, 보리, 호밀, 바나나, 양파, 아스파라거스에 들어있는 섬유질이다. 감자, 쌀, 콩류에 들어있는 저항성 전분 또한 프리바이오틱스의 일종으로, 이들 식품에 가열과 냉각을 반복하면 저항성 전분 함량이 높아진다.

이소말토올리고당 시럽은 당지수가 낮고 프리바이오틱스 효과가 있는 식물성 감미료로, 비영양 인공 감미료 대신 쓰기 좋다. 과일과 베리류에 들어있는 폴리페놀도 유익한 물질로 분류된다. 프로바이오틱스 보충제의 잠재적인 위험성이나 불충분한 효과를 생각해보면, 식단에 섬유질을 충분히 넣는 편이 유익균의 성장 제어를 보조할 목적으로는 더 간단하다.

마이크로바이옴이 수행능력에 미치는 영향

장내 마이크로바이옴과 운동 수행능력 간의 인과 관계를 결정하기는 어렵지만, 일부 균주는 피트니스와 약간의 상관관계가 있는 것으로 보인다. 마우스의 경우, 완전한 마이크로바이옴을 갖춘 마우스는 장내 세균이 없거나 단일 균주만 있는 마우스보다 지구력이 훨씬 높았다. 또한 심혈관계 능력과 관련해서는 육체적으로 활동적인 사람에게서 특정 유형의 세균이 풍부하게 나타났거나, 운동 중재를 실시한 뒤에 늘어나는 것으로 보인다. 그러나 선수라면 대다수가 운동을 안 하는 사람보다 탄수화물과 단백질을 많이 섭취하므로, 식이나 운동만으로 효과를 판단하기는 어렵다.

마이크로바이옴이 수행능력에 미치는 영향을 조사한 중재 연구intervention study는 거의 없지만, 한 연구에서는 450억 CFU의 다중 균주 프로바이오틱스가 트라이애슬론에서의 수행능력을 높이는 경향이 있다는 결과를 냈다. 사이클 선수와 달리기 선수를 대상으로 한 몇몇 연구에서는 염증과 근육 손상 지표의 감소와 함께 위장 장애와 호흡기 감염의 발생률이 감소하는 것으로 나타났다. 설령 마이크로바이옴이나 프로바이오틱 보충제가 수행능력에 직접적인 영향을 미치지 않는다 해도, 좋은 건강상태를 바탕으로 훈련의 강도와 지속 시간과 빈도를 높일 수 있다면 결국은 피트니스의 개선이 이어질 것이다.

챕터 요약

- 통곡물, 섬유질, 전분성 채소, 과일, 발효 식품, 폴리페놀이 함유된 제품, 오메가-3 지방산이 함유된 식품이 들어있는 비가공식품을 주로 섭취해야 한다.
- 식이 지방을 총 칼로리의 40% 미만으로 제한하고, 포화지방의 칼로리는 10% 미만으로 제한한다.
- 적색육, 가공육, 특정 인공 감미료, 정제당은 섭취를 제한해야 한다.
- 이눌린과 베타글루칸이 들어간 식품, 저항성 전분, 이소말토올리고당 등의 프리바이오틱 식품을 식단에 넣는 것도 좋다.
- 프로바이오틱스는 최소 10억 CFU와 USP 라벨이 있는 것으로 고른다.
- 프로바이오틱스와 운동은 연관성이 있어 보이지만, 현시점에서 둘 사이에 어떠한 상호작용이 일어나는지는 명확히 밝혀지지 않았다.

CHAPTER 16

알코올, 체성분, 수행능력

피트니스 업계에서는 술에 관한 의견이 양극으로 치달을 때가 많다. 한쪽에서는 피트니스 목표나 선수로서의 목적에 진지한 사람이라면 항상 술을 피해야 한다는 주장을 하고, 다른 쪽에서는 칼로리 제약 안에서 적당히만 마시면 피트니스에 큰 영향을 미치지 않는다는 주장을 한다. 세상만사가 다 그렇듯, 현실은 이 양극단 사이의 어딘가에 있다.

우선 알코올의 영향은 술을 얼마나 마시는가에 따라 다르다는 점을 짚고 넘어가야 한다. 일주일에 칵테일 한 잔을 마시는 것과 밤마다 네 잔씩 마시는 것의 영향은 다를 수밖에 없다. 더 많이 마실수록 효과가 더 커질 것이다. 몸의 크기도 이러한 효과에 영향을 미친다. 똑같이 술을 마셔도 덩치가 큰 사람은 작은 사람보다 부정적인 효과를 적게 경험할 수 있다는 뜻이다.

미국 보건복지부와 농무부에서는 5%짜리 맥주 12온스(약 350ml), 12%짜리 와인 5온스(약 150ml), 40%짜리 증류주 1.5온스(약 45ml)를 알코올 음료 1잔으로 정의한다. 이 장에서 언급되는 '술 1잔'은 이 정의를 따를 것이다. 성별에 따라 알코올 분해 효소의 양과 평균적인 체구에 차이가 있으므로 남성은 허용 범위의 상단에, 여성은 허용 범위의 하단에 맞게 마셔야 한다.

상위권 싸움을 하는 선수가 아닌 이상, (주 1~2회 1~3잔씩의) 가벼운 음주는 건강, 체성분, 수행능력에 대부분 큰 영향을 미치지 않는다. 주량이 (주 3~10잔의) 적당한 선을 넘어선다면, 매일 마시는 양이 (일일 1~3잔의) 소량에 그쳐도 체성분에 작은 차이가 드러나기 시작할 수 있다. 이 정도의 음주는 건강에 영향을 큰 미치지 않을 가능성이 크므로, 체성분에 작은 차이가 나도 주말에 술을 마시거나 저녁에 반주를 곁들이려는 분이 많을 것이다. 일평균 4잔 이상을 마시면 건강과 피트니스의 목표를 심각하게 위협하는 영향이 나타나기 시작한다.

알코올이 미치는 악영향

근성장 둔화

알코올은 근성장 속도를 낮춘다. 이 현상은 에스트로겐이나 테스토스테론 생성과 관련된 경로를 포함한 여러 경로를 통해 일어나며, 음주량이 많을수록 근육은 덜 자랄 것이다.

근손실

유지나 증량 다이어트에서 적당한 선의 음주로 근손실이 일어날 가능성은 낮지만, 저칼로리 다이어트에서 알코올은 근손실 가능성을 높인다. 따라서 맥주의 칼로리는 식단에 맞게 계산한 경우라도 다른 칼로리보다 부정적인 영향을 미칠 가능성이 크다.

지방 축적

술을 마시면 대부분의 세포는 평소에 먹던 탄수화물과 지방 혼합물보다 알코올을 먼저 연소하려 한다. 즉, 등칼로리나 고칼로리 다이어트를 하는 경우 술 이외의 음식에서 온 칼로리가 효율적으로 연소되지 않고 지방으로 저장될 가능성이 약간 높아진다는 뜻이고, 저칼로리 다이어트를 하는 경우 세포가 체지방보다 알코올의 칼로리를 우선적으로 연소하기 때문에 지방 감량이 잠시 멈춘다는 뜻이다(앞에서 말한 근손실 가능성까지 고려하면 연타를 얻어맞는 셈이다). 알코올은 체지방으로 직접 전환되지 않지만, 간접적으로 지방 축적을 늘리거나 지방 연소를 늦출 수 있다. 몇 주 동안 놓친 지방 연소 기회가 누적되고 나면 등칼로리나 고칼로리 식단에서는 지방이 상당히 쌓였을 것이고, 저칼로리 식단에서는 지방 감량의 기회를 놓쳤을 것이다.

술 안의 칼로리로 인한 지방 축적

알코올 자체만으로는 지방의 추가적인 축적이 촉진될 뿐이지만, 알코올 혼합 음료에 들어있는 당분은 지방 축적에 직접적인 영향을 미치므로 일부 음료에서는 부정적인 영향이 증폭된다. 이론상으로야 칼로리를 계산할 수 있으니 지방 감량 다이어트를 하고 있는 상황에서도 술 몇 잔 정도의 여유는 있을지 모른다. 하지만 현실은 다르다. 당분이 많이 들어간 음료 몇 잔을 상쇄하려면 음식을 줄여야 하는데, 이는 필요한 삼대영양소와 미량영양소 섭취에 문제를 야기할 수 있다. 이러한 음료(마가리타, 피냐 콜라다 등)는 대개 칼로리가 매우 높으며, 몇 잔 마셨을 뿐인데도 음식으로 섭취하는 칼로리를 500~1,000kcal나 줄여야 할 수 있다(검색창에 '술 칼로리'를 쳐보면 정신이 바짝 들 것이다). 지방 감량 다이어트에서도 어쩌다 한 번은 고칼로리 음료를 마실 수 있겠지만, 그런 습관은 일반적으로 건강과 피트니스에 좋지 못하다.

지속 실패로 인한 지방 축적

올바른 식단의 지속에 필요한 현명함과 통제력과 미래 지향적 사고는 안타깝게도 알코올 섭취량이 많을수록 줄어들게 된다. 술을 많이 마실수록 즉각적인 쾌락을 주는 것들에 손을 뻗을 가능성이 커진다. 저칼로리 다이어트를 하는 사람이 맛있고 칼로리 밀도가 높은 음식을 자기도 모르게 집어먹게 되는 것이다.

알코올의 독성과 회복 문제

알코올은 대다수 사람들이 제 손으로 맞이하는 독소 중 단연 1등이다. 알코올에는 독성이 있어서 회복 속도와 회복의 완결성을 직접적으로 저해한다. 즉, 훈련이 더 힘들고 회복이 더 필요할수록 알코올의 부정적인 영향이 두드러진다는 뜻이다. 따라서 훈련 볼륨이 적은 시기에는 약간의 음주가 괜찮을지도 모르지만, 회복력을 한계치까지 밀어붙이는 고볼륨 훈련 기간이나 저칼로리 다이어트 중에는 똑같은 양의 술을 마셔도 더 큰 대가를 치러야 할 수 있다.

수면 장애와 회복 문제

잠을 제대로 못 자면 지방 감량과 근육 증량에 매우 심각한 차질이 빚어진다. 알코올은 깊은 잠으로의 정상적인 진행을 막기 때문에, 정상 수면 주기를 부분적으로 망친다. 이 효과는 독소 노출로 인한 효과와 함께 회복에 영향을 미친다. 만취 상태로 잠자리에 들면 알코올이 수면에 영향을 미치므로, 잠들기 전에 술에서 깨면 그 영향을 어느 정도는 줄일 수 있다.

수분 문제

알코올 섭취는 탈수를 유발하며, 탈수가 현저히 진행되면 회복과 수행능력에 지장을 줄 수 있다. 음주 도중과 이후에 물을 추가로 마시면 탈수를 예방할 수 있지만, 알코올은 이뇨제이므로 화장실에 몇 번은 더 가야 한다.

술을 적당히 즐길 수만 있다면 체성분과 수행능력을 약간 희생해도 괜찮다고 생각하는 분은, 알코올의 부정적인 영향을 줄일 수 있도록 아래의 지침 중 몇 가지를 조합하여 활용하도록 하자.

- 한 번에 2~4잔 이상, 일주일에 두어 번 이상은 마시지 않는다.
- 칼로리가 적고 설탕과 지방이 최소한으로 들어간 술만 마신다.
- 술을 마실 때는 유혹당하기 쉬운 음식을 손이 닿지 않는 곳에 둔다.
- 회복력을 크게 요하는 고볼륨 훈련 기간에는 술을 적게 마신다.
- 저칼로리 다이어트 중에는 술을 적게 마신다.
- 탈수 방지를 위해 음주 도중과 이후에 칼로리가 없는 음료를 마신다.
- 잠들기 몇 시간 전에는 술자리에서 빠져나온다.

이러한 전략을 활용하여 알코올의 부정적인 영향을 최소화할 수 있지만, 때로는 아예 안 마시는 편이 더 나을 수도 있다. 술을 마시고 싶다면 다이어트와 훈련에 미치는 영향이 가장 적은 타이밍을 노려야 한다. 지방 감량 다이어트를 마음 놓고 쉬는 휴가 직전이나 결혼식 직전에 시작하지 않는 것처럼, 전술을 잘 짜면 오랫동안 술은 술대로 즐기고 다이어트는 다이어트대로 성공할 수 있을 것이다.

챕터 요약

- 알코올의 부정적인 영향은 섭취량에 비례하여 나타난다. 즉, 많이 마실수록 나쁘다.
- 알코올 섭취는 근육의 성장과 유지, 지방 감량, 회복력, 양질의 수면을 직접적으로 방해할 수 있으며, 탈수를 유발할 수도 있다.
- 다이어트 기간에 술을 즐기려면 체성분과 수행능력을 반대급부로 희생해야 한다.

CHAPTER 17

유행과 착각

안타깝게도 세상에는 틀려먹은 다이어트법이 너무 만연해 있기에, 이 책이 서점에 깔릴 즈음에는 여기에 다루지 못한 수많은 유행성 다이어트가 새롭게 나타날 것이다. 하여 세간의 착각과 유행이 왜 틀렸는지 가급적 폭넓게 다루려고 노력했다. 이 책에서 얻은 지식과 도구를 활용하면 새로운 유행성 다이어트가 나타날 때 이를 당신 스스로 판별하고 왜 틀렸는지를 알아낼 수 있을 것이다.

새롭게 떠오른 것들

버터 커피(방탄 커피)

목초 버터나 코코넛 오일을 커피에 넣는 행위는 이제 전 세계를 한 바퀴 돌았다. 포화지방 덩어리를 가득 떠 넣은 커피에 마법 같은 일은 끝끝내 벌어지지 않았다. 그렇다고 건강한 식단에서 모닝커피에 포화지방 조금 들어간 것으로 세상이 끝났다는 식으로 굴 필요도 없다. 지방을 굳이 커피에 넣어서 먹어 봐야 실질적인 건강상의 이점은 없다. 다이어트 계획을 지속하고 건강한 방식으로 살아가고 있는 동안에는 버터를 먹어도 칼로리에 맞게 먹어야 한다.

버터 커피가 식욕을 떨어뜨린다는 주장도 있다. 물론 그렇기야 하겠지만, 이는 그저 카페인과 뒤섞인 500kcal짜리 지방 덕분일 뿐이다. 이만큼의 지방을 아침 식사로 옮기거나 커피에 버터 대신 크림을 섞으면 식욕 억제 효과는 똑같지만 맛은 더 나을 것이다. 코르티솔 수치가 높은 아침에 탄수화물을 안 먹고 버터 커피를 마시면 지방 축적을 예방할 수 있다는 주장도 있다. 그러나 탄수화물을 섭취하면 코르티솔 수치가 낮아지므로, 이 주장에서 걸고넘어지는 문제는 알아서 해결된다. 사실 아침처럼 코르티솔 수치가 높은 시간에 먹는 500kcal의 지방은 체지방으로 전환될 확률이 탄수화물보다 높다. 버터 커피의 맛을 좋아하는데 마침 음료에 할당할 칼로리가 있다면야 버터를 넣어도 좋지만, 아침 식사에 버터를 곁들이는 것과 뭔가 다를 것이라고 기대하면 안 된다.

간헐적 단식

간헐적 단식에서는 긴 시간 동안 아무것도 안 먹다가 짧은 시간(대개 저녁)에 하루치 식사를 몰아서 먹는 전략이 쓰인다. 그러나 다이어트의 원칙에 섭취 타이밍이 있다는 데에서 알 수 있듯, 이러한 구조의 다이어트는 체성분(근육 유지)이나 스포츠 수행능력에 최적의 옵션이 아니다. 지금부터 단식의 장점이라고 알려진 내용을 하나하나 평가해 보자.

지속성

간헐적 단식을 통해 저칼로리 다이어트의 지속성을 잠깐이나마 높일 수 있는 사람도 더러 있지만, 장기적으로 건강한 생활 방식이라는 관점에서는 단점도 있다. 지속성도 의문인 것이, 간헐적 단식에 관한 직접 연구에서는 통상적인 횟수(3~5회)의 끼니와 비교했을 때 지속성에서 유의미한 개선이 없었다. 심지어는 식사 간격을 정상으로 둔 칼로리 제한 연구와 비교했을 때, 단식 연구 종료 1개월 뒤 단식 프로토콜을 유지하고 다이어트를 지속하는 사람이 더 적다는 사실을 밝힌 연구도 있다. 즉, 단식을 통해 지속성 측면에서의 이득을 얻는 사람이 거의 없다는 뜻이다. 단식 전략을 활용하여 칼로리와 삼대영양소의 원칙을 더 잘 지킬 수 있는 소수 인원에게는 최적의 식사 시간보다 지속성 유지의 가치가 크겠지만, 그마저도 최상의 체성분을 대가로 내놓아야 한다.

자가소화

자가소화autophagy는 신체가 자신의 세포와 조직을 파괴하는 현상을 가리킨다. 자가소화이 없으면 우리 몸의 구조물은 낡아서 기능을 잃으므로, 이 과정은 건강에 매우 중요하다.

단식 지지자들은 이 현상을 단식의 이점을 꼽을 때가 많다. 단식은 자가소화를 늘리지만, 꼭 단식이 아니라 칼로리 결핍만 있으면 자가소화는 늘어난다. 음식을 충분히 먹지 않으면 우리 몸은 원초적인 생존에 필요한 연료를 공급하기 위해 자신을 이루고 있는 구조물을 분해해야 한다. 힘든 운동 또한 자가소화를 크게 늘린다. 간헐적 단식으로 인해 특별히 자가소화가 늘어난다는 주장에 대한 현시점까지의 유일한 근거는 굶긴 효모를 대상으로 한 연구에서 나온 것이며, 인간이나 포유동물에서는 아직 근거가 입증되지 않았다.

성장 호르몬 증가와 동화

단식은 성장 호르몬(GH) 수치를 높인다. 이 현상은 GH가 지방과 탄수화물에게 근육에 저장되지 말고 연료로 쓰이라는 신호를 주기 때문이다. 단식을 할 때 우리 몸은 일부 세포에 저장된 내용물을 소비하기 위해 GH를 방출한다. 그러나 알려진 것과 달리 동화 효과는 단식 상태에서 일어나지 않는다. 성장 호르몬은 단백질과 칼로리가 풍부할 때만 동화 효과를 낸다. 성장 호르몬 수치를 높이기 위해 단식을 하면 풍부한 영양이라는 조건이 사라지므로 잠재적인 근성장 효과를 놓치게 된다. 사실 조금만 생각해봐도 이상할 수밖에 없다. 오랫동안 안 먹으면 몸이 커진다는 소리인데, 이는 근육에 아미노산을 규칙적으로 공급해야 하는 생리적 요구(와 근육을 만들려면 칼로리가 있어야 하는 조직의 요구)와 상충한다. 단식을 하면 GH 수치가 높아지지만, 단식 상태에서는 근성장이 제한될 뿐만 아니라 단식 자체가 이화 환경을 만들기 때문에 이를 합산하면 근손실이 일어날 가능성이 크다.

단식을 통해 식단 프로그램의 지속성을 높일 수 있다고 생각한다면, 근육 유지나 성장의 잠재력을 일부 희생해야 한다는 것을 알아두어야 한다. (특히 저칼로리 다이어트에서) 오랫동안 먹지 않고 버티면, 일부 근육 조직은 불가피하게 연료로 쓰일 것이다. 기존의 단식보다 근육을 조금이나마 더 보존하면서도 단식과 비슷한 구조의 식단을 유지하려면, '단식' 구간에는 주기적으로 단백질만 섭취하고, 나머지 삼대영양소는 '단식' 구간이 끝난 다음에 섭취한다.

간헐적 단식으로 죽을 일도 없고 근육이 전부 없어질 일도 없지만, 수행능력이나 체성분을 최고로 끌어올린다는 관점에서는 효과적이지 않다.

탄수화물 백로딩

탄수화물 백로딩carb backloading은 탄수화물을 아침에 적게, 저녁에 많이 섭취하는 것을 가리킨다.

백로딩 지지자들은 코르티솔 수치가 높고 인슐린 민감성이 낮은 아침에는 탄수화물이 지방으로 저장될 가능성이 크므로 탄수화물 섭취를 피하는 것이 가장 좋다고 주장한다. 백로딩 방식에서는 근성장을 극대화하고 지방 축적을 최소화하려면 식사의 대부분을 단백질로 채우고, 훈련을 낮에 하고, 나중의 식사에 탄수화물을 넣어야 한다고 권고한다. 버터 커피에 대한 비판에서도 이야기했지만, 아침에 코르티솔 수치가 높아진다고 해서 실제로 탄수화물이 지방으로 더 많이 저장되지는 않으며, 탄수화물을 섭취하면 코르티솔 수치는 낮아진다. 또한 (밤새 굶은) 아침은 저녁보다 인슐린 민감성이 높으므로, 이 부분은 그냥 틀렸다. 즉, 잠에서 깨어나 몇 시간 동안 탄수화물을 섭취하지 않으면 탄수화물 없이 보낸 시간이 길어지므로 저녁이 되었을 때 인슐린 민감성이 평소보다 높아져 있을 수 있다(또한 탄수화물이 없는 시간이 길어지면 에너지 요구량을 채우기 위해 근육이 이화될 위험이 커지므로, 이 전략에서 장점이라고 말하는 내용은 상쇄된다). 탄수화물을 언제 먹는지와 상관없이, 호르몬 논리는 백로딩과 그 유사 식단에 근거로 쓰일 수 없다.

클렌징과 디톡스

클렌징과 디톡스는 매우 단순한 논리로 전개된다. 이 다이어트에서는 음식을 조금만 먹거나 전혀 안 먹는 대신, 보통 허브 혼합차, 레몬수, 채소나 과일 혼합물 같은 저칼로리 음료를 많이 마셔야 한다. 정상적인 식사를 중단함으로써 음식의 독소가 체내로 유입되는 것을 막는 동시에 몸에 쌓인 독소를 제거한다는 발상 때문이다. 문제는 이러한 클렌징 과정에서 섭취하는 독소의 양에 실질적인 차이가 없다는 것이다. 인간이 섭취하는 독소 중 가장 흔한 것은 아마 알코올일 텐데, 술은 대개 개개인의 선택일 뿐이다.

대부분의 독소는 시간의 흐름에 따라 간을 거쳐 몸 밖으로 배출되며, 클렌징과 디톡스는 이 과정을 보조하지도 촉진하지도 않는다. 또한 디톡스에 쓰이는 허브와 혼합물은 대개 건강에 좋기는 하나, 안타깝게도 특별한 독소 제거 기능은 없다. 디톡스와 클렌징 다이어트의 직접적인 효과는 건강한 저칼로리 식사의 효과와 똑같다. 장기간의 '디톡스'나 '클렌징'은 단백질의 부족으로 인해 근손실을 흔히 유발한다는 단점이 있다. 디톡스의 장점을 밝히는 연구는 모두 엄격성이 현저히 낮은 실험으로 이루어져 있고, 피어 리뷰 학술지에 실리는 일도 거의 없다. 이러한 다이어트에서 나오는 긍정적인 결과는 전부 건강에 해로운 음식 섭취를 중단하는 것과 연관되어 있다. 건강과 피트니스를 위한다면, 건강에 좋은 음식을 주로 먹고 채소와 과일과 통곡물을 매번 풍부하게 섭취하는 편이 더 나은 선택이다.

클렌징이나 디톡스 패러다임에서는 특별한 다이어트나 디톡스 음료 프로토콜을 며칠만 엄격히 지키면 오랜 세월 이어져 온 잘못된 식습관을 고칠 수 있다고 상정하는데, 이것이야말로 크나큰 단점이다. 나쁜 식습관이 생기기 전과 같은 건강 상태로 돌아가려면, 제대로 먹어야 하는 기간이 최소한 나쁘게 먹었던 기간만큼은 되어야 한다. 때로는 나쁜 식습관이 건강에 돌이킬 수 없는 손상을 주는 경우도 있으므로, 나쁜 식습관을 오래 지속해 왔다면 빠른 해결책을 강구하려다 오히려 더 위험한 상황에 빠질 수 있다. 특별한 다이어트를 단 며칠만 하면 깨끗한 몸으로 돌아갈 수 있다고 몽상하는 건 자유지만, 몽상은 몽상일 뿐이다.

알칼리성/산성 다이어트

신체의 pH 균형을 맞추라고 이야기하는 다이어트도 있다. 얼핏 듣기에는 훌륭한 것 같겠지만, 클렌징이나 디톡스에서도 그랬듯 우리 몸은 이미 pH를 잘 조절하고 있다. 혈액의 pH가 (정상치인 7.35~7.45에서) 0.4만큼만 벗어나도 사람은 죽는다. 이 때문에 신체는 수많은 pH 버퍼(완충제)를 통해 혈액의 산도를 아주 타이트하게 유지한다. 마이크로바이옴이 장(腸) pH의 영향을 받을 수도 있기는 하지만, 음식의 알칼리성은 소화 부산물에서 나오기 때문에 이러한 변화와 무관하다. 알칼리성 식품이나 음료를 섭취한다고 해도 위산과 접촉하는 순간 중화되므로 식품의 pH는 장의 pH에 아무런 영향을 미치지 못한다. 소변의 pH는 음식 때문에 바뀔 수 있지만, 이는 소화 과정에서 생성되는 대사산물로 인한 것이며, 혈액이나 세포의 pH에는 영향을 미치지 않는다.

알칼리수와 알칼리 다이어트는 본질적으로 사기이며, 그들의 주장에는 진실이 한 톨도 없다.

염증

염증은 완전히 나쁜 것으로 여겨질 때가 많다. 전신의 만성 염증이 더 심각한 상태로 발전할 위험성을 지닌 것은 사실이지만, 급성 염증은 운동 후 회복과 적응 과정의 핵심이기도 하다. 체성분과 피트니스의 성과가 우선이라면 염증을 전부 없애는 것은 멍청한 짓이다. 회복과 적응, 부상과 감염으로부터의 회복을 위해서는 적절하고 국소적인 급성 염증이 있어야 한다. 피해야 할 것은 전신의 만성적인 염증일 뿐이다.

특정 식품이나 식단이 전신의 만성 염증을 줄인다고 주장하는 사람은 많지만, 만성 염증에 대한 최고의 중재 요법은 체중 감량뿐이다.

높은 체지방 수치는 만성 염증의 유발과 악화에 기여하므로, 이를 되돌리기 위한 가장 믿음직스러운 방법은 지방을 줄이는 것이다. 항염증 효과가 있다고 떠들어대는 다이어트와 알약과 음식은 경계해야 한다.

소화 문제와 체중 증가

체중 감량에 도움이 된다고 써붙인 소화 효소나 소화 촉진제는 이미 시중에 차고 넘친다. 자신이 음식을 잘 소화하지 못하기 때문에 살을 잘 못 뺀다고 주장하는 이들도 많다.

이 논리의 문제는 결과를 거꾸로 이해했다는 것에 있다. 입에 들어간 음식을 전부 소화하지 못한다면 음식을 많이 먹어도 살이 찌지 않아야 한다. 영양소가 지방으로 저장되려면 우선은 소화되고 흡수되어야 한다. 소화 흡수가 안 된 음식은 그냥 대변으로 나올 뿐이다. 인체는 믿을 수 없을 정도로 강력한 소화 시스템을 가지고 있으며, 섭취하는 모든 음식을 95% 이상의 효율로 흡수할 수 있다. 소화 효율이 높을수록 음식에서 뽑아낼 수 있는 칼로리도 많아진다. 소화가 정말 문제라면 의학적으로 문제가 될 만큼의 속도로 체중이 줄어들 것이다. 가령 소화계통의 흡수 능력에 문제가 있어서 입에 들어온 음식의 칼로리를 상당량 잃는 셀리악병이나 크론병 환자는 치료를 받기 전까지 심한 저체중인 경우가 많다. 소화를 돕는 제품이 체중 감량에까지 도움을 주지는 않을 것이다.

이름이 어려운 성분들

읽기조차 어려운 성분을 무시한다고 해서 건강해지지는 않는다. 물론 가공식품의 성분표에는 이런 식의 어려운 낱말이 더 많이 들어있을 것이고, 가공식품은 건강하지 않은 것이 많은 만큼, 쉬울수록 좋다는 말이 여기서도 어느 정도는 통할 수 있다. 반면 (5R)-[(1S)-1,2-디히드록시에틸]-3,4-디히드록시퓨란-2(5H)-온(=비타민 C), 판토텐산(=비타민 B5), 에이코사펜타엔산(=오메가-3 지방산에 해당하는 EPA) 같은 성분은 섭취하는 것이 옳다. 사실, 이름이 어려운 이들 화합물은 성분표조차 없는 비가공식품에 들어있을 때가 많으며, 오히려 다른 음식들을 (최소한 겉보기로나마) 건강하게 만들 목적으로 첨가된다. 영양은 그리 간단하지 않다. 건강과 피트니스를 추구하려면 이름만 놓고 판단할 것이 아니라 안목과 분별력을 갖추어야 한다.

호르몬 문제와 체중 증가

체중 관리의 실패는 오로지 호르몬 때문이고 현재의 식단과 운동 루틴에는 아무런 문제가 없다는 아주 매혹적인 환상을 선사하는 신화가 세상에 널리 퍼져있다. 호르몬이 대사 속도에 영향을 미치긴 하지만, 칼로리 결핍이 있으면 체중 감소는 변함없이 일어난다. 대사 속도를 늦추는 방식으로 호르몬을 변하게 하는 방법 중에는 아이러니하게도 다이어트를 너무 오래 하는 것이 포함된다.

호르몬은 주어진 체중에서의 체성분에도 중요한 역할을 한다. 테스토스테론이 높고 코르티솔이 낮으면 근육 증량과 지방 감량을 동시에 이뤄낼 수 있다. 이 두 호르몬의 비율이 역전되면 근육이 줄고 지방이 늘 수 있다. 외부에서 대량으로 주입하지 않는 이상, 이러한 상황은 거의 일어나지 않는다. '호르몬 문제 해결'을 내걸고 팔리는 제품에는 허브나 특정 성분이 들어있는 경우가 많은데, 둘 모두 호르몬 조성을 바꿀 만큼 강력하지는 않다. 다이어트를 너무 오래 했다면, 칼로리 제한을 멈추고 오랫동안 쉬는 것이야말로 호르몬을 원래대로 되돌리는 가장 강력한 도구가 될 것이다. 식단과 훈련의 변경 없이도 살이 빠질 만큼의 호르몬 변화를 일으키는 허브 보충제와 건강기능식품은 거의 없다. 다이어트의 원칙을 지키고 잘 설계된 훈련 프로그램을 따르는 것이야말로 과학적으로 검증된 목표 달성 수단이다.

코코넛 오일

코코넛 오일은 최근 몇 년 동안 유명세를 얻어 왔다. 코코넛 오일은 윤활성이 우수하고 향이 좋아서 피부나 머리카락에 컨디셔너로 바르기도 좋고, 음식에 넣으면 맛과 질감을 좋게 만들기도 한다. 장점이 분명하기는 하나, 코코넛 오일이 의학적으로 건강에 매우 좋다는 주장은 아무리 봐도 의심스럽다.

코코넛 오일은 지방 감량부터 암에 이르는 모든 질병에 도움을 준다고 알려져 있다. 코코넛 오일이 처음 유명세를 탄 2010년대 중반에는, 코코넛 오일이 건강에 미치는 영향에 관한 연구가 이러한 주장을 입증할 만큼 충분하지 않았다. 코코넛 오일이 건강에 어떠한 영향을 미치는지는 연구에 따라 다르지만, 포화지방 함량이 높다는 점에서 볼 때 다량의 코코넛 오일 섭취는 건강에 해롭다. 코코넛 오일은 다른 포화지방과 마찬가지로 적당히 먹으면 괜찮지만, 지방의 일일 섭취량이 제한되어 있는 만큼, 견과류나 아보카도나 올리브유 등의 단일불포화지방과 다가불포화지방 식품 섭취량이 늘면 코코넛 오일의 섭취량은 줄여야 한다.

사라지지 않거나 부활한 것들

자연주의

'자연에 호소하는 오류'로 알려진 자연주의적 오류naturalistic fallacy는 '자연에서 나온 것은 당연히 좋은 것'이라는 전제를 깔고 있다. 다이어트의 맥락에서 이 주장은, 우리가 섭취하는 것이 인간의 손을 많이 탔을수록 건강과 수행능력에 좋지 않다는 것으로 받아들여진다. 이러한 가정을 그대로 받아들이면 사탕수수와 목초 버터로 만든 쿠키가 계란 흰자와 수크랄로스로 만든 비타민 강화 무설탕 머랭 쿠키보다 더 좋아야 하지만, 지방 감량 다이어트를 하고 있는 사람에게는 틀린 말이다. 무설탕 머랭 쿠키(머랭은 계란 흰자로 만든다)는 단백질이 들어있고 지방이나 탄수화물은 첨가되지 않아 같은 양의 '자연주의' 쿠키보다 칼로리가 훨씬 낮다. 비타민이 첨가된 것은 말할 것도 없다. 건강과 피트니스를 생각한다면 자연주의가 아닌 쿠키가 더 낫다.

비(非)자연이 항상 자연보다 나은 것은 아니지만, 그렇다고 자연에 가까울수록 좋다고 말할 수 있는 근거 또한 없다. 영양 측면에서 보면 ('자연에 가깝게') 가공이 덜 된 식품은 ('자연에 덜 가깝게') 가공이 더 된 식품보다 건강한 경향이 있지만, (단백질 파우더 같은) 일부 가공식품은 건강에 매우 좋다. 힘든 훈련의 도중이나 이후에는 가공되지 않은 음식을 먹으면 위장의 부담이 커지는데, 이때 가공된 음식을 먹으면 수행능력을 높일 수 있는 경우가 많다. 또한 비건 단백질은 가공 과정을 거쳤기에 단백질의 소화와 흡수가 원활해지며, 콩에 들어있는 식물성 에스트로겐처럼 일일 섭취량의 제한이 필요한 일부 '천연' 성분 또한 이러한 가공 과정에서 걷어낼 수 있다. 음식이 자연에 가깝다고 해서 몸에 좋다고 단정할 수는 없다. 건강과 피트니스 목표를 위해 식품을 선택할 때는 여러 요소를 함께 평가해야 하며, 이러한 선택을 할 때는 다이어트의 기본 원칙과 음식의 구성을 항상 같이 고려해야 한다. 이 책을 제대로 읽은 독자라면 자연주의적 오류 없이 이러한 결정을 합리적으로 내릴 수 있을 것이다.

가공식품

가공 방식이나 가공식품 중에 건강에 확실히 안 좋은 것들이 있기는 하다. 대표적인 사례로 트랜스지방을 꼽을 수 있겠지만, 사실 가공식품이 건강에 덜 이롭다고 하는 까닭은 미량영양소가 부족하고 맛이 매우 좋아서이다(즉, 과식을 유도한다). 가공식품의 문제는 그 자체가 몸에 나빠서 나오는 경우보다는 비가공식품을 섭취하지 못하기 때문에 나오는 경우가 많다. 즉, 영양과 효능이 풍부한 음식을 놔두고 가공식품을 대량으로 먹는 것이 문제라는 소리다.

가공식품 과식과 영양 결핍

통곡물을 흰 밀가루로 가공할 때 대부분의 섬유질과 비타민과 미네랄과 피토케미컬이 제거된다. 그 자체로는 아무런 문제가 없지만, 식빵에는 통곡물이나 채소나 과일에 들어있는 영양소가 없다. 또한 가공은 일반적으로 식품의 칼로리 밀도와 풍미를 높인다. 식단이 주로 가공식품으로 이루어져 있다면, 비가공식품을 섭취할 때보다 칼로리 섭취량은 많아지고 포만감은 줄어들기 때문에 체중 증가가 이어질 수 있다.

건강한 가공식품

가공을 한다고 모든 식품이 건강하지 않게 변하는 것은 아니다. 가령 우유를 가공하면 유지방과 탄수화물을 걸러내고 유청단백질과 카제인 단백질을 얻을 수 있는데, 이들 단백질은 매우 건강하며 적절히 섭취하면 피트니스에 유용한 역할을 한다. 콩 가공식품도 좋은 사례이다. 콩의 가공 과정에서는 콩 안의 완전한 비건 단백질이 체내에서 더 편리하게 흡수되는 형태로 전환될 뿐만 아니라, 다량 섭취시 내분비계를 교란할 수 있는 식물성 에스트로겐까지 제거된다.

비가공식품이 주를 이루는 식단은 최고의 건강과 피트니스를 위한 섬유질과 미량영양소를 제공하지만, (단백질 파우더나 비건용 고기 같은) 일부 가공식품 또한 유익할 수 있다. (트랜스지방이 들어간 제품처럼) 건강에 나쁜 가공식품도 아주 소량만 섭취하면 건강이나 피트니스에 큰 영향을 미치지 않는다.

유전자변형식품(GMO)

GMO genetically modified food(유전자변형식품)는 교배가 아니라 진보된 기술로 유전적 변형을 가한 식품이다. 인간이 주도한 식물의 인위적 교배는 수천 년 동안 이루어져 왔지만, 진일보한 GM(유전자 변형) 기술은 이제 고작 40년이 되었을 뿐이다. 최초의 GM 작물이 발명된 해는 1982년이고, GM 작물이 미국과 유럽에 처음으로 출시된 해는 1994년이다. GM 작물은 해충 저항력을 높이기 위해 박테리아에서 얻은 살충제 저항 유전자를 식물에 삽입하는 등, 기본적으로 다른 유기체의 유전자가 게놈 genome에 삽입된다. 재래식 작물에 대비되는 뚜렷한 이점 덕분에 GM은 출시 직후부터 폭발적으로 재배량이 늘었다. 건강과 환경에 부정적인 영향을 미친다는 근거는 없었지만, 수많은 사람이 그러한 두려움에 휩싸여 GMO의 팽창에 반대해 왔다.

사람들은 암, 당뇨병, 신경퇴행성 질환, 자폐증을 비롯한 모든 것의 원인을 GMO로 돌렸고, 앞으로도 그럴 것이다. 욕하는 사람이 많으면 욕을 먹을 만한 이유가 있을 것이라 생각하기 쉽지만, 과학계에서는 GMO가 비 GMO보다 위험하지 않다고 보는 것이 중론이다. 현재까지 출간된 피어 리뷰 학술지에서 GMO가 건강에 해를 끼친다고 확인된 사례는 단 한 건도 없다. 그것도 전 세계 수억 명이 30년 이상 검사하고 20년 이상 쓰고 10년 이상 장복한 다음에 나온 결과이다.

이토록 오랫동안 방대하게 쌓여온 자료를 보고도 의심의 눈초리를 거두지 않는 사람들이 있을 테니, 간단한 사고 실험을 같이 해보자. 아보카도는 멕시코와 중남미에서 진화했다. 그 지역 출신인 조상님이 있다면 문제가 없지만, 조상님 중 단 한 명이라도 그 지역 출신이 아니라면, 당신은 아보카도를 먹을 때마다 조상님과 함께 공진화하지 않은 식물을 먹고 있는 셈이다. '자연이 주지 않은' 식품을 섭취하지 않는 이유를 과학에서 찾을 심산이라면, GMO를 걱정하기 전에 공진화 문제부터 걱정해야 한다. GM 식품은 적어도 수년에 걸친 세포와 동물과 인간 대상의 검증을 마친 다음에야 시장에 출시되니까.

유기농 식품

화학에서 '유기organic'는 '탄소 기반carbon-based'라는 뜻이므로, 우리가 내뱉는 이산화탄소와 자동차 엔진에 쓰이는 연료는 문자 그대로만 보면 둘 다 유기적이다. 이 '유기'라는 낱말이 현대 식품 산업에서는 다른 의미로 쓰이고 있다. 즉, 유기농 농산물은 일반적으로 생산 과정에서 합성 살충제나 비료를 쓰지 않은 것을, 유기농 축산물은 항생제나 호르몬을 쓰지 않은 것을 가리킨다. 유기농 농부는 '천연' 살충제나 비료를 쓸 수 있지만, 이전 섹션에서도 이야기했듯 천연물이라고 항상 더 안전하거나 좋은 것은 아니다. 게다가 대체 가능한 천연 물질이 없는 경우 합성('비천연') 물질을 쓸 수 있게 되어 있으므로, 유기농 농법에서 반드시 천연 재료만 쓴다는 보장은 없다.

대다수 연구에서는 유기농 식품과 일반 식품 간에 영양가의 차이가 없다는 결론을 냈다. 인간을 대상으로 하여 건강상의 영향을 조사한 장기 대조군 연구는 없고, 코호트 연구에서 단일 변수에 대한 결론을 도출하기도 쉽지는 않다. 사는 내내 유기농 식품만 골라서 먹거나 안 먹는 사람은 없고, 운동과 흡연과 음주 습관 등 여러 가지 생활 방식이 동시에 영향을 미치기 때문에 결론을 내리기가 까다로운 것이다. 지금까지의 연구에서 유기농 식품과 일반 식품 사이에 유의미한 영양소 차이가 없었다는 사실은, 설령 차이가 있다 해도 문제를 일으키지 않을 만큼 미미하다는 것을 강력하게 방증한다.

다만 유기농 식품에 대한 연구에서 편향적인 패턴이 매우 잘 드러난다는 것이 문제라면 문제다. 이해관계가 없는 상황에서의 연구는 일반적으로 차이가 없다는 결론이 나오는 경우가 많지만(간혹 기존 농산물이 더 영양가 있다는 결론이 나기도 한다), 유기농 지지자들에게 후원을 받고 연구를 진행한 과학자들은 유기농 식품이 약간이나마 우월하다는 결론을 낸다. 후자의 연구가 연구 설계상 확연하고 중대한 결함이 있는 경우가 많다는 것은 더 문제이다. 관련 연구 논문을 읽고 싶다면, 이해관계 없음이 명시된 피어 리뷰 과학 학술지에 실린 글을 찾아서 읽기 바란다.

유기농 지지자들은 유기농 식품이 더 맛있다고 주장하는데, 안타깝지만 재배와 유통이 같은 동네에서 이루어지는 유기농 식품이 아니라면 이마저도 사실이 아니다. 블라인드 테스트에서는 유기농 여부와 관계없이 신선한 음식일수록 높은 점수를 받았다. 신선도가 같은 경우, 유기농 식품은 블라인드 테스트에서 더 높은 점수를 받지 못했다. 현재 확인할 수 있는 유기농 식품과 일반 식품의 유일한 차이점은 가격뿐이다.

야식과 살

저녁 식사 시간이 지나서 뭔가를 먹으면 살이 더 찐다는 관념은 그 어떤 유행성 다이어트법보다도 오랜 역사를 지니고 있다. 이 문제를 직접적으로 다룬 연구들을 보면 결과가 일관되게 나오지 않는다. 야식과 체중 증가 사이에 연관이 있다는 결론을 내는 연구도 있지만 대다수 연구에서는 상관관계가 나타나지 않으며, 저녁을 적게 먹었더니 지방이 더 붙는다는 반대의 결론을 내는 연구도 있었다.

이 책을 거의 다 읽었으니 이제 칼로리 섭취량이 체중 변화의 가장 큰 결정 요인임을 알 것이다. 섭취 타이밍만을 변수로 둔 여러 연구에서 상반되는 결과가 나온 이유는 아마 이 때문일 것이다. 칼로리 섭취량을 평준화하면 음식을 아침에 몰아서 먹든 밤에 몰아서 먹든 큰 차이가 나지 않는 것으로 보인다. 이것만 봐도 칼로리 균형이 섭취 타이밍보다 훨씬 중요하다는 사실을 새삼 확인할 수 있다. 차이가 있는 부분은 식사를 활동 시간 내내 고르게 분포시켰을 때와 긴 공복 전후의 특정 시간에 몰아놓았을 때 장기적으로 체성분이 어떻게 변하는가 정도였는데, 당연히 전자가 더 나은 결과를 보였다.

아침밥은 보약일까

잠들어 있는 시간 동안은 단백질을 먹을 수 없으니, 근육에 아미노산을 계속 공급하기 위해서라도 잠에서 깬 직후에는 단백질을 섭취해야 한다. 이것 말고는 아침 단백질이 다른 끼니의 단백질보다 중요하다고 볼 만한 이유가 없다. 또한 자료를 놓고 보면 (훈련 맞춤형 끼니가 아니고서야) 아침 첫 끼니를 단백질 쉐이크보다 복잡한 것으로 먹어야만 할 필요도 없다.

음식 속 호르몬

음식에는 호르몬이나 호르몬 유사물질이 자연적으로 들어있다. 가령 콩의 이소플라본은 우리 몸의 특정 계통에서 에스트로겐과 유사한 기능을 할 수 있다. 농업 기술을 통해 유입되는 호르몬도 있다. 예컨대 얻을 수 있는 고기의 양을 늘리기 위해 소에게 아나볼릭 스테로이드나 안드로겐 스테로이드를 투여하는 것이다. 스테이크를 통해 합법 아나볼릭 스테로이드를 무료로 즐길 수 있다는 사실에 흥분을 금치 못하는 분들도 계시겠지만, 일단 끝까지 들어보시라. 일단 이들 약물은 고기로 전파되지 않는다. 우선 고기에 남아있는 호르몬의 양은 실질적으로 생리적인 영향력을 미칠 정도가 되지 않는다. 가령 호르몬 처리를 하지 않은 고기(자연적으로 0.75ng의 에스트로겐이 잔류함)와 비교했을 때, 호르몬 처리된 고기 3온스(약 85g)에는 에스트로겐이 약 0.5ng(100억분의 5그램) 더 많이 남아있을 수 있다. 참고로 같은 양의 계란에는 거의 100ng에 달하는 에스트로겐 화합물이 있고, 땅콩에는 15,000ng(오타 아님)이 넘는 식물성 에스트로겐(식물에 들어있는 에스트로겐 유사 화합물)이 있다.

더 중요한 사실은, 소에게 제공되는 호르몬이 경구 투여로 작동하지 않는다는 점이다. 소의 간은 이들 호르몬을 거의 완벽하게 분해하므로, 고기를 통해 호르몬을 섭취하려 해봐야 헛짓거리에 그칠 뿐이다. 사람에게 처방되는 성호르몬과 동화 호르몬은 주사로 놓아야 하며, 경구 투여로도 효과를 보려면 별도의 변형이 필요한데, 비싸고 복잡하다 보니 농장에서는 쓰지 않는다. 따라서 동물성 제품의 호르몬 수치는 낮을 뿐만 아니라 먹어서 효과가 나지도 않는다. 도핑 통제의 역사 속에서 (수행능력 향상 약물을 썼다는 사실을 숨기려고 축산업계를 비난하는 사람도 있기는 했지만) 동물성 제품을 먹은 탓에 호르몬제 양성 반응이 나온 선수가 단 한 명도 없다는 사실만 봐도 알 수 있다.

두부에는 3온스당 1,500만ng 이상의 식물성 에스트로겐이 들어있다. 콩을 적당히 먹는 정도로는 문제가 생길 가능성이 없지만, (매일 한 번 이상) 매우 많은 양의 콩을 꾸준히 먹으면 에스트로겐 활성이 성별과 관계없이 더 높아질 수 있다. 이것도 보통은 무해하지만, 극단적인 경우 체성분에 약간의 영향을 미칠 수 있다. 다량의 콩을 평생에 걸쳐 섭취하면 (특히 여성의) 생식 능력이 영향을 받을 수 있다는 근거도 있고, 두유 기반의 분유는 위험성이 입증되지 않았으나 아직 더 많은 검증이 필요하다.

적당히 먹는 콩 제품이 건강과 체성분과 수행능력에 악영향을 미치지 않으리라는 점은 거의 확실하다. 사실 콩은 뼈 건강의 개선, 일부 암의 예방, 심장 건강의 개선과도 연관되어 있다. 연구에 따르면 일일 단백질 섭취량의 20% 미만(체중 150파운드 기준 콩단백 25g)에 해당하는 콩 섭취에서는 부작용이 관찰되지 않았지만, 섭취량이 더 많은 상황에 관한 연구는 아직 미진하다. 어떤 연구에서는 방금 이야기한 양의 2~4배를 섭취하면 성인의 건강에 이로울 수 있다는 결과를 내기도 했다. 당신이 비건이고 비동물성 단백질로 일일 영양 섭취량을 채우고 있다면, 연구를 통해 콩 제품의 적절한 섭취량 범위가 확실히 밝혀지기 전까지는 콩과 함께 진균단백질 같은 다른 단백질 식품을 함께 섭취하는 편이 나을 것이다. 물론 하루에 콩을 몇 접시 더 먹는 정도라면 이득이 손해를 상회할 가능성이 크다.

식품 속 항생제

농장에서 동물의 건강을 유지하려면 항생제를 써야 한다. 농장의 규모가 크고 사육두수가 많을수록 항생제의 사용은 빈번해진다. 그간 너무 많은 항생제를 쓴 탓에 농장은 이제 항생제 내성균의 가장 큰 온상이 되어버렸다. 이는 장기적으로 환경과 건강에 심각한 문제이며, 해결을 위한 조치가 진행 중에 있다.

항생제 내성의 발전은 심각한 문제이지만, 육류 자체에 남아있는 항생제는 신경 쓰지 않아도 된다. 규제 기관은 항생제가 미량이라도 남아있는 고기를 시중에 내놓지 못하게 막는다. 도축을 앞둔 동물은 항생제가 몸에서 완전히 씻겨나갈 수 있도록 일정한 시간을 항생제 없이 지내게 되어 있다. 항생제 효과에 대한 범세계적 우려의 측면에서 항생제 처리를 하지 않은 동물성 식품을 구입하는 것도 일리는 있지만, 그런 제품을 먹는다고 해서 내 몸에 들어오는 항생제가 더 줄지는 않는다.

과학을 바탕으로 더 건강한 동물성 제품을 구매하려는 분도 있을 테다. 현재까지의 근거로 미루어보면, 풀을 먹인 동물이 곡물을 먹인 동물보다 오메가-3 지방 함량이 높으므로, 약간이지만 확실히 건강에 유리하다.

식품 속 화학물질

정의만 놓고 보면 과일과 채소를 비롯하여 우리가 먹는 모든 음식은 화학적으로 결합된 물질로 이루어져 있으므로, 화학물질을 안 먹기란 불가능하다. 그러니 이 주장의 실질적인 요지는 인공 화학물질이 나쁘다는 것일 테다.

식품에 첨가된 인공 화학물질이 식품을 덜 건강하게 만들거나 체성분을 나쁘게 만든다는 주장이 사실로 밝혀지는 경우도 있다. 예컨대 패스트푸드와 제과류의 유통기한을 연장하기 위해 첨가되는 트랜스지방은 건강에 해로운 것으로 밝혀졌다. 하지만 식품에 들어있는 천연 성분 중에도 매우 해로운 것들이 많다. 가령 시안화수소는 생 카사바, 대나무, 체리씨나 살구씨에 들어있는 맹독성 화학물질이다. 독극물에 대한 반응은 섭취량과 개개인의 민감도에 따라 달라진다.

IARCInternational Agency for Research on Cancer(국제 암 연구소)에서는 물질의 발암성을 평가하여 정하며, 사람에게서 암 발생 가능성이 높아질 가능성이 가장 높은 물질을 1군 발암물질로 분류한다. 현재 1군 발암물질로 등재된 100가지 이상의 물질 중 절반 이상은 천연 물질이다. 사실, 우리가 섭취하는 대부분의 발암 물질은 식물이 스스로를 방어할 목적으로 만들었을 것으로 추정되는 천연 식물 화합물이다. 식물 섭취를 피해야 한다는 말이 아니라, 천연 화합물이 인공 화합물보다 반드시 더 안전하거나 건강하다고만 볼 수 없다는 뜻에서 하는 말이다. 인류는 천연식품에 들어있는 화합물보다 식품 첨가물이 건강에 미치는 영향을 더 잘 알고 있는 만큼, 음식 속 인공 화학물질을 배척하면서 사는 것은 합리적이라고 보기 어렵다. 천연물이든 인공물이든 간에, 안전성에 관한 과학적 자료로 판단하는 것이 훨씬 합리적이다.

인공 감미료

인공 감미료는 단맛을 내지만 칼로리가 (거의) 없는 화합물이다. 이 때문에 기술적으로 비영양 감미료라고 불리는 이들 제품은, 칼로리 없이 달콤한 맛을 낸다는 직관적인 매력을 지니고 있다. SNS를 돌다 보면 인공 감미료가 위험하다고 떠드는 계정이 많지만, 모두 헛소리에 불과하다.

(흔히 악마처럼 묘사되는 감미료인) 아스파탐은 90개국 이상의 독립적인 의료 관리 기관에서 안전성이 입증되었다. 세계 최고의 의약품 안전 위원회가 거의 만장일치로 안전성을 인정한 것이다. FDA는 아스파탐에 대해 '지금까지 FDA가 승인한 식품 첨가물 중 가장 철저한 검증과 연구를 거친 것 중 하나'라고 공언했다. 수크랄로스, 아세설팜칼륨, 사카린 등 다른 모든 주요 인공 감미료 또한 상황은 거의 같다. 무칼로리 감미료를 많이 섭취한다 해도 건강에는 미미한 위험조차 생기지 않는다. 안전한 양은 감미료마다 조금씩 다른데, 수크랄로스를 예로 들자면 FDA에서는 최대 안전 용량에 대해 '효과가 나타나지 않는 양은 일일 500mg/kg*로, 100배의 안전 계수를 적용한 바 본 기관은 수크랄로스의 ADI(일일 섭취 허용량)를 일일 5mg/kg로 정한다. 이 ADI 추정치는 수크랄로스 EDI(일일 예상 섭취량)의 90백분위인 일일 1.6mg/kg를 크게 상회한다.'라고 명시하고 있다.

저 말을 알아듣기 쉽게 고치기 전에 확실히 짚고 넘어가자. FDA에서는 건강에 나쁜 영향이 나타나지 않는 양의 수크랄로스를 확인한 다음 이를 100으로 나누었다. 따라서 최대 권장 섭취량의 100배까지 먹어도 건강에 나쁜 영향이 나타나지 않는다. 체중이 150파운드인 사람의 수크랄로스 최대 권장 섭취량은 하루에 약 338mg(스플렌다 스위트너 기준 56티스푼)이다. 저 정도 양을 하루에 먹을 수 있는 사람은 거의 없고, 매일 저렇게 먹기는 더더욱 힘들다. 게다가 저 말은 33,800mg(스플렌다 스위트너 기준 5,600티스푼 이상)을 섭취했을 때 건강에 나쁜 영향이 나타나면 안 된다는 뜻인데, 저만한 양을 쉽게 먹어치울 수 있는 사람은 아마 단 한 명도 없을 것이다. 심지어 아스파탐은 최대 권장 섭취량이 더 높다. 스플렌다 스위트너 56티스푼만큼의 감미료를 다이어트 콜라 같은 제로칼로리 탄산음료로 섭취하려면 하루에 20캔은 마셔야 한다. 요컨대 인공 감미료를 건강에 어떤 식으로든 해를 끼칠 만큼 섭취하기란 매우 어렵다. 이 결론은 세포와 동물과 인간을 대상으로 한 연구를 통해 나온 것이다.

그렇다면 래트(실험용 시궁쥐)를 대상으로 한 암 연구는 어떻게 나온 것일까? 사카린의 공포는 고용량의 사카린이 래트에게 방광암을 유발한다는 결론을 내린 1970년대의 연구에서 시작되었다. 퍽 무섭긴 하지만, 2000년대 초반 무렵 사카린에 대한 이러한 반응이 래트에게만 나타나는 것으로 인간에게 기계적으로 갖다 붙이면 안 된다는 결론이 나왔다. 비슷한 사례로 비타민 C가 마우스와 래트에서 종양 성장을 촉진하지만 인간에서는 종양 성장 효과가 없는 것을 들 수 있다. 설치류 연구를 통한 인공 감미료의 발암성 이슈는 유럽 라마치니 종양 환경 과학 재단에서 출간한 일군의 연구(이하 라마니치 연구)로 인해 다시금 수면 위로 떠올랐다. 이들 연구에서는 낮은 수준의 아스파탐에 노출된 래트의 암 발병률이 높아졌다는 결론을 내렸다. 놀랄 수밖에 없는 일이었기에 독성학계의 다른 사람들은 더 많은 정보를 요구했는데, 이를 자세히 살펴보니 라마니치 연구에는 일반적으로 게재 거절 사유에 해당하는 수많은 오류가 가득했다. 수많은 오류 중에는 아스파탐 그룹에 늙은 래트를 쓰고 대조군에 어린 래트를 사용했다거나, 무작위 배정을 하지 않았다거나, 동물에게 잠재적으로 암을 일으킬 수 있는 생활 환경을 제공했다거나 하는 것들도 있었다. 미가공 데이터(분석 과정을 거치지 않은 실제 연구 결과)를 요청했지만 재단은 일부만 공개했다. 과학계에서는 용납할 수 없는 일이었다. 이 일화의 가장 큰 특징을 꼽으라면, 이 연구소에서 나온 결과가 다른 연구소에서 똑같이 나오지 않았다는 것을 들 수 있지 않을까.

그렇다. 이따금 몰매를 맞는 아스파탐조차도 합리적인 섭취량 정도라면 안전성이 거의 확실시된다. 그러나 제로 칼로리 감미료가 암을 유발하거나 건강에 심각한 피해를 입히지 않는다고 안심할 수는 있어도, 단점이 아예 없다고까지 하지는 않았다. 이들 감미료가 다이어트 중에 칼로리 없이 단맛을 즐기게 하는 좋은 수단은 될 수 있겠지만, 공복감까지 줄이지는 못한다. 진짜 설탕이 들어간 디저트를 먹으면 당 떨어지는 느낌도 없앨 수 있고, 동시에 공복감을 억제하는 칼로리까지 얻을 수 있다. 인공 감미료로는 정신적인 욕구만 채울 수 있을 뿐이다.

설탕을 인공 감미료로 대체한 직접 식단 통제 연구 결과를 보면, 설탕 대신 무설탕 감미료를 섭취하는 사람들의 지방과 체중이 줄어들었다는 결과가 거의 예외 없이 나온다. 반면 다이어트를 하는 사람들을 대상으로 한 횡단면 연구cross-sectional study

중에는 인공 감미료 섭취량과 비만이 연관되어 있다는 결론을 낸 것도 있다. 이 결과를 보고 무설탕 감미료가 비만을 유발한다고 이해하는 사람이 많지만, 상관관계와 인과관계를 착각하면 안 된다. 애당초 변인 통제가 더 엄격하게 이루어진 수많은 연구에서 인공 감미료를 통해 체중이 줄었음이 확인된 데다, 칼로리가 없는 감미료를 체중 증가의 원인으로 지목하는 것은 말이 안 된다. 과체중이면 체중 감량을 위해 다이어트를 할 가능성이 크고, 따라서 인공 감미료가 들어있는 다이어트 식품을 더 많이 섭취할 가능성이 크다 보니 저런 결과가 나왔을 테다. 비만 환자가 비만 수술을 받을 가능성이 더 크지만, 상관관계가 있다고 해서 비만 수술이 비만을 유발한다는 결론을 내릴 수는 없는 노릇이다.

통제 연구에서 지방 감량을 유발하지만 장기적으로 지방 축적을 일으킬 수 있는 어떠한 기전이 인공 감미료에 있다고 가정해볼 수는 있지만, 그 가정 덕분에 오히려 저 결론의 타당성은 떨어진다. 인공 감미료가 장내 세균에 약간의 영향을 미친다는 결론을 낸 연구도 아주 적게나마 있기는 하다(그러나 이러한 변화와 체중 증감 사이의 직접적인 연관성은 아직 확정되지 않았다). 장내 세균의 변화가 인간의 체중 증가로 이어진다는 것을 직접적으로 보여주는 연구가 없으므로, 이 주장은 현상을 설명하지 못한다. 감미료가 칼로리 없이 단맛을 내기 때문에 음식을 더 많이 먹게 만든다는 가설도 있다. 하지만 인간을 대상으로 한 연구에서 공복감의 상승은 보고된 바 없으니, 저 가설도 틀렸을 것이다. 인공 감미료 섭취로 인한 인슐린 분비는 유망한 원인으로 꼽혔지만, 여러 연구를 통해 인간에서는 아니라고 밝혀졌다.

감미료를 통해 합병증 없이 체중을 줄일 수 있다는 것이 직접 실험 연구에서 입증되었고, 이 결과가 기전을 바탕으로 예측한 내용과 일치하므로, 앞서 설명한 안전 용량 범위 안에서라면 감미료를 써도 좋다. 감미료는 분명 발암물질도 아니고, 어떻게 보나 위험한 물질도 아니다. 그러나 감미료는 만능열쇠가 아니다. 지방 감량에 쓸 수 있는 무기 중 하나에 불과한, 매우 제한된 도구일 뿐.

지방이 근육으로 바뀐다고

체중을 빠르게 불린 다음 이를 오래 유지할수록 '살이 단단해져서' 근육으로 바뀐다는 믿음은, 나온 지 한참 지난 지금까지도 여전히 놀랄 만큼 흔하게 퍼져 있다. 불행히도 이 주장은 완전히 틀려먹었다. 근성장을 촉진하려면 고열량 상태에 있어야 한다. 체중을 유지하고 있다는 말은 논리적으로 등칼로리 상태에 있다는 말이다. 이 상태에서 우리 몸이 여분의 지방을 속 편하게 근육으로 '전환'하는 과정 따위는 일어나지 않는다. 지방은 저칼로리 기간 동안 없어지지 않으면 그 자리에 그대로 남는다.

지방의 존재는 파티셔닝 비에 부정적인 영향을 미치므로 근육 증가 가능성은 줄어든다. 이런 식으로 근육을 키우는 것이 효율적이라면, 패스트푸드만으로 몇 주 동안 폭식한 다음 유지만 해도 새로운 근육을 얻을 수 있다는 소리다. 지방 축적 없이 최상의 속도로 근육을 붙이려면 논리적 계산과 자제력과 상당한 인내심을 바탕으로 체성분 변화와 수행능력 향상에 여러 가지 이로운 결과를 만드는 행동을 해야 하는데, 이게 대체 무슨 소리람.

착즙

영단어로 '착즙'을 뜻하는 'juicing'은 속어로 아나볼릭 스테로이드를 비롯한 수행능력 향상 물질을 쓴다는 뜻을 가지고 있지만, 여기서는 그 뜻이 아니라 건강과 피트니스에서의 효과를 기대하며 채소와 과일의 즙을 짜내서 마시는 행위를 가리킨다. 착즙 신봉론자들이 비가공 천연식품 다이어트의 신봉론자인 동시에 설탕 배척론자들이라는 사실은 참 아이러니하다. 이들은 착즙 자체가 과일을 당지수가 더 높은 과즙으로 '가공'하는 수단이라는 사실을 잊은 것 같다.

다이어트 산업에서 착즙은 매우 인기 있는 행위로, 뭔가를 섞거나 즙을 짜내는 영상과 사진은 광고에서 건강이나 피트니스와 거의 동일한 개념으로 쓰인다. 신선한 즙에는 미량영양소가 많이 들어있지만, 즙을 내면 과일과 채소의 섬유질이 전부 없어진다. 과일과 채소가 건강에 좋은 이유 중 하나가 바로 풍부한 섬유질 때문인데, 착즙 과정에서 섬유질이 없어지면 건강상의 이점도 사라지고 부피도 줄어 공복감 감소 효과가 떨어진다. 대부분의 경우 착즙보다 과일과 채소를 통째로 먹는 것이 더 건강하고 바람직하다. 예외가 있다면 고칼로리 다이어트일 테다. 액체 형태의 음식은 칼로리 섭취를 더 쉽게 만들어주므로, 채소와 과일을 통째로 먹었을 때의 포만감은 줄이고 미량영양소와 칼로리는 더 많이 섭취하게 해 준다. 과일을 갈면 천천히 소화되는 특성이 비교적 많이 유지되므로, 스무디를 만들 때 과일을 갈아 넣는 정도는 괜찮다.

갈증인가 허기인가

다량의 수분을 빠르게 마시면 실제로 위가 늘어나 공복감이 줄어든다는 점에서 이 주장이 새빨간 거짓말이라고까지는 못 하겠다. 다만 이 경우 몸은 물이 가득 차 있는 것을 음식이 가득 차 있는 것으로 착각하고 있을 뿐, 갈증을 공복감으로 착각하는 것이 아니다. 사람들이 물 한 잔으로 해결할 수 있을 갈증을 굶주림으로 착각하여 과식을 한다는 근거는 없고, 진화적으로 봐도 그토록 중요한 감각이 쉽게 혼란에 빠질 가능성은 낮다.

물에 미친 사람들

2000년대 중반에 인기의 정점에 다다른 이래로 수분 섭취에 집착하는 사람들은 줄어들 기미가 보이지 않는다. 우리 몸의 갈증 반응은 건강에 위협이 생기기 훨씬 전부터 물을 마셔야 한다는 사실을 매우 선명하게 알려준다. 활동이 빠르게 시작되고 땀을 많이 흘려야 하는 일부 특수 상황에서라면야 갈증이 (수행능력에 유의미한 영향을 미칠 만큼의) 탈수가 일어난 다음에야 찾아올 수 있다. 무더위 속에서 활동해야 한다면 물을 미리 마셔두는 것이 좋겠지만, 이런 상황이 늘상 있는 것은 아니다. 그저 갈증이 날 때마다 물을 마시고 소변이 옅은 노란색인지 확인할 수만 있다면 수분 섭취를 필요한 만큼 하고 있다고 봐도 된다.

약을 끊기 위한 다이어트

특히 과체중인 사람의 지방 · 체중 감량 다이어트에는 체중 감량과 체성분 개선과 함께 건강의 극적인 개선이 이루어진다는 이점이 있다. 때로는 이전에 처방받던 약을 더 이상 먹지 않아도 될 만큼 건강이 크게 좋아지는 경우도 있다. 가령 혈압약을 먹던 사람이 1년 동안 지방을 40파운드 걷어낸 뒤에는 약의 용량을 줄이거나 완전히 끊는 경우가 있을 수 있다. 하지만 모두가 그렇게 될 수는 없으므로, 반드시 의사의 지시를 따라야 한다. 약물 치료가 필요한 질환 중에는 지방을 걷어내거나 체력을 높여도 해결되지 않는 것들이 있다. 좋아지는 사람도 있겠지만 좋아지지 않는 사람도 있는 법이다. 건강 증진을 목표로 하는 다이어트는 당연히 좋지만, 약을 끊을 목적으로 하는 다이어트는 현실성이 떨어진다. 약을 끊어도 되는지, 끊어도 좋다면 언제 끊어야 하는지는 의사가 판단할 일이다. 건강을 위한 다이어트의 핵심은 원칙적으로 약을 끊는 것이 아니라 건강해지는 것이다.

물만 먹어도 살이 찐다

다이어트 커뮤니티를 보면 적게 먹었는데도 살이 안 빠진다는 소리를 하는 사람들을 심심찮게 만나볼 수 있다. 일단 할 말은 하고 넘어가겠다. 열역학 제1법칙(에너지 보존법칙)이 언제 사라지기라도 했다는 말인가? 칼로리 결핍 상태에서 조직의 양을 늘릴 수 있는 방법은 없다. 하지만 사람들이 대체 왜 이런 오해를 하는지 알아보는 것은 나쁘지 않을 테다.

다이어트 이후의 반발성 증량

'저칼로리 다이어트를 했는데 살이 쪘다'는 말을 다이어트를 끝낸 뒤의 반발성 체중 증가 효과로 살이 쪘다는 뜻으로 하는 사람들이 더러 있다. 다이어트 직후에 섭취한 칼로리의 양이 다이어트 이전의 평균 섭취량보다 높지 않을 수는 있겠지만, 다이어트를 끝내는 시점이 되면 대사와 NEAT가 저하되고 다이어트로 인해 호르몬에 변화가 오므로 칼로리를 적게 섭취했음에도 흑자가 난다. 이 시점에서는 칼로리 흑자가 매우 적게 느껴질 수도 있겠지만, 그럼에도 체중 증가를 일으킨 것이 칼로리 흑자라는 점은 달라지지 않는다. 살을 찌운 원인은 문자 그대로 다이어트 이후의 과도한 음식 섭취이지만, 이 상황을 만든 것은 다이어트 기간의 과도한 칼로리 적자이다. 이 현상은 열역학적 미스터리가 아니라, 매일매일의 칼로리 적자와 다이어트 지속 기간을 적정선에 맞추고 다이어트가 끝난 뒤 유지를 어떻게 할지 계획을 세워야 한다는 것을 뒷받침할 뿐이다.

다이어트 피로와 물 무게

저칼로리 다이어트에서는 다이어트로 인한 피로가 커진다. 이 피로는 코르티솔 같은 스트레스 호르몬의 만성적인 발현량 증가를 동반한다. 대량의 칼로리 결핍이 장기간 유지되면, 이들 호르몬을 비롯한 여러 가지 요인은 우리 몸에는 정상치 이상의 수분을 남기는 원인이 될 수 있다.

때로는 물이 너무 많아서 몇 주 동안 체중계의 바늘이 움직이지 않을 때도 있다. 저칼로리 다이어트를 끝내고 짠 음식을 먹으면 체중이 여기서 더 늘어날 수 있는데, 적게 먹었는데도 살이 쪘다는 사람들의 주장은 이런 맥락에서 이해할 수 있을 것이다. 어떻게 보면 체중이 늘었다고 할 수야 있겠지만, 늘어난 것은 조직의 무게가 아니라 물 무게일 뿐이다. 다이어트를 끝내면서 현명하게 유지 단계로 진입한다면, 이렇게 늘어난 물 무게는 며칠에서 몇 주 사이에 전부 사라질 것이며, 그때쯤에는 다이어트를 하고 있을 때보다 체중이 더 줄어 있을 것이다. 이 때문에 칼로리 증가가 체중 감소를 유발했다는 착각이 생겨날 수 있으며, 나아가 칼로리와 조직 변화 간의 관계를 틀리게 받아들이는 경향이 심해질 수 있다.

칼로리 누락

사람들은 자신이 섭취하는 칼로리를 평균적으로 실제보다 적게 기록한다. 칼로리를 적게 기록하기만 하는 것도 모자라, 식사와 식사 사이에 먹은 과자와 간식을 누락하는 일도 허다하다. 하루에 900kcal만 먹는데도 계속 살이 찐다는 사람은 계산을 제대로 하고 있지 않을 가능성이 크다.

활동량 과대평가

칼로리를 빼먹는 것과 마찬가지로 사람들은 활동량을 과대평가할 때가 많다. 평범한 사람이라면 일상 활동에서 운동에 이르는 모든 활동을 실제보다 더 많이 한다고 생각할 것이다. 유산소 기구를 비롯해 칼로리 소모량이 나오는 장비의 숫자는 실제보다 큰 경우가 많으므로, 실제 일일 칼로리 소비량을 더 정확히 측정하려면 체중 변화를 관찰하는 것이 좋다.

칼로리 소비량 변화

(강도가 너무 높거나 너무 오래 실시한) 저칼로리 다이어트에서는 NEAT 저하, 호르몬 변화, 대사량 저하로 인해 일일 칼로리 필요량이 줄어든다. 다이어트에서 온 피로에 절여져 있다 보니 운동에서의 출력마저도 떨어질 것이다. 이 현상이 칼로리 누락과 합쳐지면 칼로리에 적자가 난다는 주관적인 느낌과 달리 실제로는 칼로리 흑자로 인해 체중 증가라는 결과를 맞이할 가능성이 크다. 흑자가 적자처럼 느껴진다면 지방 감량 다이어트를 한동안 미루고 쉬어야 하는 순간이 찾아온 것일지도 모른다.

다이어트와 폭식의 반복

다이어트와 폭식의 반복은 너무 흔한 현상이다. 몇 달 동안 열심히 다이어트를 해서 체중을 줄여 놓고 유지와 휴식에는 실패하는 것이다. 이들은 유지와 휴식에 공을 들이는 대신 스스로를 극한까지 몰아붙인다. 다이어트의 피로가 쌓이고 지방이 느리게 줄어들고 물 무게가 늘어난 탓에 체중계의 숫자는 바뀌지 않는다. 계속된 음식 제한으로 공복감에 시달리는데 체중계의 숫자가 그대로라면 좌절하는 것도 당연하다. 그렇게 규칙을 깨고 폭식을 하며 일주일 남짓을 보내는 사이, 칼로리 흑자와 대사량의 저하와 낮은 NEAT 때문에 조직의 무게가 늘고, 먹어치운 음식에 들어있던 소금과 탄수화물 덕분에 물 무게 또한 크게 늘어나므로 체중은 급격히 불어난다. 후회를 연료로 삼아 마음의 불을 새롭게 지핀 이들은 다시금 다이어트에 뛰어든다. 폭식 기간이 짧아 다이어트의 피로가 제대로 풀리지 않은 탓에 다이어트의 피로도는 그 어느 때보다 높고, 체중 감량은 다이어트를 재개한 지 얼마 되지 않아 멈춘다. 좌절감이 치솟고, 다시 폭식을 하고, 그렇게 악순환이 이어진다. 몇 주 동안 힘겨운 다이어트를 하며 체중 감량은커녕 폭식을 너무 많이 한 나머지 체중이 불기라도 한다면, 그간의 고통은 생산적이지도 않고 동기가 되지도 않는다. 이 상황은 또한 '적게' 먹어서 살이 쪘다는 잘못된 결론을 유도하기도 하지만, 실제로는 칼로리 소모가 줄어든 상태에서 폭식을 했기 때문에 살이 찐 것이다.

이 악순환에서 벗어나려면 저칼로리 다이어트를 일시적으로 중단해야 한다. 유지 단계에서 식사에 신경을 쓰면 몸도 튼튼해지고 유산소 체력도 좋아질 뿐만 아니라, 지금까지 몇 달 동안 이어진 요요 다이어트에서 몸과 마음을 치유할 시간을 벌 수 있다. (아마 몇 년에 걸친 요요 다이어트로 인해) 다이어트 과정에서 유독 지친 분들은 다이어트 계획을 아예 처음부터 다시 짜는 것도 염두에 두어야 한다. 쉬는 동안에는 삼대영양소와 칼로리 계산과 추적에서 벗어나 먹고 싶은 것들을 먹어도 괜찮다. 그렇게 몇 달 쉬다가 천천히 다이어트로 복귀한다. 언젠가는 저칼로리 다이어트를 다시 할 수 있을 테지만, 주당 감량 속도를 0.5~1% 이하로 하여 12주 이하로만 실시해야 한다. 요요 다이어트의 늪에 빠져본 적이 있다면 감량 속도를 낮추고 지속 기간을 줄인 다이어트부터 시작하는 편이 좋다. 이번 감량이 끝나면 회복을 위해 적당히 긴 유지 단계로 넘어가는 식으로 감량과 유지를 반복하며 다이어트를 이어나갈 수 있을 것이다.

마이너스 칼로리

안에 들어있는 칼로리보다 씹고 소화하는 데 드는 칼로리가 많은 음식이 있다는 주장이 있다. 즉, 이러한 음식만 먹으면 칼로리 적자를 키울 수 있다는 뜻이다. 슬프게도 그런 음식 따위는 없다.

공허한 칼로리

공허한 칼로리empty calorie라는 용어는 일반적으로 미량영양소가 부족한 식품을 가리킨다. 이러한 음식이 무조건 나쁘다는 생각은 잘못된 믿음에서 나온다. 미량영양소가 전혀 없는 음식만으로 칼로리를 섭취하면 건강에 매우 해로울 테지만, '공허한 칼로리' 식품도 건강한 식단에서 나름의 역할을 한다. 가령 운동 중에 마시는 게토레이는 '공허한 칼로리'에 들어가지만, 피트니스 계발에서 다른 음식이 줄 수 없는 이득을 줄 수 있다.

슈퍼푸드

슈퍼푸드는 건강에 큰 영향을 미칠 수 있는 여러 가지 영양소가 매우 풍부하게 들어있는 것으로 알려져 있다. 평균보다 영양소가 정말로 많이 들어있는 음식이 있는 것은 사실이다. 색이 밝은 과일과 색이 진한 채소는 아마 상위권에 있을 테고, 통계란 또한 영양 밀도가 높은 식품으로 분류될 것이다. 그러나 영양 밀도가 높다고 항상 좋은 것은 아니다. 지용성 비타민만 해도 그렇다. 이들은 체지방으로 쌓일 수도 있고, 만성적으로 과잉 복용하면 건강에 문제를 일으킬 수 있다. '슈퍼푸드'를 위험할 정도로 많이 먹을 일은 거의 없을 테지만, 그 이점은 크게 과장되어 있다. (서구 세계에서는 식사가 아무리 형편없어도 잘 발생하지 않는) 특정 영양소의 결핍이 있지 않다면, 영양 밀도가 높은 음식을 꼭 먹을 필요는 없다. 건강한 식품을 정상적으로 다양하게 섭취하면 필요한 만큼의 미량영양소를 섭취할 수 있을 것이며, 그보다 많이 먹어 봐야 득이 되지는 않는다.

콜레스테롤

아니라고 떠드는 사람들이 있기는 하지만, (병원에서 검사를 통해 얻은) 혈청 콜레스테롤 수치는 건강과 실질적인 상관관계가 있다. ('나쁜' 콜레스테롤인) LDL이 낮고 ('좋은' 콜레스테롤인) HDL이 높을수록 나중에 심혈관 질환으로 고통받을 확률이 줄어든다. 지방을 걷어내고 활동량을 늘리고 건강하게 먹는 것이야말로 이 수치를 바꾸기 위한 최고의 방법이다. 그러면 음식에 들어있는 식이 콜레스테롤은 대체 어떤 콜레스테롤일까? 어쨌거나 대다수 동물성 식품에는 콜레스테롤이 어느 정도 들어있지 않은가. 1980년대에는 식이 콜레스테롤을 섭취하면 나쁜 콜레스테롤 수치가 높아진다는 종교적인 믿음이 (별다른 근거도 없이) 존재했다. 그 이후로 연구가 거듭되었지만, 해산물로 다량의 식이 콜레스테롤을 섭취한 사람의 혈청 콜레스테롤 수치가 높아진다는 결과는 나오지 않았다. 콜레스테롤 섭취에 관한 자료를 더 자세히 검토한 결과, 칼로리 과잉은 나쁜 콜레스테롤과 확실한 연관성을 지니고 있었고, 포화지방 과잉은 그보다 덜하긴 했으나 여전히 나쁜 콜레스테롤과 확실한 상관관계를 보였다.

포화지방과 칼로리를 제외하고 보정하자, 식이 콜레스테롤과 혈청 콜레스테롤 수치의 관계는 매우 약한 것으로 드러났다. 콜레스테롤 수치가 매우 높으면 식이 콜레스테롤 섭취량을 줄여야 할 수도 있지만, 혈청 콜레스테롤 수치가 좋다면 식이 콜레스테롤 섭취를 걱정할 이유는 일반적으로 없다.

다이어트 스타일과 전략

비건 채식과 건강 원리주의

비건 채식은 건강하게 먹고 수행능력을 높이는 수많은 방법 중 하나로, 여기에는 동물의 고통을 줄이려는 훌륭한 의도가 더해져 있다. 그러나 건강을 위한다면 무조건 비건이 되어야 한다는 생각은 틀렸다. 비건이든 아니든 동물성 식품이 본질적으로 건강에 해롭다고 여기는 사람은 많다. 이들 중에는 비건의 삶을 살 의지나 여건이 안 된다는 이유로 건강한 식생활마저 함께 포기하는 사람도 있다. 적절한 보충과 예방책을 갖춘 비건식을 꾸준히 하면 건강에 좋은 결과를 얻을 수 있지만, 채소와 과일과 곡물과 단일불포화지방산이 들어간 비가공식품을 주로 먹는다면 동물성 제품이 들어간 식단에서도 비슷한 결과를 얻을 수 있다. 칼로리, 음식의 구성, 삼대영양소가 건강한 범위에 있다면, 동식물을 다양하게 먹는 것이 건강에 도움이 된다.

수행능력 측면에서 보면, 비건은 근육을 키우거나 특정 스포츠에서 최고 수준의 수행능력을 내기가 다소 어려울 수 있다. 식단을 적절히 짜고 보충제를 적절히 섭취하면 이 난관은 대부분 해소된다. 비가공식품을 중심으로 잘 설계한 식단의 관점에서 지방은 대부분 식물성 식품에서 얻고 단백질은 대부분 지방이 적은 동물성 식품에서 얻는 것이 가장 쉽게 건강과 피트니스의 결과를 극대화하는 방법일 수는 있지만, 쉬운 선택을 위해 반드시 비건을 포기할 필요는 없다. 동물의 고통에 관심이 있는 분이라면 세심한 보충과 식단 설계를 대가로 지불할 용의가 있을 테니까.

환경적 · 윤리적 이유로 비건이 되기로 결심했다면, 건강이나 피트니스가 저절로 개선되지 않는다는 사실과 함께 최상의 성과를 얻기 위해 더 많은 노력이 필요하다는 사실을 알아야 한다. 식품 산업은 이제 높아지는 비건주의의 인기에 편승하여 수많은 정크 푸드를 양산하고 있다. 요즘처럼 비건이 되기 쉬운 시절도 없지만, 음식은 예나 지금이나 끔찍하다. 진균단백질(동물성 단백질처럼 소화 · 흡수되는 균류 기반 완전 단백질)이나 영양 효모(흡수가 잘 되는 또 다른 비건식 완전 단백질) 같은 제품은 이러한 식품 산업의 한 줄기 빛이다. 또한 (동물이 아니라 균류에서 추출한 비타민 D3 같은) 비건용 보조제도 존재한다. 건강을 망치는 비건이 되기도 쉬운 시절이지만, 건강하고 단단한 비건이 되기도 쉬운 시절인 셈이다.

늘씬하고 잘 뛰는 근육질 몸매를 갖추려면 고기를 반드시 먹어야 한다는 입장을 취하는 쪽도 있는데, 이는 높아진 비건 채식의 인기에 대한 반작용으로 보인다. 비건 채식을 하면서도 동물성 제품이 들어간 식단에서와 마찬가지로 늘씬해질 수는 있는 것은 당연하지만, 수행능력이나 근성장 측면에서는 약간 애매한 부분이 있다. 현재로서는 비건이 적절한 보충제를 활용했을 때 근성장과 수행능력의 향상이 동물성 제품이 들어간 식단에서와 똑같다고 단정하기 어렵다. 비건 식단에서도 이러한 잠재력을 극대화할 수는 있지만 훨씬 어렵다는 것이 현시점에서 우리 팀이 내놓을 수 있는 최선의 추측이다. 이제 핵심만 추려보자. 환경과 동물 복지와 건강 때문에 비건이 되겠다면 합리적이고 훌륭한 생각을 한 것이다. 동물성 제품을 먹지 않아야만 건강해지고 수행능력을 높일 수 있다는 생각은 사실과 전혀 다르다. 영양학적으로 최적화된 비건식을 꾸준히 유지하는 일은 어렵기 때문에, 근성장의 잠재력은 이론적인 한계보다 현실적인 한계 때문에 최대치보다 약간 떨어질 수 있다.

단백질 섭취와 과도한 우려

단백질 과잉 섭취의 위험성에 관하여 현재 인기를 얻고 있는 주장은 크게 세 가지 정도이다. 최소 섭취량(일일 체중 1파운드당 0.3g 이상) 이상의 단백질 섭취가 신장에 좋지 않다는 주장은 그중 하나다. 3장에서도 이야기했듯, 건강한 사람의 단백질 섭취에 관한 연구를 보면 (일일 체중 1파운드당 2g 정도로) 엄청난 양의 단백질을 몇 달씩 먹어도 신장에 아무런 파괴적 영향도 일어나지 않는다는 것이 분명해진다. 역학 연구 자료를 봐도 건강한 사람의 신장에 부정적인 영향을 미친다는 징후는 발견되지 않는다.

고기가 암을 비롯한 여러 가지 질병의 원인이 된다는 믿음은 『무엇을 먹을 것인가The China Study』 같은 책을 읽었기 때문에 생겼을 수도 있는데, 이 책의 원제가 이름을 빌려온 '중국 연구China-Cornell-Oxford Project' 자체는 그 방대한 자료를 분석했을 때 식물 단백질과 암 간의 상관관계가 고기와 암 간의 상관관계보다 더 높다는 사실이 드러난다. 물론 상관관계는 인과관계가 아니므로 이들 데이터를 가지고 식물 단백질이 암을 유발한다는 결론을 내는 것은 논리적이지 않다. 이 책에 인용한 동물 연구들 또한 문제가 많기는 매한가지다. 이 연구에서는 카제인을 먹인 쥐에서 종양 성장이 늘어나는 것이 관찰되었지만, (같은 연구의 다른 그룹과 마찬가지로) 이 쥐들은 생명을 위협할 만큼의 종양 성장 인자를 투여받고 있었다. 종양의 크기가 더 작았던 비(非) 카제인 그룹의 쥐들도 똑같이 죽어가고 있었던 것이다. 따라서 카제인이 암을 유발한다는 결론은 카제인 그룹의 쥐에서 생겨난 종양이 아직 쥐를 죽이지 않은 시점에서만 사실인 셈이다. 원숭이를 대상으로 종양 유발 독소를 합리적인 양만 사용한 후속 연구에서는 저단백질 그룹보다 카제인 단백질을 섭취한 그룹에서 암을 예방할 수 있다는 결론이 나왔다.

단백질 섭취량이 많으면 수명이 아주 약간 줄어들 수 있다는 연구도 일부 있지만, 이 결과는 높은 수준의 운동에서도 똑같이 나타난다. 피트니스 활동은 일반적으로 수명을 아주 약간 줄이는 것으로 보이지만, 단 음식은 그보다 확실하게 더 많이 수명을 줄인다. 설상가상으로 중년에는 낮은 단백질 섭취가 약간의 수명 증가와 연관되어 있지만, 노년에는 높은 단백질 섭취가 수명 증가와 연관되어 있다. 요컨대 단백질을 많이 섭취한다고 해서 딱히 건강에 해롭지는 않으며, 수명을 어떻게든 늘리려고 하는 상황에서나 약간의 부정적인 영향을 맞닥뜨릴 수 있다.

단백질과 관련한 주장은 이밖에도 많은데, 그중에는 운동선수가 이 책에서 '건강을 위한 최소 섭취량'이라고 밝힌 것보다 훨씬 적은 양의 단백질만 먹어도 충분하다는 주장도 있었다. 이러한 시각은 주류 임상 영양학에서마저도 1990년대까지 흔하게 있어 왔다. 오늘날 수행능력과 체성분에 단백질이 미치는 이로운 효과에 관한 연구는 방대하고 포괄적으로 선명해지고 있다.

케토제닉/무탄수화물 다이어트

이들이 탄수화물을 반대하는 이유는 크게 세 가지로 압축할 수 있다. 첫째는 탄수화물 자체, 둘째는 그중에서도 당분, 셋째는 이 둘의 모든 부정적 영향을 일으킨다고 추정되는 호르몬인 인슐린이다.

탄수화물

무탄수화물 다이어트에서는 탄수화물이 비만을 유발하는 특성이 유독 크고, 과도하게 섭취하면 당뇨병을 유발한다고 주장한다. 그러나 특별한 전환 과정 없이도 체지방으로 전환될 수 있는 지방이야말로 탄수화물보다 비만을 유발하기 쉽다. 당뇨병 측면에서도 탄수화물 자체가 미치는 영향은 매우 작으며, 오히려 다른 위험 요인이 훨씬 많은 영향을 미친다. 제2형 당뇨병 발병의 가장 큰 위험 요인은 유전이다. 다음으로 가장 중요한 요인은 체지방률로, 체중이라 받아들여도 대개 무방하다. 체지방률과 체중이 높을수록 당뇨병에 걸릴 확률은 높아진다. 세 번째 요인은 신체 활동 수준이다. 활동량이 많을수록 당뇨병에 걸릴 확률은 낮아진다. 이들 요인과 무관한 제2형 당뇨병 발병 확률은 5% 이하로, 식단의 탄수화물이 5% 중에 어느 정도쯤은 비중이 있을지도 모르겠다. 동물에게 제2형 당뇨병을 의도적으로 유발시키는 대다수 동물 연구에서 과학자들이 당뇨병을 유발하기 위해 동물에게 과잉 공급하는 것은 탄수화물이 아니라 지방이다. 당뇨병 발병 가능성을 낮출 목적으로 체지방률은 무시한 채 탄수화물을 끊고 운동을 하는 것은, 마치 근육을 키우겠답시고 크레아틴 섭취량만 늘리는 것과도 같다. 고칼로리 식단에서 다이어트의 주요 원칙들에 대한 조율도 하지 않고 훈련을 꾸준히 하지도 않으면서 크레아틴을 더 먹어봐야 큰 효과를 거둘 수는 없다. 마찬가지로 체지방률 감소와 신체 활동 없이 탄수화물 섭취만 줄인다고 해서 당뇨병 발병 가능성에 큰 차이가 나지는 않을 것이다. 이 책의 앞부분에서 저칼로리 식단에서 지방을 줄일 때보다 탄수화물을 줄일 때 근육이 덜 유지된다는 것을 확인한 만큼, 체지방률 개선이 목적이라면 저탄수화물 식단은 가장 효율적인 방법이라고 할 수 없다.

당분

탄수화물과 건강 악화에 대한 자료에서 탄수화물을 원인으로 지목할 만한 근거가 나오지 않았기 때문에, 탄수화물 반대론자들 중에는 당분에 화살을 돌리는 자들도 있다. 그렇게 하면 대중의 지지를 더 많이 얻을 수 있어서인데, 원래 거짓은 진실이 한 방울이라도 들어가 있어야 더 믿기 쉬워지는 법이다. 과도한 당분 섭취는 실제로 구강 건강의 위험 요인이며, 특정 위장 장애을 비롯한 일부 질환에서는 문제가 될 수 있다. 이것 말고는 당분이 무조건 건강에 해롭다고 말할 만한 명백한 증거가 없다. 과일만 해도 당분으로 가득 차 있지만, 지금까지 이루어진 수많은 연구에서 알 수 있듯, 과일은 건강의 개선과 직접적으로 연관되어 있다. 당분은 (도넛이나 캔디류 같은) 정크 푸드 디저트에 많이 들어있다. 이들 음식을 생각 없이 먹으면 계획에 없는 고칼로리 상태가 될 수 있으며, 섬유질과 미량영양소가 없고 당분만으로 과도한 칼로리를 쉽게 섭취할 수 있기 때문에, 여러 가지 조건을 생각해 보면 건강에 좋다고 할 수 없다.

인슐린

과일과 통곡물이 건강에 미치는 좋은 영향은 이제 재론의 여지가 없을 정도로 잘 확립되어 있다. 통곡물의 영양소는 혈류에 천천히 유입되므로 인슐린을 빠르게 치솟게 하지 않는다. 과일에는 인슐린 방출 효과가 매우 큰 포도당 성분도 들어있지만, 당지수가 매우 낮은 과당과 섬유질이 함께 들어있기 때문에 과일 자체의 당지수는 매우 낮다. 당지수가 높은 식품, 특히 소화 속도까지 빠른 식품은 인슐린의 급격한 상승을 유발하므로, 이러한 음식은 인슐린 상승의 유력한 용의자로 분류된다. 그러나 근거를 기반으로 살펴보면 이 주장에는 몇 가지 심각한 문제가 나타난다.

첫째, 지방 감소와 건강을 촉진하는 것으로 여러 차례 밝혀져 온 식품 중 저지방 우유나 그릭 요거트 등의 유제품을 비롯한 일부 식품은 인슐린 자극성이 매우 크다(즉, 다량의 인슐린 분비를 유발한다). 둘째, 고지방 식단의 인슐린 자극성은 (지방 섭취가 인슐린 분비를 유발하지 않기 때문에) 고탄수화물 식단보다 낮지만, 비만 유발성은 더 크다. 마지막으로, 인슐린 분비는 음식 섭취 이후의 반발성 식욕을 높인다는 가설이 있기는 했지만, 이 분야의 직접 연구에서는 인슐린 분비가 실질적으로 식후의 식욕을 낮춘다는 근거가 나오는 등 가설과 배치되는 결론이 나왔다.

탄수화물 섭취로 인해 발생할 수 있을 것으로 여겨지는 부작용이 탄수화물을 많이 먹는 사람들에게서 더 많이 일어나는지 확인해 보는 방법도 있는데, 자료를 살펴보면 그러한 부정적 결과와 탄수화물 간에는 강력한 상관관계가 없다. 또한 비건을 위시한 채식주의자가 일일 칼로리 섭취량의 최대 80%를 탄수화물에서 얻고, 그 탄수화물 중에 상당량이 당분일 때가 많음에도 불구하고 가장 건강하다는 것이 연구 자료에서 강력한 상관관계로 드러난다. 이들의 비만율은 단연 가장 낮고, 탄수화물을 평균 이상으로 섭취하고 있음에도 탄수화물로 인한 질병을 가지고 있다는 증거가 전혀 없다.

선수로서의 수행능력

수행능력에 탄수화물이 필요하지 않다는 주장은 많이 있어 왔다. (50마일 트레일 러닝 대회 같은) 울트라 지구력 대회 등 강도가 매우 낮고 지속시간이 매우 긴 스포츠 경기에서는 이러한 주장의 타당성이 높기는 하지만, 저런 상황에서조차 탄수화물을 섭취하면 평균 수행능력은 높아지는 경향이 있다. 탄수화물 섭취는 거의 모든 상황에서 예외 없이 수행능력 향상 효과가 있는 것으로 나타났다. 탄수화물 섭취량을 일정 수준 이하로 낮추면 수행능력의 저하가 확실하게 나타난다는 연구 결과들까지 같이 놓고 보면 결론이 한층 더 선명해진다.

저지방 식단과 비만의 창궐

1980년대와 1990년대에 미국 정부는 고탄수화물 저지방 식단을 적극 장려했다. 이는 현재까지도 음식 피라미드 그림에 반영된 채로 남아있다. 그렇게 수십 년에 걸친 장려 덕분에 비만은 실제로 증가했다. 덕분에 탄수화물이 비만을 일으켰다고 믿게 된 사람들이 많아졌지만, 정부의 실제 권고안과 사람들의 실제 실천 방식은 크게 다른 것이 밝혀졌다. 정부는 기본적으로 탄수화물 섭취량을 높게 가져가는 대신 지방 섭취량을 줄이라고 권고했지만, 이 시기에 살찐 이들 대다수는 이미 고탄수화물 고지방이었던 식단에 탄수화물을 더 얹었을 뿐이다. 당연히 탄수화물 섭취량이 하늘을 뚫고 치솟았을 테니, 이것이 아마 비만 증가의 큰 원인이 되었을 것이다. 요컨대 탄수화물을 먹으라는 말만 받아들이고 지방과 칼로리 총량을 줄이라는 말은 받아들이지 않은 것이다.

비만의 근본 원인은 활동량과 식단의 불일치로 인해 유발되는 만성 고열량 상태이다. 80~90년대에는 이러한 불일치에 영향을 미치는 요인들로 작업 환경의 기계화(로 인한 근무 시간 중의 활동량 감소), 1인당 수입 증대, 식품 단가 하락으로 인한 과식 가능성의 증대 등을 꼽을 수 있는데, 그중 가장 중요한 요인은 무엇보다도 싸고 맛있고 간편한 음식인 이른바 '정크 푸드'가 개발되어 대중의 인기를 얻게 된 것이다.

저지방 다이어트

식이 지방은 지난 20년 동안 악마 취급을 받았다. 정도의 차이만 있을 뿐 모든 질병이 식이 지방 때문에 발생하는 것 같았다. 지방이 많은 음식은 '살찌는' 음식으로 불렸고, 모두가 지방을 적게 먹을수록 좋다고 확신했다. '건강한 식사'라는 생각 자체로 인해 지방이 적당히 들어간 음식은 식탁에서 배제되었다. 그러나 식이 지방이 맞이한 이 암흑기에도 대중의 믿음과 근거 사이에는 불일치가 있었다. 지방 반대론자들이 들끓기 시작할 때조차 연구를 통해 매우 잘 밝혀진 예외가 있었으니, 바로 견과류였다. 당시에도 견과류에 지방 함량 수준이 매우 높다는 것은 잘 알려져 있었지만, 이들은 결코 비만이나 건강에 해로운 결과를 초래하지 않았다. 1990년대 초반과 그 이후를 지나오며 견과류가 실제로 건강에 상당히 좋다는 근거는 빠르게 쌓이기 시작했다.

식이 지방이 나쁘다는 생각과 견과류 사이의 부조화는 1990년대 지중해식 다이어트Mediterranean Diet가 인기를 얻는 발판이 되었다. 이 식단은 상대적으로 낮은 탄수화물 섭취량, 다량의 채소와 생선을 중심으로 다량의 견과류와 씨앗류와 올리브유 섭취를 특징으로 하는데, 후자의 식품들은 모두 매우 높은 지방 함량을 보인다. 지중해식 다이어트가 인기를 얻으면서 이 식단이 건강을 증진하는 특성이 어떠한 요소에서 비롯되는가를 밝히려는 연구 또한 늘어났다. 과학적 근거와 인기를 바탕으로 더 많은 지방 섭취를 권장하는 다이어트가 갑자기 세상에 나타난 것이다. 게다가 올리브유가 건강상의 새로운 이점과 연관되면서부터 지방 반대론자들은 '지방을 최소한으로만 먹어야 한다'에서 '포화지방을 최소한으로만 먹어야 한다'로 자신들의 교리를 바꾸기까지 했다. 이제는 모든 지방이 건강에 해롭다는 주장을 할 수조차 없게 된 것이다.

2000년대 초반까지만 해도 대중의 식문화는 불포화지방은 괜찮지만 포화지방은 건강에 해롭다는 주장을 잠정적으로 받아들이고 있었다. 진일보한 통계 기술을 활용하여 오래된 연구를 재분석하고 이를 다양한 식이 지방 공급원에 대한 새롭고 심도 깊은 연구에 통합하자, 흥미로운 경향이 나타났다. 설령 포화지방을 섭취하는 경우에도, 어떤 음식에서 그 지방을 섭취했는지가 중요한 것처럼 나타난 것이다. 가령 우유나 요거트를 비롯한 수많은 유제품에 들어있는 포화지방은 건강에 유익한 특성이 있는 것으로 나타났으며, 여러 리뷰 연구에서 무지방 유제품보다 전지방 유제품이 건강에 유익하다는 것이 확인되었다. 수십 년 동안 악마 취급을 받던 계란 노른자는 부분적으로나마 혐의를 벗었고, 풀을 먹여 키운 고기는 이전에 생각되었던 것보다 건강 위험과 상관관계가 높지 않은 것으로 나타났다.

포화지방 혁명 또한 다른 혁명들과 마찬가지로 한동안 선을 넘었다. 사람들은 베이컨이 건강에 좋다고 말했고, (포화지방인) 코코넛 오일을 거의 모든 음식에 넣었다. 보존처리된 고기와 그 안에 들어 있는 포화지방은 대량으로 섭취하면 건강에 해로울 수 있고, 코코넛 오일 또한 대량으로 섭취하면 건강에 해롭다는 것이 확인되었다. 최고의 근거들을 놓고 판단할 때, 오늘날 우리는 건강한 체중을 유지하려면 칼로리를 적절한 범위 내에서 유지하는 것이 가장 중요하다는 관점을 갖추어야 한다. 칼로리 섭취량이 같으면, 그 종류와 상관없이 거의 모든 지방의 잠재적 단점이 크게 줄어든다. 여기에 (건강 유지에 최소한으로 필요한) 단백질과 탄수화물을 충분히 섭취하면 고지방 섭취의 부정적 효과는 다시 한 번 줄어든다. 마지막으로, 단일불포화지방과 다가불포화지방으로 지방 섭취량의 대부분을 채우고, (최대 1/3에 해당하는) 나머지 지방을 (트랜스지방은 거의 없이) 포화지방으로 채우면 건강에 부정적인 효과는 거의 사라진다.

지방을 먹어야 지방이 탄다

지방을 많이 먹으면 우리 몸은 실제로 지방을 더 많이 태우기 시작한다. 사실관계를 따지면 그렇다. 이 말 때문에 기대에 차는 분들도 계시겠지만, 불행히도 이렇게 더 연소되는 지방은 체지방이 아니라 추가로 섭취하는 지방이다. 이렇게 해 봐야 군살이 빠지지는 않으며, 다른 삼대영양소와 함께 충분한 지방을 먹어서 고칼로리 상태가 되기라도 하면 그냥 살이 찔 뿐이다. 칼로리 적자 상태에서 총 칼로리를 똑같이 둔 채로 지방의 칼로리를 늘리거나 줄이는 것은 체지방 감량에 영향을 미치지 않을 것이다.

글루텐 프리/곡물 반대론

곡물이나 (밀에 들어있는 단백질인) 글루텐이 비만, 건강 문제로 이어지는 염증, 소화 문제의 원인이라는 이 주장은, 탄수화물 반대론의 주요 갈래 중 하나이다. 이 오류 뒤에는 일부 사람들이 특정 곡물에 들어있는 다양한 성분에 민감하다는 진실이 숨어 있다. 그중 가장 도드라지는 이들은 밀 글루텐을 먹지 못하는 셀리악병 환자들이다. 셀리악병 환자는 전 인구의 약 1%이다. 셀리악병 환자가 아닌데도 글루텐을 먹으면

속이 불편하다는 분들이 더러 있다. 현재로서 과학자들은 질병 이외의 글루텐 과민성이 존재하는지 확인하지 못했다. 이를 직접 조사한 연구에서는 대부분 아니라는 결과가 나왔다. 어떤 유명 연구에서는 셀리악병 환자가 아닌 사람들에게 음식에 글루텐이 들어있다고 말한 다음에 먹였을 때 해당 음식에 글루텐이 실제로 있었는지의 여부와 상관없이 동일한 수준의 위장 장애를 호소했다고 하며, 이는 셀리악병 환자가 아닌 사람들의 과민성이 심인성일 때가 많음을 시사한다.

음식 때문이든 상상 때문이든 불편함은 불편함이므로, 환자이든 아니든 간에 불쾌감을 유발하는 음식은 섭취하지 않는 것이 좋다. 이를 다른 각도에서 보면, 어떤 사람이 특정 곡물을 잘 못 먹는다고 해서 해당 곡물이 모든 사람에게 나쁘다고 받아들이면 안 되고, 특정 곡물에 과민성을 보이는 사람이 모든 곡물을 피해야만 하는 것도 아니라는 뜻이다. 부정적인 반응이 아무에게도 나타나지 않는 식품은 아마 세상에 없을 것이며, 개개인의 반응은 해당 개개인에게만 의미를 두어야 한다.

여러 연구를 종합해 보면, 통곡물은 심장 질환의 위험 요인 감소, 혈압 강하, 만성 전신 염증의 감소를 비롯하여 건강으로 이어지는 수많은 결과를 촉진하는 것으로 나타났다. 통곡물에 대한 연구의 핵심을 놓고 볼 때, 이들 곡물이 어떠한 방식으로든 비만 유발이나 수행능력 저하나 건강 악화를 일으킨다는 결론을 낼 수 없다. 곡물이나 글루텐에 과민성이 없다면 식단에서 완전히 배제할 이유는 없고, 넣어야 할 이유는 많다.

유제품 반대론

유제품 반대론의 핵심은 곡물 반대론과 비슷하다. 유제품 알레르기, 유당 불내증, 특정 유제품에 대한 소화 장애가 있는 사람은 분명 있다. 이러한 문제는 유제품 고유의 특성 때문이 아니라, 유제품 소화에 필요한 효소가 부족하거나 특정 면역 반응이 일어나는 개개인의 특성 때문에 일어난다. 특정 식품군이 일부 사람에게 과민반응을 일으킨다는 사실이 해당 식품군을 모든 사람에게 명백히 건강에 해롭다고 분류할 근거로 쓰일 수는 없다. (과학자들이 사람들의 건강과 식습관에 관한 대규모의 자료를 조사하여 상관관계를 도출한) 역학 조사와 통제 실험을 바탕으로 한 과학적 연구에서 얻은 근거를 보면, 유제품 섭취가 건강과 피트니스에 미치는 영향은 긍정적인 것과 부정적인 것을 합산했을 때 긍정적인 쪽에 가깝다. 유제품 과민성이 없는 사람들의 경우, 건강이나 수행능력이나 체성분의 관점에서 유제품 섭취를 반대할 만한 설득력 있는 주장은 없다. 유당 불내증이 있는 경우 유당이 없는 제품을 고르는 방법도 있고, 유당 분해효소 알약처럼 유당 불내증을 해결해 주는 제품을 같이 섭취하는 방법도 있다. 다만 유제품 섭취량의 증가와 여드름 발병의 증가 간의 상관관계를 밝힌 연구도 있는데, 여드름이 쉽게 생기는 분들은 유제품 섭취를 줄이는 것이 현명한 선택일 수 있다.

유전자 다이어트

식단 설계를 위해 유전자 검사를 하는 것은 유전 정보를 활용하여 개개인에게 가장 적합한 유형의 식단을 처방한다는 점에서, 발상 자체는 굉장히 좋다. (물론 다이어트의 주요 원칙과 비교하면 그 전반적인 효과는 미미할 것으로 예상되지만.) 유전학에 뿌리를 둔 건전하고 정확한 식단 권고안 제작을 위한 분석 기술과 알고리즘을 기업이 보유하게 될 날이 언젠가 오긴 할 테다.

현재로서는 체구와 활동량에 따른 섭취량을 중심으로 식단을 설계하는 것보다 유전자 검사를 바탕으로 더 높은 신뢰도의 식단을 설계하는 것이 불가능하다. 관련 분야에서 이룬 최근의 성과들마저도 엇갈린 결과를 보였다. 일례로 음식에 대한 개개인의 혈당 반응을 테스트하는 것이 가능한 연구가 있었다. 후속 연구에서는 이 데이터를 활용하여 한 그룹에는 개인 맞춤형 식단 권고안을 처방했고 다른 그룹에는 맞춤형이 아닌 식단을 처방했는데, 이 두 그룹의 체중과 지방 감량분은 같았다. 음식의 당지수가 식단의 효과에서 차지하는 비중은 너무나 작아서, 두 그룹이 비슷하게 건강한 방식으로 음식을 섭취했을 때 혈당 예측치와 실측치의 정확한 일치는 통계적으로 감지할 수 있을 만큼 강력하지 않으므로, 이 결과는 아이러니하게도 실험을 시작할 때부터 예측할 수 있었다.

지방을 빼려면 누구든 식단의 칼로리를 줄여야 한다. 근육을 얻으려면 누구든 더 많이 먹어야 한다. 탄수화물은 여전히 연료로 쓰이고, 단백질은 여전히 근육 유지에 쓰인다. 유전자 다이어트가 식단 결정에 정보를 줄 수 있다 해도 이는 부차적인 성격을 띠고 있을 가능성이 크다. 그로 인해 '탄수화물을 쉐이크보다 조금만 더 많이 섭취해야 할 것으로 예측됩니다'나 '유전적으로 다이어트 회복탄력성이 크므로 다이어트를 12주 이상 해야 합니다' 같은 조언 정도만 나올 것이다. 'OOO 식품을 먹지 않는 동안에는 살이 찌지 않습니다' 같은 명확한 가이드라인이 나올 가능성은 거의 없다.

혈액형 다이어트

영양 권고안과 관련된 정보를 제공한다고 주장하는 혈액 검사에는 두 가지가 있다. 하나는 영양소 결핍이나 과잉에 관한 정보를 얻기 위해 이루어지는 합법적 검사이다. 이러한 검사의 적절한 해석과 필요한 행동 권고안을 얻으려면 영양사나 의사의 도움을 받아야 한다. 대다수 사람들에게는 심각한 결핍이나 과잉이 없으므로 이러한 검사는 평범한 다이어터가 꼭 해야만 하는 일이 아니다. 다른 하나는 이른바 '혈액형 다이어트'라고 하는 것이다. 이 다이어트에서는 건강과 수행능력에 가장 알맞을 것으로 추정되는 다이어트의 설계에 혈액형(A형인지 B형인지 따지는 바로 그 혈액형)을 활용한다. 이 발상에는 근거가 없고, 세상 어떤 연구 결과와도 맞지 않고, 이론적 배경이 매우 얄팍하다. 요컨대 사기이다. 혈액형은 우리가 무엇을 얼마나 많이 먹어야 하는지, 다양한 식단이 잠재적 결과에 얼마나 큰 영향을 미치는지에 대해 큰 영향을 미치지 않는다.

배제 다이어트

배제 다이어트에는 두 가지 유형이 있다. 하나는 의료 분야에서 쓰이는 것으로, 진단을 위해 처방되는 것이다. 이렇게 처방되는 식단에서는 환자에게 알레르기 반응을 일으키는 음식을 확인하기 위해 (곡물 같은) 특정 부류의 식품을 모두 배제시킨다.

다른 유형의 배제 다이어트는 체중 감량 전략의 일환으로 특정 식품군을 배제하는 방식이다. 일일 칼로리 섭취량의 상당량을 특정 식품군에 의존하고 있던 사람이라면 해당 식품군을 배제함으로써 체중을 어느 정도 감량할 수 있겠지만, 이 전략은 기껏해야 임시변통에 불과하다. 이 경우 사람들은 배제된 식품군을 대신해 빠르게 다른 음식을 먹어서 체중을 다시 불리거나, 아니면 그저 금지된 음식을 다시 먹는다는 것이 대다수 자료에서 드러난다.

이러한 종류의 배제 다이어트는 특히 장기간 끌고 갈 경우 대다수 사람에게 효과가 없다. 물론 이 전략의 효과를 볼 수 있는 사람도 있기는 하다. 가령 정크 푸드를 '적당히' 먹는 것이 더 어렵다고 느끼는 분들이라면 아예 완전히 끊는 것이 나을 수도 있다. 특정 식품에 대한 중독적 행동 때문에 고통받고 있다면, 아예 금욕하는 편이 낫다. 이러한 유형의 다이어트로는 체중 감량이나 유지 과정 전반에 걸친 칼로리의 감소나 증가가 점진적으로 일어나지 않기 때문에, 체중 감량을 위한 만병통치약이나 논리적 전략으로 볼 수 없다.

원푸드 다이어트

'자몽 다이어트'나 '양배추 수프 다이어트'처럼 몇 한 가지 음식을 일시적으로 많이 먹는 다이어트에 대해 들어본 적이 있는 분도 계실 테다. 이러한 다이어트는 다른 음식에서 오는 칼로리를 상당히 줄여주는 효과가 있고, 따라서 단기간의 체중 감량에 효과적이다. 이러한 다이어트에 쓰이는 음식은 칼로리가 낮고, 맛이 없을 때가 많고, 포만감 지수가 높으므로 과식하기 어렵다.

양배추 수프를 많이 먹을 수 있나? 양배추 수프를 정말로 먹고 싶은가? 이들 다이어트에서는 지침이 정해져 있으므로 고칼로리 음식을 먹을 수도 없다.

이러한 유형의 다이어트에는 여러 가지 문제가 있다. 첫째, 이러한 다이어트에서는 단백질 섭취의 심각한 저하가 있을 때가 많으며, 이는 근손실의 가능성을 높인다. 둘째, 이러한 다이어트에서는 지속 가능한 전략이나 건강한 다이어트 습관을 익힐 수 없으므로 다이어트를 끝내면 기존에 먹던 음식을 다시 먹게 될 가능성이 크다. 마지막으로, 이들 문제가 섞이면 반발성 체중 증가가 생길 가능성이 커지며, 이러한 체중 증가분은 대개 근육이 아니라 지방으로 이루어져 있을 가능성이 크므로 결국 다이어트를 시작했을 때보다 체성분이 나빠질 수밖에 없다.

깨끗한 음식

'깨끗한 음식'이라는 용어의 인기는 쇠하고 있지만, 아직 짚고 넘어갈 정도로는 쓰이고 있다. 깨끗한 음식은 보디빌딩 분야에서 많은 주목을 받았으며, 일반적으로 지방과 염분과 당지수 높은 탄수화물과 가공식품이 적어서 입맛이 적게 도는 음식으로 정의된다. 물론 이 정의에도 여러 가지 배리에이션이 있지만, 기본적으로는 저렇다.

눈치 빠른 독자라면 알아챘겠지만, (단백질과 칼로리가 지능적으로 설정된) 이 다이어트는 효과적인 지방 감량 다이어트의 형태를 지니고 있지만, 지속 가능한 식단이라고 할 수도 없고, 근육 증량 다이어트로도 좋은 옵션이 아니다. 최상의 결과를 얻으려면 다이어트의 모든 단계에서 최대한 깨끗하게 먹어야 한다고 생각하는 이들이 안타깝게도 많다. 근육 증량 다이어트에서 염분과 지방과 맛있는 음식을 제한하면 실생활에서 먹을 수 있는 음식에 불필요한 제한이 걸리므로 지속성이 떨어진다.

삼대영양소와 칼로리 목표를 동일하게 맞춘다는 전제하에 모든 음식을 가공식품과 정크 푸드에서 건강에 좋은 비가공식품으로 바꾸게 되면, 음식의 구성이라는 다이어트의 원칙상 피트니스 결과에 생기는 차이는 최대 5%이다. 근육 증량 단계에서 비가공식품을 일시적으로만 활용하여 지속성을 높일 수 있다면 목표 달성에는 더 나을지도 모른다. 하지만 그 둘 사이의 어딘가, 즉 건강한 음식을 풍부하게 섭취하는 동시에 칼로리 섭취량을 더 늘리기 힘들 때 맛있는 가공식품으로 이를 돌파하는 것이야말로 이상적인 시나리오일 것이다. '깨끗한' 음식만으로 근육 증량을 달성하기란 불필요하게 어려울 뿐만 아니라 그렇게 했을 때의 결과 개선 폭이 아주 미미하다는 것을 이해하는 것이 무엇보다도 중요하다.

끌리는 음식

'끌리는 음식'이라는 말에도 나름의 의미는 있다. 건강하고 균형 잡힌 음식과 다른 음식을 놓고 무엇을 고를지 고민될 때 '느낌'이 더 좋은 것을 고르는 것이다. 어쩌면 몸에 필요한 미량영양소에 이끌리는 것일 수도 있으므로. 또한 오랫동안 다이어트를 하며 삼대영양소와 칼로리의 평가를 거듭해 왔다면, 그간의 실천을 통해 등칼로리 유지에 필요한 음식의 양과 삼대영양소와 칼로리를 눈과 직감으로 가늠할 수 있을지도 모른다.

끌리는 음식은, 그러나 종종 건강이나 피트니스의 목표와 완전히 반대로 작용하는 것이 문제이다. 진화가 그 원인이다. 진화 과정에서 피할 수 없는 기근에 대비해야 했던 탓에, 대다수 사람들의 몸은 음식이 넘쳐날 때 지방을 섭취해야 한다는 직감에 사로잡힌다. 우리의 직감은 현대적인 세상에 맞추어 진화되지 않았으며, 섭식행동의 관점에서 보면 크게 틀어져 있다. 비만인의 대다수가 어느 정도는 직감을 따랐기에 그렇게 되었다고 해도 과언은 아니다. 맛있는 음식을 많이 먹고 대충 사는 것만으로도 기분은 좋아진다. 이상적으로는 방대한 자료와 지식을 활용해 건강과 피트니스와 몸매의 목표에 가장 알맞은 음식과 전략이 무엇인지 알아내야 하며, 직감에 따른 선택은 그러한 기준 안에서만 이루어져야 한다.

생활 방식 변화 vs 다이어트

'다이어트를 하지 말고 생활 방식을 건강하게 바꾸라'는 말은 다른 조언과 마찬가지로 얼핏 보기에는 매우 좋은 의도를 가진 현자의 말처럼 들린다. 목표를 뒷받침하고 유지하게 만드는 건전한 식습관에는 전혀 신경 쓰지 않은 채 유행성 다이어트만 전전하는 이들이 (자신에게 해를 끼치는) 생활 방식이라는 요소를 간과하고 있다는 것은 분명하다. 생활 방식의 변화가 진전의 시작에 어느 정도 관여할 수 있고, 지속적인 변화에 중요하다는 것도 분명하지만, 현실적으로 피트니스와 몸매의 근본적인 개선을 원한다면 일정 기간 집중적인 다이어트를 해야 한다. 생활 방식의 변화는 몸매와 수행능력에 변모를 가져올 능력이 각 잡힌 다이어트보다 떨어지고, 제대로 하는 다이어트는 오랫동안 지속할 수 없다. 건강한 생활 방식과 각 잡힌 다이어트 중에 하나만 고를 이유는 없다. 목표를 달성하고 균형 잡힌 건강한 삶을 살기 위해 둘 모두 적절한 시기에 활용할 수 있는 것이다.

고도비만과 속성 감량

비만 환자들은 체중을 많이 빼야 하므로 감량 속도를 매우 빠르게 설정해야 한다는 것이 이 주장의 핵심 개념이다. 주당 최대 2%씩을 권고하는 경우도 드물지 않은데, 이를 수치로 환산하면 체중 150kg인 사람이 일주일에 3kg을 빼야 한다는 뜻이다. 이 방식에는 장점도 있고 단점도 있다. 장점은 두 가지로, 비만인 사람의 비만도가 급격히 낮아지는 것이 첫째 장점이다. 과도한 지방은 수명을 줄이므로, 체중 감량이 빠를수록 수명이 늘어나고 장기적인 건강이 좋아진다. 빠른 체중 감량이 체중계와 거울과 옷맵시에 잘 드러나므로 동기 부여에 큰 도움이 되는 것은 둘째 장점이다.

단점은 불행히도 장점을 전부 합친 것보다 훨씬 강력하다. 매우 빠른 체중 감량은 육체적 · 정신적 에너지의 심각한 결핍과 극심한 공복감을 초래한다. 그로 인해 다이어트를 포기할 확률은 매우 높아지며, 반발성 체중 증가 확률은 그보다 훨씬 높아진다(때로는 이전보다 체중이 더 나갈 수도 있다). 근성장의 한계를 뛰어넘으려는 사람들이 체중 증량을 수월히 할 목적으로 미니컷을 활용하는 이유는, 일주일에 1% 이상의 속도로 체중을 줄이는 행위가 반발성 체중 증가의 가능성을 확실히 높이기 때문이다. 비만인은 체중 감량 속도를 주당 1% 이하로 가져가는 것이 매우 중요하다. 다이어트에서 실패를 가장 많이 맛본 사람들, 반발성 체중 증가에 가장 많이 노출된 사람들이 바로 비만인들이다. 건강한 식생활 방식을 알려주는 느리고 통제된 다이어트의 혜택을 많이 받을 수 있는 부류 또한 이런 사람들이다.

보충제와 유행

테스토스테론 부스터

건강한 사람의 내인성 테스토스테론 생산을 안정적으로 높일 수 있는 약물은 아로마타아제 억제제aromatase inhibitor 한 종류뿐이다. 이들 약물은 테스토스테론을 에스트로겐으로 전환하는 효소를 억제함으로써 테스토스테론 생성을 촉진하여 더 많은 테스토스테론이 혈류를 타고 돌게 만든다. 근성장에는 에스트로겐 또한 일정 수준 필요하므로, 이러한 약물만으로 근육량이 늘지는 않는다.

실제로 테스토스테론 수치를 높일 수 있는 약물이 아로마타아제 억제제뿐이라면, 프로호르몬이나 테스토스테론 부스터 보충제에는 대체 어떤 활성 성분이 들어있는지 궁금한 분도 계실 테다. 흔히 팔리는 보충제에는 테스토스테론이나 근육 뭐시기 하는 아나볼릭 스테로이드에 아무런 영향도 미치지 못하는 허브와 각종 물질이 들어있다. 요컨대 테스토스테론 부스터가 진짜로 효과가 있다면 스테로이드가 들어있는 것이고, 이러한 스테로이드는 근성장을 증가시키지만 내인성 테스토스테론 생산을 막는다. 적절한 수면과 휴식과 영양 섭취를 통해 테스토스테론을 정상 범위 내에서 높일 수 있지만, 그 이상을 얻기 위한 유일한 옵션은 아나볼릭 스테로이드뿐이며, 이로 인해 발생하는 건강 문제와 법적 · 도덕적 영향은 모두 당신의 선택에 의한 것이다.

영양 분배제

섭취한 음식을 근육으로 더 많이 보내고 지방으로 덜 보낸다고 떠드는 '영양 분배제'의 이야기는 테스토스테론 부스터의 이야기와 결이 비슷하다. 초강력 스테로이드나 성장 호르몬 주사제 같은 물질이 아니라면, 보충제 형태로 영양 분배를 촉진할 수 있는 방법은 없다. 힘든 훈련, 적절한 식단, 알맞은 휴식, 수면이 최선의 수단일 뿐.

선택적 안드로겐 수용체 조절제(SARM)

SARMselective androgen receptor modulators은 디자이너 약물의 일종으로, 세포 내의 안드로겐 수용체를 활성화하여 아나볼릭 스테로이드와 거의 같은 효과를 일으킨다. SARM은 스테로이드보다 한층 발전된 약물로, 골격근 조직의 안드로겐 수용체를 주 표적으로 하며 다른 조직과의 상호 작용은 훨씬 적다. 그로 인해 SARM은 최소한의 부작용으로 근성장을 높이는 능력을 지닌다.

현재 SARM은 대다수 국가에서 합법이며 온라인 구매도 가능하다. 문제는 제대로 된 SARM이 제조 비용이 많이 드는 복잡한 약물이라는 점이다. 최근 조사를 보면 SARM이 들어있다고 주장하는 온라인 판매 약물 대다수에는 실제로 SARM이 들어있지 않았다. 미량만 들어있는 것도 있었고, 일반 경구 스테로이드만 들어있는 것도 있었지만, 나머지는 활성 성분이 전혀 없는 것처럼 보였다. 사실 자칭 'SARM'들은 특허받은 SARM이 출시되기 전부터 온라인에서 팔리고 있었다. 현재 SARM이라는 딱지가 붙은 상품을 샀을 때 실제로 SARM이 들어있을 확률은 높지 않다. 꼭 구해야 한다면 실험실 테스트를 마친 SARM를 구하는 것이 낫다. SARM 또한 고유의 부작용이 있는 강력한 약물이므로 의사의 지시 없이 사용하면 안 되고, 사용을 금지하고 있는 스포츠 연맹에서는 당연히 쓰면 안 된다는 점도 잊지 말아야 한다.

'요새 핫한' 보충제

테스토스테론 부스터와 SARM은 끊임없이 쏟아져나오는 보충제의 홍수 속에서 인상적이지만 검증되지 않은 효과가 있다고 주장하는 두드러진 예시에 불과하다. 새로운 보충제가 나오면 (실제로는 광고에 나온 효과가 없음에도) 회의적인 사람들조차 그 주장의 내용을 궁금해할 정도로 미디어의 관심과 근거 없는 유명세가 쏟아진다. 세상에 있는 수천 가지 보충제 중에 효과가 있는 것은 6장에서 밝힌 것처럼 열 가지도 안 되니, 회의적인 태도를 견지해도 좋다.

참신한 다이어트법

피트니스 산업에서는 내용이 아무리 틀려먹어도 참신하고 기발한 주장일수록 SNS와 미디어에서 이목을 끌기 쉽고 사람들을 현혹하기도 쉽다. "디저트로 지방을 태운다!" "많이 먹어야 많이 빠진다!" "뱃살을 빼는 단 한 가지 묘수!" 따위의 주장은 SNS를 영원히 떠나지 않을 것이다. 이 현상은 직관에 반대되고 기발하고 참신한 주장을 통해 쉽고 빠르게 피트니스상의 목표를 이룰 수 있을 것이라고 우리가 믿고 싶어 하기 때문에 발생한다.

당신도 피트니스를 손에 넣을 수 있지만, 이를 우리 손에 가져다주는 것은 꼼수나 지름길이나 참신한 요술이 아니라 건전한 과학적 원리와 꾸준한 노력, 헌신과 인내일 뿐이다.

챕터 요약

- 영양 분야에서는 새로운 유행와 경향과 이데올로기와 미신이 우리가 따라갈 수 있는 것보다 빨리 왔다가 사라진다.
- 새로운 유행이나 영양학적 '요술'은 근거나 장점이 없는 경우가 대다수이며, 이 책에서 논의한 기본 원칙을 회피할 수 있다고 거짓된 광고를 하는 경우가 많다.
- 논리적 오류에 호소하는 유행성 다이어트가 많은데, 처음에는 흥미롭게 보이는 이들 주장도 원칙에 입각하여 분석하면 산산조각이 난다.
- 과학을 기반으로 하여 성실한 노력과 꾸준함을 곁들인 식단을 대체할 수 있는 수단은 없다.

참고문헌

Chapter 2

Baker B. Weight loss and diet plans. Am J Nurs. 2006 Jun;106(6):52-9; quiz 60. Review.

Blundell JE, King NA. Overconsumption as a cause of weight gain: behavioural-physiological interactions in the control of food intake (appetite). Ciba Found Symp. 1996;201:138-54; discussion 154-8, 188-93. Review.

Bray GA. Lifestyle and pharmacological approaches to weight loss: efficacy and safety. J Clin Endocrinol Metab. 2008 Nov;93(11 Suppl 1):S81-8. doi: 10.1210/jc.2008-1294. Review. Erratum in: J Clin Endocrinol Metab. 2009 Jan;94(1):324.

Davis RB, Turner LW. A review of current weight management: research and recommendations. J Am Acad Nurse Pract. 2001 Jan;13(1):15-9; quiz 20-1. Review.

Drenowatz C. Reciprocal Compensation to Changes in Dietary Intake and Energy Expenditure within the Concept of Energy Balance. Adv Nutr. 2015 Sep 15;6(5):592-9. Print 2015 Sep. Review.

Economos CD, Bortz SS, Nelson ME. Nutritional practices of elite athletes. Practical recommendations. Sports Med. 1993 Dec;16(6):381-99. Review.

Finer N. Low-calorie diets and sustained weight loss. Obes Res. 2001 Nov;9 Suppl 4:290S-294S. Review.

Fleming JA, Kris-Etherton PM. Macronutrient Content of the Diet: What Do We Know About Energy Balance and Weight Maintenance? Curr Obes Rep. 2016 Jun;5(2):208-13.

Garthe I, Raastad T, Refsnes PE, Koivisto A, Sundgot- Borgen J. Effect of two different weight-loss rates on body composition and strength and power-related performance in elite athletes. Int J Sport Nutr Exerc Metab. 2011Apr;21(2):97-104.

Gerrior, S., Juan, W., & Peter, B. (2006). An Easy Approach to Calculating Estimated Energy Requirements. Preventing Chronic Disease, 3(4), A129.

Guyenet, S. J., & Schwartz, M. W. (2012). Regulation of Food Intake, Energy Balance, and Body Fat Mass: Implications for the Pathogenesis and Treatment of Obesity. The Journal of Clinical Endocrinology and Metabolism, 97(3), 745–755.

Hall, K. D., Heymsfield, S. B., Kemnitz, J. W., Klein, S., Schoeller, D. A., & Speakman, J. R. (2012). Energy balance and its components: implications for body weight regulation. The American Journal of Clinical Nutrition, 95(4), 989–994.

Helms, E. R., Aragon, A. A., & Fitschen, P. J. (2014). Evidence-based recommendations for natural bodybuilding contest preparation: nutrition and supplementation. Journal of the International Society of Sports Nutrition, 11, 20.

Heydenreich, J., Kayser, B., Schutz, Y., & Melzer, K. (2017). Total Energy Expenditure, Energy Intake, and Body Composition in Endurance Athletes Across the Training Season: A Systematic Review. Sports Medicine - Open, 3, 8.

Hill JO, Drougas H, Peters JC. Obesity treatment: can diet composition play a role? Ann Intern Med. 1993 Oct 1;119(7 Pt 2):694-7. Review.

Hill, J. O., Wyatt, H. R., & Peters, J. C. (2012). Energy Balance and Obesity. Circulation, 126(1), 126–132.

Hopkins M, Blundell JE. Energy balance, body composition, sedentariness and appetite regulation: pathways to obesity. Clin Sci (Lond). 2016 Sep 1;130(18):1615-28.

Kreider, R. B., Wilborn, C. D., Taylor, L., Campbell, B., Almada, A. L., Collins, R., … Antonio, J. (2010). ISSN exercise & sport nutrition review: research & recommendations. Journal of the International Society of Sports Nutrition, 7, 7.

Kushner RF, Ryan DH. Assessment and lifestyle management of patients with obesity: clinical recommendations from systematic reviews. JAMA. 2014 Sep 3;312(9):943-52.

Laddu D, Dow C, Hingle M, Thomson C, Going S. A review of evidence-based strategies to treat obesity in adults. Nutr Clin Pract. 2011 Oct;26(5):512-25.

Langeveld M, DeVries JH. The long-term effect of energy restricted diets for treating obesity. Obesity (Silver Spring). 2015 Aug;23(8):1529-38.

Longland TM, Oikawa SY, Mitchell CJ, Devries MC, Phillips SM. Higher compared with lower dietary protein during an energy deficit combined with intense exercise promotes greater lean mass gain and fat mass loss: a randomized trial. Am J Clin Nutr. 2016 Mar;103(3):738-46.

Malik VS, Hu FB. Popular weight-loss diets: from evidence to practice. Nat Clin Pract Cardiovasc Med. 2007 Jan;4(1):34-41. Review.

Manore MM. Weight management in the performance athlete. Nestle Nutr Inst Workshop Ser. 2013;75:123-33.

Manore, M. M. (2015). Weight Management for Athletes and Active Individuals: A Brief Review. Sports Medicine (Auckland, N.z.), 45(Suppl 1), 83–92.

McMillan-Price J, Brand-Miller J. Dietary approaches to overweight and obesity. Clin Dermatol. 2004 Jul- Aug;22(4):310-4. Review.

Mielgo-Ayuso J, Maroto-Sánchez B, Luzardo-Socorro R, Palacios G, Palacios Gil-Antuñano N, González-Gross M; EXERNET Study Group. Evaluation of nutritional status and energy expenditure in athletes. Nutr Hosp. 2015 Feb 26;31 Suppl3:227-36.

Morton, R. W., McGlory, C., & Phillips, S. M. (2015). Nutritional interventions to augment resistance training- induced skeletal muscle hypertrophy. Frontiers in Physiology, 6, 245.

Phillips SM. The science of muscle hypertrophy: making dietary protein count. Proc Nutr Soc. 2011 Feb;70(1):100-3. Epub 2010 Nov 22. Review.

Poehlman ET. A review: exercise and its influence on resting energy metabolism in man. Med Sci Sports Exerc. 1989 Oct;21(5):515-25. Review.

Pramuková, B., Szabadosová, V., & Šoltésová, A. (2011). Current knowledge about sports nutrition. The Australasian Medical Journal, 4(3), 107–110.

Purcell, L. K., & Canadian Paediatric Society, Paediatric Sports and Exercise Medicine Section. (2013). Sport nutrition for young athletes. Paediatrics & Child Health, 18(4), 200–202.

Romieu, I., Dossus, L., Barquera, S., Blottière, H. M., Franks, P. W., Gunter, M., … On behalf of the IARC working group on Energy Balance and Obesity. (2017). Energy balance and obesity: what are the main drivers? Cancer Causes & Control, 28(3), 247–258.

Schoeller DA. The energy balance equation: looking back and looking forward are two very different views. Nutr Rev. 2009 May;67(5):249-54.

Schutz Y. Macronutrients and energy balance in obesity. Metabolism. 1995 Sep;44(9 Suppl 3):7-11. Review.

Stark, M., Lukaszuk, J., Prawitz, A., & Salacinski, A. (2012). Protein timing and its effects on muscular hypertrophy and strength in individuals engaged in weight- training. Journal of the International Society of Sports Nutrition, 9, 54.

Steinbeck K. Obesity: the science behind the management. Intern Med J. 2002 May-Jun;32(5-6):237-41. Review.

Tangney CC, Gustashaw KA, Stefan TM, Sullivan C, Ventrelle J, Filipowski CA, Heffernan AD, Hankins J; Clinical Nutrition Department at Rush University Medical Center. A review: which dietary plan is best for your patients seeking weight loss and sustained weight management? Dis Mon. 2005 May;51(5):284-316. Review.

Thomas, D. M., Bouchard, C., Church, T., Slentz, C., Kraus, W. E., Redman, L. M., … Heymsfield, S. B. (2012). Why do individuals not lose more weight from an exercise intervention at a defined dose? An energy balance analysis. Obesity Reviews : An Official Journal of the International Association for the Study of Obesity, 13(10), 835–847.

Volek JS, Vanheest JL, Forsythe CE. Diet and

exercise for weight loss: a review of current issues. Sports Med. 2005;35(1):1-9. Review.

Weigle DS. Modified macronutrient diets and weight loss– are food choice and variety more important than caloric restriction? Nat Clin Pract Endocrinol Metab.2007 Nov;3(11):728-9. Epub 2007 Sep 4. Review.

Weinheimer EM, Sands LP, Campbell WW. A systematic review of the separate and combined effects of energy restriction and exercise on fat-free mass in middle-aged and older adults: implications for sarcopenic obesity. Nutr Rev. 2010 Jul;68(7):375-88.

Westerterp KR. Control of Energy Expenditure in Humans. [Updated 2016 Nov 11]. In: De Groot LJ, Chrousos G, Dungan K, et al., editors. Endotext [Internet]. South Dartmouth (MA): MDText.com, Inc.; 2000.0

Westerterp KR. Exercise, energy expenditure and energy balance, as measured with doubly labelled water. Proc Nutr Soc. 2018 Feb;77(1):4-10. Epub 2017 Jul 20.

Westerterp, K. R. (2013). Physical activity and physical activity induced energy expenditure in humans: measurement, determinants, and effects. Frontiers in Physiology, 4, 90.

Chapter 3

Abdulla H, Smith K, Atherton PJ, Idris I. Role of insulin in the regulation of human skeletal muscle protein synthesis and breakdown: a systematic review and meta-analysis. Diabetologia. 2016 Jan;59(1):44-55.

Acheson KJ, Schutz Y, Bessard T, Flatt JP, Jéquier E. Carbohydrate metabolism and de novo lipogenesis in human obesity. Am J Clin Nutr. 1987 Jan;45(1):78-85.

Adeva-Andany, M. M., González-Lucán, M., Donapetry- García, C., Fernández-Fernández, C., & Ameneiros- Rodríguez, E. (2016). Glycogen metabolism in humans. BBA Clinical, 5, 85–100.

Aranceta J, Pérez-Rodrigo C. Recommended dietary reference intakes, nutritional goals and dietary guidelines for fat and fatty acids: a systematic review. Br J Nutr. 2012 Jun;107 Suppl 2:S8-22.

Artioli, G. G., Bertuzzi, R. C., Roschel, H., Mendes, S. H., Lancha, A. H., & Franchini, E. (2012). Determining the Contribution of the Energy Systems During Exercise. Journal of Visualized Experiments : JoVE, (61), 3413. Advance online publication.

Ascherio A, Willett WC. Health effects of trans fatty acids. Am J Clin Nutr. 1997 Oct;66(4 Suppl):1006S-1010S. Review.

Astrup, A., Raben, A., & Geiker, N. (2015). The role of higher protein diets in weight control and obesity-related comorbidities. International Journal of Obesity (2005), 39(5), 721–726.

Aune, D., Keum, N., Giovannucci, E., Fadnes, L. T., Boffetta, P., Greenwood, D. C., … Norat, T. (2016). Whole grain consumption and risk of cardiovascular disease, cancer, and all cause and cause specific mortality: systematic review and dose-response meta-analysis of prospective studies. The BMJ, 353, i2716.

Aune, D., Keum, N., Giovannucci, E., Fadnes, L. T., Boffetta, P., Greenwood, D. C., … Norat, T. (2016). Whole grain consumption and risk of cardiovascular disease, cancer, and all cause and cause specific mortality: systematic review and dose-response meta-analysis of prospective studies. The BMJ, 353, i2716.

Aune, D., Keum, N., Giovannucci, E., Fadnes, L. T., Boffetta, P., Greenwood, D. C., Tonstad, S., Vatten, L. J., Riboli, E., … Norat, T. (2016). Whole grain consumption and risk of cardiovascular disease, cancer, and all cause and cause specific mortality: systematic review and dose- response meta-analysis of prospective studies. BMJ (Clinical research ed.), 353, i2716.

Baker, J. S., McCormick, M. C., & Robergs, R. A. (2010). Interaction among Skeletal Muscle Metabolic Energy Systems during Intense Exercise. Journal of Nutrition and Metabolism, 2010, 905612.

Barba CV, Cabrera MI. Recommended energy and nutrient intakes for Filipinos 2002. Asia Pac J Clin Nutr. 2008;17 Suppl 2:399-404.

Beck, K. L., Thomson, J. S., Swift, R. J., & von Hurst, P. R. (2015). Role of nutrition in performance enhancement and postexercise recovery. Open Access Journal of Sports Medicine, 6, 259–267.

Berg JM, Tymoczko JL, Stryer L. Biochemistry. 5th edition. New York: W H Freeman; 2002. Section 30.4, Fuel Choice During Exercise Is Determined by Intensity and Duration of Activity.

Bilsborough S, Mann N. A review of issues of dietary protein intake in humans. Int J Sport

Nutr Exerc Metab. 2006 Apr;16(2):129-52. Review.
Biolo G, Williams BD, Fleming RY, Wolfe RR. Insulin action on muscle protein kinetics and amino acid transport during recovery after resistance exercise. Diabetes. 1999 May;48(5):949-57.
Bonjour JP. Protein intake and bone health. Int J Vitam Nutr Res. 2011 Mar;81(2-3):134-42.
Børsheim E, Cree MG, Tipton KD, Elliott TA, Aarsland A, Wolfe RR. Effect of carbohydrate intake on net muscle protein synthesis during recovery from resistance exercise. J Appl Physiol (1985). 2004 Feb;96(2):674-8. Epub 2003 Oct 31.
Bosse JD, Dixon BM. Dietary protein to maximize resistance training: a review and examination of protein spread and change theories. J Int Soc Sports Nutr. 2012 Sep 8;9(1):42.
Bosse, J. D., & Dixon, B. M. (2012). Dietary protein to maximize resistance training: a review and examination of protein spread and change theories. Journal of the International Society of Sports Nutrition, 9, 42.
Brown, J. (1960). FAT AND CARBOHYDRATE METABOLISM IN HUMANS—A Study of Nutritional and Hormonal Effects. California Medicine, 93(3), 132–136.
Burke LM, Hawley JA, Wong SH, Jeukendrup AE. Carbohydrates for training and competition. J Sports Sci. 2011;29 Suppl 1:S17-27.
Burke LM, Millet G, Tarnopolsky MA; International Association of Athletics Federations. Nutrition for distance events. J Sports Sci. 2007;25 Suppl 1:S29-38. Review. Erratum in: J Sports Sci. 2009 Apr;27(6):667.
Stellingwerff T, Boit MK, Res PT; International Association of Athletics Federations. Nutritional strategies to optimize training and racing in middle-distance athletes. J Sports Sci. 2007;25 Suppl 1:S17-28. Review. Erratum in: J Sports Sci. 2009 Apr;27(6):667.
Saunders MJ. Coingestion of carbohydrate-protein during endurance exercise: influence on performance and recovery. Int J Sport Nutr Exerc Metab. 2007 Aug;17 Suppl:S87-103. Review.
Robins A. Nutritional recommendations for competing in the Ironman triathlon. Curr Sports Med Rep. 2007 Jul;6(4):241-8. Review.
Jeukendrup AE, Jentjens RL, Moseley L. Nutritional considerations in triathlon. Sports Med. 2005;35(2):163-81. Review.
Coyle EF. Fluid and fuel intake during exercise. J Sports Sci. 2004 Jan;22(1):39-55. Review.
Burke LM, Kiens B, Ivy JL. Carbohydrates and fat for training and recovery. J Sports Sci. 2004 Jan;22(1):15-30. Review
Burke, L. M. (2015). Re-Examining High-Fat Diets for Sports Performance: Did We Call the "Nail in the Coffin" Too Soon? Sports Medicine (Auckland, N.z.), 45(Suppl 1), 33–49.
Burke, L. M. (2015). Re-Examining High-Fat Diets for Sports Performance: Did We Call the "Nail in the Coffin" Too Soon? Sports Medicine (Auckland, N.z.), 45(Suppl 1), 33–49.
Chen GC, Tong X, Xu JY, Han SF, Wan ZX, Qin JB, Qin LQ. Whole-grain intake and total, cardiovascular, and cancer mortality: a systematic review and meta-analysis of prospective studies. Am J Clin Nutr. 2016 Jul;104(1):164-72. Epub 2016 May 25. Review.
Chow LS, Albright RC, Bigelow ML, Toffolo G, Cobelli C, Nair KS. Mechanism of insulin's anabolic effect on muscle: measurements of muscle protein synthesis and breakdown using aminoacyl-tRNA and other surrogate measures. Am J Physiol Endocrinol Metab. 2006 Oct;291(4):E729-36. Epub 2006 May 16.
Churchward-Venne, T. A., Burd, N. A., & Phillips, S. M. (2012). Nutritional regulation of muscle protein synthesis with resistance exercise: strategies to enhance anabolism. Nutrition & Metabolism, 9, 40.
Clase, C. M., & Smyth, A. (2015). Chronic kidney disease: diet. BMJ Clinical Evidence, 2015, 2004.
Colombani, P. C., Mannhart, C., & Mettler, S. (2013). Carbohydrates and exercise performance in non-fasted athletes: A systematic review of studies mimicking real- life. Nutrition Journal, 12, 16.
Connor WE, Duell PB, Connor SL. Benefits and hazards of dietary carbohydrate. Curr Atheroscler Rep. 2005 Nov;7(6):428-34. Review. PubMed PMID: 16256000.Hu FB. Protein, body weight, and cardiovascular health. Am J Clin Nutr. 2005 Jul;82(1 Suppl):242S-247S. Review.
Costill DL. Carbohydrate for athletic training

and performance. Bol Asoc Med P R. 1991 Aug;83(8):350-3. Review.

Cunnane, S., Nugent, S., Roy, M., Courchesne-Loyer, A., Croteau, E., Tremblay, S., … Rapoport, S. (2011). BRAIN FUEL METABOLISM, AGING AND ALZHEIMER'S DISEASE. Nutrition (Burbank, Los Angeles County, Calif.), 27(1), 3–20.

Cunningham W, Hyson D. The skinny on high-protein, low-carbohydrate diets. Prev Cardiol. 2006 Summer;9(3):166-71; quiz 172-3. Review. Das UN. Essential Fatty acids - a review. Curr Pharm Biotechnol. 2006 Dec;7(6):467-82. Review.

Dashti, H. M., Mathew, T. C., Hussein, T., Asfar, S. K., Behbahani, A., Khoursheed, M. A., … Al-Zaid, N. S. (2004). Long-term effects of a ketogenic diet in obese patients. Experimental & Clinical Cardiology, 9(3), 200– 205.

Dashty M. A quick look at biochemistry: carbohydrate metabolism. Clin Biochem. 2013 Oct;46(15):1339-52.

Davis JM, Bailey SP. Possible mechanisms of central nervous system fatigue during exercise. Med Sci Sports Exerc. 1997 Jan;29(1):45-57. Review.

De Feo P. Hormonal regulation of human protein metabolism. Eur J Endocrinol. 1996 Jul;135(1):7-18. Review.

Deldicque, L., & Francaux, M. (2015). Recommendations for Healthy Nutrition in Female Endurance Runners: An Update. Frontiers in Nutrition, 2, 17.

Dimitriadis G, Mitrou P, Lambadiari V, Maratou E, Raptis SA. Insulin effects in muscle and adipose tissue. Diabetes Res Clin Pract. 2011 Aug;93 Suppl 1:S52-9.

Dong JY, Zhang ZL, Wang PY, Qin LQ. Effects of high- protein diets on body weight, glycaemic control, blood lipids and blood pressure in type 2 diabetes: meta-analysis of randomised controlled trials. Br J Nutr. 2013 Sep 14;110(5):781-9.

Elango R, Ball RO, Pencharz PB. Individual amino acid requirements in humans: an update. Curr Opin Clin Nutr Metab Care. 2008 Jan;11(1):34-9. Review.

Elango R, Ball RO, Pencharz PB. Individual amino acid requirements in humans: an update. Curr Opin Clin Nutr Metab Care. 2008 Jan;11(1):34-9. Review.

Elango R, Humayun MA, Ball RO, Pencharz PB. Evidence that protein requirements have been significantly underestimated. Curr Opin Clin Nutr Metab Care. 2010 Jan;13(1):52-7.

ESCOBAR, K. A., MORALES, J., & VANDUSSELDORP,

T. A. (2016). The Effect of a Moderately Low and High Carbohydrate Intake on Crossfit Performance. International Journal of Exercise Science, 9(4), 460–470.

Falkowska, A., Gutowska, I., Goschorska, M., Nowacki, P., Chlubek, D., & Baranowska-Bosiacka, I. (2015).

Energy Metabolism of the Brain, Including the Cooperation between Astrocytes and Neurons, Especially in the Context of Glycogen Metabolism. International Journal of Molecular Sciences, 16(11), 25959–25981.

Ferrando, A. A., Chinkes, D. L., Wolf, S. E., Matin, S., Herndon, D. N., & Wolfe, R. R. (1999). A submaximal dose of insulin promotes net skeletal muscle protein synthesis in patients with severe burns. Annals of Surgery, 229(1), 11–18.

Ferruzzi, M. G., Jonnalagadda, S. S., Liu, S., Marquart, L., McKeown, N., Reicks, M., … Webb, D. (2014). Developing a Standard Definition of Whole-Grain Foods for Dietary Recommendations: Summary Report of a Multidisciplinary Expert Roundtable Discussion. Advances in Nutrition, 5(2), 164–176.

Fryburg, D. A., Jahn, L. A., Hill, S. A., Oliveras, D. M., & Barrett, E. J. (1995). Insulin and insulin-like growth factor-I enhance human skeletal muscle protein anabolism during hyperaminoacidemia by different mechanisms. Journal of Clinical Investigation, 96(4), 1722–1729.

Fujita, S., Rasmussen, B. B., Cadenas, J. G., Grady, J. J., & Volpi, E. (2006). Effect of insulin on human skeletal muscle protein synthesis is modulated by insulin-induced changes in muscle blood flow and amino acid availability. American Journal of Physiology. Endocrinology and Metabolism, 291(4), E745–E754.

Gaesser GA. Carbohydrate quantity and quality in relation to body mass index. J Am Diet Assoc. 2007 Oct;107(10):1768-80. Review.

Galgani, J., & Ravussin, E. (2008). Energy metabolism, fuel selection and body weight regulation. International Journal of Obesity (2005), 32(Suppl 7), S109–S119.

Gastin PB. Energy system interaction and relative contribution during maximal exercise. Sports Med. 2001;31(10):725-41. Review.
Geser CA. Hormonal interactions in carbohydrate metabolism. Int Z Vitam Ernahrungsforsch Beih. 1976;15:58-65..
Glynn, E. L., Fry, C. S., Drummond, M. J., Dreyer, H. C., Dhanani, S., Volpi, E., & Rasmussen, B. B. (2010). Muscle protein breakdown has a minor role in the protein anabolic response to essential amino acid and carbohydrate intake following resistance exercise. American Journal of Physiology - Regulatory, Integrative and Comparative Physiology, 299(2), R533–R540.
Hargreaves M. Interactions between muscle glycogen and blood glucose during exercise. Exerc Sport Sci Rev. 1997;25:21-39. Review.
Hauner H, Bechthold A, Boeing H, Brönstrup A, Buyken A, Leschik-Bonnet E, Linseisen J, Schulze M, Strohm D, Wolfram G; German Nutrition Society. Evidence-based guideline of the German Nutrition Society: carbohydrate intake and prevention of nutrition-related diseases. Ann Nutr Metab. 2012;60 Suppl 1:1-58.
Hawley JA, Leckey JJ. Carbohydrate Dependence During Prolonged, Intense Endurance Exercise. Sports Med. 2015 Nov;45 Suppl 1:S5-12.
Jeukendrup A. A step towards personalized sports nutrition: carbohydrate intake during exercise. Sports Med. 2014 May;44 Suppl 1:S25-33.
Cermak NM, van Loon LJ. The use of carbohydrates during exercise as an ergogenic aid. Sports Med. 2013 Nov;43(11):1139-55.
Maughan RJ, Burke LM. Practical nutritional recommendations for the athlete. Nestle Nutr Inst Workshop Ser. 2011;69:131-49.
Stellingwerff T, Maughan RJ, Burke LM. Nutrition for power sports: middle-distance running, track cycling, rowing, canoeing/kayaking, and swimming. J Sports Sci. 2011;29 Suppl 1:S79-89.
Health Benefits of Dietary Whole Grains: An Umbrella Review of Meta-analyses. (2016). Journal of chiropractic medicine, 16(1), 10-18.
Helms ER, Zinn C, Rowlands DS, Brown SR. A systematic review of dietary protein during caloric restriction in resistance trained lean athletes: a case for higher intakes. Int J Sport Nutr Exerc Metab. 2014 Apr;24(2):127-38.
Heydenreich, J., Kayser, B., Schutz, Y., & Melzer, K. (2017). Total Energy Expenditure, Energy Intake, and Body Composition in Endurance Athletes Across the Training Season: A Systematic Review. Sports Medicine - Open, 3, 8.
Hirsch J. Role and benefits of carbohydrate in the diet: key issues for future dietary guidelines. Am J Clin Nutr. 1995 Apr;61(4 Suppl):996S-1000S. Review.
Horowitz JF, Klein S. Lipid metabolism during endurance exercise. Am J Clin Nutr. 2000 Aug;72(2 Suppl):558S-63S. Review.
Ivy JL. Muscle glycogen synthesis before and after exercise. Sports Med. 1991 Jan;11(1):6-19. Review.
Jacobs DR Jr, Gallaher DD. Whole grain intake and cardiovascular disease: a review. Curr Atheroscler Rep. 2004 Nov;6(6):415-23. Review.
Jensen, J., Rustad, P. I., Kolnes, A. J., & Lai, Y.-C. (2011). The Role of Skeletal Muscle Glycogen Breakdown for Regulation of Insulin Sensitivity by Exercise. Frontiers in Physiology, 2, 112.
Jéquier E. Response to and range of acceptable fat intake in adults. Eur J Clin Nutr. 1999 Apr;53 Suppl 1:S84-8; discussion S88-93. Review.
Jeukendrup AE, Saris WH, Wagenmakers AJ. Fat metabolism during exercise: a review. Part I: fatty acid mobilization and muscle metabolism. Int J Sports Med. 1998 May;19(4):231-44. Review.
Jeukendrup AE, Saris WH, Wagenmakers AJ. Fat metabolism during exercise: a review--part II: regulation of metabolism and the effects of training. Int J Sports Med. 1998 Jul;19(5):293-302. Review.
Jeukendrup AE, Saris WH, Wagenmakers AJ. Fat metabolism during exercise: a review--part III: effects of nutritional interventions. Int J Sports Med. 1998 Aug;19(6):371-9. Review.
Jeukendrup AE. Nutrition for endurance sports: marathon, triathlon, and road cycling. J Sports Sci. 2011;29 Suppl 1:S91-9.
Jeukendrup, A. E. (2017). Periodized Nutrition for Athletes. Sports Medicine (Auckland, N.z.), 47(Suppl 1), 51–63.
Jonnalagadda, S. S., Harnack, L., Hai Liu, R., McKeown, N., Seal, C., Liu, S., & Fahey,

G. C. (2011). Putting the Whole Grain Puzzle Together: Health Benefits Associated with Whole Grains—Summary of American Society for Nutrition 2010 Satellite Symposium. The Journal of Nutrition, 141(5), 1011S–1022S.

Jonnalagadda, S. S., Harnack, L., Liu, R. H., McKeown, N., Seal, C., Liu, S., & Fahey, G. C. (2011). Putting the whole grain puzzle together: health benefits associated with whole grains--summary of American Society for Nutrition 2010 Satellite Symposium. The Journal of nutrition, 141(5), 1011S-22S.

Kamper AL, Strandgaard S. Long-Term Effects of High- Protein Diets on Renal Function. Annu Rev Nutr. 2017 Aug 21;37:347-369.

Ko GJ, Obi Y, Tortorici AR, Kalantar-Zadeh K. Dietary protein intake and chronic kidney disease. Curr Opin Clin Nutr Metab Care. 2017 Jan;20(1):77-85. Review.

Aparicio M. Protein intake and chronic kidney disease: literature review, 2003 to 2008. J Ren Nutr. 2009 Sep;19(5 Suppl):S5-8.

Friedman AN. High-protein diets: potential effects on the kidney in renal health and disease. Am J Kidney Dis. 2004 Dec;44(6):950-62. Review.

Kelly, C. L., Sünram-Lea, S. I., & Crawford, T. J. (2015). The Role of Motivation, Glucose and Self-Control in the Antisaccade Task. PLoS ONE, 10(3), e0122218.

Kerstetter JE, Kenny AM, Insogna KL. Dietary protein and skeletal health: a review of recent human research. Curr Opin Lipidol. 2011 Feb;22(1):16-20.

Kiens B, Astrup A. Ketogenic Diets for Fat Loss and Exercise Performance: Benefits and Safety? Exerc Sport Sci Rev. 2015 Jul;43(3):109.

Knechtle B, Boutellier U. [Nutrition in long physical endurance events]. Praxis (Bern 1994). 2000 Dec 7;89(49):2051-62. Review. German.

Pendergast DR, Leddy JJ, Venkatraman JT. A perspective on fat intake in athletes. J Am Coll Nutr. 2000 Jun;19(3):345-50. Review.

Jacobs KA, Sherman WM. The efficacy of carbohydrate supplementation and chronic high- carbohydrate diets for improving endurance performance. Int J Sport Nutr. 1999 Mar;9(1):92-115. Review.

Hawley JA, Schabort EJ, Noakes TD, Dennis SC. Carbohydrate-loading and exercise performance. An update. Sports Med. 1997 Aug;24(2):73-81. Review.

Walberg-Rankin J. Dietary carbohydrate as an ergogenic aid for prolonged and brief competitions in sport. Int J Sport Nutr. 1995 Jun;5 Suppl:S13-28. Review.

Applegate EA. Nutritional considerations for ultraendurance performance. Int J Sport Nutr. 1991 Jun;1(2):118-26. Review.

Coggan AR, Coyle EF. Carbohydrate ingestion during prolonged exercise: effects on metabolism and performance. Exerc Sport Sci Rev. 1991;19:1-40. Review.

Hargreaves M. Carbohydrates and exercise. J Sports Sci. 1991 Summer;9 Spec No:17-28. Review.

Brotherhood JR. Nutrition and sports performance. Sports Med. 1984 Sep-Oct;1(5):350-89. Review.

Knuiman, P., Hopman, M. T. E., & Mensink, M. (2015). Glycogen availability and skeletal muscle adaptations with endurance and resistance exercise. Nutrition & Metabolism, 12, 59.

Koh-Banerjee P, Rimm EB. Whole grain consumption and weight gain: a review of the epidemiological evidence, potential mechanisms and opportunities for future research. Proc Nutr Soc. 2003 Feb;62(1):25-9. Review.

Kosinski, C., & Jornayvaz, F. R. (2017). Effects of Ketogenic Diets on Cardiovascular Risk Factors: Evidence from Animal and Human Studies. Nutrients, 9(5), 517.

Kreider, R. B., Earnest, C. P., Lundberg, J., Rasmussen, C., Greenwood, M., Cowan, P., & Almada, A. L. (2007). Effects of ingesting protein with various forms of carbohydrate following resistance-exercise on substrate availability and markers of anabolism, catabolism, and immunity. Journal of the International Society of Sports Nutrition, 4, 18.

Kremmyda LS, Tvrzicka E, Stankova B, Zak A. Fatty acids as biocompounds: their role in human metabolism, health and disease: a review. part 2: fatty acid physiological roles and applications in human health and disease. Biomed Pap Med Fac Univ Palacky Olomouc Czech Repub. 2011 Sep;155(3):195-218.

Kyrø, C., & Tjønneland, A. (2016). Whole grains and public health. The BMJ, 353, i3046.

Kyrø, C., & Tjønneland, A. (2016). Whole grains and public health. BMJ (Clinical

research ed.), 353, i3046.
Lambert EV, Goedecke JH. The role of dietary macronutrients in optimizing endurance performance. Curr Sports Med Rep. 2003 Aug;2(4):194-201. Review.
Brown RC. Nutrition for optimal performance during exercise: carbohydrate and fat. Curr Sports Med Rep. 2002 Aug;1(4):222-9. Review.
Peters EM. Nutritional aspects in ultra-endurance exercise. Curr Opin Clin Nutr Metab Care. 2003 Jul;6(4):427-34. Review.
Burke LM. Energy needs of athletes. Can J Appl Physiol. 2001;26 Suppl:S202-19. Review.
Lands, B. (2012). Consequences of Essential Fatty Acids. Nutrients, 4(9), 1338–1357.
Lange KH. Fat metabolism in exercise—with special reference to training and growth hormone administration. Scand J Med Sci Sports. 2004 Apr;14(2):74-99. Review.
Layman DK, Clifton P, Gannon MC, Krauss RM, Nuttall FQ. Protein in optimal health: heart disease and type 2 diabetes. Am J Clin Nutr. 2008 May;87(5):1571S-1575S. Review.
Leidy HJ, Carnell NS, Mattes RD, Campbell WW. Higher protein intake preserves lean mass and satiety with weight loss in pre-obese and obese women. Obesity (Silver Spring). 2007 Feb;15(2):421-9.
Leidy HJ, Clifton PM, Astrup A, Wycherley TP, Westerterp-Plantenga MS, Luscombe-Marsh ND, Woods SC, Mattes RD. The role of protein in weight loss and maintenance. Am J Clin Nutr. 2015 Apr 29. pii: ajcn084038. [Epub ahead of print]
Astrup A, Raben A, Geiker N. The role of higher protein diets in weight control and obesity-related comorbidities. Int J Obes (Lond). 2015 May;39(5):721-6.
Westerterp-Plantenga MS, Lemmens SG, Westerterp KR. Dietary protein - its role in satiety, energetics, weight loss and health. Br J Nutr. 2012 Aug;108 Suppl 2:S105-12.
Lemon PW, Proctor DN. Protein intake and athletic performance. Sports Med. 1991 Nov;12(5):313-25. Review.
Li, B., Zhang, G., Tan, M., Zhao, L., Jin, L., Tang, X., … Zhong, K. (2016). Consumption of whole grains in relation to mortality from all causes, cardiovascular disease, and diabetes: Dose–response meta-analysis of prospective cohort studies. Medicine, 95(33), e4229.
Lichtenstein AH, Kennedy E, Barrier P, Danford D, Ernst ND, Grundy SM, Leveille GA, Van Horn L, Williams CL, Booth SL. Dietary fat consumption and health. Nutr Rev. 1998 May;56(5 Pt 2):S3-19; discussion S19-28. Review.
Ma, X., Tang, W.-G., Yang, Y., Zhang, Q.-L., Zheng, J.-L., & Xiang, Y.-B. (2016). Association between whole grain intake and all-cause mortality: a meta-analysis of cohort studies. Oncotarget, 7(38), 61996–62005.
Manninen, A. H. (2006). Very-low-carbohydrate diets and preservation of muscle mass. Nutrition & Metabolism, 3, 9.
Martens EA, Westerterp-Plantenga MS. Protein diets, body weight loss and weight maintenance. Curr Opin Clin Nutr Metab Care. 2014 Jan;17(1):75-9.
Martin, W. F., Armstrong, L. E., & Rodriguez, N. R. (2005). Dietary protein intake and renal function. Nutrition & Metabolism, 2, 25.
Matsui, T., Soya, S., Okamoto, M., Ichitani, Y., Kawanaka, K., & Soya, H. (2011). Brain glycogen decreases during prolonged exercise. The Journal of Physiology, 589(Pt 13), 3383–3393.
McRae, M. P. (2017). Health Benefits of Dietary Whole Grains: An Umbrella Review of Meta-analyses. Journal of Chiropractic Medicine, 16(1), 10–18.
Mergenthaler, P., Lindauer, U., Dienel, G. A., & Meisel, A. (2013). Sugar for the brain: the role of glucose in physiological and pathological brain function. Trends in Neurosciences, 36(10), 587–597.
Miller SL, Tipton KD, Chinkes DL, Wolf SE, Wolfe RR. Independent and combined effects of amino acids and glucose after resistance exercise. Med Sci Sports Exerc. 2003 Mar;35(3):449-55.
Mitchell, W. K., Wilkinson, D. J., Phillips, B. E., Lund, J. N., Smith, K., & Atherton, P. J. (2016). Human Skeletal Muscle Protein Metabolism Responses to Amino Acid Nutrition. Advances in Nutrition, 7(4), 828S–838S.
Montfort-Steiger, V., & Williams, C. A. (2007). Carbohydrate Intake Considerations for Young Athletes. Journal of Sports Science & Medicine, 6(3), 343–352.
Morris AA. Cerebral ketone body metabolism. J Inherit Metab Dis. 2005;28(2):109-21.

Review.
Mul, J. D., Stanford, K. I., Hirshman, M. F., & Goodyear, L. (2015). Exercise and Regulation of Carbohydrate Metabolism. Progress in Molecular Biology and Translational Science, 135, 17–37.
Naseeb MA, Volpe SL. Protein and exercise in the prevention of sarcopenia and aging. Nutr Res. 2017 Apr;40:1-20.
Noland RC. Exercise and Regulation of Lipid Metabolism. Prog Mol Biol Transl Sci. 2015;135:39-74.
Nowson C, O'Connell S. Protein Requirements and Recommendations for Older People: A Review. Nutrients. 2015 Aug 14;7(8):6874-99.
Nybo L. CNS fatigue and prolonged exercise: effect of glucose supplementation. Med Sci Sports Exerc. 2003 Apr;35(4):589-94.
Ørtenblad, N., Westerblad, H., & Nielsen, J. (2013). Muscle glycogen stores and fatigue. The Journal of Physiology, 591(Pt 18), 4405–4413.
Ørtenblad, N., Westerblad, H., & Nielsen, J. (2013). Muscle glycogen stores and fatigue. The Journal of Physiology, 591(Pt 18), 4405–4413.
Paoli, A. (2014). Ketogenic Diet for Obesity: Friend or Foe? International Journal of Environmental Research and Public Health, 11(2), 2092–2107.
Paoli, A., Rubini, A., Volek, J. S., & Grimaldi, K. A. (2013). Beyond weight loss: a review of the therapeutic uses of very-low-carbohydrate (ketogenic) diets. European Journal of Clinical Nutrition, 67(8), 789–796.
Pasiakos SM. Metabolic advantages of higher protein diets and benefits of dairy foods on weight management, glycemic regulation, and bone. J Food Sci. 2015 Mar;80 Suppl 1:A2-7.
Pedersen, A. N., Kondrup, J., & Børsheim, E. (2013). Health effects of protein intake in healthy adults: a systematic literature review. Food & Nutrition Research, 57, 10.3402/fnr.v57i0.21245.
Pesta, D. H., & Samuel, V. T. (2014). A high-protein diet for reducing body fat: mechanisms and possible caveats. Nutrition & Metabolism, 11, 53.
Peters, S. J., & LeBlanc, P. J. (2004). Metabolic aspects of low carbohydrate diets and exercise. Nutrition & Metabolism, 1, 7.
Phillips SK, Wiseman RW, Woledge RC, Kushmerick MJ. The effect of metabolic fuel on force production and resting inorganic phosphate levels in mouse skeletal muscle. J Physiol. 1993 Mar;462:135-46.
Phillips SM, Van Loon LJ. Dietary protein for athletes: from requirements to optimum adaptation. J Sports Sci. 2011;29 Suppl 1:S29-38.
Phillips SM, Van Loon LJ. Dietary protein for athletes: from requirements to optimum adaptation. J Sports Sci. 2011;29 Suppl 1:S29-38.
Phillips SM. Protein requirements and supplementation in strength sports. Nutrition. 2004 Jul-Aug;20(7-8):689-95. Review.
Phillips, S. M. (2014). A Brief Review of Higher Dietary Protein Diets in Weight Loss: A Focus on Athletes. Sports Medicine (Auckland, N.z.), 44(Suppl 2), 149–153.
Phinney, S. D. (2004). Ketogenic diets and physical performance. Nutrition & Metabolism, 1, 2.
Pinckaers, P. J. M., Churchward-Venne, T. A., Bailey, D., & van Loon, L. J. C. (2017). Ketone Bodies and Exercise Performance: The Next Magic Bullet or Merely Hype? Sports Medicine (Auckland, N.z.), 47(3), 383–391.
Pöchmüller, M., Schwingshackl, L., Colombani, P. C., & Hoffmann, G. (2016). A systematic review and meta- analysis of carbohydrate benefits associated with randomized controlled competition-based performance trials. Journal of the International Society of Sports Nutrition, 13, 27.
Proud CG. Regulation of protein synthesis by insulin. Biochem Soc Trans. 2006 Apr;34(Pt 2):213-6. Review.
Ranallo RF, Rhodes EC. Lipid metabolism during exercise. Sports Med. 1998 Jul;26(1):29-42. Review.
Rao J, Oz G, Seaquist ER. Regulation of cerebral glucose metabolism. Minerva Endocrinol. 2006 Jun;31(2):149-58. Review.
Rasmussen BB, Tipton KD, Miller SL, Wolf SE, Wolfe RR. An oral essential amino acid-carbohydrate supplement enhances muscle protein anabolism after resistance exercise. J Appl Physiol (1985). 2000 Feb;88(2):386-92.
Rebello CJ, Greenway FL, Finley JW. Whole grains and pulses: a comparison of the nutritional and health benefits. J Agric Food Chem. 2014 Jul 23;62(29):7029-49.

Röhling, M., Herder, C., Stemper, T., & Müssig, K. (2016). Influence of Acute and Chronic Exercise on Glucose Uptake. Journal of Diabetes Research, 2016, 2868652.

Schönfeld, P., & Reiser, G. (2013). Why does brain metabolism not favor burning of fatty acids to provide energy? - Reflections on disadvantages of the use of free fatty acids as fuel for brain. Journal of Cerebral Blood Flow & Metabolism, 33(10), 1493–1499.

Schwingshackl, L., & Hoffmann, G. (2014). Comparison of High vs. Normal/Low Protein Diets on Renal Function in Subjects without Chronic Kidney Disease: A Systematic Review and Meta-Analysis. PLoS ONE, 9(5), e97656.

Simopoulos AP. Essential fatty acids in health and chronic disease. Am J Clin Nutr. 1999 Sep;70(3 Suppl):560S- 569S. Review.

Sinclair HM. Essential fatty acids in perspective. Hum Nutr Clin Nutr. 1984 Jul;38(4):245-60.

Skerrett, P. J., & Willett, W. C. (2010). Essentials of Healthy Eating: A Guide. Journal of Midwifery & Women's Health, 55(6), 492–501.

Slavin J. Whole grains and human health. Nutr Res Rev. 2004 Jun;17(1):99-110.

Slavin J. Why whole grains are protective: biological mechanisms. Proc Nutr Soc. 2003 Feb;62(1):129-34. Review.

Slavin JL, Jacobs D, Marquart L, Wiemer K. The role of whole grains in disease prevention. J Am Diet Assoc. 2001 Jul;101(7):780-5. Review.

Smith, C. E., & Tucker, K. L. (2011). Health benefits of cereal fibre: a review of clinical trials. Nutrition Research Reviews, 24(1), 118–131.

Soenen S, Westerterp-Plantenga MS. Proteins and satiety: implications for weight management. Curr Opin Clin Nutr Metab Care. 2008 Nov;11(6):747-51.

Veldhorst M, Smeets A, Soenen S, Hochstenbach-Waelen A, Hursel R, Diepvens K, Lejeune M, Luscombe-Marsh N, Westerterp-Plantenga M. Protein-induced satiety: effects and mechanisms of different proteins. Physiol Behav. 2008 May 23;94(2):300-7.

Halton TL, Hu FB. The effects of high protein diets on thermogenesis, satiety and weight loss: a critical review. J Am Coll Nutr. 2004 Oct;23(5):373-85. Review.

Spriet, L. L. (2014). New Insights into the Interaction of Carbohydrate and Fat Metabolism During Exercise. Sports Medicine (Auckland, N.z.), 44(Suppl 1), 87–96.

Stark, M., Lukaszuk, J., Prawitz, A., & Salacinski, A. (2012). Protein timing and its effects on muscular hypertrophy and strength in individuals engaged in weight- training. Journal of the International Society of Sports Nutrition, 9, 54.

Sünram-Lea SI, Foster JK, Durlach P, Perez C. Glucose facilitation of cognitive performance in healthy young adults: examination of the influence of fast-duration, time of day and pre-consumption plasma glucose levels.Psychopharmacology (Berl). 2001 Aug;157(1):46- 54.

Kaplan RJ, Greenwood CE, Winocur G, Wolever TM. Cognitive performance is associated with glucose regulation in healthy elderly persons and can be enhanced with glucose and dietary carbohydrates. Am J Clin Nutr. 2000 Sep;72(3):825-36.

Owens DS, Benton D. The impact of raising blood glucose on reaction times. Neuropsychobiology. 1994;30(2-3):106- 13.

Te Morenga L, Mann J. The role of high-protein diets in body weight management and health. Br J Nutr. 2012 Aug;108 Suppl 2:S130-8.

Thyfault JP, Carper MJ, Richmond SR, Hulver MW, Potteiger JA. Effects of liquid carbohydrate ingestion on markers of anabolism following high-intensity resistance exercise. J Strength Cond Res. 2004 Feb;18(1):174-9.

Tvrzicka E, Kremmyda LS, Stankova B, Zak A. Fatty acids as biocompounds: their role in human metabolism, health and disease--a review. Part 1: classification, dietary sources and biological functions. Biomed Pap Med Fac Univ Palacky Olomouc Czech Repub. 2011 Jun;155(2):117-30. Review.

van der Zwaluw NL, van de Rest O, Kessels RP, de Groot LC. Short-term effects of glucose and sucrose on cognitive performance and mood in elderly people. J Clin Exp Neuropsychol. 2014;36(5):517-27.

Owen L, Sunram-Lea SI. Metabolic agents that enhance ATP can improve cognitive functioning: a review of the evidence for glucose, oxygen, pyruvate, creatine, and L- carnitine. Nutrients. 2011 Aug;3(8):735-55.

Greenwood CE. Dietary carbohydrate, glucose regulation, and cognitiveperformance in elderly persons. Nutr Rev. 2003 May;61(5 Pt 2):S68-74. Review.

Volpi E, Lucidi P, Cruciani G, Monacchia F, Reboldi G, Brunetti P, Bolli GB, De Feo P. Contribution of amino acids and insulin to protein anabolism during meal absorption. Diabetes. 1996 Sep;45(9):1245-52.

Weinert, D. J. (2009). Nutrition and muscle protein synthesis: a descriptive review. The Journal of the Canadian Chiropractic Association, 53(3), 186–193.

Westerterp-Plantenga MS, Lemmens SG, Westerterp KR. Dietary protein - its role in satiety, energetics, weight loss and health. Br J Nutr. 2012 Aug;108 Suppl 2:S105-12.

Abou-Samra R, Keersmaekers L, Brienza D, Mukherjee R, Macé K. Effect of different protein sources on satiation and short-term satiety when consumed as a starter. Nutr J. 2011 Dec 23;10:139.

Westerterp-Plantenga MS, Nieuwenhuizen A, Tomé D, Soenen S, Westerterp KR. Dietary protein, weight loss, and weight maintenance. Annu Rev Nutr. 2009;29:21-41.

Westerterp-Plantenga MS. The significance of protein in food intake and body weight regulation. Curr Opin Clin Nutr Metab Care. 2003 Nov;6(6):635-8. Review.

Williams, C., & Rollo, I. (2015). Carbohydrate Nutrition and Team Sport Performance. Sports Medicine (Auckland, N.z.), 45(Suppl 1), 13–22.

Wilson PB. Does Carbohydrate Intake During Endurance Running Improve Performance? A Critical Review. J Strength Cond Res. 2016 Dec;30(12):3539-3559. Review.

Williams C, Rollo I. Carbohydrate Nutrition and Team Sport Performance. Sports Med. 2015 Nov;45 Suppl 1:S13-22.

Beelen M, Cermak NM, van Loon LJ. [Performance enhancement by carbohydrate intake during sport: effects of carbohydrates during and after high-intensity exercise]. Ned Tijdschr Geneeskd. 2015;159:A7465. Review. Dutch.

Cermak NM, van Loon LJ. The use of carbohydrates during exercise as an ergogenic aid. Sports Med. 2013 Nov;43(11):1139-55.

Burke LM, Hawley JA, Wong SH, Jeukendrup AE. Carbohydrates for training and competition. J Sports Sci. 2011;29 Suppl 1:S17-27.

Jeukendrup AE. Carbohydrate intake during exercise and performance. Nutrition. 2004 Jul-Aug;20(7-8):669-77. Review.

Burke LM, Cox GR, Culmmings NK, Desbrow B. Guidelines for daily carbohydrate intake: do athletes achieve them? Sports Med. 2001;31(4):267-99. Review.

Witard, O. C., Wardle, S. L., Macnaughton, L. S., Hodgson, A. B., & Tipton, K. D. (2016). Protein Considerations for Optimising Skeletal Muscle Mass in Healthy Young and Older Adults. Nutrients, 8(4), 181.

Wolfe RR. Effects of insulin on muscle tissue. Curr Opin Clin Nutr Metab Care. 2000 Jan;3(1):67-71. Review.

Wolfe RR. Fat metabolism in exercise. Adv Exp Med Biol. 1998;441:147-56. Review.

Wu G. Dietary protein intake and human health. Food Funct. 2016 Mar;7(3):1251-65.

Yu, H., Fujii, N. L., Toyoda, T., An, D., Farese, R. V., Leitges, M., … Goodyear, L. J. (2015). Contraction stimulates muscle glucose uptake independent of atypical PKC . Physiological Reports, 3(11), e12565.

Zając, A., Chalimoniuk, M., Maszczyk, A., Gołaś, A., & Lngfort, J. (2015). Central and Peripheral Fatigue During Resistance Exercise – A Critical Review. Journal of Human Kinetics, 49, 159–169.

Zajac, A., Poprzecki, S., Maszczyk, A., Czuba, M., Michalczyk, M., & Zydek, G. (2014). The Effects of a Ketogenic Diet on Exercise Metabolism and Physical Performance in Off-Road Cyclists. Nutrients, 6(7), 2493–2508.

Zhang B, Zhao Q, Guo W, Bao W, Wang X. Association of whole grain intake with all-cause, cardiovascular, and cancer mortality: a systematic review and dose-response meta-analysis from prospective cohort studies. Eur J Clin Nutr. 2018 Jan;72(1):57-65. doi: 10.1038/ejcn.2017.149.

Epub 2017 Nov 1. Review. PubMed PMID: 29091078.

Zhang Y, Kuang Y, LaManna JC, Puchowicz MA. Contribution of brain glucose and ketone bodies to oxidative metabolism. Adv Exp Med Biol. 2013;765:365- 370.

Zierler K. Whole body glucose metabolism. Am J Physiol. 1999 Mar;276(3 Pt1):E409-26. Review.

Chapter 4

Aragon AA, Schoenfeld BJ. Nutrient timing revisited: is there a post-exercise anabolic window? J Int Soc Sports Nutr. 2013 Jan 29;10(1):5.

Araya H, Pak N, Vera G, Alviña M. Digestion rate of legume carbohydrates and glycemic index of legume- based meals. Int J Food Sci Nutr. 2003 Mar;54(2):119-26.

Baker, L. B., Rollo, I., Stein, K. W., & Jeukendrup, A. E. (2015). Acute Effects of Carbohydrate Supplementation on Intermittent Sports Performance. Nutrients, 7(7), 5733–5763.

Bellisle F, McDevitt R, Prentice AM. Meal frequency and energy balance. Br J Nutr. 1997 Apr;77 Suppl 1:S57-70. Review..

Boirie Y, Guillet C. Fast digestive proteins and sarcopenia of aging. Curr Opin Clin Nutr Metab Care. 2018 Jan;21(1):37-41.

Boirie, Y., Dangin, M., Gachon, P., Vasson, M.-P., Maubois, J.-L., & Beaufrère, B. (1997). Slow and fast dietary proteins differently modulate postprandial protein accretion. Proceedings of the National Academy of Sciences of the United States of America, 94(26), 14930– 14935.

Burke LM, Hawley JA, Wong SH, Jeukendrup AE. Carbohydrates for training and competition. J Sports Sci. 2011;29 Suppl 1:S17-27.

Burke LM, Hawley JA, Wong SH, Jeukendrup AE. Carbohydrates for training and competition. J Sports Sci. 2011;29 Suppl 1:S17-27.

Burke LM, Kiens B, Ivy JL. Carbohydrates and fat for training and recovery. J Sports Sci. 2004 Jan;22(1):15-30. Review.

Candow DG, Chilibeck PD. Timing of creatine or protein supplementation and resistance training in the elderly. Appl Physiol Nutr Metab. 2008 Feb;33(1):184-90.

Coyle EF. Carbohydrate supplementation during exercise. J Nutr. 1992 Mar;122(3Suppl):788-95. Review.

Coyle EF. Timing and method of increased carbohydrate intake to cope with heavy training, competition and recovery. J Sports Sci. 1991 Summer;9 Spec No:29-51; discussion 51-2. Review.

Cribb PJ, Hayes A. Effects of supplement timing and resistance exercise on skeletal muscle hypertrophy. Med Sci Sports Exerc. 2006 Nov;38(11):1918-25.

Doo, H., Chun, H., & Doo, M. (2016). Associations of daily sleep duration and dietary macronutrient consumption with obesity and dyslipidemia in Koreans: A cross-sectional study. Medicine, 95(45), e5360.

Esfahani A, Wong JM, Mirrahimi A, Villa CR, Kendall CW. The application of the glycemic index and glycemic load in weight loss: A review of the clinical evidence. IUBMB Life. 2011 Jan;63(1):7-13.

Foltz M, Maljaars J, Schuring EA, van der Wal RJ, Boer T, Duchateau GS, Peters HP, Stellaard F, Masclee AA. Intragastric layering of lipids delays lipid absorption and increases plasma CCK but has minor effects on gastric emptying and appetite. Am J Physiol Gastrointest Liver Physiol. 2009 May;296(5):G982-91.

Friedman JE, Neufer PD, Dohm GL. Regulation of glycogen resynthesis following exercise. Dietary considerations. Sports Med. 1991 Apr;11(4):232-43. Review.

Garaulet M, Gómez-Abellán P. Timing of food intake and obesity: a novel association. Physiol Behav. 2014 Jul;134:44-50.

Grandner, M. A., Jackson, N., Gerstner, J. R., & Knutson, L. (2013). Dietary nutrients associated with short and long sleep duration. Data from a nationally representative sample. Appetite, 64, 71–80.

Haff GG, Lehmkuhl MJ, McCoy LB, Stone MH. Carbohydrate supplementation and resistance training. J Strength Cond Res. 2003 Feb;17(1):187-96. Review.

Hawley JA, Burke LM. Effect of meal frequency and timing on physical performance. Br J Nutr. 1997 Apr;77 Suppl 1:S91-103. Review.

Hoffman, J. R., & Falvo, M. J. (2004). Protein – Which is Best? Journal of Sports Science & Medicine, 3(3), 118– 130.

Holmes, R. (1971). Carbohydrate digestion and absorption. Journal of Clinical Pathology. Supplement (Royal College of Pathologists)., 5, 10–13.

Horne BD, Muhlestein JB, Anderson JL. Health effects of intermittent fasting: hormesis or harm? A systematic review. Am J Clin Nutr. 2015 Aug;102(2):464-70.

Hutchison AT, Heilbronn LK. Metabolic impacts of altering meal frequency and timing – Does when we eat matter? Biochimie. 2016 May;124:187-97.

Institute of Medicine (US) Committee on

Military Nutrition Research; Marriott BM, editor. Fluid Replacement and Heat Stress. Washington (DC): National Academies Press (US); 1994. 5, Carbohydrate Supplements During and Immediately Post Exercise.

Ivy, J. L. (2004). Regulation of Muscle Glycogen Repletion, Muscle Protein Synthesis and Repair Following Exercise. Journal of Sports Science & Medicine, 3(3), 131–138.

Jenkins DJ, Jenkins AL, Wolever TM, Collier GR, Rao AV, Thompson LU. Starchy foods and fiber: reduced rate of digestion and improved carbohydrate metabolism. Scand J Gastroenterol Suppl. 1987;129:132-41. Review.

Jeukendrup AE. Carbohydrate and exercise performance: the role of multiple transportable carbohydrates. Curr Opin Clin Nutr Metab Care. 2010 Jul;13(4):452-7.

Jeukendrup AE. Carbohydrate intake during exercise and performance. Nutrition. 2004 Jul-Aug;20(7-8):669-77. Review.

Jeukendrup, A. (2014). A Step Towards Personalized Sports Nutrition: Carbohydrate Intake During Exercise. Sports Medicine (Auckland, N.z.), 44(Suppl 1), 25–33.

Johnstone A. Fasting for weight loss: an effective strategy or latest dieting trend? Int J Obes (Lond). 2015 May;39(5):727-33.

Julia M. W. Wong, David J. A. Jenkins; Carbohydrate Digestibility and Metabolic Effects, The Journal of Nutrition, Volume 137, Issue 11, 1 November 2007, Pages 2539S–2546S,

Kerksick C, Harvey T, Stout J, Campbell B, Wilborn C, Kreider R, Kalman D, Ziegenfuss T, Lopez H, Landis J, Ivy JL, Antonio J. International Society of Sports Nutrition position stand: nutrient timing. J Int Soc Sports Nutr. 2008 Oct 3;5:17. Erratum in: J Int Soc Sports Nutr. 2008;5:18.

Kinsey, A. W., & Ormsbee, M. J. (2015). The health impact of nighttime eating: old and new perspectives. Nutrients, 7(4), 2648-62.

Kirk TR. Role of dietary carbohydrate and frequent eating in body-weight control. Proc Nutr Soc. 2000 Aug;59(3):349-58. Review.

Knuiman, P., Hopman, M. T. E., & Mensink, M. (2015). Glycogen availability and skeletal muscle adaptations with endurance and resistance exercise. Nutrition & Metabolism, 12, 59.

Koletzko B, Toschke AM. Meal patterns and frequencies: do they affect body weight in children and adolescents? Crit Rev Food Sci Nutr. 2010 Feb;50(2):100-5.

La Bounty PM, Campbell BI, Wilson J, Galvan E, Berardi J, Kleiner SM, Kreider RB, Stout JR, Ziegenfuss T, Spano M, Smith A, Antonio J. International Society of Sports Nutrition position stand: meal frequency. J Int Soc Sports Nutr. 2011 Mar 16;8:4.

Lattimer, J. M., & Haub, M. D. (2010). Effects of Dietary Fiber and Its Components on Metabolic Health. Nutrients, 2(12), 1266–1289.

Lemon PW, Berardi JM, Noreen EE. The role of protein and amino acid supplements in the athlete's diet: does type or timing of ingestion matter? Curr Sports Med Rep. 2002 Aug;1(4):214-21. Review.

Lindseth, G., & Murray, A. (2016). Dietary Macronutrients and Sleep. Western Journal of Nursing Research, 38(8), 938–958.

Longo VD, Mattson MP. Fasting: molecular mechanisms and clinical applications. Cell Metab. 2014 Feb 4;19(2):181-92.

Longo, V. D., & Mattson, M. P. (2014). Fasting: Molecular Mechanisms and Clinical Applications. Cell Metabolism, 19(2), 181–192.

Louise M. Burke, John A. Hawley, Stephen H. S. Wong & Asker E. Jeukendrup (2011) Carbohydrates for training and competition, Journal of Sports Sciences, 29:sup1, S17-S27.

Louis-Sylvestre J, Lluch A, Neant F, Blundell JE. Highlighting the positive impact of increasing feeding frequency on metabolism and weight management. Forum Nutr. 2003;56:126-8. Review.

Mamerow, M. M., Mettler, J. A., English, K. L., Casperson, S. L., Arentson-Lantz, E., Sheffield-Moore, M., … Paddon- Jones, D. (2014). Dietary Protein Distribution Positively Influences 24-h Muscle Protein Synthesis in Healthy Adults. The Journal of Nutrition, 144(6), 876–880.

Mattson MP, Longo VD, Harvie M. Impact of intermittent fasting on health and disease processes. Ageing Res Rev. 2017 Oct;39:46-58.

Mattson MP. Energy intake, meal frequency, and health: a neurobiological perspective. Annu Rev Nutr. 2005;25:237-60. Review.

McCartney D, Desbrow B, Irwin C. Post-exercise Ingestion of Carbohydrate, Protein and Water: A Systematic Review and Meta-analysis for Effects on Subsequent

Athletic Performance. Sports Med. 2018 Feb;48(2):379-408.
McCrory MA, Shaw AC, Lee JA. Energy and Nutrient Timing for Weight Control: Does Timing of Ingestion Matter? Endocrinol Metab Clin North Am. 2016 Sep;45(3):689-718.
Millard-Stafford M, Childers WL, Conger SA, Kampfer AJ, Rahnert JA. Recovery nutrition: timing and composition after endurance exercise. Curr Sports Med Rep. 2008 Jul-Aug;7(4):193-201.
Mosoni L, Mirand PP. Type and timing of protein feeding to optimize anabolism. Curr Opin Clin Nutr Metab Care. 2003 May;6(3):301-6. Review.
Mota J, Fidalgo F, Silva R, Ribeiro JC, Santos R, Carvalho J, Santos MP. Relationships between physical activity, obesity and meal frequency in adolescents. Ann Hum Biol. 2008 Jan-Feb;35(1):1-10.
Nybo L. CNS fatigue and prolonged exercise: effect of glucose supplementation. Med Sci Sports Exerc. 2003 Apr;35(4):589-94.
Ormsbee, M. J., Bach, C. W., & Baur, D. A. (2014). Pre- Exercise Nutrition: The Role of Macronutrients, Modified Starches and Supplements on Metabolism and Endurance Performance. Nutrients, 6(5), 1782–1808.
Ørtenblad, N., Westerblad, H., & Nielsen, J. (2013). Muscle glycogen stores and fatigue. The Journal of Physiology, 591(Pt 18), 4405–4413.
Patterson RE, Sears DD. Metabolic Effects of Intermittent Fasting. Annu Rev Nutr. 2017 Aug 21;37:371-393.
Patterson, R. E., Laughlin, G. A., Sears, D. D., LaCroix, A. Z., Marinac, C., Gallo, L. C., … Villaseñor, A. (2015).
INTERMITTENT FASTING AND HUMAN METABOLIC HEALTH. Journal of the Academy of Nutrition and Dietetics, 115(8), 1203–1212.
Pöchmüller, M., Schwingshackl, L., Colombani, P. C., & Hoffmann, G. (2016). A systematic review and meta- analysis of carbohydrate benefits associated with randomized controlled competition-based performance trials. Journal of the International Society of Sports Nutrition, 13, 27.
Poole, C., Wilborn, C., Taylor, L., & Kerksick, C. (2010). The Role of Post-Exercise Nutrient Administration on Muscle Protein Synthesis and Glycogen Synthesis. Journal of Sports Science & Medicine, 9(3), 354–363.
Samra RA. Fats and Satiety. In: Montmayeur JP, le Coutre J, editors. Fat Detection: Taste, Texture, and Post Ingestive Effects. Boca Raton (FL): CRC Press/Taylor & Francis; 2010. Chapter 15.
Schoenfeld BJ, Aragon AA, Krieger JW. The effect of protein timing on muscle strength and hypertrophy: a meta-analysis. J Int Soc Sports Nutr. 2013 Dec 3;10(1):53.
Schoenfeld, B. J., & Aragon, A. A. (2018). How much protein can the body use in a single meal for muscle- building? Implications for daily protein distribution. Journal of the International Society of Sports Nutrition, 15, 10.
Schoenfeld, B. J., Aragon, A., Wilborn, C., Urbina, S. L., Hayward, S. E., & Krieger, J. (2017). Pre- versus post- exercise protein intake has similar effects on muscular adaptations. PeerJ, 5, e2825.
Stark M, Lukaszuk J, Prawitz A, Salacinski A. Protein timing and its effects on muscular hypertrophy and strength in individuals engaged in weight-training. J Int Soc Sports Nutr. 2012 Dec 14;9(1):54.
Stark, M., Lukaszuk, J., Prawitz, A., & Salacinski, A. (2012). Protein timing and its effects on muscular hypertrophy and strength in individuals engaged in weight- training. Journal of the International Society of Sports Nutrition, 9, 54.
Stearns RL, Emmanuel H, Volek JS, Casa DJ. Effects of ingesting protein in combination with carbohydrate during exercise on endurance performance: a systematic review with meta-analysis. J Strength Cond Res. 2010 Aug;24(8):2192-202.
Stellingwerff T, Cox GR. Systematic review: Carbohydrate supplementation on exercise performance or capacity of varying durations. Appl Physiol Nutr Metab. 2014 Sep;39(9):998-1011. Epub 2014 Mar 25. Review.
Stephens BR, Braun B. Impact of nutrient intake timing on the metabolic response to exercise. Nutr Rev. 2008 Aug;66(8):473-6.
St-Onge MP, Mikic A, Pietrolungo CE. Effects of Diet on Sleep Quality. Adv Nutr. 2016 Sep 15;7(5):938-49. Print 2016 Sep. Review.
Timlin MT, Pereira MA. Breakfast frequency and quality in the etiology of adult obesity and chronic diseases. Nutr Rev. 2007

Jun;65(6 Pt 1):268-81. Review.
Tinsley GM, La Bounty PM. Effects of intermittent fasting on body composition and clinical health markers in humans. Nutr Rev. 2015 Oct;73(10):661-74.
Tipton KD. Role of protein and hydrolysates before exercise. Int J Sport Nutr Exerc Metab. 2007 Aug;17 Suppl:S77-86. Review..
Williams, C., & Rollo, I. (2015). Carbohydrate Nutrition and Team Sport Performance. Sports Medicine (Auckland, N.z.), 45(Suppl 1), 13–22.
Wilson PB. Does Carbohydrate Intake During Endurance Running Improve Performance? A Critical Review. J Strength Cond Res. 2016 Dec;30(12):3539-3559. Review.
Zarrinpar A, Chaix A, Panda S. Daily Eating Patterns and Their Impact on Health and Disease. Trends Endocrinol Metab. 2016 Feb;27(2):69-83.

Chapter 5

Aguilera CM, Ramírez-Tortosa MC, Mesa MD, Gil A. [Protective effect of monounsaturated and polyunsaturated fatty acids on the development of cardiovascular disease]. Nutr Hosp. 2001 May-Jun;16(3):78-91. Review. Spanish.
Akhondzadeh S, Gerbarg PL, Brown RP. Nutrients for prevention and treatment of mental health disorders. Psychiatr Clin North Am. 2013 Mar;36(1):25-36.
Willett WC, Stampfer MJ. Current evidence on healthy eating. Annu Rev Public Health. 2013;34:77-95.
Lambrinoudaki I, Ceasu I, Depypere H, Erel T, Rees M, Schenck-Gustafsson K, Simoncini T, Tremollieres F, van der Schouw YT, Pérez-López FR. EMAS position statement: Diet and health in midlife and beyond. Maturitas. 2013 Jan;74(1):99-104.
Yusof AS, Isa ZM, Shah SA. Dietary patterns and risk of colorectal cancer: a systematic review of cohort studies (2000-2011). Asian Pac J Cancer Prev. 2012;13(9):4713-7. Review.
Mosby TT, Cosgrove M, Sarkardei S, Platt KL, Kaina B. Nutrition in adult and childhood cancer: role of carcinogens and anti-carcinogens. Anticancer Res. 2012 Oct;32(10):4171-92. Review.
Kumar V, Sinha AK, Makkar HP, de Boeck G, Becker K. Dietary roles of non-starch polysaccharides in human nutrition: a review. Crit Rev Food Sci Nutr. 2012;52(10):899-935.
McKeag NA, McKinley MC, Woodside JV, Harbinson MT, McKeown PP. The role of micronutrients in heart failure. J Acad Nutr Diet. 2012 Jun;112(6):870-86.
Sánchez-Muniz FJ. Dietary fibre and cardiovascular health. Nutr Hosp. 2012 Jan-Feb;27(1):31-45.
Lattimer JM, Haub MD. Effects of dietary fiber and its components on metabolic health. Nutrients. 2010 Dec;2(12):1266-89. doi: 10.3390/nu2121266. Epub 2010 Dec 15. Review.
Lee MS, Huang YC, Su HH, Lee MZ, Wahlqvist ML. A simple food quality index predicts mortality in elderly Taiwanese. J Nutr Health Aging. 2011 Dec;15(10):815-21.
Olsen A, Egeberg R, Halkjær J, Christensen J, Overvad K, Tjønneland A. Healthy aspects of the Nordic diet are related to lower total mortality. J Nutr. 2011 Apr 1;141(4):639-44.
Okarter N, Liu RH. Health benefits of whole grain phytochemicals. Crit Rev Food Sci Nutr. 2010 Mar;50(3):193-208.
Hauner H, Hauner D. The Impact of Nutrition on the Development and Prognosis of Breast Cancer. Breast Care (Basel). 2010;5(6):377-381. Epub 2010 Dec 8.
Mello VD, Laaksonen DE. [Dietary fibers: current trends and health benefits in the metabolic syndrome and type 2 diabetes]. Arq Bras Endocrinol Metabol. 2009 Jul;53(5):509-18. Review. Portuguese.
Manach C, Hubert J, Llorach R, Scalbert A. The complex links between dietary phytochemicals and human health deciphered by metabolomics. Mol Nutr Food Res. 2009 Oct;53(10):1303-15.
Babio N, Bulló M, Salas-Salvadó J. Mediterranean diet and metabolic syndrome: the evidence. Public Health Nutr. 2009 Sep;12(9A):1607-17.
Lutsey PL, Steffen LM, Stevens J. Dietary intake and the development of the metabolic syndrome: the Atherosclerosis Risk in Communities study. Circulation. 2008 Feb 12;117(6):754-61.
Rochfort S, Panozzo J. Phytochemicals for health, the role of pulses. J Agric Food Chem. 2007 Oct 3;55(20):7981-94. Epub 2007 Sep 5. Review.

Stevenson DE, Hurst RD. Polyphenolic phytochemicals– just antioxidants or much more? Cell Mol Life Sci. 2007 Nov;64(22):2900-16. Review.

Huskisson E, Maggini S, Ruf M. The role of vitamins and minerals in energy metabolism and well-being. J Int Med Res. 2007 May-Jun;35(3):277-89. Review.

Bourre JM. Effects of nutrients (in food) on the structure and function of the nervous system: update on dietary requirements for brain. Part 1: micronutrients. J Nutr Health Aging. 2006 Sep-Oct;10(5):377-85. Review.

Shenkin A. Micronutrients in health and disease. Postgrad Med J. 2006 Sep;82(971):559-67. Review.

Giugliano D, Ceriello A, Esposito K. The effects of diet on inflammation: emphasis on the metabolic syndrome. J Am Coll Cardiol. 2006 Aug 15;48(4):677-85. Epub 2006 Jul 24. Review.

Nieves JW. Osteoporosis: the role of micronutrients. Am J Clin Nutr. 2005 May;81(5):1232S-1239S. Review.

Liu RH. Potential synergy of phytochemicals in cancer prevention: mechanism of action. J Nutr. 2004 Dec;134(12 Suppl):3479S-3485S. Review.

Higgins JA. Resistant starch: metabolic effects and potential health benefits. J AOAC Int. 2004 May- Jun;87(3):761-8. Review.

Steffen LM, Jacobs DR Jr, Stevens J, Shahar E, Carithers T, Folsom AR. Associations of whole-grain, refined-grain, and fruit and vegetable consumption with risks of all-cause mortality and incident coronary artery disease and ischemic stroke: the Atherosclerosis Risk in Communities (ARIC) Study. Am J Clin Nutr. 2003 Sep;78(3):383-90.

Bloch AS. Nutrition for health promotion: phytochemicals, functional foods, and alternative approaches to combat obesity. Dent Clin North Am. 2003 Apr;47(2):411-23, viii-ix. Review.

Hu FB, Willett WC. Optimal diets for prevention of coronary heart disease. JAMA. 2002 Nov 27;288(20):2569-78. Review.

Michels KB, Wolk A. A prospective study of variety of healthy foods and mortality in women. Int J Epidemiol. 2002 Aug;31(4):847-54.

Bendich A. Micronutrients in women's health and immune function. Nutrition. 2001 Oct;17(10):858-67. Review.

Aguilera CM, Ramírez-Tortosa MC, Mesa MD, Gil A. [Protective effect of monounsaturated and polyunsaturated fatty acids on the development of cardiovascular disease].

Nutr Hosp. 2001 May-Jun;16(3):78-91. Review. Spanish.

Anderson JW, Smith BM, Gustafson NJ. Health benefits and practical aspects of high-fiber diets. Am J Clin Nutr. 1994 May;59(5 Suppl):1242S-1247S. Review.

Liu K, Stamler J, Trevisan M, Moss D. Dietary lipids, sugar, fiber and mortality from coronary heart disease. Bivariate analysis of international data. Arteriosclerosis. 1982 May-Jun;2(3):221-7.

Probst, Y. C., Guan, V. X., & Kent, K. (2017). Dietary phytochemical intake from foods and health outcomes: a systematic review protocol and preliminary scoping. BMJ Open, 7(2), e013337.

Howes MJ, Simmonds MS. The role of phytochemicals as micronutrients in health and disease. Curr Opin Clin Nutr Metab Care. 2014 Nov;17(6):558-66.

Krzyzanowska J, Czubacka A, Oleszek W. Dietary phytochemicals and human health. Adv Exp Med Biol. 2010;698:74-98. Review.

Alonso A, Ruiz-Gutierrez V, Martínez-González MA. Monounsaturated fatty acids, olive oil and blood pressure: epidemiological, clinical and experimental evidence. Public Health Nutr. 2006 Apr;9(2):251-7. Review.

Ascherio A, Willett WC. Health effects of trans fatty acids. Am J Clin Nutr. 1997 Oct;66(4 Suppl):1006S-1010S. Review.

Balk EM, Lichtenstein AH. Omega-3 Fatty Acids and Cardiovascular Disease: Summary of the 2016 Agency of Healthcare Research and Quality Evidence Review. Nutrients. 2017 Aug 11;9(8). pii: E865.

Bendsen NT, Christensen R, Bartels EM, Astrup A. Consumption of industrial and ruminant trans fatty acids and risk of coronary heart disease: a systematic review and meta-analysis of cohort studies. Eur J Clin Nutr. 2011 Jul;65(7):773-83.

Calder PC, Yaqoob P. Omega-3 polyunsaturated fatty acids and human health outcomes. Biofactors. 2009 May- Jun;35(3):266-72.

Calder PC, Yaqoob P. Omega-3 polyunsaturated fatty acids and human health outcomes. Biofactors. 2009 May- Jun;35(3):266-72.

Calton, J. B. (2010). Prevalence of micronutrient

deficiency in popular diet plans. Journal of the International Society of Sports Nutrition, 7, 24.

Clarys, P., Deliens, T., Huybrechts, I., Deriemaeker, P., Vanaelst, B., De Keyzer, W., ... Mullie, P. (2014).

Comparison of Nutritional Quality of the Vegan, Vegetarian, Semi-Vegetarian, Pesco-Vegetarian and Omnivorous Diet. Nutrients, 6(3), 1318–1332.

Clifton PM, Keogh JB. A systematic review of the effect of dietary saturated and polyunsaturated fat on heart disease. Nutr Metab Cardiovasc Dis. 2017 Dec;27(12):1060-1080.

Das UN. Essential Fatty acids - a review. Curr Pharm Biotechnol. 2006 Dec;7(6):467-82. Review.

de Souza RJ, Mente A, Maroleanu A, Cozma AI, Ha V, Kishibe T, Uleryk E, Budylowski P, Schünemann H, Beyene J, Anand SS. Intake of saturated and trans unsaturated fatty acids and risk of all cause mortality, cardiovascular disease, and type 2 diabetes: systematic review and meta-analysis of observational studies. BMJ. 2015 Aug 11;351:h3978.

de Souza RJ, Mente A, Maroleanu A, Cozma AI, Ha V, Kishibe T, Uleryk E, Budylowski P, Schünemann H, Beyene J, Anand SS. Intake of saturated and trans unsaturated fatty acids and risk of all cause mortality, cardiovascular disease, and type 2 diabetes: systematic review and meta-analysis of observational studies. BMJ. 2015 Aug 11;351:h3978.

De Souza, R. J., Mente, A., Maroleanu, A., Cozma, A. I., Ha, V., Kishibe, T., ... Anand, S. S. (2015). Intake of saturated and trans unsaturated fatty acids and risk of all cause mortality, cardiovascular disease, and type 2 diabetes: systematic review and meta-analysis of observational studies. The BMJ, 351, h3978.

De Souza, R. J., Mente, A., Maroleanu, A., Cozma, A. I., Ha, V., Kishibe, T., ... Anand, S. S. (2015). Intake of saturated and trans unsaturated fatty acids and risk of all cause mortality, cardiovascular disease, and type 2 diabetes: systematic review and meta-analysis of observational studies. The BMJ, 351, h3978.

Dhaka, V., Gulia, N., Ahlawat, K. S., & Khatkar, B. S. (2011). Trans fats—sources, health risks and alternative approach - A review. Journal of Food Science and Technology, 48(5), 534–541.

Donaldson CM, Perry TL, Rose MC. Glycemic index and endurance performance. Int J Sport Nutr Exerc Metab. 2010 Apr;20(2):154-65. Review. Erratum in: Int J Sport Nutr Exerc Metab. 2011 Jun;21(3):262-4.

Drewnowski A, Fulgoni VL 3rd. Nutrient density: principles and evaluation tools. Am J Clin Nutr. 2014 May;99(5 Suppl):1223S-8S.

Dyall, S. C. (2015). Long-chain omega-3 fatty acids and the brain: a review of the independent and shared effects of EPA, DPA and DHA. Frontiers in Aging Neuroscience, 7, 52.

Ganguly R, Pierce GN. The toxicity of dietary trans fats. Food Chem Toxicol. 2015 Apr;78:170-6.

Gardner, C. D., Kim, S., Bersamin, A., Dopler-Nelson, M., Otten, J., Oelrich, B., & Cherin, R. (2010). Micronutrient quality of weight-loss diets that focus on macronutrients: results from the A TO Z study. The American Journal of Clinical Nutrition, 92(2), 304–312.

Garg A, Bonanome A, Grundy SM, Zhang ZJ, Unger RH. Comparison of a high-carbohydrate diet with a high- monounsaturated-fat diet in patients with non-insulin- dependent diabetes mellitus. N Engl J Med. 1988 Sep 29;319(13):829-34.

Garg A. High-monounsaturated-fat diets for patients with diabetes mellitus: a meta-analysis. Am J Clin Nutr. 1998 Mar;67(3 Suppl):577S-582S.

Haag M. Essential fatty acids and the brain. Can J Psychiatry. 2003 Apr;48(3):195-203. Review.

Hoffman JR, Falvo MJ. Protein – Which is Best? J Sports Sci Med. 2004 Sep 1;3(3):118-30. eCollection 2004 Sep. Review.

Hoffman, J. R., & Falvo, M. J. (2004). Protein – Which is Best? Journal of Sports Science & Medicine, 3(3), 118–130.

Sarwar G. Digestibility of protein and bioavailability of amino acids in foods. Effects on protein quality assessment. World Rev Nutr Diet. 1987;54:26-70. Review.

Huang S, Wang LM, Sivendiran T, Bohrer BM. Review: Amino acid concentration of high protein food products and an overview of the current methods used to determine protein quality. Crit Rev Food Sci Nutr. 2017 Dec 4:1-6.

Iqbal, M. P. (2014). Trans fatty acids – A risk factor for cardiovascular disease. Pakistan Journal of Medical Sciences, 30(1), 194–197.
Katan MB, Zock PL, Mensink RP. Trans fatty acids and their effects on lipoproteins in humans. Annu Rev Nutr. 1995;15:473-93. Review.
Khandelwal, S., Kelly, L., Malik, R., Prabhakaran, D., & Reddy, S. (2013). Impact of omega-6 fatty acids on cardiovascular outcomes: A review. Journal of Preventive Cardiology, 2(3), 325–336.
Khodarahmi, M., & Azadbakht, L. (2014). The Association Between Different Kinds of Fat Intake and Breast Cancer Risk in Women. International Journal of Preventive Medicine, 5(1), 6–15.
Kiefer, D., & Pantuso, T. (2012). Omega-3 fatty acids: An update emphasizing clinical use. Agro Food Industry Hi- Tech, 23(4), 10–13.
Kris-Etherton PM, Pearson TA, Wan Y, Hargrove RL, Moriarty K, Fishell V, Etherton TD. High-monounsaturated fatty acid diets lower both plasma cholesterol and triacylglycerol concentrations. Am J Clin Nutr. 1999 Dec;70(6):1009-15.
Kris-Etherton, P. M. (2010). Trans-Fats and Coronary Heart Disease. Critical Reviews in Food Science and Nutrition, 50(s1), 29–30.
Lands, B. (2012). Consequences of Essential Fatty Acids. Nutrients, 4(9), 1338–1357.
Menaa F, Menaa A, Menaa B, Tréton J. Trans-fatty acids, dangerous bonds for health? A background review paper of their use, consumption, health implications and regulation in France. Eur J Nutr. 2013 Jun;52(4):1289-302.
Micha R, Mozaffarian D. Trans fatty acids: effects on metabolic syndrome, heart disease and diabetes. Nat Rev Endocrinol. 2009 Jun;5(6):335-44.
Millward DJ. The nutritional value of plant-based diets in relation to human amino acid and protein requirements. Proc Nutr Soc. 1999 May;58(2):249-60. Review.
Moughan PJ. Dietary protein quality in humans–an overview. J AOAC Int. 2005 May-Jun;88(3):874-6. Review.
Nettleton, J. A., Brouwer, I. A., Geleijnse, J. M., & Hornstra, G. (2017). Saturated Fat Consumption and Risk of Coronary Heart Disease and Ischemic Stroke: A Science Update. Annals of Nutrition & Metabolism, 70(1), 26–33.
New SA. Bone health: the role of micronutrients. Br Med Bull. 1999;55(3):619-33. Review.
O'Reilly J, Wong SH, Chen Y. Glycaemic index, glycaemic load and exercise performance. Sports Med. 2010 Jan 1;40(1):27-39.
Otles S, Ozgoz S. Health effects of dietary fiber. Acta Sci Pol Technol Aliment. 2014 Apr-Jun;13(2):191-202. Review.
Reedy J, Krebs-Smith SM, Miller PE, Liese AD, Kahle LL, Park Y, Subar AF. Higher diet quality is associated with decreased risk of all-cause, cardiovascular disease, and cancer mortality among older adults. J Nutr. 2014 Jun;144(6):881-9.
Mudgil D, Barak S. Composition, properties and health benefits of indigestible carbohydrate polymers as dietary fiber: a review. Int J Biol Macromol. 2013 Oct;61:1-6.
Hoeft B, Weber P, Eggersdorfer M. Micronutrients – a global perspective on intake, health benefits and economics. Int J Vitam Nutr Res. 2012 Oct;82(5):316-20.
eft B, Weber P, Eggersdorfer M. Micronutrients - a global perspective on intake, health benefits and economics. Int J Vitam Nutr Res. 2012 Oct;82(5):316-20.
Mursu J, Steffen LM, Meyer KA, Duprez D, Jacobs DR Jr. Diet quality indexes and mortality in postmenopausal women: the Iowa Women's Health Study. Am J Clin Nutr. 2013 Aug;98(2):444-53.
Mursu, J., Steffen, L. M., Meyer, K. A., Duprez, D., & Jacobs, D. R. (2013). Diet quality indexes and mortality in postmenopausal women: the Iowa Women's Health Study. The American Journal of Clinical Nutrition, 98(2), 444– 453.
Abdull Razis AF, Noor NM. Cruciferous vegetables: dietary phytochemicals for cancer prevention. Asian Pac J Cancer Prev. 2013;14(3):1565-70. Review.
Qian, F., Korat, A. A., Malik, V., & Hu, F. B. (2016). Metabolic Effects of Monounsaturated Fatty Acid– Enriched Diets Compared With Carbohydrate or Polyunsaturated Fatty Acid–Enriched Diets in Patients With Type 2 Diabetes: A Systematic Review and Meta-analysis of Randomized Controlled Trials. Diabetes Care, 39(8), 1448–1457.
Rangel-Huerta OD, Aguilera CM, Mesa MD, Gil A. Omega-3 long-chain polyunsaturated

fatty acids supplementation on inflammatory biomakers: a systematic review of randomised clinical trials. Br J Nutr. 2012 Jun;107 Suppl 2:S159-70.

Remig V, Franklin B, Margolis S, Kostas G, Nece T, Street JC. Trans fats in America: a review of their use, consumption, health implications, and regulation. J Am Diet Assoc. 2010 Apr;110(4):585-92.

Rogerson, D. (2017). Vegan diets: practical advice for athletes and exercisers. Journal of the International Society of Sports Nutrition, 14, 36.

Ruxton CH, Reed SC, Simpson MJ, Millington KJ. The health benefits of omega-3 polyunsaturated fatty acids: a review of the evidence. J Hum Nutr Diet. 2004 Oct;17(5):449-59.

Ruxton CH, Reed SC, Simpson MJ, Millington KJ. The health benefits of omega-3 polyunsaturated fatty acids: a review of the evidence. J Hum Nutr Diet. 2004 Oct;17(5):449-59.

Ruxton CH, Reed SC, Simpson MJ, Millington KJ. The health benefits of omega-3 polyunsaturated fatty acids: a review of the evidence. J Hum Nutr Diet. 2004 Oct;17(5):449-59. Review.

Sahan C, Sozmen K, Unal B, O'Flaherty M, Critchley J. Potential benefits of healthy food and lifestyle policies for reducing coronary heart disease mortality in Turkish adults by 2025: a modelling study. BMJ Open. 2016 Jul 7;6(7):e011217.

Fung TT, Pan A, Hou T, Mozaffarian D, Rexrode KM, Willett WC, Hu FB. Food quality score and the risk of coronary artery disease: a prospective analysis in 3 cohorts. Am J Clin Nutr. 2016 Jul;104(1):65-72.

De Smet S, Vossen E. Meat: The balance between nutrition and health. A review. Meat Sci. 2016 Oct;120:145-56.

Bourassa MW, Alim I, Bultman SJ, Ratan RR. Butyrate, neuroepigenetics and the gut microbiome: Can a high fiber diet improve brain health? Neurosci Lett. 2016 Jun 20;625:56-63.

Schoenaker DA, Mishra GD, Callaway LK, Soedamah- Muthu SS. The Role of Energy, Nutrients, Foods, and Dietary Patterns in the Development of Gestational Diabetes Mellitus: A Systematic Review of Observational Studies. Diabetes Care. 2016 Jan;39(1):16-23. d

Sijtsma FP, Soedamah-Muthu SS, de Goede J, Oude Griep LM, Geleijnse JM, Giltay EJ, de Boer MJ, Jacobs DR Jr, Kromhout D. Healthy eating and lower mortality risk in a large cohort of cardiac patients who received state-of- the-art drug treatment. Am J Clin Nutr. 2015 Dec;102(6):1527-33.

Shi Z, Zhang T, Byles J, Martin S, Avery JC, Taylor AW. Food Habits, Lifestyle Factors and Mortality among Oldest Old Chinese: The Chinese Longitudinal Healthy Longevity Survey (CLHLS). Nutrients. 2015 Sep 9;7(9):7562-79.

Ruxton CH, Derbyshire E, Toribio-Mateas M. Role of fatty acids and micronutrients in healthy ageing: a systematic review of randomised controlled trials set in the context of European dietary surveys of older adults. J Hum Nutr Diet. 2016 Jun;29(3):308-24.

Park K. Role of micronutrients in skin health and function. Biomol Ther (Seoul). 2015 May;23(3):207-17. doi: 10.4062/biomolther.2015.003. Epub 2015 May 1. Review.

Hariharan D, Vellanki K, Kramer H. The Western Diet and Chronic Kidney Disease. Curr Hypertens Rep. 2015 Mar;17(3):16.

Ardisson Korat AV, Willett WC, Hu FB. Diet, lifestyle, and genetic risk factors for type 2 diabetes: a review from the Nurses' Health Study, Nurses' Health Study 2, and Health Professionals' Follow-up Study. Curr Nutr Rep. 2014 Dec 1;3(4):345-354.

Howes MJ, Simmonds MS. The role of phytochemicals as micronutrients in health and disease. Curr Opin Clin Nutr Metab Care. 2014 Nov;17(6):558-66.

Gupta C, Prakash D. Phytonutrients as therapeutic agents. J Complement Integr Med. 2014 Sep;11(3):151-69. Review. PubMed PMID: 25051278.

George SM, Ballard-Barbash R, Manson JE, Reedy J, Shikany JM, Subar AF, Tinker LF, Vitolins M, Neuhouser ML. Comparing indices of diet quality with chronic disease mortality risk in postmenopausal women in the Women's Health Initiative Observational Study: evidence to inform national dietary guidance. Am J Epidemiol. 2014 Sep 15;180(6):616-25.

Ley SH, Hamdy O, Mohan V, Hu FB. Prevention and management of type 2 diabetes: dietary components and nutritional strategies. Lancet. 2014 Jun 7;383(9933):1999-2007.

Sarwar G, McDonough FE. Evaluation of protein

digestibility-corrected amino acid score method for assessing protein quality of foods. J Assoc Off Anal Chem. 1990 May-Jun;73(3):347-56. Review.
Schwingshackl, L., & Hoffmann, G. (2014). Monounsaturated fatty acids, olive oil and health status: a systematic review and meta-analysis of cohort studies. Lipids in Health and Disease, 13, 154.
Siri-Tarino PW, Sun Q, Hu FB, Krauss RM. Saturated fat, carbohydrate, and cardiovascular disease. Am J Clin Nutr. 2010 Mar;91(3):502-9.
Siri-Tarino, P. W., Chiu, S., Bergeron, N., & Krauss, R. M. (2015). Saturated Fats Versus Polyunsaturated Fats Versus Carbohydrates for Cardiovascular Disease Prevention and Treatment. Annual Review of Nutrition, 35, 517–543.
Slavin, J., & Carlson, J. (2014). Carbohydrates. Advances in Nutrition, 5(6), 760–761.
Svendsen, K., Arnesen, E., & Retterstøl, K. (2017). Saturated fat –a never ending story? Food & Nutrition Research, 61(1), 1377572.
Swanson, D., Block, R., & Mousa, S. A. (2012). Omega-3 Fatty Acids EPA and DHA: Health Benefits Throughout Life. Advances in Nutrition, 3(1), 1–7.
Szostak-Wegierek D, Kłosiewicz-Latoszek L, Szostak WB, Cybulska B. The role of dietary fats for preventing cardiovascular disease. A review. Rocz Panstw Zakl Hig. 2013;64(4):263-9. Review.
Teegala SM, Willett WC, Mozaffarian D. Consumption and health effects of trans fatty acids: a review. J AOAC Int. 2009 Sep-Oct;92(5):1250-7. Review.
Teegala SM, Willett WC, Mozaffarian D. Consumption and health effects of trans fatty acids: a review. J AOAC Int. 2009 Sep-Oct;92(5):1250-7. Review.
Thomas DE, Brotherhood JR, Brand JC. Carbohydrate feeding before exercise: effect of glycemic index. Int J Sports Med. 1991 Apr;12(2):180-6.
Tome D. Criteria and markers for protein quality assessment – a review. Br J Nutr. 2012 Aug;108 Suppl 2:S222-9.
Valenzuela A, Morgado N. Trans fatty acid isomers in human health and in the food industry. Biol Res. 1999;32(4):273-87. Review.
van Vliet S, Burd NA, van Loon LJ. The Skeletal Muscle Anabolic Response to Plant-versus Animal-Based Protein Consumption. J Nutr. 2015 Sep;145(9):1981-91.
Walton P, Rhodes EC. Glycaemic index and optimal performance. Sports Med. 1997 Mar;23(3):164-72. Review.
Wanders, A. J., Zock, P. L., & Brouwer, I. A. (2017). Trans Fat Intake and Its Dietary Sources in General Populations Worldwide: A Systematic Review. Nutrients, 9(8), 840.
Wolk A, Bergström R, Hunter D, Willett W, Ljung H, Holmberg L, Bergkvist L, Bruce A, Adami HO. A prospective study of association of monounsaturated fat and other types of fat with risk of breast cancer. Arch Intern Med. 1998 Jan 12;158(1):41-5.
Yashodhara BM, Umakanth S, Pappachan JM, Bhat SK, Kamath R, Choo BH. Omega-3 fatty acids: a comprehensive review of their role in health and disease. Postgrad Med J. 2009 Feb;85(1000):84-90.
Young VR, Pellett PL. Plant proteins in relation to human protein and amino acid nutrition. Am J Clin Nutr. 1994 May;59(5 Suppl):1203S-1212S. Review.

Chapter 6

Alexander DD, Weed DL, Chang ET, Miller PE, Mohamed MA, Elkayam L. A systematic review of multivitamin- multimineral use and cardiovascular disease and cancer incidence and total mortality. J Am Coll Nutr. 2013;32(5):339-54.
American Dietetic Association. Position of the American Dietetic Association: fortification and nutritional supplements. J Am Diet Assoc. 2005 Aug;105(8):1300-11.
Angelo G, Drake VJ, Frei B. Efficacy of Multivitamin/mineral Supplementation to Reduce Chronic Disease Risk: A Critical Review of the Evidence from Observational Studies and Randomized Controlled Trials. Crit Rev Food Sci Nutr. 2015;55(14):1968-91.
ANTONIO, J., ELLERBROEK, A., PEACOCK, C., & SILVER, T. (2017). Casein Protein Supplementation in Trained Men and Women: Morning versus Evening. International Journal of Exercise Science, 10(3), 479–486.
Babault, N., Deley, G., Le Ruyet, P., Morgan, F., & Allaert, F. A. (2014). Effects of soluble milk protein or casein supplementation on

muscle fatigue following resistance training program: a randomized, double-blind, and placebo-controlled study. Journal of the International Society of Sports Nutrition, 11, 36.

Bemben MG, Lamont HS. Creatine supplementation and exercise performance: recent findings. Sports Med. 2005;35(2):107-25. Review.

Bird, S. P. (2003). Creatine Supplementation and Exercise Performance: A Brief Review. Journal of Sports Science & Medicine, 2(4), 123–132.

Bird, S. P. (2003). Creatine Supplementation and Exercise Performance: A Brief Review. Journal of Sports Science & Medicine, 2(4), 123–132.

Branch JD. Effect of creatine supplementation on body composition and performance: a meta-analysis. Int J Sport Nutr Exerc Metab. 2003 Jun;13(2):198-226.

Buford, T. W., Kreider, R. B., Stout, J. R., Greenwood, M., Campbell, B., Spano, M., ... Antonio, J. (2007).

International Society of Sports Nutrition position stand: creatine supplementation and exercise. Journal of the International Society of Sports Nutrition, 4, 6.

Burke, L. M. (2017). Practical Issues in Evidence-Based Use of Performance Supplements: Supplement Interactions, Repeated Use and Individual Responses. Sports Medicine (Auckland, N.z.), 47(Suppl 1), 79–100.

Calder PC, Yaqoob P. Omega-3 polyunsaturated fatty acids and human health outcomes. Biofactors. 2009 May- Jun;35(3):266-72.

Chia JS, Barrett LA, Chow JY, Burns SF. Effects of Caffeine Supplementation on Performance in Ball Games. Sports Med. 2017 Dec;47(12):2453-2471.

Chilibeck, P. D., Kaviani, M., Candow, D. G., & Zello, G. A. (2017). Effect of creatine supplementation during resistance training on lean tissue mass and muscular strength in older adults: a meta-analysis. Open Access Journal of Sports Medicine, 8, 213–226.

Clark, J. F. (1997). Creatine and Phosphocreatine: A Review of Their Use in Exercise and Sport. Journal of Athletic Training, 32(1), 45–51.

Cooper, R., Naclerio, F., Allgrove, J., & Jimenez, A. (2012). Creatine supplementation with specific view to exercise/sports performance: an update. Journal of the International Society of Sports Nutrition, 9, 33.

Coyle EF. Carbohydrate supplementation during exercise. J Nutr. 1992 Mar;122(3 Suppl):788-95. Review.

Nybo L. CNS fatigue and prolonged exercise: effect of glucose supplementation. Med Sci Sports Exerc. 2003 Apr;35(4):589-94.

Institute of Medicine (US) Committee on Military Nutrition Research; Marriott BM, editor. Fluid Replacement and Heat Stress. Washington (DC): National Academies Press (US); 1994. 5, Carbohydrate Supplements During and Immediately Post Exercise.

Stellingwerff T, Cox GR. Systematic review: Carbohydrate supplementation on exercise performance or capacity of varying durations. Appl Physiol Nutr Metab. 2014 Sep;39(9):998-1011.

Haff GG, Lehmkuhl MJ, McCoy LB, Stone MH. Carbohydrate supplementation and resistance training. J Strength Cond Res. 2003 Feb;17(1):187-96. Review.

Baker, L. B., Rollo, I., Stein, K. W., & Jeukendrup, A. E. (2015). Acute Effects of Carbohydrate Supplementation on Intermittent Sports Performance. Nutrients, 7(7), 5733–5763.

Jeukendrup, A. (2014). A Step Towards Personalized Sports Nutrition: Carbohydrate Intake During Exercise. Sports Medicine (Auckland, N.z.), 44(Suppl 1), 25–33.

Burke LM, Hawley JA, Wong SH, Jeukendrup AE. Carbohydrates for training and competition. J Sports Sci. 2011;29 Suppl 1:S17-27.

Jeukendrup AE. Carbohydrate and exercise performance: the role of multiple transportable carbohydrates. Curr Opin Clin Nutr Metab Care. 2010 Jul;13(4):452-7.

Wilson PB. Does Carbohydrate Intake During Endurance Running Improve Performance? A Critical Review. J Strength Cond Res. 2016 Dec;30(12):3539-3559.Review.

Daniels, M. C., & Popkin, B. M. (2010). The impact of water intake on energy intake and weight status: a systematic review. Nutrition Reviews, 68(9), 505–521.

Demant TW, Rhodes EC. Effects of creatine supplementation on exercise performance. Sports Med. 1999 Jul;28(1):49-60. Review.

Domröse U, Heinz J, Westphal S, Luley C, Neumann KH, Dierkes J. Vitamins are associated with survival in patients with end-stage renal disease: a 4-year prospective study. Clin Nephrol. 2007 Apr;67(4):221-9.

Dong JY, Iso H, Kitamura A, Tamakoshi A; Japan Collaborative Cohort Study Group. Multivitamin use and risk of stroke mortality: the Japan collaborative cohort study. Stroke. 2015 May;46(5):1167-72.

Dyall SC. Long-chain omega-3 fatty acids and the brain: a review of the independent and shared effects of EPA, DPA and DHA. Front Aging Neurosci. 2015 Apr 21;7:52.

Ferreira-Pêgo, C., Guelinckx, I., Moreno, L. A., Kavouras, S. A., Gandy, J., Martinez, H., ... Salas-Salvadó, J. (2015). Total fluid intake and its determinants: cross- sectional surveys among adults in 13 countries worldwide. European Journal of Nutrition, 54(Suppl 2), 35–43.

Fletcher RH, Fairfield KM. Vitamins for chronic disease prevention in adults: clinical applications. JAMA. 2002 Jun 19;287(23):3127-9.

Gandy, J. (2015). Water intake: validity of population assessment and recommendations. European Journal of Nutrition, 54(Suppl 2), 11–16.

Gao, H., Geng, T., Huang, T., & Zhao, Q. (2017). Fish oil supplementation and insulin sensitivity: a systematic review and meta-analysis. Lipids in Health and Disease, 16, 131.

Ghasemi Fard S, Wang F, Sinclair AJ, Elliott G, Turchini GM. How does high DHA fish oil affect health? A systematic review of evidence. Crit Rev Food Sci Nutr. 2018 Mar 1:1-44.

Goldstein, E. R., Ziegenfuss, T., Kalman, D., Kreider, R., Campbell, B., Wilborn, C., ... Antonio, J. (2010). International society of sports nutrition position stand: caffeine and performance. Journal of the International Society of Sports Nutrition, 7, 5.

Grgic, J., Trexler, E. T., Lazinica, B., & Pedisic, Z. (2018). Effects of caffeine intake on muscle strength and power: a systematic review and meta-analysis. Journal of the International Society of Sports Nutrition, 15, 11.

Harris WS. Fish oil supplementation: evidence for health benefits. Cleve Clin J Med. 2004 Mar;71(3):208-10, 212, 215-8 passim. Review.

Hayes A, Cribb PJ. Effect of whey protein isolate on strength, body composition and muscle hypertrophy during resistance training. Curr Opin Clin Nutr Metab Care. 2008 Jan;11(1):40-4. Review.

Dangin M, Boirie Y, Guillet C, Beaufrère B. Influence of the protein digestion rate on protein turnover in young and elderly subjects. J Nutr. 2002 Oct;132(10):3228S-33S. Review.

Hein, Darren, et al. "The impact of whey protein supplementation on muscle strength and body composition: a systematic review and meta-analysis." PHARMACOTHERAPY. Vol. 33. No. 10. 111 RIVER ST, HOBOKEN 07030-5774, NJ USA: WILEY-BLACKWELL, 2013.

de Santana, Davi Alves. "Effects of whey protein supplementation during strength training in lean mass: a systematic review/ Efeitos da suplementacao de whey protein durante o treinamento de forca a massa magra: uma revisao sistematica." Revista Brasileira de Prescrição e Fisiologia do Exercício 8.43 (2014): 68-80.

Hoffman, J. R., & Falvo, M. J. (2004). Protein – Which is Best? Journal of Sports Science & Medicine, 3(3), 118– 130.

Huang HY, Caballero B, Chang S, Alberg A, Semba R, Schneyer C, Wilson RF, Cheng TY, Prokopowicz G, Barnes GJ 2nd, Vassy J, Bass EB. Multivitamin/mineral supplements and prevention of chronic disease. Evid Rep Technol Assess (Full Rep). 2006 May;(139):1-117. Review.

Jäger, R., Kerksick, C. M., Campbell, B. I., Cribb, P. J., Wells, S. D., Skwiat, T. M., ... Antonio, J. (2017). International Society of Sports Nutrition Position Stand: protein and exercise. Journal of the International Society of Sports Nutrition, 14, 20.

Jain AP, Aggarwal KK, Zhang PY. Omega-3 fatty acids and cardiovascular disease. Eur Rev Med Pharmacol Sci. 2015;19(3):441-5. Review.

Jakubowicz D, Froy O. Biochemical and metabolic mechanisms by which dietary whey protein may combat obesity and Type 2 diabetes. J Nutr Biochem. 2013 Jan;24(1):1-5.

Graf S, Egert S, Heer M. Effects of whey protein supplements on metabolism: evidence from human intervention studies. Curr Opin Clin Nutr Metab Care. 2011 Nov;14(6):569-80.

Sundell J, Hulmi J, Rossi J. [Whey protein and creatine as nutritional supplements]. Duodecim. 2011;127(7):700-5. Review. Finnish.

Kantha, S. S. (1987). Dietary effects of fish oils on human health: a review of recent studies.

The Yale Journal of Biology and Medicine, 60(1), 37–44.
Kim, J., Lee, J., Kim, S., Yoon, D., Kim, J., & Sung, D. J. (2015). Role of creatine supplementation in exercise- induced muscle damage: A mini review. Journal of Exercise Rehabilitation, 11(5), 244–250.
Kreider RB. Effects of creatine supplementation on performance and training adaptations. Mol Cell Biochem. 2003 Feb;244(1-2):89-94. Review.
Kreider, R. B., Kalman, D. S., Antonio, J., Ziegenfuss, T. N., Wildman, R., Collins, R., ... Lopez, H. L. (2017).
International Society of Sports Nutrition position stand: safety and efficacy of creatine supplementation in exercise, sport, and medicine. Journal of the International Society of Sports Nutrition, 14, 18.
Li K, Kaaks R, Linseisen J, Rohrmann S. Vitamin/mineral supplementation and cancer, cardiovascular, and all- cause mortality in a German prospective cohort (EPIC- Heidelberg). Eur J Nutr. 2012 Jun;51(4):407-13.
McGregor, R. A., & Poppitt, S. D. (2013). Milk protein for improved metabolic health: a review of the evidence. Nutrition & Metabolism, 10, 46.
Messerer M, Håkansson N, Wolk A, Akesson A. Dietary supplement use and mortality in a cohort of Swedish men. Br J Nutr. 2008 Mar;99(3):626-31. Epub 2007 Sep 3.
Miller, Paige E., Dominik D. Alexander, and Vanessa Perez. “Effects of whey protein and resistance exercise on body composition: a meta-analysis of randomized controlled trials.” Journal of the American College of Nutrition 33.2 (2014): 163-175.
Mitchell, C. J., McGregor, R. A., D’Souza, R. F., Thorstensen, E. B., Markworth, J. F., Fanning, A. C., ... Cameron-Smith, D. (2015). Consumption of Milk Protein or Whey Protein Results in a Similar Increase in Muscle Protein Synthesis in Middle Aged Men. Nutrients, 7(10), 8685–8699.
More J. Who needs vitamin supplements? J Fam Health Care. 2007;17(2):57-60. Review.
Naclerio F, Larumbe-Zabala E. Effects of Whey Protein Alone or as Part of a Multi-ingredient Formulation on Strength, Fat-Free Mass, or Lean Body Mass in Resistance-Trained Individuals: A Meta-analysis. Sports Med. 2016 Jan;46(1):125-37.
Devries MC, Phillips SM. Supplemental protein in support of muscle mass and health: advantage whey. J Food Sci. 2015 Mar;80 Suppl 1:A8-A15.
Zhou LM, Xu JY, Rao CP, Han S, Wan Z, Qin LQ. Effect of whey supplementation on circulating C-reactive protein: a meta-analysis of randomized controlled trials. Nutrients. 2015 Feb 9;7(2):1131-43.
Bauer JM, Diekmann R. Protein supplementation with aging. Curr Opin Clin Nutr Metab Care. 2015 Jan;18(1):24-31.
Miller PE, Alexander DD, Perez V. Effects of whey protein and resistance exercise on body composition: a meta- analysis of randomized controlled trials. J Am Coll Nutr. 2014;33(2):163-75.
James L. Milk protein and the restoration of fluid balance after exercise. Med Sport Sci. 2012;59:120-6.
Josse AR, Phillips SM. Impact of milk consumption and resistance training on body composition of female athletes. Med Sport Sci. 2012;59:94-103.
Navarro M, Wood RJ. Plasma changes in micronutrients following a multivitamin and mineral supplement in healthy adults. J Am Coll Nutr. 2003 Apr;22(2):124-32.
Nimrouzi, M., Daneshfard, B., & Tafazoli, V. (2016). Avicenna’s View on Optimal Daily Water Intake. Iranian Journal of Medical Sciences, 41(3 Suppl), S23.
Phillips SM, Tang JE, Moore DR. The role of milk- and soy-based protein in support of muscle protein synthesis and muscle protein accretion in young and elderly persons. J Am Coll Nutr. 2009 Aug;28(4):343-54. Review.
Zemel MB, Zhao F. [Role of whey protein and whey components in weight management and energy metabolism]. Wei Sheng Yan Jiu. 2009 Jan;38(1):114-7. Review. Chinese.
Luhovyy BL, Akhavan T, Anderson GH. Whey proteins in the regulation of food intake and satiety. J Am Coll Nutr. 2007 Dec;26(6):704S-12S. Review.
Popkin, B. M., D’Anci, K. E., & Rosenberg, I. H. (2010). Water, Hydration and Health. Nutrition Reviews, 68(8), 439–458.
Popkin, B. M., D’Anci, K. E., & Rosenberg, I. H. (2010). Water, Hydration and Health. Nutrition Reviews, 68(8), 439–458.
Qiao YL, Dawsey SM, Kamangar F, Fan JH, Abnet CC, Sun XD, Johnson LL, Gail MH,

Dong ZW, Yu B, Mark SD, Taylor PR. Total and cancer mortality after supplementation with vitamins and minerals: follow-up of the Linxian General Population Nutrition Intervention Trial. J Natl Cancer Inst. 2009 Apr 1;101(7):507-18.

Rangel-Huerta OD, Aguilera CM, Mesa MD, Gil A. Omega-3 long-chain polyunsaturated fatty acids supplementation on inflammatory biomakers: a systematic review of randomised clinical trials. Br J Nutr. 2012 Jun;107 Suppl 2:S159-70.

Riebl, S. K., & Davy, B. M. (2013). The Hydration Equation: Update on Water Balance and Cognitive Performance. ACSM's Health & Fitness Journal, 17(6), 21–28.

Ruxton CH, Reed SC, Simpson MJ, Millington KJ. The health benefits of omega-3 polyunsaturated fatty acids: a review of the evidence. J Hum Nutr Diet. 2004 Oct;17(5):449-59. Review.

Salicio, V. M. M., Fett, C. A., Salicio, M. A., Brandäo, C. F. C. C. M., Stoppiglia, L. F., Fett, W. C. R., & Botelho, and C. (2017). THE EFFECT OF CAFFEINE SUPPLEMENTATION ON TRAINED INDIVIDUALS SUBJECTED TO MAXIMAL TREADMILL TEST. African Journal of Traditional, Complementary, and Alternative Medicines, 14(1), 16–23.

Siddiqui RA, Shaikh SR, Sech LA, Yount HR, Stillwell W, Zaloga GP. Omega 3-fatty acids: health benefits and cellular mechanisms of action. Mini Rev Med Chem. 2004 Oct;4(8):859-71. Review.

Simopoulos AP. Omega-3 fatty acids in health and disease and in growth and development. Am J Clin Nutr. 1991 Sep;54(3):438-63. Review.

Smith, R. N., Agharkar, A. S., & Gonzales, E. B. (2014). A review of creatine supplementation in age-related diseases: more than a supplement for athletes. F1000Research, 3, 222.

Spriet, L. L. (2014). Exercise and Sport Performance with Low Doses of Caffeine. Sports Medicine (Auckland, N.z.), 44(Suppl 2), 175–184.

Stark, M., Lukaszuk, J., Prawitz, A., & Salacinski, A. (2012). Protein timing and its effects on muscular hypertrophy and strength in individuals engaged in weight- training. Journal of the International Society of Sports Nutrition, 9, 54.

Temple, J. L., Bernard, C., Lipshultz, S. E., Czachor, J. D., Westphal, J. A., & Mestre, M. A. (2017). The Safety of Ingested Caffeine: A Comprehensive Review. Frontiers in Psychiatry, 8, 80.

Trommelen, J., & van Loon, L. J. C. (2016). Pre-Sleep Protein Ingestion to Improve the Skeletal Muscle Adaptive Response to Exercise Training. Nutrients, 8(12), 763.

Tur JA, Bibiloni MM, Sureda A, Pons A. Dietary sources of omega 3 fatty acids: public health risks and benefits. Br J Nutr. 2012 Jun;107 Suppl 2:S23-52.

Villegas R, Takata Y, Murff H, Blot WJ. Fish, omega-3 long-chain fatty acids, and all-cause mortality in a low- income US population: Results from the Southern Community Cohort Study. Nutr Metab Cardiovasc Dis. 2015 Jul;25(7):651-8.

Ward E. Addressing nutritional gaps with multivitamin and mineral supplements. Nutr J. 2014 Jul 15;13:72. Review.

Wilborn, C. D., Taylor, L. W., Outlaw, J., Williams, L., Campbell, B., Foster, C. A., … Hayward, S. (2013). The Effects of Pre- and Post-Exercise Whey vs. Casein Protein Consumption on Body Composition and Performance Measures in Collegiate Female Athletes. Journal of Sports Science & Medicine, 12(1), 74–79.

Yashodhara BM, Umakanth S, Pappachan JM, Bhat SK, Kamath R, Choo BH. Omega-3 fatty acids: a comprehensive review of their role in health and disease. Postgrad Med J. 2009 Feb;85(1000):84-90.

ZHANG, Jian-wei, Shu-fen HAN, and Liqiang QIN. "Effects of whey protein supplement on body weight and body compositions in overweight and obese subjects: a meta-analysis of randomized controlled trials." Modern Preventive Medicine 13 (2014): 010.

Manninen, Anssi H. "Protein Hydrolysates in Sports Nutrition." Nutrition & Metabolism Nutr Metab (Lond): 38.

Chapter 7

Leung, A., Chan, R., Sea, M., & Woo, J. (2017). An Overview of Factors Associated with Adherence to Lifestyle Modification Programs for Weight Management in Adults.

International journal of environmental research and public health, 14(8), 922.
Ogden J. The Psychology of Eating, From Healthy to Disordered Behavior. Wiley-Blackwell; 2010.
Rowland N, Splane EC. Psychology of Eating. Pearson College Division; 2013.

Chapter 8

Abramson EE, Stinson SG. Boredom and eating in obese and non-obese individuals. Addict Behav. 1977;2(4):181- 5.
Adams CE, Greenway FL, Brantley PJ. Lifestyle factors and ghrelin: critical review and implications for weight loss maintenance. Obes Rev. 2011 May;12(5):e211-8.
Alonso-Alonso, M., Woods, S. C., Pelchat, M., Grigson, P. S., Stice, E., Farooqi, S., … Beauchamp, G. K. (2015).
Food reward system: current perspectives and future research needs. Nutrition Reviews, 73(5), 296–307.
Amin, T., & Mercer, J. G. (2016). Hunger and Satiety Mechanisms and Their Potential Exploitation in the Regulation of Food Intake. Current Obesity Reports, 5, 106–112.
Appelhans, B. M., Woolf, K., Pagoto, S. L., Schneider, K. L., Whited, M. C., & Liebman, R. (2011). Inhibiting food reward: delay discounting, food reward sensitivity, and palatable food intake in overweight and obese women. Obesity (Silver Spring, Md.), 19(11), 2175–2182.
Astrup, A., Raben, A., & Geiker, N. (2015). The role of higher protein diets in weight control and obesity-related comorbidities. International Journal of Obesity (2005), 39(5), 721–726.
Barrington, W. E., Ceballos, R. M., Bishop, S. K., McGregor, B. A., & Beresford, S. A. A. (2012). Perceived Stress, Behavior, and Body Mass Index Among Adults Participating in a Worksite Obesity Prevention Program, Seattle, 2005–2007. Preventing Chronic Disease, 9, E152.
Beccuti, G., & Pannain, S. (2011). Sleep and obesity. Current Opinion in Clinical Nutrition and Metabolic Care, 14(4), 402–412.
Bendtsen, L. Q., Lorenzen, J. K., Bendsen, N. T., Rasmussen, C., & Astrup, A. (2013). Effect of Dairy Proteins on Appetite, Energy Expenditure, Body Weight, and Composition: a Review of the Evidence from Controlled Clinical Trials. Advances in Nutrition, 4(4), 418– 438.
Bendtsen, L. Q., Lorenzen, J. K., Bendsen, N. T., Rasmussen, C., & Astrup, A. (2013). Effect of Dairy Proteins on Appetite, Energy Expenditure, Body Weight, and Composition: a Review of the Evidence from Controlled Clinical Trials. Advances in Nutrition, 4(4), 418– 438.
Bergmann, N., Gyntelberg, F., & Faber, J. (2014). The appraisal of chronic stress and the development of the metabolic syndrome: a systematic review of prospective cohort studies. Endocrine Connections, 3(2), R55–R80.
Berthoud, H.-R., Lenard, N. R., & Shin, A. C. (2011). Food reward, hyperphagia, and obesity. American Journal of Physiology - Regulatory, Integrative and Comparative Physiology, 300(6), R1266–R1277.
Block, J. P., He, Y., Zaslavsky, A. M., Ding, L., & Ayanian,
J. Z. (2009). Psychosocial Stress and Change in Weight Among US Adults. American Journal of Epidemiology, 170(2), 181–192.
Blundell JE, Burley VJ. Satiation, satiety and the action of fibre on food intake. Int J Obes. 1987;11 Suppl 1:9-25. Review.
Bose, M., Oliván, B., & Laferrère, B. (2009). Stress and obesity: the role of the hypothalamic–pituitary–adrenal axis in metabolic disease. Current Opinion in Endocrinology, Diabetes, and Obesity, 16(5), 340–346.
Cadegiani, F. A., & Kater, C. E. (2017). Hormonal aspects of overtraining syndrome: a systematic review. BMC Sports Science, Medicine and Rehabilitation, 9, 14.
Carreiro, A. L., Dhillon, J., Gordon, S., Jacobs, A. G., Higgins, K. A., McArthur, B. M., … Mattes, R. D. (2016). The macronutrients, appetite and energy intake. Annual Review of Nutrition, 36, 73–103.
Chaput, J.-P., & Tremblay, A. (2012). Adequate sleep to improve the treatment of obesity. CMAJ : Canadian Medical Association Journal, 184(18), 1975–1976.
Clark MJ, Slavin JL. The effect of fiber on satiety and food intake: a systematic review. J Am Coll Nutr. 2013;32(3):200-11.
Coughlin JW, Smith MT. Sleep, obesity, and weight loss in adults: is there a rationale for providing sleep interventions in the treat-

ment of obesity? Int Rev Psychiatry. 2014 Apr;26(2):177-88.
Cowan, D. C., & Livingston, E. (2012). Obstructive Sleep Apnoea Syndrome and Weight Loss: Review. Sleep Disorders, 2012, 163296.
Dahl WJ, Stewart ML. Position of the Academy of Nutrition and Dietetics: Health Implications of Dietary Fiber. J Acad Nutr Diet. 2015 Nov;115(11):1861-70.
Dallman, M. F., Pecoraro, N., Akana, S. F., la Fleur, S. E., Gomez, F., Houshyar, H., … Manalo, S. (2003). Chronic stress and obesity: A new view of "comfort food." Proceedings of the National Academy of Sciences of the United States of America, 100(20), 11696–11701.
Daniels, M. C., & Popkin, B. M. (2010). The impact of water intake on energy intake and weight status: a systematic review. Nutrition Reviews, 68(9), 505–521.
DAVY, B. M., DENNIS, E. A., DENGO, A. L., WILSON, K. L., & DAVY, K. P. (2008). Water Consumption Reduces Energy Intake at a Breakfast Meal in Obese Older Adults. Journal of the American Dietetic Association, 108(7), 1236–1239.
Dhillon J, Craig BA, Leidy HJ, Amankwaah AF, Osei-Boadi Anguah K, Jacobs A, Jones BL, Jones JB, Keeler CL, Keller CE, McCrory MA, Rivera RL, Slebodnik M, Mattes RD, Tucker RM. The Effects of Increased Protein Intake on Fullness: A Meta-Analysis and Its Limitations. J Acad Nutr Diet. 2016 Jun;116(6):968-83.
Farias MM, Cuevas AM, Rodriguez F. Setpoint theory and obesity. Metab Syndr Relat Disord. 2011 Apr;9(2):85- 9.
Felső R, Lohner S, Hollódy K, Erhardt É, Molnár D. Relationship between sleep duration and childhood obesity: Systematic review including the potential underlying mechanisms. Nutr Metab Cardiovasc Dis. 2017 Sep;27(9):751-761.
Ganley, R. M. (1989), Emotion and eating in obesity: A review of the literature. Int. J. Eat. Disord., 8: 343-361.
Geiker NRW, Astrup A, Hjorth MF, Sjödin A, Pijls L, Markus CR. Does stress influence sleep patterns, food intake, weight gain, abdominal obesity and weight
loss interventions and vice versa? Obes Rev. 2018 Jan;19(1):81-97.
Greer, S. M., Goldstein, A. N., & Walker, M. P. (2013). The impact of sleep deprivation on food desire in the human brain. Nature Communications, 4, 2259.
Groesz, L., McCoy, S., Carl, J., Saslow, L., Stewart, J., Adler, N., … Epel, E. (2012). What is eating you? Stress and the Drive to Eat. Appetite, 58(2), 717–721.
Guyenet SJ. The Hungry Brain, Outsmarting the Instincts That Make Us Overeat. Macmillan; 2017.
Hardy L. Psychological stress, performance, and injury in sport. Br Med Bull. 1992 Jul;48(3):615-29. Review.
Hargens, T. A., Kaleth, A. S., Edwards, E. S., & Butner, K. L. (2013). Association between sleep disorders, obesity, and exercise: a review. Nature and Science of Sleep, 5, 27–35.
Hargens, T. A., Kaleth, A. S., Edwards, E. S., & Butner, K. L. (2013). Association between sleep disorders, obesity, and exercise: a review. Nature and Science of Sleep, 5, 27–35.
Harpaz E, Tamir S, Weinstein A, Weinstein Y. The effect of caffeine on energy balance. J Basic Clin Physiol Pharmacol. 2017 Jan 1;28(1):1-10.
Harris RB. Role of set-point theory in regulation of body weight. FASEB J. 1990 Dec;4(15):3310-8. Review.
Hart, C. N., Cairns, A., & Jelalian, E. (2011). Sleep and Obesity in Children and Adolescents. Pediatric Clinics of North America, 58(3), 715–733.
Hill DC, Moss RH, Sykes-Muskett B, Conner M, O'Connor DB. Stress and eating behaviors in children and adolescents: Systematic review and meta-analysis.
Appetite. 2018 Apr 1;123:14-22.
Howarth NC, Saltzman E, Roberts SB. Dietary fiber and weight regulation. Nutr Rev. 2001 May;59(5):129-39. Review.
Keesey RE, Hirvonen MD. Body weight setpoints: determination and adjustment. J Nutr. 1997 Sep;127(9):1875S-1883S. Review.
Keijer, J., Hoevenaars, F. P. M., Nieuwenhuizen, A., & van Schothorst, E. M. (2014). Nutrigenomics of Body Weight Regulation: A Rationale for Careful Dissection of Individual Contributors. Nutrients, 6(10), 4531–4551.
Landis AM, Parker KP, Dunbar SB. Sleep, hunger, satiety, food cravings, and caloric intake in adolescents. J Nurs Scholarsh.

2009;41(2):115-23.

Lappalainen R, Mennen L, van Weert L, Mykkänen H. Drinking water with a meal: a simple method of coping with feelings of hunger, satiety and desire to eat. Eur J Clin Nutr. 1993 Nov;47(11):815-9.

Laugero, K. D., Falcon, L. M., & Tucker, K. L. (2011). Relationship between perceived stress and dietary and activity patterns in older adults participating in the Boston Puerto Rican Health Study,. Appetite, 56(1), 194–204.

Lepe M, Bacardí Gascón M, Jiménez Cruz A. Long-term efficacy of high-protein diets: a systematic review. Nutr Hosp. 2011 Nov-Dec; 26 (6): 1256-9.

Li L, Zhang S, Huang Y, Chen K. Sleep duration and obesity in children: A systematic review and meta-analysis of prospective cohort studies. J Paediatr Child Health. 2017 Apr;53(4):378-385.

Miller, A. L., Lumeng, J. C., & LeBourgeois, M. K. (2015). Sleep patterns and obesity in childhood. Current Opinion in Endocrinology, Diabetes, and Obesity, 22(1), 41–47.

Mitchell LJ, Davidson ZE, Bonham M, O'Driscoll DM, Hamilton GS, Truby H. Weight loss from lifestyle interventions and severity of sleep apnoea: a systematic review and meta-analysis. Sleep Med. 2014 Oct;15(10):1173-83.

Mollahosseini M, Shab-Bidar S, Rahimi MH, Djafarian K. Effect of whey protein supplementation on long and short term appetite: A meta-analysis of randomized controlled trials. Clin Nutr ESPEN. 2017 Aug;20:34-40.

Moore CJ, Cunningham SA. Social position, psychological stress, and obesity: a systematic review. J Acad Nutr Diet. 2012 Apr;112(4):518-26.

Mouchacca, J., Abbott, G. R., & Ball, K. (2013). Associations between psychological stress, eating, physical activity, sedentary behaviours and body weight among women: a longitudinal study. BMC Public Health, 13, 828.

Moynihan, A. B., van Tilburg, W. A. P., Igou, E. R., Wisman, A., Donnelly, A. E., & Mulcaire, J. B. (2015). Eaten up by boredom: consuming food to escape awareness of the bored self. Frontiers in Psychology, 6, 369.

Muckelbauer R, Barbosa CL, Mittag T, Burkhardt K, Mikelaishvili N, Müller-Nordhorn J. Association between water consumption and body weight outcomes in children and adolescents: a systematic review. Obesity (Silver Spring). 2014 Dec;22(12):2462-75.

Mudgil D, Barak S. Composition, properties and health benefits of indigestible carbohydrate polymers as dietary fiber: a review. Int J Biol Macromol. 2013 Oct;61:1-6.

Müller, M. J., Bosy-Westphal, A., & Heymsfield, S. B. (2010). Is there evidence for a set point that regulates human body weight? F1000 Medicine Reports, 2, 59.

Nguyen-Rodriguez, S. T., Chou, C.-P., Unger, J. B., & Spruijt-Metz, D. (2008). BMI as a Moderator of Perceived Stress and Emotional Eating in Adolescents. Eating Behaviors, 9(2), 238–246.

Paddon-Jones D, Westman E, Mattes RD, Wolfe RR, Astrup A, Westerterp-Plantenga M. Protein, weight management, and satiety. Am J Clin Nutr. 2008 May;87(5):1558S-1561S. Review.

Paddon-Jones D. Interplay of stress and physical inactivity on muscle loss: Nutritional countermeasures. J Nutr. 2006 Aug;136(8):2123-6. Review.

Patel, S. R., & Hu, F. B. (2008). Short sleep duration and weight gain: a systematic review. Obesity (Silver Spring, Md.), 16(3), 643–653.

Poornima, K. N., Karthick, N., & Sitalakshmi, R. (2014). Study of the Effect of Stress on Skeletal Muscle Function in Geriatrics. Journal of Clinical and Diagnostic Research : JCDR, 8(1), 8–9.

Poutanen KS, Dussort P, Erkner A, Fiszman S, Karnik K, Kristensen M, Marsaux CF, Miquel-Kergoat S, Pentikäinen SP, Putz P, Slavin JL, Steinert RE, Mela DJ. A review of the characteristics of dietary fibers relevant to appetite and energy intake outcomes in human intervention trials. Am J Clin Nutr. 2017 Sep;106(3):747-754.

Prinz, P. (2004). Sleep, Appetite, and Obesity—What Is the Link? PLoS Medicine, 1(3), e61.

Ravn, A.-M., Gregersen, N. T., Christensen, R., Rasmussen, L. G., Hels, O., Belza, A., … Astrup, A. (2013). Thermic effect of a meal and appetite in adults: an individual participant data meta-analysis of meal-test trials. Food & Nutrition Research, 57, 10.3402/fnr.v57i0.19676.

Rebello, C. J., O'Neil, C. E., & Greenway, F. L. (2016). Dietary fiber and satiety: the effects of oats on satiety. Nutrition Reviews, 74(2),

131–147.
Schubert MM, Irwin C, Seay RF, Clarke HE, Allegro D, Desbrow B. Caffeine, coffee, and appetite control: a review. Int J Food Sci Nutr. 2017 Dec;68(8):901-912.
Schwarz, N. A., Rigby, B. R., La Bounty, P., Shelmadine, B., & Bowden, R. G. (2011). A Review of Weight Control Strategies and Their Effects on the Regulation of Hormonal Balance. Journal of Nutrition and Metabolism, 2011, 237932.
Scott, K. A., Melhorn, S. J., & Sakai, R. R. (2012). Effects of Chronic Social Stress on Obesity. Current Obesity Reports, 1(1), 16–25.
Shimanoe C, Hara M, Nishida Y, Nanri H, Otsuka Y, Nakamura K, et al. (2015) Perceived Stress and Coping Strategies in Relation to Body Mass Index: Cross- Sectional Study of 12,045 Japanese Men and Women. PLoS ONE 10(2): e0118105
Singh, M. (2014). Mood, food, and obesity. Frontiers in Psychology, 5, 925.
Sinha, R., & Jastreboff, A. M. (2013). Stress as a common risk factor for obesity and addiction. Biological Psychiatry, 73(9), 827–835.
Slavin JL. Dietary fiber and body weight. Nutrition. 2005 Mar;21(3):411-8. Review.
Sominsky, L., & Spencer, S. J. (2014). Eating behavior and stress: a pathway to obesity. Frontiers in Psychology, 5, 434.
Speakman, J. R., Levitsky, D. A., Allison, D. B., Bray, M. S., de Castro, J. M., Clegg, D. J., … Westerterp- Plantenga, M. S. (2011). Set points, settling points and some alternative models: theoretical options to understand how genes and environments combine to regulate body adiposity. Disease Models & Mechanisms, 4(6), 733–745.
Spivey, A. (2010). Lose Sleep, Gain Weight: Another Piece of the Obesity Puzzle. Environmental Health Perspectives, 118(1), A28–A33.
Stookey, J. J. D. (2016). Negative, Null and Beneficial Effects of Drinking Water on Energy Intake, Energy Expenditure, Fat Oxidation and Weight Change in Randomized Trials: A Qualitative Review. Nutrients, 8(1), 19.
Stults-Kolehmainen, M. A., & Sinha, R. (2014). The Effects of Stress on Physical Activity and Exercise. Sports Medicine (Auckland, N.Z.), 44(1), 81–121.
Tamashiro, K. L. K., Hegeman, M. A., Nguyen, M. M. N., Melhorn, S. J., Ma, L. Y., Woods, S. C., & Sakai, R. R. (2007). Dynamic body weight and body composition changes in response to subordination stress. Physiology & Behavior, 91(4), 440–448.
Temple, J. L., Bernard, C., Lipshultz, S. E., Czachor, J. D., Westphal, J. A., & Mestre, M. A. (2017). The Safety of Ingested Caffeine: A Comprehensive Review. Frontiers in psychiatry, 8, 80.
Thornton, S. N. (2016). Increased Hydration Can Be Associated with Weight Loss. Frontiers in Nutrition, 3, 18.
Van Cauter, E., & Knutson, K. L. (2008). Sleep and the epidemic of obesity in children and adults. European Journal of Endocrinology, 159(S1), S59–S66.
Wanders AJ, van den Borne JJ, de Graaf C, Hulshof T, Jonathan MC, Kristensen M, Mars M, Schols HA, Feskens EJ. Effects of dietary fibre on subjective appetite, energy intake and body weight: a systematic review of randomized controlled trials. Obes Rev. 2011 Sep;12(9):724-39.
Westerterp-Plantenga MS, Nieuwenhuizen A, Tomé D, Soenen S, Westerterp KR. Dietary protein, weight loss, and weight maintenance. Annu Rev Nutr. 2009;29:21-41.
Westerterp-Plantenga MS. The significance of protein in food intake and body weight regulation. Curr Opin Clin Nutr Metab Care. 2003 Nov;6(6):635-8. Review.
Wu, J., Wu, H., Wang, J., Guo, L., Deng, X., & Lu, C. (2015). Associations between Sleep Duration and Overweight/Obesity: Results from 66,817 Chinese Adolescents. Scientific Reports, 5, 16686.
Yau, Y. H. C., & Potenza, M. N. (2013). Stress and Eating Behaviors. Minerva Endocrinologica, 38(3), 255–267.

Chapter 9

Abd-Elfattah, H. M., Abdelazeim, F. H., & Elshennawy, S. (2015). Physical and cognitive consequences of fatigue: A review. Journal of Advanced Research, 6(3), 351–358.
Aune, D., Sen, A., Prasad, M., Norat, T., Janszky, I., Tonstad, S., … Vatten, L. J. (2016). BMI and all cause mortality: systematic review and non-linear dose-response

meta-analysis of 230 cohort studies with 3.74 million deaths among 30.3 million participants. The BMJ, 353, i2156.
Bouchard, C., Tchernof, A., & Tremblay, A. (2014). PREDICTORS OF BODY COMPOSITION AND BODY ENERGY CHANGES IN RESPONSE TO CHRONIC OVERFEEDING. International Journal of Obesity (2005), 38(2), 236–242.
Chaput, J.-P., & Tremblay, A. (2012). Adequate sleep to improve the treatment of obesity. CMAJ : Canadian Medical Association Journal, 184(18), 1975–1976.
Hargens, T. A., Kaleth, A. S., Edwards, E. S., & Butner, K. L. (2013). Association between sleep disorders, obesity, and exercise: a review. Nature and Science of Sleep, 5, 27–35.
Cowan, D. C., & Livingston, E. (2012). Obstructive Sleep Apnoea Syndrome and Weight Loss: Review. Sleep Disorders, 2012, 163296.
Spivey, A. (2010). Lose Sleep, Gain Weight: Another Piece of the Obesity Puzzle. Environmental Health Perspectives, 118(1), A28–A33.
Beccuti, G., & Pannain, S. (2011). Sleep and obesity. Current Opinion in Clinical Nutrition and Metabolic Care, 14(4), 402–412.
Li L, Zhang S, Huang Y, Chen K. Sleep duration and obesity in children: A systematic review and meta-analysis of prospective cohort studies. J Paediatr Child Health. 2017 Apr;53(4):378-385.
Van Cauter, E., & Knutson, K. L. (2008). Sleep and the epidemic of obesity in children and adults. European Journal of Endocrinology, 159(S1), S59–S66.
Hargens, T. A., Kaleth, A. S., Edwards, E. S., & Butner, K. L. (2013). Association between sleep disorders, obesity, and exercise: a review. Nature and Science of Sleep, 5, 27–35.
Miller, A. L., Lumeng, J. C., & LeBourgeois, M. K. (2015). Sleep patterns and obesity in childhood. Current Opinion in Endocrinology, Diabetes, and Obesity, 22(1), 41–47.
Hart, C. N., Cairns, A., & Jelalian, E. (2011). Sleep and Obesity in Children and Adolescents. Pediatric Clinics of North America, 58(3), 715–733.
Felső R, Lohner S, Hollódy K, Erhardt É, Molnár D. Relationship between sleep duration and childhood obesity: Systematic review including the potential underlying mechanisms. Nutr Metab Cardiovasc Dis. 2017 Sep;27(9):751-761.
Wu, J., Wu, H., Wang, J., Guo, L., Deng, X., & Lu, C. (2015). Associations between Sleep Duration and Overweight/Obesity: Results from 66,817 Chinese Adolescents. Scientific Reports, 5, 16686.
Coughlin JW, Smith MT. Sleep, obesity, and weight loss in adults: is there a rationale for providing sleep interventions in the treatment of obesity? Int Rev Psychiatry. 2014 Apr;26(2):177-88.
Patel, S. R., & Hu, F. B. (2008). Short sleep duration and weight gain: a systematic review. Obesity (Silver Spring, Md.), 16(3), 643–653.
Mitchell LJ, Davidson ZE, Bonham M, O'Driscoll DM, Hamilton GS, Truby H. Weight loss from lifestyle interventions and severity of sleep apnoea: a systematic review and meta-analysis. Sleep Med. 2014 Oct;15(10):1173-83.
Cowley, J. C., Dingwell, J. B., & Gates, D. H. (2014). Effects of Local and Widespread Muscle Fatigue on Movement Timing. Experimental Brain Research, 232(12), 3939–3948.
Datla, Gowtami, Effects of Local Muscle Fatigue On Proprioception And Motor Learning (2016). Wayne State University Theses. 488.
Forbes GB. Body fat content influences the body composition response to nutrition and exercise. Ann N Y Acad Sci. 2000 May;904:359-65. Review.
Frank, S., Gonzalez, K., Lee-Ang, L., Young, M. C., Tamez, M., & Mattei, J. (2017). Diet and Sleep Physiology: Public Health and Clinical Implications. Frontiers in Neurology, 8, 393.
Hall, K. D. (2007). Body Fat and Fat-Free Mass Interrelationships: Forbes's Theory Revisited. The British Journal of Nutrition, 97(6), 1059–1063.
Helms, E. R., Aragon, A. A., & Fitschen, P. J. (2014). Evidence-based recommendations for natural bodybuilding contest preparation: nutrition and supplementation. Journal of the International Society of Sports Nutrition, 11, 20.
Heymsfield, S. B., Cristina Gonzalez, M. C., Shen, W., Redman, L., & Thomas, D. (2014). Weight Loss Composition is One-Fourth Fat-Free Mass: A Critical Review and

Critique of This Widely Cited Rule. Obesity Reviews : An Official Journal of the International Association for the Study of Obesity, 15(4), 310–321.
Jeukendrup, A. E. (2017). Periodized Nutrition for Athletes. Sports Medicine (Auckland, N.z.), 47(Suppl 1), 51–63.
Jo, J., Gavrilova, O., Pack, S., Jou, W., Mullen, S., Sumner, A. E., … Periwal, V. (2009). Hypertrophy and/or Hyperplasia: Dynamics of Adipose Tissue Growth. PLoS Computational Biology, 5(3), e1000324.
Klatsky, A. L., Zhang, J., Udaltsova, N., Li, Y., & Tran, H. N. (2017). Body Mass Index and Mortality in a Very Large Cohort: Is It Really Healthier to Be Overweight? The Permanente Journal, 21, 16–142.
Lee, M.-J., Wu, Y., & Fried, S. K. (2010). Adipose tissue remodeling in pathophysiology of obesity. Current Opinion in Clinical Nutrition and Metabolic Care, 13(4), 371–376.
Lorem, G. F., Schirmer, H., & Emaus, N. (2017). What is the impact of underweight on self-reported health trajectories and mortality rates: a cohort study. Health and Quality of Life Outcomes, 15, 191.
MacLean, P. S., Higgins, J. A., Giles, E. D., Sherk, V. D., & Jackman, M. R. (2015). The role for adipose tissue in weight regain after weight loss. Obesity Reviews, 16(Suppl 1), 45–54.
Nagai, M., Kuriyama, S., Kakizaki, M., Ohmori-Matsuda, K., Sone, T., Hozawa, A., … Tsuji, I. (2012). Impact of obesity, overweight and underweight on life expectancy and lifetime medical expenditures: the Ohsaki Cohort Study. BMJ Open, 2(3), e000940.
Nakamura Y, Walker BR, Ikuta T. Systematic review and meta-analysis reveals acutely elevated plasma cortisol following fasting but not less severe calorie restriction. Stress. 2016;19(2):151-7.
Roh, L., Braun, J., Chiolero, A., Bopp, M., Rohrmann, S., & Faeh, D. (2014). Mortality risk associated with underweight: a census-linked cohort of 31,578 individuals with up to 32 years of follow-up. BMC Public Health, 14, 371.
Rutkowski, J. M., Stern, J. H., & Scherer, P. E. (2015). The cell biology of fat expansion. The Journal of Cell Biology, 208(5), 501–512.
St-Onge, M.-P., Mikic, A., & Pietrolungo, C. E. (2016). Effects of Diet on Sleep Quality. Advances in Nutrition, 7(5), 938–949.
Sun, K., Kusminski, C. M., & Scherer, P. E. (2011). Adipose tissue remodeling and obesity. The Journal of Clinical Investigation, 121(6), 2094–2101.
Tomiyama, A. J., Mann, T., Vinas, D., Hunger, J. M., DeJager, J., & Taylor, S. E. (2010). Low Calorie Dieting Increases Cortisol. Psychosomatic Medicine, 72(4), 357–364.
Trexler, E. T., Smith-Ryan, A. E., & Norton, L. E. (2014). Metabolic adaptation to weight loss: implications for the athlete. Journal of the International Society of Sports Nutrition, 11, 7.
Vafadar AK, Côté JN, Archambault PS. The effect of muscle fatigue on position sense in an upper limb multi- joint task. Motor Control. 2012 Apr;16(2):265-83. Epub 2012 Feb 16.
Wang, J.-B., Gu, M.-J., Shen, P., Huang, Q.-C., Bao, C.Z., Ye, Z.-H., … Chen, K. (2016). Body Mass Index and Mortality: A 10-Year Prospective Study in China. Scientific Reports, 6, 31609.

Chapter 10

Economos CD, Bortz SS, Nelson ME. Nutritional practices of elite athletes. Practical recommendations. Sports Med. 1993 Dec;16(6):381-99. Review.
Gerrior, S., Juan, W., & Peter, B. (2006). An Easy Approach to Calculating Estimated Energy Requirements. Preventing Chronic Disease, 3(4), A129.
Heydenreich, J., Kayser, B., Schutz, Y., & Melzer, K. (2017). Total Energy Expenditure, Energy Intake, and Body Composition in Endurance Athletes Across the Training Season: A Systematic Review. Sports Medicine - Open, 3, 8.
Kreider, R. B., Wilborn, C. D., Taylor, L., Campbell, B., Almada, A. L., Collins, R., … Antonio, J. (2010). ISSN exercise & sport nutrition review: research & recommendations. Journal of the International Society of Sports Nutrition, 7, 7.
Manore, M. M. (2015). Weight Management for Athletes and Active Individuals: A Brief Review. Sports Medicine (Auckland, N.z.), 45(Suppl 1), 83–92.
Mielgo-Ayuso J, Maroto-Sánchez B, Luzar-

do-Socorro R, Palacios G, Palacios Gil-Antuñano N, González-Gross M; EXERNET Study Group. Evaluation of nutritional status and energy expenditure in athletes. Nutr Hosp. 2015 Feb 26;31 Suppl 3:227-36.
Poehlman ET. A review: exercise and its influence on resting energy metabolism in man. Med Sci Sports Exerc. 1989 Oct;21(5):515-25. Review.
Pramuková, B., Szabadosová, V., & Šoltésová, A. (2011). Current knowledge about sports nutrition. The Australasian Medical Journal, 4(3), 107–110.
Purcell, L. K., & Canadian Paediatric Society, Paediatric Sports and Exercise Medicine Section. (2013). Sport nutrition for young athletes. Paediatrics & Child Health, 18(4), 200–202.
Westerterp KR. Control of Energy Expenditure in Humans. [Updated 2016 Nov 11]. In: De Groot LJ, Chrousos G, Dungan K, et al., editors. Endotext [Internet]. South Dartmouth (MA): MDText.com, Inc.; 2000.
Westerterp KR. Exercise, energy expenditure and energy balance, as measured with doubly labelled water. Proc Nutr Soc. 2018 Feb;77(1):4-10.
Westerterp, K. R. (2013). Physical activity and physical activity induced energy expenditure in humans: measurement, determinants, and effects. Frontiers in Physiology, 4, 90.

Chapter 12

Abernathy RP, Black DR. Healthy body weights: an alternative perspective. Am J Clin Nutr. 1996 Mar;63(3 Suppl):448S-451S. Review.
Ball SD, Altena TS. Comparison of the Bod Pod and dual energy x-ray absorptiometry in men. Physiol Meas. 2004 Jun;25(3):671-8.
Brodie D, Moscrip V, Hutcheon R. Body composition measurement: a review of hydrodensitometry, anthropometry, and impedance methods. Nutrition. 1998 Mar;14(3):296-310. Review.
Chen, K.-T., Chen, Y.-Y., Wang, C.-W., Chuang, C.-L., Chiang, L.-M., Lai, C.-L., … Hsieh, K.-C. (2016). Comparison of Standing Posture Bioelectrical Impedance Analysis with DXA for Body Composition in a Large, Healthy Chinese Population. PLoS ONE, 11(7), e0160105.
Duren, D. L., Sherwood, R. J., Czerwinski, S. A., Lee, M., Choh, A. C., Siervogel, R. M., & Cameron Chumlea, W. (2008). Body Composition Methods: Comparisons and Interpretation. Journal of Diabetes Science and Technology (Online), 2(6), 1139–1146.
Fields DA, Goran MI, McCrory MA. Body-composition assessment via air-displacement plethysmography in adults and children: a review. Am J Clin Nutr. 2002 Mar;75(3):453-67. Review.
Institute of Medicine (US) Committee on Military Nutrition Research; Marriott BM, Grumstrup-Scott J, editors. Body Composition and Physical Performance: Applications For the Military Services. Washington (DC): National Academies Press (US); 1990.
Institute of Medicine (US) Committee on Military Nutrition Research; Marriott BM, Grumstrup-Scott J, editors. Body Composition and Physical Performance: Applications For the Military Services. Washington (DC): National Academies Press (US); 1990. 14, Body Composition Measurement: Accuracy, Validity, and Comparability.
Jensen NS, Camargo TF, Bergamaschi DP. Comparison of methods to measure body fat in 7-to-10-year-old children: a systematic review. Public Health. 2016 Apr;133:3-13.
Laskey MA. Dual-energy X-ray absorptiometry and body composition. Nutrition. 1996 Jan;12(1):45-51. Review.
Lee, S. Y., & Gallagher, D. (2008). Assessment methods in human body composition. Current Opinion in Clinical Nutrition and Metabolic Care, 11(5), 566–572.
Lopez, Ygnacio III; Mama, Scherezade; Wilson, Penny; and Lee, Rebecca E. (2009) "Body composition assessment methods: A systematic review and recommendations," International Journal of Exercise Science: Conference Proceedings: Vol. 3 : Iss. 1 , Article 9.
Lorenzini, A. (2014). How Much Should We Weigh for a Long and Healthy Life Span? The Need to Reconcile Caloric Restriction versus Longevity with Body Mass Index versus Mortality Data. Frontiers in Endocrinology, 5, 121.
Lukaski HC. Methods for the assessment of human body composition: traditional and new. Am J Clin Nutr. 1987 Oct;46(4):537-56.

Review.
Mazić S, Lazović B, Delić M, Lazić JS, Aćimović T, Brkić P. Body composition assessment in athletes: a systematic review. Med Pregl. 2014 Jul-Aug;67(7-8):255-60. Review.
Nuttall, F. Q. (2015). Body Mass Index: Obesity, BMI, and Health: A Critical Review. Nutrition Today, 50(3), 117–128.
Pasco, J. A., Holloway, K. L., Dobbins, A. G., Kotowicz, M. A., Williams, L. J., & Brennan, S. L. (2014). Body mass index and measures of body fat for defining obesity and underweight: a cross-sectional, population-based study. BMC Obesity, 1, 9.
Reilly, J. J., Wilson, J., & Durnin, J. V. (1995). Determination of body composition from skinfold thickness: a validation study. Archives of Disease in Childhood, 73(4), 305–310.
Santos, D. A., Dawson, J. A., Matias, C. N., Rocha, P. M., Minderico, C. S., Allison, D. B., … Silva, A. M. (2014). Reference Values for Body Composition and Anthropometric Measurements in Athletes. PLoS ONE, 9(5), e97846.
Santos, D. A., Silva, A. M., Matias, C. N., Fields, D. A., Heymsfield, S. B., & Sardinha, L. B. (2010). Accuracy of DXA in estimating body composition changes in elite athletes using a four compartment model as the reference method. Nutrition & Metabolism, 7, 22.
Vigotsky, A. D., Schoenfeld, B. J., Than, C., & Brown, J.M. (2018). Methods matter: the relationship between strength and hypertrophy depends on methods of measurement and analysis. PeerJ, 6, e5071.
Wagner DR, Heyward VH. Techniques of body composition assessment: a review of laboratory and field methods. Res Q Exerc Sport. 1999 Jun;70(2):135-49. Review.
Wang J, Thornton JC, Kolesnik S, Pierson RN Jr. Anthropometry in body composition. An overview. Ann N Y Acad Sci. 2000 May;904:317-26. Review.
Wells, J. C. K., & Fewtrell, M. S. (2006). Measuring body composition. Archives of Disease in Childhood, 91(7), 612–617.

Chapter 13

American Dietetic Association; Dietitians of Canada. Position of the American Dietetic Association and Dietitians of Canada: Vegetarian diets. J Am Diet Assoc. 2003 Jun;103(6):748-65.
Barr SI, Rideout CA. Nutritional considerations for vegetarian athletes. Nutrition. 2004 Jul-Aug;20(7-8):696- 703. Review.
Berning, J. R. (2013). The Vegetarian Athlete. In The Encyclopaedia of Sports Medicine, R. J. Maughan (Ed.).
Borge, T. C., Aase, H., Brantsæter, A. L., & Biele, G. (2017). The importance of maternal diet quality during pregnancy on cognitive and behavioural outcomes in children: a systematic review and meta-analysis. BMJ Open, 7(9), e016777.
Bravi F, Wiens F, Decarli A, Dal Pont A, Agostoni C, Ferraroni M. Impact of maternal nutrition on breast-milk composition: a systematic review. Am J Clin Nutr. 2016 Sep;104(3):646-62.
Clifton, P. (2017). Assessing the evidence for weight loss strategies in people with and without type 2 diabetes. World Journal of Diabetes, 8(10), 440–454.
Cotunga N, Vickery CE, McBee S. Sports nutrition for young athletes. J Sch Nurs. 2005 Dec;21(6):323-8. Review.
Craig WJ, Mangels AR; American Dietetic Association. Position of the American Dietetic Association: vegetarian diets. J Am Diet Assoc. 2009 Jul;109(7):1266-82.
Craig WJ. Health effects of vegan diets. Am J Clin Nutr. 2009 May;89(5):1627S-1633S.
Craig WJ. Health effects of vegan diets. Am J Clin Nutr. 2009 May;89(5):1627S-1633S.
Dagnelie PC. [Nutrition and health–potential health benefits and risks of vegetarianism and limited consumption of meat in the Netherlands]. Ned TijdschrGeneeskd. 2003 Jul 5;147(27):1308-13. Review. Dutch.
Danielewicz, H., Myszczyszyn, G., Dębińska, A., Myszkal, A., Boznański, A., & Hirnle, L. (2017). Diet in pregnancy— more than food. European Journal of Pediatrics, 176(12), 1573–1579.
Davis SR, Castelo-Branco C, Chedraui P, Lumsden MA, Nappi RE, Shah D, Villaseca P; Writing Group of the International Menopause Society for World Menopause Day 2012. Understanding weight gain at menopause. Climacteric. 2012 Oct;15(5):419-29.
Dean, S. V., Lassi, Z. S., Imam, A. M., & Bhutta, Z. A. (2014). Preconception care:

nutritional risks and interventions. Reproductive Health, 11(Suppl 3), S3.
Douglas, C. C., Gower, B. A., Darnell, B. E., Ovalle, F., Oster, R. A., & Azziz, R. (2006). Role of diet in the treatment of polycystic ovary syndrome. Fertility and Sterility, 85(3), 679–688.
Evert, A. B., Boucher, J. L., Cypress, M., Dunbar, S. A., Franz, M. J., Mayer-Davis, E. J., … Yancy, W. S. (2013). Nutrition Therapy Recommendations for the Management of Adults With Diabetes. Diabetes Care, 36(11), 3821– 3842.
Faghfoori Z, Fazelian S, Shadnoush M, Goodarzi R. Nutritional management in women with polycystic ovary syndrome: A review study. Diabetes Metab Syndr. 2017 Nov;11 Suppl 1:S429-S432.
Farrar, D., Simmonds, M., Bryant, M., Sheldon, T. A., Tuffnell, D., Golder, S., & Lawlor, D. A. (2017). Treatments for gestational diabetes: a systematic review and meta- analysis. BMJ open, 7(6), e015557.
Farshchi H, Rane A, Love A, Kennedy RL. Diet and nutrition in polycystic ovary syndrome (PCOS): pointers for nutritional management. J Obstet Gynaecol. 2007 Nov;27(8):762-73. Review.
Forsum, E., Brantsæter, A. L., Olafsdottir, A.-S., Olsen, S. F., & Thorsdottir, I. (2013). Weight loss before conception: A systematic literature review. Food & Nutrition Research, 57, 10.3402/fnr.v57i0.20522.
Franz MJ, Boucher JL, Rutten-Ramos S, VanWormer JJ. Lifestyle weight-loss intervention outcomes in overweight and obese adults with type 2 diabetes: a systematic review and meta-analysis of randomized clinical trials. J Acad Nutr Diet. 2015 Sep;115(9):1447-63.
Franz MJ, Powers MA, Leontos C, Holzmeister LA, Kulkarni K, Monk A, Wedel N, Gradwell E. The evidence for medical nutrition therapy for type 1 and type 2 diabetes in adults. J Am Diet Assoc. 2010 Dec;110(12):1852-89.
Franz MJ. Diabetes Nutrition Therapy: Effectiveness, Macronutrients, Eating Patterns and Weight Management. Am J Med Sci. 2016 Apr;351(4):374-9.
Franz MJ. Evidence-based medical nutrition therapy for diabetes. Nutr Clin Pract. 2004 Apr;19(2):137-44.
Franz, M. J., Boucher, J. L., & Evert, A. B. (2014). Evidence-based diabetes nutrition therapy recommendations are effective: the key is individualization. Diabetes, Metabolic Syndrome and Obesity: Targets and Therapy, 7, 65–72.
Freeland-Graves J. Mineral adequacy of vegetarian diets. Am J Clin Nutr. 1988 Sep;48(3 Suppl):859-62. Review.
Fuhrman, J., & Ferreri, D. M. (2010). Fueling the Vegetarian (Vegan) Athlete. Current Sports Medicine Reports, 9(4), 233–241.
Galanti, G., Stefani, L., Scacciati, I., Mascherini, G., Buti, G., & Maffulli, N. (2015). Eating and nutrition habits in young competitive athletes: a comparison between soccer players and cyclists. Translational Medicine @ UniSa, 11, 44–47.
Gaskins AJ, Chavarro JE. Diet and fertility: a review. Am J Obstet Gynecol. 2018 Apr; 218 (4): 379-389.
Geraghty, A. A., Lindsay, K. L., Alberdi, G., McAuliffe, F. M., & Gibney, E. R. (2015). Nutrition During Pregnancy Impacts Offspring's Epigenetic Status—Evidence from Human and Animal Studies. Nutrition and Metabolic Insights, 8(Suppl 1), 41–47.
Grieger, J. A., & Clifton, V. L. (2015). A Review of the Impact of Dietary Intakes in Human Pregnancy on Infant Birthweight. Nutrients, 7(1), 153–178.
Haider LM, Schwingshackl L, Hoffmann G, Ekmekcioglu C. The effect of vegetarian diets on iron status in adults: A systematic review and meta-analysis. Crit Rev Food Sci Nutr. 2016 Nov 23:1-16.
Hamdy O, Barakatun-Nisak MY. Nutrition in Diabetes. Endocrinol Metab Clin North Am. 2016 Dec;45(4):799-817.
Hamilton-Reeves, J. M., Vazquez, G., Duval, S. J., Phipps, W. R., Kurzer, M. S., & Messina, M. J. (2010). Clinical studies show no effects of soy protein or isoflavones on reproductive hormones in men: results of a meta-analysis. Fertility and Sterility, 94(3), 997–1007.
Hever, J. (2016). Plant-Based Diets: A Physician's Guide. The Permanente Journal, 20(3), 93–101.
Hillier SE, Olander EK. Women's dietary changes before and during pregnancy: A systematic review. Midwifery. 2017 Jun;49:19-31.
Hoffman, J. R., & Falvo, M. J. (2004). Protein - Which is Best?. Journal of sports science &

medicine, 3(3), 118-30.
Hunt JR. Bioavailability of iron, zinc, and other trace minerals from vegetarian diets. Am J Clin Nutr. 2003 Sep;78(3 Suppl):633S-639S. Review.
Jackson AA, Robinson SM. Dietary guidelines for pregnancy: a review of current evidence. Public Health Nutr. 2001 Apr;4(2B):625-30. Review.
Jebeile H, Mijatovic J, Louie JCY, Prvan T, Brand-Miller JC. A systematic review and metaanalysis of energy intake and weight gain in pregnancy. Am J Obstet Gynecol. 2016 Apr;214(4):465-483.
Jonklaas, J., Bianco, A. C., Bauer, A. J., Burman, K. D., Cappola, A. R., Celi, F. S., … Sawka, A. M. (2014). Guidelines for the Treatment of Hypothyroidism: Prepared by the American Thyroid Association Task Force on Thyroid Hormone Replacement. Thyroid, 24(12), 1670–1751.
Jull, J., Stacey, D., Beach, S., Dumas, A., Strychar, I., Ufholz, L.-A., … Prud'homme, D. (2014). Lifestyle Interventions Targeting Body Weight Changes during the Menopause Transition: A Systematic Review. Journal of Obesity, 2014, 824310.
Kampmann, U., Madsen, L. R., Skajaa, G. O., Iversen, D. S., Moeller, N., & Ovesen, P. (2015). Gestational diabetes: A clinical update. World journal of diabetes, 6(8), 1065-72.
Kataoka, J., Tassone, E. C., Misso, M., Joham, A. E., Stener-Victorin, E., Teede, H., & Moran, L. J. (2017). Weight Management Interventions in Women with and without PCOS: A Systematic Review. Nutrients, 9(9), 996.
Key TJ, Appleby PN, Rosell MS. Health effects of vegetarian and vegan diets. Proc Nutr Soc. 2006 Feb;65(1):35-41. Review.
Kim, D. (2017). The Role of Vitamin D in Thyroid Diseases. International Journal of Molecular Sciences, 18(9), 1949.
Kominiarek, M. A., & Rajan, P. (2016). Nutrition Recommendations in Pregnancy and Lactation. The Medical Clinics of North America, 100(6), 1199–1215.
Kramer MS, Kakuma R. Energy and protein intake in pregnancy. Cochrane Database Syst Rev. 2003;(4):CD000032. Review. Update in: Cochrane Database Syst Rev. 2012;9:CD000032.
Lecerf JM. Fatty acids and cardiovascular disease. Nutr Rev. 2009 May;67(5):273-83.
Li Y, Nishihara E, Kakudo K. Hashimoto's thyroiditis: old concepts and new insights. Curr Opin Rheumatol. 2011 Jan;23(1):102-7.
Liontiris MI, Mazokopakis EE. A concise review of Hashimoto thyroiditis (HT) and the importance of iodine, selenium, vitamin D and gluten on the autoimmunity and dietary management of HT patients.Points that need more investigation. Hell J Nucl Med. 2017 Jan-Apr;20(1):51-56.
López-Fernández G, Barrios M, Goberna-Tricas J, Gómez-Benito J. Breastfeeding during pregnancy: A systematic review. Women Birth. 2017 Dec;30(6):e292- e300.
Marangoni, F., Cetin, I., Verduci, E., Canzone, G., Giovannini, M., Scollo, P., … Poli, A. (2016). Maternal Diet and Nutrient Requirements in Pregnancy and Breastfeeding. An Italian Consensus Document. Nutrients, 8(10), 629.
Marsh K, Brand-Miller J. The optimal diet for women with polycystic ovary syndrome? Br J Nutr. 2005 Aug;94(2):154-65. Review.
McEvoy CT, Temple N, Woodside JV. Vegetarian diets, low-meat diets and health: a review. Public Health Nutr. 2012 Dec;15(12):2287-94.
McEvoy CT, Temple N, Woodside JV. Vegetarian diets, low-meat diets and health: a review. Public Health Nutr. 2012 Dec;15(12):2287-94.
Meyer F, O'Connor H, Shirreffs SM; International Association of Athletics Federations. Nutrition for the young athlete. J Sports Sci. 2007;25 Suppl 1:S73-82. Review. Erratum in: J Sports Sci. 2009 Apr;27(6):667.
Monte, S., Valenti, O., Giorgio, E., Renda, E., Hyseni, E., Faraci, M., … Di Prima, F. A. F. (2011). Maternal weight gain during pregnancy and neonatal birth weight: a review of the literature. Journal of Prenatal Medicine, 5(2), 27–30.
Moran LJ, Ko H, Misso M, Marsh K, Noakes M, Talbot M, Frearson M, Thondan M, Stepto N, Teede HJ. Dietary composition in the treatment of polycystic ovary syndrome: a systematic review to inform evidence-based guidelines. J Acad Nutr Diet. 2013 Apr;113(4):520-45.
Morrison, J. L., & Regnault, T. R. H. (2016). Nutrition in Pregnancy: Optimising Mater-

nal Diet and Fetal Adaptations to Altered Nutrient Supply. Nutrients, 8(6), 342.
Mottalib, A., Kasetty, M., Mar, J. Y., Elseaidy, T., Ashrafzadeh, S., & Hamdy, O. (2017). Weight Management in Patients with Type 1 Diabetes and Obesity. Current Diabetes Reports, 17(10), 92.
Muktabhant, B., Lumbiganon, P., Ngamjarus, C., & Dowswell, T. (2012). Interventions for preventing excessive weight gain during pregnancy. The Cochrane Database of Systematic Reviews, 4, CD007145.
Obersby D, Chappell DC, Dunnett A, Tsiami AA. Plasma total homocysteine status of vegetarians compared with omnivores: a systematic review and meta-analysis. Br J Nutr. 2013 Mar 14;109(5):785-94.
Pawlak R. Is vitamin B12 deficiency a risk factor for cardiovascular disease in vegetarians? Am J Prev Med. 2015 Jun;48(6):e11-26.
Purcell, L. K., & Canadian Paediatric Society, Paediatric Sports and Exercise Medicine Section. (2013). Sport nutrition for young athletes. Paediatrics & Child Health, 18(4), 200–202.
Rizzo, G., Laganà, A. S., Rapisarda, A. M. C., La Ferrera, G. M. G., Buscema, M., Rossetti, P., … Vitale, S. G. (2016). Vitamin B12 among Vegetarians: Status, Assessment and Supplementation. Nutrients, 8(12), 767.
Rogerson, D. (2017). Vegan diets: practical advice for athletes and exercisers. Journal of the International Society of Sports Nutrition, 14, 36.
Sabato, T. M., Walch, T. J., & Caine, D. J. (2016). The elite young athlete: strategies to ensure physical and emotional health. Open Access Journal of Sports Medicine, 7, 99–113.
Sami, W., Ansari, T., Butt, N. S., & Hamid, M. R. A. (2017). Effect of diet on type 2 diabetes mellitus: A review. International Journal of Health Sciences, 11(2), 65–71.
Sharma R, Bharti S, Kumar KH. Diet and thyroid - myths and facts. J Med Nutr Nutraceut 2014;3:60-5
Smith, J. W., Holmes, M. E., & McAllister, M. J. (2015). Nutritional Considerations for Performance in Young Athletes. Journal of Sports Medicine, 2015, 734649.
Sutnick MR. Vegetarian diets. Prim Care. 1975 Jun;2(2):309-15.
Tuso, P. J., Ismail, M. H., Ha, B. P., & Bartolotto, C. (2013). Nutritional Update for Physicians: Plant-Based Diets. The Permanente Journal, 17(2), 61–66.
Vetter ML, Amaro A, Volger S. Nutritional management of type 2 diabetes mellitus and obesity and pharmacologic therapies to facilitate weight loss. Postgrad Med. 2014 Jan;126(1):139-52.
Khazrai YM, Defeudis G, Pozzilli P. Effect of diet on type 2 diabetes mellitus: a review. Diabetes Metab Res Rev. 2014 Mar;30 Suppl 1:24-33.
Ajala O, English P, Pinkney J. Systematic review and meta-analysis of different dietary approaches to the management of type 2 diabetes. Am J Clin Nutr. 2013 Mar;97(3):505-16.
Li R, Zhang P, Barker LE, Chowdhury FM, Zhang X. Cost- effectiveness of interventions to prevent and control diabetes mellitus: a systematic review. Diabetes Care. 2010 Aug;33(8):1872-94.
Choudhary P. Review of dietary recommendations for diabetes mellitus. Diabetes Res Clin Pract. 2004 Sep;65 Suppl 1:S9-S15. Review.
Aucott L, Poobalan A, Smith WC, Avenell A, Jung R, Broom J, Grant AM. Weight loss in obese diabetic and non-diabetic individuals and long-term diabetes outcomes—a systematic review. Diabetes Obes Metab. 2004 Mar;6(2):85-94. Review.
Anderson JW, Kendall CW, Jenkins DJ. Importance of weight management in type 2 diabetes: review with meta- analysis of clinical studies. J Am Coll Nutr. 2003 Oct;22(5):331-9. Review.
Wang S, Wu Y, Zuo Z, Zhao Y, Wang K. The effect of vitamin D supplementation on thyroid autoantibody levels in the treatment of autoimmune thyroiditis: a systematic review and a meta-analysis. Endocrine. 2018 Mar;59(3):499-505.
Wang, J., Lv, S., Chen, G., Gao, C., He, J., Zhong, H., & Xu, Y. (2015). Meta-Analysis of the Association between Vitamin D and Autoimmune Thyroid Disease. Nutrients, 7(4), 2485–2498.
Woo, K. S., Kwok, T. C. Y., & Celermajer, D. S. (2014). Vegan Diet, Subnormal Vitamin B-12 Status and Cardiovascular Health. Nutrients, 6(8), 3259–3273.

Chapter 14

Backes, T., & Fitzgerald, K. (2016). Fluid consumption, exercise, and cognitive performance. Biology of Sport, 33(3), 291–296.

Barr SI. Effects of dehydration on exercise performance. Can J Appl Physiol. 1999 Apr;24(2):164-72. Review.

Burke LM, Hawley JA, Wong SH, Jeukendrup AE. Carbohydrates for training and competition. J Sports Sci. 2011;29 Suppl 1:S17-27.

Burke LM, Millet G, Tarnopolsky MA; International Association of Athletics Federations. Nutrition for distance events. J Sports Sci. 2007;25 Suppl 1:S29-38. Review.

Erratum in: J Sports Sci. 2009 Apr;27(6):667.

Burke LM, Millet G, Tarnopolsky MA; International Association of Athletics Federations. Nutrition for distance events. J Sports Sci. 2007;25 Suppl 1:S29-38. Review.

Erratum in: J Sports Sci. 2009 Apr;27(6):667.

Burke LM. Nutrition strategies for the marathon : fuel for training and racing. Sports Med. 2007;37(4-5):344-7.

Burke LM. Nutrition strategies for the marathon : fuel for training and racing. Sports Med. 2007;37(4-5):344-7.

Cheuvront SN, Kenefick RW. Dehydration: physiology, assessment, and performance effects. Compr Physiol. 2014 Jan;4(1):257-85.

Fogelholm M. Effects of bodyweight reduction on sports performance. Sports Med. 1994 Oct;18(4):249-67. Review.

Franchini et al.: Weight loss in combat sports: physiological, psychological and performance effects. Journal of the International Society of Sports Nutrition 2012 9:52

Gentil, P. (2015). A nutrition and conditioning intervention for natural bodybuilding contest preparation: observations and suggestions. Journal of the International Society of Sports Nutrition, 12, 50.

Goulet ED. Effect of exercise-induced dehydration on endurance performance: evaluating the impact of exercise protocols on outcomes using a meta-analytic procedure. Br J Sports Med. 2013 Jul;47(11):679-86.

Helms, E. R., Aragon, A. A., & Fitschen, P. J. (2014). Evidence-based recommendations for natural bodybuilding contest preparation: nutrition and supplementation. Journal of the International Society of Sports Nutrition, 11, 20.

Judelson DA, Maresh CM, Anderson JM, Armstrong LE, Casa DJ, Kraemer WJ, Volek JS. Hydration and muscular performance: does fluid balance affect strength, power and high-intensity endurance? Sports Med. 2007;37(10):907-21. Review.

Khodaee M, Olewinski L, Shadgan B, Kiningham RR. Rapid Weight Loss in Sports with Weight Classes. Curr Sports Med Rep. 2015 Nov-Dec;14(6):435-41.

Kiens B. Diet and training in the week before competition. Can J Appl Physiol. 2001;26 Suppl:S56-63. Review.

Kiens B. Diet and training in the week before competition. Can J Appl Physiol. 2001;26 Suppl:S56-63. Review.

Kraft JA, Green JM, Bishop PA, Richardson MT, Neggers YH, Leeper JD. The influence of hydration on anaerobic performance: a review. Res Q Exerc Sport. 2012 Jun;83(2):282-92. Review.

Kreider, R. B., Wilborn, C. D., Taylor, L., Campbell, B., Almada, A. L., Collins, R., ... Antonio, J. (2010). ISSN exercise & sport nutrition review: research & recommendations. Journal of the International Society of Sports Nutrition, 7, 7.

Lambert CP, Frank LL, Evans WJ. Macronutrient considerations for the sport of bodybuilding. Sports Med. 2004;34(5):317-27. Review.

Maughan RJ, Shirreffs SM. Dehydration and rehydration in competative sport. Scand J Med Sci Sports. 2010 Oct;20 Suppl 3:40-7.

McCartney, D., Desbrow, B., & Irwin, C. (2017). The Effect of Fluid Intake Following Dehydration on Subsequent Athletic and Cognitive Performance: a Systematic Review and Meta-analysis. Sports Medicine - Open, 3, 13.

Mitchell L, Hackett D, Gifford J, Estermann F, O'Connor H. Do Bodybuilders Use Evidence-Based Nutrition Strategies to Manipulate Physique? Sports. 2017; 5(4):76.

Nuccio, R. P., Barnes, K. A., Carter, J. M., & Baker, L. B. (2017). Fluid Balance in Team Sport Athletes and the Effect of Hypohydration on Cognitive, Technical, and Physical Performance. Sports Medicine (Auckland, N.z.), 47(10), 1951–1982.

Pettersson, S., Ekström, M. P., & Berg, C. M. (2013). Practices of Weight Regulation Among Elite Athletes in Combat Sports:

A Matter of Mental Advantage? Journal of Athletic Training, 48(1), 99–108.

Popkin, B. M., D'Anci, K. E., & Rosenberg, I. H. (2010). Water, Hydration and Health. Nutrition Reviews, 68(8), 439–458.

Reale R, Slater G, Burke LM. Acute-Weight-Loss Strategies for Combat Sports and Applications to Olympic Success. Int J Sports Physiol Perform. 2017 Feb;12(2):142-151.

Reale R, Slater G, Burke LM. Individualised dietary strategies for Olympic combat sports: Acute weight loss, recovery and competition nutrition. Eur J Sport Sci. 2017 Jul;17(6):727-740.

Sawka, M. N., Cheuvront, S. N., & Kenefick, R. W. (2015). Hypohydration and Human Performance: Impact of Environment and Physiological Mechanisms. Sports Medicine (Auckland, N.z.), 45(Suppl 1), 51–60.

Sherman WM, Costill DL. The marathon: dietary manipulation to optimize performance. Am J Sports Med. 1984 Jan-Feb;12(1):44-51. Review.

Sherman WM, Costill DL. The marathon: dietary manipulation to optimize performance. Am J Sports Med. 1984 Jan-Feb;12(1):44-51. Review.

Shirreffs SM. The importance of good hydration for work and exercise performance. Nutr Rev. 2005 Jun;63(6 Pt 2):S14-21. Review.

Slater G, Phillips SM. Nutrition guidelines for strength sports: sprinting, weightlifting, throwing events, and bodybuilding. J Sports Sci. 2011;29 Suppl 1:S67-77.

Sundgot-Borgen J, Garthe I. Elite athletes in aesthetic and Olympic weight-class sports and the challenge of body weight and body compositions. J Sports Sci. 2011;29 Suppl 1:S101-14.

Turocy, P. S., DePalma, B. F., Horswill, C. A., Laquale, K. M., Martin, T. J., Perry, A. C., ... Utter, A. C. (2011). National Athletic Trainers' Association Position Statement: Safe Weight Loss and Maintenance Practices in Sport and Exercise. Journal of Athletic Training, 46(3), 322–336.

Walberg-Rankin, J. A review of nutritional practices and needs of bodybuilders. J. Strength and Cond. Res.9(2):116-124. 1995

Chapter 15

Bibbo, S., Ianiro, G., Giorgio, V., Scaldaferri, F., Masucci, L., Gasbarrini, A., & Cammarota, G. (2016). The role of diet on gut microbiota composition. European Review for Medical and Pharmacological Sciences, 20(22), 4742–4749.

Bonder, M. J., Tigchelaar, E. F., Cai, X., Trynka, G., Cenit, M. C., Hrdlickova, B., ... Zhernakova, A. (2016). The influence of a short-term gluten-free diet on the human gut microbiome. Genome Medicine, 8(1), 1–11.

Brahe, L. K., Astrup, A., & Larsen, L. H. (2016). Can We Prevent Obesity-Related Metabolic Diseases by Dietary Modulation of the Gut Microbiota? Advances in Nutrition (Bethesda, Md.), 7(1), 90–101.

Bressa, C., Bailén-Andrino, M., Pérez-Santiago, J., González-Soltero, R., Pérez, M., Montalvo-Lominchar, M. G., ... Larrosa, M. (2017). Differences in gut microbiota profile between women with active lifestyle and sedentary women. PLoS ONE, 12(2), 1–20.

Byrne, C. S., Chambers, E. S., Morrison, D. J., & Frost, G. (2015). The role of short chain fatty acids in appetite regulation and energy homeostasis. International Journal of Obesity, 39(9), 1331–1338.

Campbell, S. C., & Wisniewski, P. J. (2017). Exercise is a Novel Promoter of Intestinal Health and Microbial Diversity. Exercise and Sport Sciences Reviews, 45(1), 41–47.

Campbell, S. C., Wisniewski, P. J., Noji, M., McGuinness, L. R., Häggblom, M. M., Lightfoot, S. A., ... Kerkhof, L. J. (2016). The effect of diet and exercise on intestinal integrity and microbial diversity in mice. PLoS ONE, 11(3), 1–17.

Cani, P. D., Amar, J., Iglesias, M. A., Poggi, M., Knauf, C., Bastelica, D., ... Burcelin, R. (2007). Metabolic Endotoxemia Initiates Obesity and Insulin Resistance. Diabetes, 56(7). Retrieved from

Cerdá, B., Pérez, M., Pérez-Santiago, J. D., Tornero- Aguilera, J. F., González-Soltero, R., & Larrosa, M. (2016). Gut microbiota modification: Another piece in the puzzle of the benefits of physical exercise in health? Frontiers in Physiology, 7(FEB), 1–11.

Chung, W. S. F., Walker, A. W., Louis, P., Parkhill, J., Vermeiren, J., Bosscher, D., ... Flint, H. J. (2016). Modulation of the human gut microbiota by dietary fibres occurs at the species level. BMC Biology, 14(1), 1–14.

Clarke, S. F., Murphy, E. F., O'Sullivan, O., Lucey, A. J., Humphreys, M., Hogan, A., ... Cotter, P. D. (2014). Exercise and associated dietary extremes impact on gut microbial diversity. Gut.

Cronin, O., Barton, W., Skuse, P., Penney, N. C., Garcia- Perez, I., Murphy, E. F., ... Shanahan, F. (2018). A Prospective Metagenomic and Metabolomic Analysis of the Impact of Exercise and/or Whey Protein Supplementation on the Gut Microbiome of Sedentary Adults. MSystems, 3(3), e00044-18.

Cronin, O., Molloy, M. G., & Shanahan, F. (2016). Exercise, fitness, and the gut. Current Opinion in Gastroenterology, 32(2), 67–73.

Cronin, O., O'Sullivan, O., Barton, W., Cotter, P. D., Molloy, M. G., & Shanahan, F. (2017). Gut microbiota: Implications for sports and exercise medicine. British Journal of Sports Medicine, 51(9), 700–701.

de Almada, C. N., Nunes de Almada, C., Martinez, R. C. R., & Sant'Ana, A. de S. (2015). Characterization of the intestinal microbiota and its interaction with probiotics and health impacts. Applied Microbiology and Biotechnology, 99(10), 4175–4199.

Diamanti, A., Capriati, T., Basso, M. S., Panetta, F., Laurora, V. M. D. C., Bellucci, F., ... Francavilla, R. (2014). Celiac disease and overweight in children: An update. Nutrients, 6(1), 207–220.

Effects, M., & Sweeteners, O. F. N. (2016). HHS Public Access, 152(0 0), 450–455.

Estaki, M., Pither, J., Baumeister, P., Little, J. P., Gill, S. K., Ghosh, S., ... Gibson, D. L. (2016). Cardiorespiratory fitness as a predictor of intestinal microbial diversity and distinct metagenomic functions. Microbiome, 4, 1–13.

Frei, R., Akdis, M., & O'mahony, L. (2015). Prebiotics, probiotics, synbiotics, and the immune system: Experimental data and clinical evidence. Current Opinion in Gastroenterology, 31(2), 153–158.

Galipeau, H. J., & Verdu, E. F. (2015). Gut microbes and adverse food reactions: Focus on gluten related disorders. Gut Microbes, 5(5), 594–605.

Gorvitovskaia, A., Holmes, S. P., & Huse, S. M. (2016). Interpreting prevotella and bacteroides as biomarkers of diet and lifestyle. Microbiome, 4, 1–12.

Harvie, R. M., Chisholm, A. W., Bisanz, J. E., Burton, J. P., Herbison, P., Schultz, K., & Schultz, M. (2017). Long- term irritable bowel syndrome symptom control with reintroduction of selected FODMAPs. World Journal of Gastroenterology, 23(25), 4632–4643.

Hsu, Y. J., Chiu, C. C., Li, Y. P., Huang, W. C., Huang, Y. Te, Huang, C. C., & Chuang, H. L. (2015). Effect of intestinal microbiota on exercise performance in mice. Journal of Strength and Conditioning Research, 29(2), 552–558.

Hulston, C. J., Churnside, A. A., & Venables, M. C. (2015). Probiotic supplementation prevents high-fat, overfeeding- induced insulin resistance in human subjects. The British Journal of Nutrition, 113(4), 596–602.

Kabbani, T. A., Goldberg, A., Kelly, C. P., Pallav, K., Tariq, S., Peer, A., ... Leffler, D. A. (2012). Body mass index and the risk of obesity in coeliac disease treated with the gluten-free diet. Alimentary Pharmacology and Therapeutics, 35(6), 723–729.

Karl, J. P., Meydani, M., Barnett, J. B., Vanegas, S. M., Goldin, B., Kane, A., ... Roberts, S. B. (2017). Substituting whole grains for refined grains in a 6-week randomized trial favorably affects energy balance parameters in healthy men and post-menopausal women. The American Journal of Clinical Nutrition, ajcn139683.

Lai, H.-C., Young, J., Lin, C.-S., Chang, C.-J., Lu, C.-C., Martel, J., ... Ko, Y.-F. (2014). Impact of the gut microbiota, prebiotics, and probiotics on human health and disease. Biomedical Journal, 37(5), 259.

Lam, Y. Y., Maguire, S., Palacios, T., & Caterson, I. D. (2017). Are the gut bacteria telling us to eat or not to eat? Reviewing the role of gut microbiota in the etiology, disease progression and treatment of eating disorders. Nutrients, 9(6).

Lamoureux, E. V., Grandy, S. A., & Langille, M. G. I. (2017). Moderate Exercise Has Limited but Distinguishable Effects on the Mouse Microbiome. MSystems, 2(4), e00006-17.

Linares, D. M., Ross, P., & Stanton, C. (2016). Beneficial Microbes: The pharmacy in the gut. Bioengineered, 7(1), 11–20.

Lyte, J. M., Gabler, N. K., & Hollis, J. H.

(2016). Postprandial serum endotoxin in healthy humans is modulated by dietary fat in a randomized, controlled, cross-over study. Lipids in Health and Disease, 15(1), 1– 10.

Mach, N., & Fuster-Botella, D. (2017). Endurance exercise and gut microbiota: A review. Journal of Sport and Health Science, 6(2), 179–197.

Managing irritable bowel syndrome: The low-FODMAP diet. (n.d.). https://doi.org/10.3949/ccjm.83a.14159

Marone, P. A., Lau, F. C., Gupta, R. C., Bagchi, M., Bagchi, D., Shamie, A. N., & Udani, J. K. (2010). Safety and toxicological evaluation of undenatured type II collagen. Toxicology Mechanisms and Methods, 20(4), 175–189.

Monda, V., Villano, I., Messina, A., Valenzano, A., Esposito, T., Moscatelli, F., … Messina, G. (2017). Exercise Modifies the Gut Microbiota with Positive Health Effects. Oxidative Medicine and Cellular Longevity, 2017, 3831972.

Moshfegh, A. J., Friday, J. E., Goldman, J. P., & Ahuja, J.K. (1999). Presence of inulin and oligofructose in the diets of Americans. The Journal of Nutrition, 129(7 Suppl), 1407S–11S. Retrieved from O'Sullivan, O., Cronin, O., Clarke, S. F., Murphy, E. F., Molloy, M. G., Shanahan, F., & Cotter, P. D. (2015). Exercise and the microbiota. Gut Microbes, 6(2), 131–136.

Osterberg, K. L., Boutagy, N. E., McMillan, R. P., Stevens, J. R., Frisard, M. I., Kavanaugh, J. W., … Hulver, M. W. (2015). Probiotic supplementation attenuates increases in body mass and fat mass during high-fat diet in healthy young adults. Obesity, 23(12), 2364–2370.

Pereira, M. A. (2014). Sugar-Sweetened and Arti fi cially- Sweetened Beverages in Relation to Obesity Risk. Advances in Nutrition, 5, 797–808.

Petersen, L. M., Bautista, E. J., Nguyen, H., Hanson, B. M., Chen, L., Lek, S. H., … Weinstock, G. M. (2017). Community characteristics of the gut microbiomes of competitive cyclists. Microbiome, 5(1), 1–13.

Portune, K. J., Benítez-Páez, A., Del Pulgar, E. M. G., Cerrudo, V., & Sanz, Y. (2017). Gut microbiota, diet, and obesity-related disorders—The good, the bad, and the future challenges. Molecular Nutrition and

Roberts, J. D., Suckling, C. A., Peedle, G. Y., Murphy, J. A., Dawkins, T. G., & Roberts, M. G. (2016). An exploratory investigation of endotoxin levels in novice long distance triathletes,and the effects of a multi-strain probiotic/prebiotic,antioxidant intervention. Nutrients, 8(11), 1–18.

Sanchez, B., Delgado, S., Blanco-Mïguez, A., Lourenzo, A., Gueimonde, M., & Margolles, A. (2017). Probiotics, gut microbiota, and their influence on host health and disease. Molecular Nutrition and Food Research, 61(1), 1–16.

Sanz, Y. (2015). Microbiome and Gluten. Annals of Nutrition & Metabolism, 67(suppl. 2), 28–41.

Schiffman, S. S., & Rother, K. I. (2013). Sucralose, a synthetic organochlorine sweetener: Overview of biological issues. Journal of Toxicology and Environmental Health - Part B: Critical Reviews, 16(7), 399–451.

Simpson, H. L., & Campbell, B. J. (2015). Review article: Dietary fibre-microbiota interactions. Alimentary Pharmacology and Therapeutics, 42(2), 158–179.

Successful Low-FODMAP Living — Experts Discuss Meal- Planning Strategies to Help IBS Clients Better Control GI Distress. (n.d.). Retrieved August 10, 2018, from http://www.todaysdietitian.com/newarchives/030612p36.shtml

Suez, J., Korem, T., Zilberman-Schapira, G., Segal, E., & Elinav, E. (2015). Non-caloric artificial sweeteners and the microbiome: Findings and challenges. Gut Microbes, 6(2), 149–155.

The Low FODMAP Diet (FODMAP = Fermentable Oligosaccharides, Disaccharides, Monosaccharides and Polyols). (n.d.). Retrieved from www.uwhealth.org/nutrition

Thursby, E., & Juge, N. (2017). Introduction to the human gut microbiota, 0, 1823–1837.

U.S. Department of Health and Human Services and U.S. Department of Agriculture. 2015–2020 Dietary Guidelines for Americans. 8th Edition. December 2015. Available at http://health.gov/dietaryguidelines/2015/guidelines/

Venkataraman, A., Sieber, J. R., Schmidt, A. W., Waldron, C., Theis, K. R., & Schmidt, T. M. (2016). Variable responses of human microbiomes to dietary supplementation with resistant starch. Microbiome, 4, 1–9.

Yang, Y., Shi, Y., Wiklund, P., Tan, X., Wu, N., Zhang, X.,… Cheng, S. (2017). The association between cardiorespiratory fitness and gut microbiota composition in premenopausal women. Nutrients, 9(8), 1–11.

Zhao, X., Zhang, Z., Hu, B., Huang, W., Yuan, C., & Zou, (2018). Response of gut microbiota to metabolite changes induced by endurance exercise. Frontiers in Microbiology, 9(APR), 1–11.

Chapter 16

Barnes MJ. Alcohol: impact on sports performance and recovery in male athletes. Sports Med. 2014 Jul;44(7):909-19.

El-Sayed MS, Ali N, El-Sayed Ali Z. Interaction between alcohol and exercise: physiological and haematological implications. Sports Med. 2005;35(3):257-69. Review.

Gutgesell M, Canterbury R. Alcohol usage in sport and exercise. Addict Biol. 1999 Oct;4(4):373-83.

Lemon J. Alcoholic hangover and performance: a review. Drug Alcohol Rev. 1993;12(3):299-314.

National Institute on Alcohol Abuse and Alcoholism. What Is A Standard Drink?: https://www.niaaa.nih.gov/alcohol- health/overview-alcohol-consumption/what-standard-drink

O'Brien CP, Lyons F. Alcohol and the athlete. Sports Med. 2000 May;29(5):295-300. Review.

Shirreffs SM, Maughan RJ. The effect of alcohol on athletic performance. Curr Sports Med Rep. 2006 Jun;5(4):192-6. Review.

Shirreffs SM, Maughan RJ. The effect of alcohol on athletic performance. Curr Sports Med Rep. 2006 Jun;5(4):192-6. Review.

Suter PM, Schutz Y. The effect of exercise, alcohol or both combined on health and physical performance. Int J Obes (Lond). 2008 Dec;32 Suppl 6:S48-52.

U.S. Department of Health and Human Services and U.S. Department of Agriculture. 2015–2020 Dietary Guidelines for Americans. 8th Edition. December 2015. Available at http://health.gov/dietaryguidelines/2015/guidelines/

Vella, L. D., & Cameron-Smith, D. (2010). Alcohol, Athletic Performance and Recovery. Nutrients, 2(8), 781–789.

Vella, L. D., & Cameron-Smith, D. (2010). Alcohol, Athletic Performance and Recovery. Nutrients, 2(8), 781–789.

Chapter 17

버터 커피(방탄 커피)

Engel, S., & Tholstrup, T. (2015). Butter increased total and LDL cholesterol compared with olive oil but resulted in higher HDL cholesterol compared with a habitual diet. The American Journal of Clinical Nutrition, 102(2), 309–315.

Huth, P. J., & Park, K. M. (2012). Influence of dairy product and milk fat consumption on cardiovascular disease risk: a review of the evidence. Advances in nutrition (Bethesda, Md.), 3(3), 266-85.

Markus, R. (2000). Effects of food on cortisol and mood in vulnerable subjects under controllable and uncontrollable stress. Physiology & Behavior, 70(3-4), 333–342.

간헐적 단식

Collier, R. (2013). Intermittent fasting: the next big weight loss fad. CMAJ : Canadian Medical Association Journal, 185(8), E321–E322.

Harris L, Hamilton S, Azevedo LB, Olajide J, De Brún C, Waller G, Whittaker V, Sharp T, Lean M, Hankey C, Ells L. Intermittent fasting interventions for treatment of overweight and obesity in adults: a systematic review and meta-analysis. JBI Database System Rev Implement Rep. 2018 Feb;16(2):507-547.

Harvie, M., & Howell, A. (2017). Potential Benefits and Harms of Intermittent Energy Restriction and Intermittent Fasting Amongst Obese, Overweight and Normal Weight Subjects—A Narrative Review of Human and Animal Evidence. Behavioral Sciences, 7(1), 4.

Headland, M., Clifton, P. M., Carter, S., & Keogh, J. B. (2016). Weight-Loss Outcomes: A Systematic Review and Meta-Analysis of Intermittent Energy Restriction Trials Lasting a Minimum of 6 Months. Nutrients, 8(6), 354.

Tinsley GM, La Bounty PM. Effects of intermittent fasting on body composition and clinical health markers in humans. Nutr Rev. 2015 Oct;73(10):661-74.

탄수화물 백로딩

Markus, R. (2000). Effects of food on cortisol and mood in vulnerable subjects under controllable and uncontrollable stress. Physiology & Behavior, 70(3-4), 333–342.

Van Cauter, E., Blackman, J. D., Roland, D., Spire, J. P., Refetoff, S., & Polonsky, K. S. (1991). Modulation of glucose regulation and insulin secretion by circadian rhythmicity and sleep. The Journal of clinical investigation, 88(3), 934-42.

클렌징과 디톡스

Acosta RD, Cash BD. Clinical effects of colonic cleansing for general health promotion: a systematic review. Am J Gastroenterol. 2009 Nov;104(11):2830-6; quiz 2837. Epub 2009 Sep 1. Review. Erratum in: Am J Gastroenterol. 2010 May;105(5):1214.

Kesavarapu, K., Kang, M., Shin, J. J., & Rothstein, K. (2017). Yogi Detox Tea: A Potential Cause of Acute Liver Failure. Case Reports in Gastrointestinal Medicine, 2017, 3540756.

Klein AV, Kiat H. Detox diets for toxin elimination and weight management: a critical review of the evidence. J Hum Nutr Diet. 2015 Dec;28(6):675-86.

Makkapati S, D'Agati VD, Balsam L. "Green Smoothie Cleanse" Causing Acute Oxalate Nephropathy. Am J Kidney Dis. 2018 Feb;71(2):281-286.

알칼리성/산성 다이어트

Fenton CJ, Fenton TR, Huang T. Further Evidence of No Association between Dietary Acid Load and Disease. J Nutr. 2017 Feb;147(2):272.

Fenton, T. R., & Huang, T. (2016). Systematic review of the association between dietary acid load, alkaline water and cancer. BMJ Open, 6(6), e010438.

Schwalfenberg, G. K. (2012). The Alkaline Diet: Is There Evidence That an Alkaline pH Diet Benefits Health? Journal of Environmental and Public Health, 2012, 727630.

염증

Beavers, K. M., Brinkley, T. E., & Nicklas, B. J. (2010). Effect of exercise training on chronic inflammation. Clinica chimica acta; international journal of clinical chemistry, 411(11-12), 785-93.

Ertek, S., & Cicero, A. (2012). Impact of physical activity on inflammation: effects on cardiovascular disease risk and other inflammatory conditions. Archives of medical science : AMS, 8(5), 794-804.

Flynn, M. G., McFarlin, B. K., & Markofski, M. M. (2007). The Anti-Inflammatory Actions of Exercise Training. American journal of lifestyle medicine, 1(3), 220- 235.

Forsythe LK, Wallace JM, Livingstone MB. Obesity and inflammation: the effects of weight loss. Nutr Res Rev. 2008 Dec;21(2):117-33. Review.

Monteiro, R., & Azevedo, I. (2010). Chronic inflammation in obesity and the metabolic syndrome. Mediators of inflammation, 2010, 289645.

Peake JM, Neubauer O, Della Gatta PA, Nosaka K. Muscle damage and inflammation during recovery from exercise. J Appl Physiol (1985). 2017 Mar 1;122(3):559-570.

Pedersen BK. The anti-inflammatory effect of exercise: its role in diabetes and cardiovascular disease control. Essays Biochem. 2006;42:105-17. Review.

You T, Nicklas BJ. Chronic inflammation: role of adipose tissue and modulation by weight loss. Curr Diabetes Rev. 2006 Feb;2(1):29-37. Review.

호르몬 문제와 체중 증가

Davis RB, Turner LW. A review of current weight management: research and recommendations. J Am Acad Nurse Pract. 2001 Jan;13(1):15-9; quiz 20-1. Review.

Hall KD. A review of the carbohydrate-insulin model of obesity. Eur J Clin Nutr. 2017 Mar;71(3):323-326. Epub 2017 Jan 11. Review.

Hill, J. O., Wyatt, H. R., & Peters, J. C. (2012). Energy balance and obesity. Circulation, 126(1), 126-32.

Steinbeck K. Obesity: the science behind the management. Intern Med J. 2002 May-Jun;32(5-6):237-41. Review.

코코넛 오일

Boateng, L., Ansong, R., Owusu, W. B., & Steiner-Asiedu, (2016). Coconut oil and palm oil's role in nutrition, health and national development: A review. Ghana Medical Journal, 50(3), 189–196.

Clifton PM, Keogh JB. A systematic review of the effect of dietary saturated and polyunsaturated fat on heart disease. Nutr Metab

Cardiovasc Dis. 2017 Dec;27(12):1060-1080.
Cox C, Mann J, Sutherland W, Chisholm A, Skeaff M. Effects of coconut oil, butter, and safflower oil on lipids and lipoproteins in persons with moderately elevated cholesterol levels.J Lipid Res.
Eyres L, Eyres MF, Chisholm A, Brown RC. Coconut oil consumption and cardiovascular risk factors in humans.Nutr Rev. 2016;74:267–280.
Eyres, L., Eyres, M. F., Chisholm, A., & Brown, R. C. (2016). Coconut oil consumption and cardiovascular risk factors in humans. Nutrition Reviews, 74(4), 267–280.
Nettleton, J. A., Brouwer, I. A., Geleijnse, J. M., & Hornstra, G. (2017). Saturated Fat Consumption and Risk of Coronary Heart Disease and Ischemic Stroke: A Science Update. Annals of Nutrition & Metabolism, 70(1), 26–33.
St-Onge, M.-P., Bosarge, A., Goree, L. L. T., & Darnell, B. (2008). Medium Chain Triglyceride Oil Consumption as Part of a Weight Loss Diet Does Not Lead to an Adverse Metabolic Profile When Compared to Olive Oil. Journal of the American College of Nutrition, 27(5), 547–552.

자연주의

Appeal to nature. (n.d.). In RationalWiki. Retrieved December 6, 2018, from https://rationalwiki.org/wiki/Appeal_to_nature
Tanner, J. (2006). The naturalistic fallacy. The Richmond Journal of Philosophy, 13, 1–6.

가공식품

Martínez Steele, E., Popkin, B. M., Swinburn, B., & Monteiro, C. A. (2017). The share of ultra-processed foods and the overall nutritional quality of diets in the US: evidence from a nationally representative cross-sectional study. Population health metrics, 15(1), 6.
Patel S. (2015). Emerging trends in nutraceutical applications of whey protein and its derivatives. Journal of food science and technology, 52(11), 6847-58.
Jargin S. V. (2014). Soy and phytoestrogens: possible side effects. German medical science : GMS e-journal, 12, Doc18.

유전자 변형식품

Azevedo JL, Araujo WL. Genetically modified crops: environmental and human health concerns. Mutat Res. 2003 Nov;544(2-3):223-33. Review.
Bawa, A. S., & Anilakumar, K. R. (2013). Genetically modified foods: safety, risks and public concerns—a review. Journal of Food Science and Technology, 50(6), 1035–1046.
Domingo JL, Giné Bordonaba J. A literature review on the safety assessment of genetically modified plants. Environ Int. 2011 May;37(4):734-42.
Domingo JL. Safety assessment of GM plants: An updated review of the scientific literature. Food Chem Toxicol. 2016 Sep;95:12-8.
EFSA GMO Panel Working Group on Animal Feeding Trials. Safety and nutritional assessment of GM plants and derived food and feed: the role of animal feeding trials. Food Chem Toxicol. 2008 Mar;46 Suppl 1:S2-70.
Hielscher, S., Pies, I., Valentinov, V., & Chatalova, L. (2016). Rationalizing the GMO Debate: The Ordonomic Approach to Addressing Agricultural Myths. International Journal of Environmental Research and Public Health, 13(5), 476.
Hug K. Genetically modified organisms: do the benefits outweigh the risks? Medicina (Kaunas). 2008;44(2):87-99. Review.
Jones, L. (1999). Genetically modified foods. BMJ : British Medical Journal, 318(7183), 581–584.
Key, S., Ma, J. K.-C., & Drake, P. M. (2008). Genetically modified plants and human health. Journal of the Royal Society of Medicine, 101(6), 290–298.
Klümper, W., & Qaim, M. (2014). A Meta-Analysis of the Impacts of Genetically Modified Crops. PLoS ONE, 9(11), e111629.
Martinelli, L., Karbarz, M., & Siipi, H. (2013). Science, safety, and trust: the case of transgenic food. Croatian Medical Journal, 54(1), 91–96.
Ramessar K, Peremarti A, Gómez-Galera S, Naqvi S, Moralejo M, Muñoz P, Capell T, Christou P. Biosafety and risk assessment framework for selectable marker genes in transgenic crop plants: a case of the science not supporting the politics. Transgenic Res. 2007 Jun;16(3):261-80. Epub 2007 Apr 14. Review.
Shelton AM, Zhao JZ, Roush RT. Economic, ecological, food safety, and social consequences of the deployment of bt transgenic

plants. Annu Rev Entomol. 2002;47:845-81. Review.
Snell C, Bernheim A, Bergé JB, Kuntz M, Pascal G, Paris A, Ricroch AE. Assessment of the health impact of GM plant diets in long-term and multigenerational animal feeding trials: a literature review. Food Chem Toxicol. 2012 Mar;50(3-4):1134-48.
Uzogara SG. The impact of genetic modification of human foods in the 21st century: a review. Biotechnol Adv. 2000 May;18(3):179-206.
Weil JH. Are genetically modified plants useful and safe? IUBMB Life. 2005 Apr-May;57(4-5):311-4. Review.

유기농 식품

Mie A, Andersen HR, Gunnarsson S, Kahl J, Kesse-Guyot E, Rembiałkowska E, Quaglio G, Grandjean P. Human health implications of organic food and organic agriculture: a comprehensive review. Environ Health. 2017 Oct 27;16(1):111.
Średnicka-Tober D, Barański M, Seal C, Sanderson R, Benbrook C, Steinshamn H, Gromadzka-Ostrowska J, Rembiałkowska E, Skwarło-Sońta K, Eyre M, Cozzi G, Krogh Larsen M, Jordon T, Niggli U, Sakowski T, Calder PC, Burdge GC, Sotiraki S, Stefanakis A, Yolcu H, Stergiadis S, Chatzidimitriou E, Butler G, Stewart G, Leifert C. Composition differences between organic and conventional meat: a systematic literature review and meta-analysis. Br J Nutr. 2016 Mar 28;115(6):994-1011.
Forman J, Silverstein J; Committee on Nutrition; Council on Environmental Health; American Academy of Pediatrics. Organic foods: health and environmental advantages and disadvantages. Pediatrics. 2012 Nov;130(5):e1406-15.
Smith-Spangler C, Brandeau ML, Hunter GE, Bavinger JC, Pearson M, Eschbach PJ, Sundaram V, Liu H, Schirmer P, Stave C, Olkin I, Bravata DM. Are organic foods safer or healthier than conventional alternatives?: a systematic review. Ann Intern Med. 2012 Sep 4;157(5):348-66.
Bahlai CA, Xue Y, McCreary CM, Schaafsma AW, Hallett RH. Choosing organic pesticides over synthetic pesticides may not effectively mitigate environmental risk in soybeans. PLoS One. 2010 Jun 22;5(6):e11250.
Dangour AD, Lock K, Hayter A, Aikenhead A, Allen E, Uauy R. Nutrition-related health effects of organic foods: a systematic review. Am J Clin Nutr. 2010 Jul;92(1):203-10.
Dangour AD, Dodhia SK, Hayter A, Allen E, Lock K, Uauy R. Nutritional quality of organic foods: a systematic review. Am J Clin Nutr. 2009 Sep;90(3):680-5.
Magkos F, Arvaniti F, Zampelas A. Putting the safety of organic food into perspective. Nutr Res Rev. 2003 Dec;16(2):211-22.
Rosen, J. D. (2010), A Review of the Nutrition Claims Made by Proponents of Organic Food. Comprehensive Reviews in Food Science and Food Safety, 9: 270-277.

야식과 살

Kinsey, A. W., & Ormsbee, M. J. (2015). The Health Impact of Nighttime Eating: Old and New Perspectives. Nutrients, 7(4), 2648–2662.
Schoenfeld BJ, Aragon AA, Krieger JW. Effects of meal frequency on weight loss and body composition: a meta- analysis. Nutr Rev. 2015 Feb;73(2):69-82.

아침밥은 보약일까

Betts, J. A., Richardson, J. D., Chowdhury, E. A., Holman, G. D., Tsintzas, K., & Thompson, D. (2014). The causal role of breakfast in energy balance and health: a randomized controlled trial in lean adults. The American Journal of Clinical Nutrition, 100(2), 539–547.
Jakubowicz D, Wainstein J, Ahren B, Landau Z, Bar- Dayan Y, Froy O. Fasting until noon triggers increased postprandial hyperglycemia and impaired insulin response after lunch and dinner in individuals with type 2 diabetes: a randomized clinical trial. Diabetes Care. 2015 Oct;38(10):1820-6.
Farshchi HR, Taylor MA, Macdonald IA. Deleterious effects of omitting breakfast on insulin sensitivity and fasting lipid profiles in healthy lean women. Am J Clin Nutr. 2005 Feb;81(2):388-96.
LeCheminant GM, LeCheminant JD, Tucker LA, Bailey BW. A randomized controlled trial to study the effects of breakfast on energy intake, physical activity, and body fat in women who are nonhabitual breakfast eaters. Appetite. 2017 May 1;112:44-51.
Geliebter, A., Astbury, N. M., Aviram-Friedman, R., Yahav, E., & Hashim, S. (2014).

Skipping breakfast leads to weight loss but also elevated cholesterol compared with consuming daily breakfasts of oat porridge or frosted cornflakes in overweight individuals: a randomised controlled trial. Journal of Nutritional Science, 3, e56.

Nonino-Borges CB, Martins Borges R, Bavaresco M, Suen VM, Moreira AC, Marchini JS. Influence of meal time on salivary circadian cortisol rhythms and weight loss in obese women. Nutrition. 2007 May;23(5):385-91.

Reeves S, Huber JW, Halsey LG, Horabady-Farahani Y, Ijadi M, Smith T. Experimental manipulation of breakfast in normal and overweight/obese participants is associated with changes to nutrient and energy intake consumption patterns. Physiol Behav. 2014 Jun 22;133:130-5.

Schlundt DG, Hill JO, Sbrocco T, Pope-Cordle J, Sharp T. The role of breakfast in the treatment of obesity: a randomized clinical trial. Am J Clin Nutr. 1992 Mar;55(3):645-51.

Sensi S, Capani F. Chronobiological aspects of weight loss in obesity: effects of different meal timing regimens. Chronobiol Int. 1987;4(2):251-61.

Sofer S, Eliraz A, Kaplan S, Voet H, Fink G, Kima T, Madar Z. Greater weight loss and hormonal changes after 6 months diet with carbohydrates eaten mostly at dinner. Obesity (Silver Spring). 2011 Oct;19(10):2006-14.

음식 속 호르몬

Hartmann, S., M. Lacorn and H. Steinhart. 1998. Natural occurrence of steroid hormones in food. Food Chemistry 62:7-20.

Hoffmann, B. and Evers, P., 1986. Anabolic agents with sex hormone-like activities: problems of residues. In: A.G. Rico (Editor), Drug Residues in Animals. Academic Press, Orlando, FL, pp. 111-146.

Shore, L. S., and M. Shemesh. 2003. Naturally produced steroid hormones and their release into the environment. Pure Appl. Chem. 75:1859-71.

Smith, G., Heaton, K., Sofos, J., Tatum, J., Aaronson, M., & Clayton, R. Residues Of Antibiotics, Hormones And Pesticides In Conventional, Natural And Organic Beef. Journal of Muscle Foods, 157-172.

Stephany RW. Hormones in meat: different approaches in the EU and in the USA. APMIS Suppl. 2001;(103):S357- 63; discussion S363-4. Review.

U.S. Department of Agriculture, Agricultural Research Service. 2002. USDA-Iowa State University Database on the Isofl avone Content of Foods, Release 1.3 - 2002. Nutrient Data Laboratory website: http://www.nal.usda.gov/fnic/foodcomp/Data/isofl av/isofl av.html

식품 속 항생제

Dodsworth, T., & Ball, C. A report on the treatment of beef cattle with tranquilisers and antibiotics. Animal Production Anim. Prod., 315-319.

Smith, G., Heaton, K., Sofos, J., Tatum, J., Aaronson, M., & Clayton, R. Residues Of Antibiotics, Hormones And Pesticides In Conventional, Natural And Organic Beef. Journal of Muscle Foods, 157-172.

식품 속 화학물질

AGENTS CLASSIFIED BY THE IARC MONOGRAPHS, VOLUMES 1–123 (2018)

Ames, B. N., Profet, M., & Gold, L. S. (1990). Dietary pesticides (99.99% all natural). Proceedings of the National Academy of Sciences of the United States of America, 87(19), 7777-81.

인공 감미료

Brown, R. J., De Banate, M. A., & Rother, K. I. (2010). Artificial Sweeteners: A systematic review of metabolic effects in youth. International Journal of Pediatric Obesity : IJPO : An Official Journal of the International Association for the Study of Obesity, 5(4), 305–312.

Miller, P. E., & Perez, V. (2014). Low-calorie sweeteners and body weight and composition: a meta-analysis of randomized controlled trials and prospective cohort studies. The American Journal of Clinical Nutrition, 100(3), 765–777.

Rogers, P. J., Hogenkamp, P. S., de Graaf, C., Higgs, S., Lluch, A., Ness, A. R., … Mela, D. J. (2016). Does low- energy sweetener consumption affect energy intake and body weight? A systematic review, including meta- analyses, of the evidence from human and animal studies. International Journal of Obesity (2005), 40(3), 381–394.

Stanhope, K. L., Goran, M. I., Bosy-Westphal, A., King, J. C., Schmidt, L. A., Schwarz, J.-M., Stice, E., Sylvetsky,A.C., Turnbaugh, P. J., Bray, G. A., Gardner, C. D., Havel, P. J., Malik, V., Mason, A. E., Ravussin, E., Rosenbaum, M., Welsh, J. A., Allister-Price, C., Sigala, D. M., Greenwood, M. R. C., Astrup, A., and Krauss, R. M. (2018) Pathways and mechanisms linking dietary components to cardiometabolic disease: thinking beyond calories. Obesity Reviews, 19: 1205–1235.

Sylvetsky AC, Rother KI. Nonnutritive Sweeteners in Weight Management and Chronic Disease: A Review. Obesity (Silver Spring). 2018 Apr;26(4):635-640.

Rogers PJ, Hogenkamp PS, de Graaf C, Higgs S, Lluch A, Ness AR, Penfold C, Perry R, Putz P, Yeomans MR, Mela DJ. Does low-energy sweetener consumption affect energy intake and body weight? A systematic review, including meta-analyses, of the evidence from human and animal studies. Int J Obes (Lond). 2016 Mar;40(3):381-94.

Bellisle F. Intense Sweeteners, Appetite for the Sweet Taste, and Relationship to Weight Management. Curr Obes Rep. 2015 Mar;4(1):106-10.

Marinovich M, Galli CL, Bosetti C, Gallus S, La Vecchia C. Aspartame, low-calorie sweeteners and disease: regulatory safety and epidemiological issues. Food Chem Toxicol. 2013 Oct;60:109-15.

Grotz VL, Munro IC. An overview of the safety of sucralose. Regul Toxicol Pharmacol. 2009 Oct;55(1):1-5. doi: 10.1016/j.yrtph.2009.05.011. Epub 2009 May 21. Review.

Magnuson BA, Burdock GA, Doull J, Kroes RM, Marsh GM, Pariza MW, Spencer PS, Waddell WJ, Walker R, Williams GM. Aspartame: a safety evaluation based on current use levels, regulations, and toxicological and epidemiological studies. Crit Rev Toxicol. 2007;37(8):629- 727. Review.

Lim U, Subar AF, Mouw T, Hartge P, Morton LM, Stolzenberg-Solomon R, Campbell D, Hollenbeck AR, Schatzkin A. Consumption of aspartame-containing beverages and incidence of hematopoietic and brain malignancies. Cancer Epidemiol Biomarkers Prev. 2006 Sep;15(9):1654-9.

Weihrauch MR, Diehl V. Artificial sweeteners–do they bear a carcinogenic risk? Ann Oncol. 2004 Oct;15(10):1460-5. Review.

Butchko HH, Stargel WW, Comer CP, Mayhew DA, Benninger C, Blackburn GL, de Sonneville LM, Geha RS, Hertelendy Z, Koestner A, Leon AS, Liepa GU, McMartin KE, Mendenhall CL, Munro IC, Novotny EJ, Renwick AG, Schiffman SS, Schomer DL, Shaywitz BA, Spiers PA, Tephly TR, Thomas JA, Trefz FK. Aspartame: review of safety. Regul Toxicol Pharmacol. 2002 Apr;35(2 Pt 2):S1-93. Review.

Butchko HH, Stargel WW. Aspartame: scientific evaluation in the postmarketing period. Regul Toxicol Pharmacol. 2001 Dec;34(3):221-33.

Baird IM, Shephard NW, Merritt RJ, Hildick-Smith G. Repeated dose study of sucralose tolerance in human subjects. Food Chem Toxicol. 2000;38 Suppl 2:S123-9.

Renwick AG. Acceptable daily intake and the regulation of intense sweeteners. Food Addit Contam. 1990 Jul- Aug;7(4):463-75. Review.

Yost DA. Clinical safety of aspartame. Am Fam Physician. 1989 Feb;39(2):201-6. Review. PubMed

Aspartame. Review of safety issues. Council on Scientific Affairs. JAMA. 1985 Jul 19;254(3):400-2.

Tandel, K. R. (2011). Sugar substitutes: Health controversy over perceived benefits. Journal of Pharmacology & Pharmacotherapeutics, 2(4), 236–243.

착즙

Hyson, D. A. (2015). A Review and Critical Analysis of the Scientific Literature Related to 100% Fruit Juice and Human Health. Advances in Nutrition, 6(1), 37–51.

Klein AV, Kiat H. Detox diets for toxin elimination and weight management: a critical review of the evidence. J Hum Nutr Diet. 2015 Dec;28(6):675-86.

Obert J, Pearlman M, Obert L, Chapin S. Popular Weight Loss Strategies: a Review of Four Weight Loss Techniques. Curr Gastroenterol Rep. 2017 Nov 9;19(12):61.

Zheng, J., Zhou, Y., Li, S., Zhang, P., Zhou, T., Xu, D.-P., & Li, H.-B. (2017). Effects and Mechanisms of Fruit and Vegetable Juices on Cardiovascular Diseases. International Journal of Molecular Sciences, 18(3), 555.

갈증인가 허기인가

Corney RA, Sunderland C, James LJ. The effect

of hydration status on appetite and energy intake. J Sports Sci. 2015;33(8):761-8.

McKiernan, F., Hollis, J. H., McCabe, G., & Mattes, R. D. (2009). Thirst-drinking, hunger-eating; tight coupling? Journal of the American Dietetic Association, 109(3), 486– 490.

물에 미친 사람들

Cotter, J. D., Thornton, S. N., Lee, J. K., & Laursen, P. B. (2014). Are we being drowned in hydration advice? Thirsty for more? Extreme Physiology & Medicine, 3, 18.

El-Sharkawy AM, Sahota O, Lobo DN. Acute and chronic effects of hydration status on health. Nutr Rev. 2015 Sep;73 Suppl 2:97-109.

Malisova, O., Athanasatou, A., Pepa, A., Husemann, M., Domnik, K., Braun, H., ... Kapsokefalou, M. (2016). Water Intake and Hydration Indices in Healthy European Adults: The European Hydration Research Study (EHRS). Nutrients, 8(4), 204.

Popkin, B. M., D'Anci, K. E., & Rosenberg, I. H. (2010). Water, Hydration and Health. Nutrition Reviews, 68(8), 439–458.

물만 먹어도 살이 찐다

Buhl KM, Gallagher D, Hoy K, Matthews DE, Heymsfield SB. Unexplained disturbance in body weight regulation: diagnostic outcome assessed by doubly labeled water and body composition analyses in obese patients reporting low energy intakes. J Am Diet Assoc. 1995 Dec;95(12):1393- 400; quiz 1401-2.

Heitmann, B. L., & Lissner, L. (1995). Dietary underreporting by obese individuals--is it specific or non-specific? BMJ : British Medical Journal, 311(7011), 986– 989.

Johannsen, D. L., Knuth, N. D., Huizenga, R., Rood, J. C., Ravussin, E., & Hall, K. D. (2012). Metabolic Slowing with Massive Weight Loss despite Preservation of Fat-Free Mass. The Journal of Clinical Endocrinology and Metabolism, 97(7), 2489–2496.

Knuth, N. D., Johannsen, D. L., Tamboli, R. A., Marks- Shulman, P. A., Huizenga, R., Chen, K. Y., ... Hall, K. D. (2014). Metabolic adaptation following massive weight loss is related to the degree of energy imbalance and changes in circulating leptin. Obesity (Silver Spring, Md.), 22(12), 2563–2569.

Lichtman SW, Pisarska K, Berman ER, Pestone M, Dowling H, Offenbacher E, Weisel H, Heshka S, Matthews DE, Heymsfield SB. Discrepancy between self-reported and actual caloric intake and exercise in obese subjects. N Engl J Med. 1992 Dec 31;327(27):1893-8.

Müller MJ, Enderle J, Pourhassan M, Braun W, Eggeling B, Lagerpusch M, Glüer CC, Kehayias JJ, Kiosz D, Bosy- Westphal A. Metabolic adaptation to caloric restriction and subsequent refeeding: the Minnesota Starvation Experiment revisited. Am J Clin Nutr. 2015 Oct;102(4):807-19.

콜레스테롤

Baigent, C., Blackwell, L., Emberson, J., Holland, L. E., Reith, C., Bhala, N., Peto, R., Barnes, E. H., Keech, A., Simes, J., ... Collins, R. (2010). Efficacy and safety of more intensive lowering of LDL cholesterol: a meta-analysis of data from 170,000 participants in 26 randomised trials. Lancet (London, England), 376(9753), 1670-81.

Djoussé, L., & Michael Gaziano, J. (2009). Dietary cholesterol and coronary artery disease: A systematic review. Current Atherosclerosis Reports, 11(6), 418–422.

Griffin, J. D., & Lichtenstein, A. H. (2013). Dietary Cholesterol and Plasma Lipoprotein Profiles: Randomized- Controlled Trials. Current nutrition reports, 2(4), 274-282.

Lecerf, J.-M., & de Lorgeril, M. (2011). Dietary cholesterol: from physiology to cardiovascular risk. British Journal of Nutrition, 106(01), 6–14.

비건 채식과 건강 원리주의

Craig WJ, Mangels AR; American Dietetic Association. Position of the American Dietetic Association: vegetarian diets. J Am Diet Assoc. 2009 Jul;109(7):1266-82.

Craig WJ. Health effects of vegan diets. Am J Clin Nutr. 2009 May;89(5):1627S-1633S. doi: 10.3945/ajcn.2009.26736N. Epub 2009 Mar 11. Review.

Freeland-Graves J. Mineral adequacy of vegetarian diets. Am J Clin Nutr. 1988 Sep;48(3 Suppl):859-62. Review. Hever, J. (2016). Plant-Based Diets: A Physician's Guide. The Permanente Journal, 20(3), 93–101.

Key TJ, Appleby PN, Rosell MS. Health effects of vegetarian and vegan diets. Proc Nutr Soc. 2006 Feb;65(1):35-41. Review.

McEvoy CT, Temple N, Woodside JV. Vegetarian diets, low-meat diets and health: a review. Public Health Nutr. 2012 Dec;15(12):2287-94.

Tuso, P. J., Ismail, M. H., Ha, B. P., & Bartolotto, C. (2013). Nutritional Update for Physicians: Plant-Based Diets. The Permanente Journal, 17(2), 61–66.

단백질 섭취와 과도한 우려

Clase, C. M., & Smyth, A. (2015). Chronic kidney disease: diet. BMJ Clinical Evidence, 2015, 2004.

Excess protein concerns: Mathur, M. and N.C. Nayak. "Effect of low protein diet on low dose chronic aflatoxin B1 induced hepatic injury in rhesus monkeys." Toxin Reviews. 1989;8(1-2):265-273.

Junshi C., et al. Life-style and Mortality in China: A Study of the Characteristics of 65 Chinese Counties. Oxford: Oxford University Press, 1990.

Kamper AL, Strandgaard S. Long-Term Effects of High- Protein Diets on Renal Function. Annu Rev Nutr. 2017 Aug 21;37:347-369.

Ko GJ, Obi Y, Tortorici AR, Kalantar-Zadeh K. Dietary protein intake and chronic kidney disease. Curr Opin Clin Nutr Metab Care. 2017 Jan;20(1):77-85. Review.

Aparicio M. Protein intake and chronic kidney disease: literature review, 2003 to 2008. J Ren Nutr. 2009 Sep;19(5 Suppl):S5-8.

Friedman AN. High-protein diets: potential effects on the kidney in renal health and disease. Am J Kidney Dis. 2004 Dec;44(6):950-62. Review.

Martin, W. F., Armstrong, L. E., & Rodriguez, N. R. (2005). Dietary protein intake and renal function. Nutrition & Metabolism, 2, 25.

Pedersen, A. N., Kondrup, J., & Børsheim, E. (2013). Health effects of protein intake in healthy adults: a systematic literature review. Food & Nutrition Research, 57, 10.3402/fnr.v57i0.21245.

Schwingshackl, L., & Hoffmann, G. (2014). Comparison of High vs. Normal/Low Protein Diets on Renal Function in Subjects without Chronic Kidney Disease: A Systematic Review and Meta-Analysis. PLoS ONE, 9(5), e97656.

케토제닉/무탄수화물 다이어트

Burke, L. M. (2015). Re-Examining High-Fat Diets for Sports Performance: Did We Call the "Nail in the Coffin" Too Soon? Sports Medicine (Auckland, N.z.), 45(Suppl 1), 33–49.

Hall KD. A review of the carbohydrate-insulin model of obesity. Eur J Clin Nutr. 2017 Mar;71(3):323-326.Epub 2017 Jan 11. Review. Erratum in: Eur J Clin Nutr. 2017 May;71(5):679.

Karl, J. P., & Saltzman, E. (2012). The Role of Whole Grains in Body Weight Regulation. Advances in Nutrition, 3(5), 697–707.

Kiens B, Astrup A. Ketogenic Diets for Fat Loss and Exercise Performance: Benefits and Safety? Exerc Sport Sci Rev. 2015 Jul;43(3):109.

Phinney, S. D. (2004). Ketogenic diets and physical performance. Nutrition & Metabolism, 1, 2.

Pinckaers, P. J. M., Churchward-Venne, T. A., Bailey, D., & van Loon, L. J. C. (2017). Ketone Bodies and Exercise Performance: The Next Magic Bullet or Merely Hype? Sports Medicine (Auckland, N.z.), 47(3), 383–391.

Pol K, Christensen R, Bartels EM, Raben A, Tetens I, Kristensen M. Whole grain and body weight changes in apparently healthy adults: a systematic review and meta- analysis of randomized controlled studies. Am J Clin Nutr. 2013 Oct;98(4):872-84.

Zajac, A., Poprzecki, S., Maszczyk, A., Czuba, M., Michalczyk, M., & Zydek, G. (2014). The Effects of a Ketogenic Diet on Exercise Metabolism and Physical Performance in Off-Road Cyclists. Nutrients, 6(7), 2493–2508.

저지방 다이어트

de Souza RJ, Mente A, Maroleanu A, Cozma AI, Ha V, Kishibe T, Uleryk E, Budylowski P, Schünemann H, Beyene J, Anand SS. Intake of saturated and trans unsaturated fatty acids and risk of all cause mortality, cardiovascular disease, and type 2 diabetes: systematic review and meta-analysis of observational studies. BMJ. 2015 Aug 11;351:h3978.

Nettleton, J. A., Brouwer, I. A., Geleijnse, J. M., & Hornstra, G. (2017). Saturated Fat Consumption and Risk of Coronary Heart Disease and Ischemic Stroke: A Science Update. Annals of Nutrition & Metabolism, 70(1), 26–33.

Lawrence, G. D. (2013). Dietary Fats and Health: Dietary Recommendations in the

Context of Scientific Evidence. Advances in Nutrition, 4(3), 294–302.

Clifton PM, Keogh JB. A systematic review of the effect of dietary saturated and polyunsaturated fat on heart disease. Nutr Metab Cardiovasc Dis. 2017 Dec;27(12):1060-1080.

Briggs, M. A., Petersen, K. S., & Kris-Etherton, P. M. (2017). Saturated Fatty Acids and Cardiovascular Disease: Replacements for Saturated Fat to Reduce Cardiovascular Risk. Healthcare, 5(2), 29.

Astrup, A., Dyerberg, J., Elwood, P., Hermansen, K., Hu, F. B., Jakobsen, M. U., ... Willett, W. C. (2011). The role of reducing intakes of saturated fat in the prevention of cardiovascular disease: where does the evidence stand in 2010? The American Journal of Clinical Nutrition, 93(4), 684–688.

Hooper L, Martin N, Abdelhamid A, Davey Smith G. Reduction in saturated fat intake for cardiovascular disease. Cochrane Database Syst Rev. 2015 Jun 10;(6):CD011737.

글루텐 프리/곡물 반대론

Bardella MT, Elli L, Ferretti F. Non Celiac Gluten Sensitivity. Curr Gastroenterol Rep. 2016 Dec;18(12):63. Review.

Karl, J. P., & Saltzman, E. (2012). The Role of Whole Grains in Body Weight Regulation. Advances in Nutrition, 3(5), 697–707

Lebwohl, B., Ludvigsson, J. F., & Green, P. H. R. (2015). Celiac disease and non-celiac gluten sensitivity. The BMJ, 351, h4347.

Leonard MM, Sapone A, Catassi C, Fasano A. Celiac Disease and Nonceliac Gluten Sensitivity: A Review. JAMA. 2017 Aug 15;318(7):647-656.

Lionetti, E., Pulvirenti, A., Vallorani, M., Catassi, G., Verma, A. K., Gatti, S., & Catassi, C. (2017). Re-challenge Studies in Non-celiac Gluten Sensitivity: A Systematic Review and Meta-Analysis. Frontiers in Physiology, 8, 621.

Molina-Infante J, Santolaria S, Sanders DS, Fernández- Bañares F. Systematic review: noncoeliac gluten sensitivity. Aliment Pharmacol Ther. 2015 May;41(9):807- 20.

Pol K, Christensen R, Bartels EM, Raben A, Tetens I, Kristensen M. Whole grain and body weight changes in apparently healthy adults: a systematic review and meta- analysis of randomized controlled studies. Am J Clin Nutr. 2013 Oct;98(4):872-84.

Vici G, Belli L, Biondi M, Polzonetti V. Gluten free diet and nutrient deficiencies: A review. Clin Nutr. 2016 Dec;35(6):1236-1241.

유제품 반대론

Astrup, A., Rice Bradley, B. H., Brenna, J. T., Delplanque, B., Ferry, M., & Torres-Gonzalez, M. (2016). Regular-Fat Dairy and Human Health: A Synopsis of Symposia Presented in Europe and North America (2014–2015).

Nutrients, 8(8), 463.

Brown-Riggs, C. (2016). Nutrition and Health Disparities: The Role of Dairy in Improving Minority Health Outcomes. International Journal of Environmental Research and Public Health, 13(1), 28.

Chen, G.-C., Szeto, I. M. Y., Chen, L.-H., Han, S.-F., Li, Y.-J., van Hekezen, R., & Qin, L.-Q. (2015). Dairy products consumption and metabolic syndrome in adults: systematic review and meta-analysis of observational studies. Scientific Reports, 5, 14606.

Davoodi, S. H., Shahbazi, R., Esmaeili, S., Sohrabvandi, S., Mortazavian, A., Jazayeri, S., & Taslimi, A. (2016). Health-Related Aspects of Milk Proteins. Iranian Journal of Pharmaceutical Research : IJPR, 15(3), 573–591.

Ebringer L, Ferencík M, Krajcovic J. Beneficial health effects of milk and fermented dairy products--review. Folia Microbiol (Praha). 2008;53(5):378-94.

Elwood, P. C., Pickering, J. E., Givens, D. I., & Gallacher, J. E. (2010). The Consumption of Milk and Dairy Foods and the Incidence of Vascular Disease and Diabetes: An Overview of the Evidence. Lipids, 45(10), 925–939.

Haug, A., Høstmark, A. T., & Harstad, O. M. (2007). Bovine milk in human nutrition – a review. Lipids in Health and Disease, 6, 25.

Juhl, C. R., Bergholdt, H., Miller, I. M., Jemec, G., Kanters, J. K., & Ellervik, C. (2018). Dairy Intake and Acne Vulgaris: A Systematic Review and Meta-Analysis of 78,529 Children, Adolescents, and Young Adults. Nutrients, 10(8), 1049.

Rozenberg, S., Body, J.-J., Bruyère, O., Bergmann, P., Brandi, M. L., Cooper, C., ... Reginster, J.-Y. (2016). Effects of Dairy Products Consumption on Health: Benefits and Beliefs—A Commentary from the Belgian Bone Club and the European Society for Clinical and Economic Aspects of Osteoporosis, Osteoarthritis and Musculoskeletal Diseases. Calcified Tissue International, 98, 1–17.

Thorning, T. K., Raben, A., Tholstrup, T., Soedamah- Muthu, S. S., Givens, I., & Astrup, A. (2016). Milk and dairy products: good or bad for human health? An assessment of the totality of scientific evidence. Food & Nutrition Research, 60, 10.3402/fnr.v60.32527.

Visioli, F., & Strata, A. (2014). Milk, Dairy Products, and Their Functional Effects in Humans: A Narrative Review of Recent Evidence. Advances in Nutrition, 5(2), 131–143.

유전자 다이어트

Görman, U., Mathers, J. C., Grimaldi, K. A., Ahlgren, J., & Nordström, K. (2013). Do we know enough? A scientific and ethical analysis of the basis for genetic-based personalized nutrition. Genes & nutrition, 8(4), 373-81.

Sales, N. M., Pelegrini, P. B., & Goersch, M. C. (2014). Nutrigenomics: definitions and advances of this new science. Journal of nutrition and metabolism, 2014, 202759.

혈액형 다이어트

Cusack L, De Buck E, Compernolle V, Vandekerckhove P. Blood type diets lack supporting evidence: a systematic review. Am J Clin Nutr. 2013 Jul;98(1):99-104.

Wang J, Jamnik J, García-Bailo B, Nielsen DE, Jenkins DJA, El-Sohemy A. ABO Genotype Does Not Modify the Association between the "Blood-Type" Diet and Biomarkers of Cardiometabolic Disease in Overweight Adults. J Nutr. 2018 Apr 1;148(4):518-525.

배제 다이어트

Baker B. Weight loss and diet plans. Am J Nurs. 2006 Jun;106(6):52-9; quiz 60. Review.

Berg, A. C., Johnson, K. B., Straight, C. R., Reed, R. A., O'Connor, P. J., Evans, E. M., & Johnson, M. A. (2018). Flexible Eating Behavior Predicts Greater Weight Loss Following a Diet and Exercise Intervention in Older Women. Journal of Nutrition in Gerontology and Geriatrics, 37(1), 14–29.

Energy balance, body composition, sedentariness and appetite regulation: pathways to obesity. Clin Sci (Lond). 2016 Sep 1;130(18):1615-28.

Hall K. D. (2018). Did the Food Environment Cause the Obesity Epidemic? Obesity (Silver Spring, Md.), 26(1), 11-13.

Macronutrient Content of the Diet: What Do We Know About Energy Balance and Weight Maintenance? Curr Obes Rep. 2016 Jun;5(2):208-13.

Malik VS, Hu FB. Popular weight-loss diets: from evidence to practice. Nat Clin Pract Cardiovasc Med. 2007 Jan;4(1):34-41. Review.

Schaumberg, K., Anderson, D. A., Anderson, L. M., Reilly, E. E., & Gorrell, S. (2016). Dietary restraint: what's the harm? A review of the relationship between dietary restraint, weight trajectory and the development of eating pathology. Clinical Obesity, 6(2), 89–100.

Smith, C. F., Williamson, D. A., Bray, G. A., & Ryan, D. H. (1999). Flexible vs. Rigid Dieting Strategies: Relationship with Adverse Behavioral Outcomes. Appetite, 32(3), 295–305.

Tangney CC, Gustashaw KA, Stefan TM, Sullivan C, Ventrelle J, Filipowski CA, Heffernan AD, Hankins J; Clinical Nutrition Department at Rush University Medical Center. A review: which dietary plan is best for your patients seeking weight loss and sustained weight management? Dis Mon. 2005 May;51(5):284-316. Review.

끌리는 음식

Guyenet, S. (2017). Hungry Brain: Why We Overeat and What We Can Do about It. Flatiron Books.

Hall K. D. (2018). Did the Food Environment Cause the Obesity Epidemic?. Obesity (Silver Spring, Md.), 26(1), 11-13.

고도비만과 속성 감량

Astrup A, Rössner S. Lessons from obesity management programmes: greater initial weight loss improves long-term maintenance. Obes Rev. 2000 May;1(1):17-9. Review.

Avenell A, Brown TJ, McGee MA, Campbell MK, Grant AM, Broom J, Jung RT, Smith WC. What are the long-term benefits of weight reducing diets in adults? A systematic review of randomized controlled trials. J Hum Nutr Diet. 2004 Aug;17(4):317-35. Review.

Elfhag K, Rössner S. Who succeeds in maintaining weight loss? A conceptual review of

factors associated with weight loss maintenance and weight regain. Obes Rev. 2005 Feb;6(1):67-85. Review.
Henry RR, Gumbiner B. Benefits and limitations of very- low-calorie diet therapy in obese NIDDM. Diabetes Care. 1991 Sep;14(9):802-23. Review.
Monnier L, Colette C, Percheron C, Boniface H. [Very-low- calorie-diets: is there a place for them in the management of the obese diabetic?]. Diabetes Metab. 2000 Jun;26 Suppl 3:46-51. Review. French.
Saris WH. Very-low-calorie diets and sustained weight loss. Obes Res. 2001 Nov;9 Suppl 4:295S-301S. Review.
Thomas JG, Bond DS, Phelan S, Hill JO, Wing RR. Weight-loss maintenance for 10 years in the National Weight Control Registry. Am J Prev Med. 2014 Jan;46(1):17-23.
Tsai AG, Wadden TA. The evolution of very-low-calorie diets: an update and meta-analysis. Obesity (Silver Spring). 2006 Aug;14(8):1283-93. Review.

테스토스테론 부스터

Willoughby, D. S., Spillane, M., & Schwarz, N. (2014). Heavy Resistance Training and Supplementation With the Alleged Testosterone Booster Nmda has No Effect on Body Composition, Muscle Performance, and Serum Hormones Associated With the Hypothalamo-Pituitary- Gonadal Axis in Resistance-Trained Males. Journal of Sports Science & Medicine, 13(1), 192–199.
Brown GA, Vukovich M, King DS. Testosterone prohormone supplements. Med Sci Sports Exerc. 2006 Aug;38(8):1451-61. Review.
Rogerson S, Riches CJ, Jennings C, Weatherby RP, Meir RA, Marshall-Gradisnik SM. The effect of five weeks of Tribulus terrestris supplementation on muscle strength and body composition during preseason training in elite rugby league players. J Strength Cond Res. 2007

저자에 대하여

마이크 이즈라텔 | Mike Israetel, PhD

보디빌더, 브라질리언 주짓수 그래플러, 스포츠 생리학 박사. 러시아 모스크바 출생으로, 현재 Renaissance Periodization의 수석 과학 고문을 맡고 있다. 필라델피아 템플 대학 보건대학원 운동 스포츠 과학 분야의 교수직을 역임하며 공중 보건을 위한 영양학, 고급 스포츠 영양학 및 운동, 영양학과 행동학을 포함한 여러 수업을 맡았다. 테네시 존슨 시티의 미국 올림픽 훈련장에서 스포츠 영양 컨설턴트로 근무했으며, 뉴욕 레이크 플래시드의 미국 올림픽 훈련 센터에서 개최된 영양학 세미나를 포함하여 과학, 수행능력, 건강 등을 다루는 유수의 컨퍼런스에서 초청 연사로 활동하였다. Renaissance Periodization의 공동 설립자로서, 수많은 선수와 분망한 전문가들을 대상으로 식이요법과 웨이트 트레이닝을 지도해 오고 있다.

멀리사 데이비스 | Melissa Davis, PhD

신경생물학 및 행동학 박사. 현재 Renaissance Periodization의 고문을 맡고 있다. UC 어바인에서 10년간 체성 감각 기반의 질병 중재요법, 피질 가소성, 뇌 발달을 연구했으며, 《사이언티픽 아메리카》를 비롯한 유명 피어 리뷰 저널에 연구 성과를 게재하여 1,000명의 학자들에게 인가받아 왔다. 교육, 학술, 우수 연구 성과 등으로 수차례 상을 받았으며, 10년 이상 과학 봉사 활동에 참여해 왔다. 캘리포니아 어바인의 원 주짓수One Jiu Jitsu에서 지바 산타나Giva Santana를 스승으로 브라질리언 주짓수 블랙벨트를 취득했으며, IBJJF 마스터 월드 챔피언을 수차례 쟁취하였고, 아부다비 세계 프로 대회에서 미국 대표로 두 차례 출전한 바 있다.

젠 케이스 | Jen Case, RD, CSCS, CSSD

인간 영양학 박사. 영양과 수행능력을 연구하였으며, 영양사 자격과 CSCS 자격을 보유하고 있다. 센트럴 미주리 대학교에서 운동 과학 교수로 재직하며 고급 운동 대사, 운동 처방, 기능 해부학을 비롯해 여러 가지 운동학과 영양학 수업을 맡아 학생들을 가르친 바 있다. 캔자스 토피카에 있는 SOMMA에서 스티브 트웸로우Steve Twemlow를 스승으로 하와이 켄포 블랙벨트를, 캔자스 시티에 있는 KCBJJ에서 제이슨 버처Jason

Bircher를 스승으로 브라질리언 주짓수 블랙벨트를 취득하는 등 두 개의 무술에서 블랙벨트를 보유하고 있다. MMA 경기에 출전하기도 한 그녀는 IBJJF 마스터스 월드 챔피언과 IBJJF 팬암 챔피언을 수차례 쟁취하기도 하였다.

제임스 호프먼 | James Hoffmann, PhD

스포츠 생리학 박사. 일리노이 시카고 출신으로, 현재 Renaissance Periodization의 고문을 맡고 있다. 펜실베이니아주 필라델피아에 있는 템플 대학에서 운동 · 스포츠 과학 프로그램 디렉터 및 여자 럭비 팀 코치를 역임하면서 스트렝스 · 컨디셔닝 이론 및 실습, 운동 생리학, 생화학 수업을 맡아 교편을 잡았다. 이스트 테네시 주립대학에서 마이크 스톤Mike Stone 박사의 지도 하에 박사 학위를 받았으며, 이곳에서 럭비 팀의 어시스턴트 코치 겸 수석 스포츠 과학자로서 스트렝스 · 컨디셔닝 수석코치이자 체력단련장 매니저로 이스트 테네시 주립대학의 수많은 럭비 선수들을 지도하며 럭비 선수의 스포츠 수행능력 향상을 위한 슬레드 밀기의 적용을 연구하였다. 럭비, 미식축구, 레슬링 경기에서 상위권에 랭크되기도 한 그는 현재 태국 복싱을 수련하고 있다.

객원 저자 소개

게이브리얼 펀다로 | Gabrielle Fundaro, PhD

버지니아 공대에서 인간 영양학, 식품학, 운동학 분야를 공부하였다. 미국 운동협회(ACE) 공인 건강 코치 자격 및 국제 스포츠 영양학회(ISSN) 공인 스포츠 영양사 자격을 보유하고 있다.

앨릭스 해리슨 | Alex Harrison, PhD

이스트 테네시 주립대학에서 스포츠 생리학 및 스포츠 수행능력 분야를 공부하였다. 국제육상연맹(IAAF) 및 미국 육상연맹(USATF) 투척 종목 엘리트 코치, 미국 육상연맹 기타 종목 레벨 2 코치, 미국 트라이애슬론 레벨 1 코치, NSCA-CSCS, 미국 역도연맹 역도 레벨 1 코치 자격을 보유하고 있다.

폴 솔터 | Paul Salter, MS, RD

Bodybuilding.com의 영양 분야 에디터로 재직하였고, IMG 아카데미에서 스포츠 영양사로도 활동하였다.

역자에 대하여

박현진 | Hyeonjin Park, MD, CSCS

의사, 작가, 번역가, 트레이너. 서울대학교 국어국문학과와 한양대학교 의학과를 졸업하였다. NSCA-CSCS, ACSM/ACS-CET, ACSM-CPT, FMS, SFMA등의 자격을 보유하고 있다. 에세이스트 신인상으로 등단하였으며, 클레사Klesa라는 필명으로 『이것은 살기 위한 최소한의 운동이다』, 『다시, 몸』, 『공포 다이어트』 등의 책을 썼다. 옮긴 책으로 『스타팅 스트렝스: 바벨 훈련의 첫걸음』, 『스타팅 스트렝스 실전 프로그램』, 『바벨로 쓴 처방전』, 『올 어바웃 러닝』, 『러닝 레볼루션』, 『근육 운동 따라하기』, 『코어 운동 따라하기』 등이 있다.

르네상스 다이어트 2.0
The Renaissance Diet 2.0

1판 1쇄 펴냄: 2023년 2월 6일

지은이: 마이크 이즈라텔, 멀리사 데이비스, 젠 케이스, 제임스 호프먼
옮긴이: 박현진
펴낸이: 권오현
펴낸곳: 대성의학사

출판등록 2009년 6월 22일(제301-2013-095호)
서울특별시 중구 을지로 126-1 (을지로3가, 3층)
전화 02)2279-3444 / 팩스 02)2285-0108
Homepage www.medibook.co.kr

값 33,000원

ISBN 979-11-90868-29-7(13690)